MÉMOIRES

D'ANTHROPOLOGIE

PARIS. — TYPOGRAPHIE A. HENNUYER, RUE D'ARCET, 7.

MÉMOIRES
D'ANTHROPOLOGIE

DE

PAUL BROCA

SECRÉTAIRE GÉNÉRAL DE LA SOCIÉTÉ D'ANTHROPOLOGIE DE PARIS
PROFESSEUR A LA FACULTÉ DE MÉDECINE
MEMBRE DE L'ACADÉMIE DE MÉDECINE

TOME DEUXIÈME

PARIS
C. REINWALD ET Cᵉ, LIBRAIRES-ÉDITEURS
15, RUE DES SAINTS-PÈRES, 15

1874
Tous droits réservés.

MÉMOIRES

D'ANTHROPOLOGIE

SUR

LES CARACTÈRES DES CRANES BASQUES

DE ZARAUS' (GUIPUZCOA)

(Bulletins de la Société d'anthropologie, t. III, p. 579. 18 décembre 1862.)

Je viens vous communiquer quelques-uns des résultats de mes recherches sur les caractères du crâne des Basques.

Ces recherches ont été faites sur la collection de 60 crânes que j'ai offerte à la Société dans la séance du 7 novembre, en mon nom et au nom de M. Gonzalès Velasco, membre associé étranger à Madrid.

Ces crânes ont été extraits sans aucun choix, et dans l'ordre où le hasard les présentait, d'un cimetière de la province de Guipuzcoa (Espagne), dans une petite localité où les Basques, depuis les temps historiques, n'ont subi aucun mélange de race. (Ici M. Broca donne des renseignements détaillés pour établir l'authenticité de ces crânes, qu'il a lui-même extraits du cimetière ; mais il demande que ces renseignements, destinés seulement aux membres de la Société, ne soient pas consignés au procès-verbal.)

On a admis jusqu'ici que les Basques étaient brachycéphales. On se basait sur l'étude des deux crânes déposés dans la collection de Retzius à Stockholm, et sur des considérations historiques et ethnologiques d'une grande valeur.

En Danemark, en Suède, dans la Grande-Bretagne, où les races actuelles sont dolichocéphales, on trouve dans les couches profondes du sol des crânes brachycéphales. Plusieurs crânes trouvés en France et en Angleterre, sous des tumuli antérieurs, selon toute probabilité, à l'époque celtique, sont également brachycéphales. De là est née l'opinion qu'avant l'arrivée des races indo-européennes venues de l'Orient, l'Europe était occupée par des races autochthones brachycéphales.

D'un autre côté, il n'est pas douteux que les Basques sont les descendants d'une de ces races autochthones. Leur type bien caractérisé, leur résidence dans une région montagneuse où, depuis l'origine de l'histoire, ils ont conservé leur nationalité, enfin leur langage, qui n'a absolument rien de commun avec les langues indo-européennes, et qui diffère même de toutes les langues connues, mortes ou vivantes, tout cela permet de considérer comme parfaitement certain qu'ils sont les derniers représentants d'une race antérieure à l'arrivée des Celtes, qui furent les premiers conquérants asiatiques de l'Europe occidentale.

Il était donc naturel de penser que les Basques devaient être brachycéphales, et cette idée fut confirmée par l'examen des deux crânes que Retzius avait en sa possession.

Toutefois on comprenait bien qu'une théorie aussi importante que celle-là, qui devait en quelque sorte servir de base à toute l'ethnologie primitive de l'Europe, réclamait des preuves plus décisives. Dans toutes les races, les formes de la tête présentent des variétés individuelles assez étendues pour qu'on doive hésiter à caractériser une race avec deux crânes seulement. Alors même qu'on en posséderait quelques-uns de plus, on devrait toujours se demander si ceux qui les ont recueillis ne les ont pas choisis, et si, sans le savoir, ils n'ont pas été dirigés dans ce choix par quelque idée préconçue. C'est pourquoi tous les anthropologistes, en adoptant comme la plus probable et presque comme la seule probable la théorie de Retzius, reconnaissaient qu'il était indispensable de la soumettre au contrôle d'une étude anatomique plus complète. De toutes parts on réclamait une vérification qui jusqu'ici n'avait pas été faite. Bien souvent déjà des savants s'étaient adressés à la Société d'anthropologie, espérant trouver dans sa collection quelques crânes de

Basques, et la Société elle-même, depuis sa fondation, n'avait pas cessé de faire appel au zèle des personnes qui, par leur position, paraissaient pouvoir lui en procurer.

Au mois d'août dernier, M. Velasco, membre associé étranger de la Société, à Madrid, me remit enfin un crâne de Basque parfaitement authentique, qu'il avait extrait lui-même d'un cimetière de la province de Guipuzcoa. Ce crâne, qui porte aujourd'hui le numéro 60 dans la collection de la Société, était plutôt dolichocéphale que brachycéphale. Je conçus alors pour la première fois des doutes sur la théorie de Retzius ; mais ce n'était pas assez d'une exception, qui d'ailleurs n'était pas très-accentuée, pour faire rejeter une théorie qui s'accordait si bien avec les données linguistiques et ethnologiques. J'espérai donc que le crâne donné à la Société par M. Velasco devait sa forme allongée à une variété individuelle. Toutefois, le besoin d'une vérification plus complète devenant de plus en plus urgent, je résolus d'aller dans le pays basque, et pris rendez-vous avec M. Velasco pour une expédition que nous avons faite au mois de septembre dernier.

La collection que j'ai offerte à la Société dans la première séance de novembre a été le fruit de cette expédition. 59 crânes ont été extraits d'un cimetière de la province de Guipuzcoa, dans une localité où le peuple parle encore la langue basque. Cette obscure localité n'a joué aucun rôle dans l'histoire. Nul ne sait ce qui s'y est passé aux époques celtique et romaine, ni à l'époque de l'invasion des barbares ; mais il est certain que la tradition n'a gardé aucun souvenir d'un mélange de races qui s'y serait effectué, et il n'y a pas dix ans que, pour la première fois, quelques familles castillanes sont venues s'y établir.

J'ai étudié avec soin cette collection nombreuse de crânes basques, et j'ai eu le regret d'obtenir des résultats qui sont en contradiction avec la théorie de Retzius. Il n'y a en effet dans la collection qu'un très-petit nombre de crânes brachycéphales. Le numéro 24, qui est le plus brachycéphale de tous, n'a pas plus de 83.24 d'indice céphalique ; le numéro 34 a 82.73 ; sur 5 crânes, l'indice est compris entre 81 et 82, sur 5 autres entre 80 et 81 ; les autres sont plus ou moins dolichocéphales, et l'indice céphalique moyen des 60 crânes est de 77.67.

Le caractère de la dolichocéphalie et de la brachycéphalie n'ayant pas été déterminé en chiffres rigoureux par Retzius, et n'ayant d'ailleurs dans ma pensée qu'une valeur relative, c'est par voie de comparaison qu'il convient de procéder pour déterminer le type céphalique des Basques.

J'ai donc mis en présence les résultats fournis par la mensuration des crânes basques avec ceux que m'a fournis l'étude des diverses séries de crânes parisiens déposés dans le musée de la Société d'anthropologie.

Ces crânes parisiens, dont j'ai déjà entretenu deux fois la Société (1), forment cinq séries, savoir : 125 crânes de la Cité (douzième siècle), 117 crânes du cimetière des Innocents (du treizième au dix-huitième siècle) 90 crânes des sépultures particulières du cimetière de l'Ouest (dix-neuvième siècle), 35 crânes de la fosse commune du même cimetière, et enfin 17 crânes de la Morgue (dix-neuvième siècle) : en tout 384 crânes.

Les crânes de la Morgue forment une catégorie toute particulière, et l'on ne s'étonnera pas qu'ils diffèrent des autres sous beaucoup de rapports, si l'on tient compte des considérations que j'ai précédemment exposées devant la Société (2). La plupart de ces crânes proviennent d'individus suicidés et plus ou moins aliénés ; leur capacité moyenne est beaucoup plus grande que celle des crânes des autres séries, et le grand développement de leur région temporo-pariétale rend leur diamètre transversal très-considérable. Ils sont donc en moyenne bien plus brachycéphales que les autres. Leur indice céphalique moyen est 81.45.

Dans les quatre autres séries, l'indice céphalique moyen varie fort peu. Il est compris entre 79.48 et 79.58. Si l'on prend la moyenne des crânes parisiens de toutes les séries et de toutes les époques, on obtient pour l'indice céphalique des crânes parisiens le chiffre de 79.45.

Ainsi, en laissant de côté la série des crânes de la Morgue, où la brachycéphalie domine, on trouve que, sous le rapport de l'indice céphalique, les crânes parisiens considérés aux diverses

---

(1) Voir plus haut, t. I, p. 334 et 348 ; et *Bulletins de la Société d'anthropologie*, t. II, p. 501-513, et t. III, p. 102-116.

(2) Voir plus haut, t. I, p. 358 ; et *Bulletins de la Société d'anthropologie*, 1862, t. III, p. 115.

époques et dans les diverses conditions sociales présentent un type moyen presque constant. En comparant les deux catégories les plus extrêmes, savoir : les crânes aristocratiques du caveau du douzième siècle et les crânes de la fosse commune du dix-neuvième siècle, on trouve seulement une différence de 0,40, ou de 4 millièmes. C'est à cela que se réduisent les oscillations qui ont pu se produire dans la population de Paris pendant sept siècles, au milieu du mélange des races et des modifications les plus profondes de l'ordre politique et social.

Or l'indice céphalique moyen des 60 crânes basques est seulement de 77.67. Entre cet indice et l'indice moyen des crânes parisiens (79.45), il y a une différence de 1,78, ou de près de 10 millièmes, différence quatre fois et demie plus considérable que la plus grande différence constatée à Paris entre les riches du moyen âge et les prolétaires modernes.

Il n'est pas sans intérêt d'étudier les oscillations que l'indice céphalique présente dans chacune de nos séries. Les variations individuelles produisent des oscillations assez notables dans toutes les races, même dans les races les plus pures; mais il est clair que le mélange d'une race brachycéphale avec une race dolichocéphale doit étendre les limites des oscillations.

	NOMBRE de crânes.	INDICE CÉPHALIQUE			
		maxim.	minim.	moy.	Etendue des oscill.
Crânes de la Cité	125	90.75	71.28	79.18	19.47
Crânes des Innocents.	117	91.28	71.12	79.56	20.16
Crânes (Sépultures particulières . .	90	89.88	70.95	79.38	18.93
du { Fosse commune	35	87.71	69.89	79.58	17.82
XIXᵉ siècle. (Morgue.	17	86.66	73.88	81.45	12.78
Tous les crânes de Paris.	384	91.28	69.89	79.45	21.39
Crânes des Basques.	60	83.24	71.05	77.67	12.19

Les oscillations de l'indice céphalique sont donc beaucoup plus étendues dans les crânes parisiens que dans les crânes basques, et cela ne surprendra personne, puisque les Basques sont évidemment beaucoup moins mélangés que la population parisienne. Les crânes de la Morgue, sous ce rapport, ne sont pas plus divergents que ceux des Basques; cela dépend peut-être de leur petit nombre ; pourtant il ne faut pas oublier qu'ils proviennent d'une catégorie toute particulière d'individus.

Mais l'étude des maxima, des minima et des moyennes ne donne pas une idée suffisante de la répartition des types, car un seul crâne de forme exceptionnelle et excentrique peut faire varier considérablement les limites des oscillations.

Dans ma première communication sur les crânes parisiens, j'ai divisé les crânes en cinq catégories, d'après l'étude des indices céphaliques (1) : ce sont les *dolichocéphales purs*, dont l'indice est plus petit que 75 pour 100 ; les *sous-dolichocéphales*, dont l'indice est compris entre 75 et 77.77, c'est-à-dire entre 6/8 et 7/9 ; les *mésaticéphales*, dont l'indice est compris entre 77.77 et 80, c'est-à-dire entre 7/9 et 8/10 ; les *sous-brachycéphales*, dont l'indice est compris entre 80 et 85 ; et enfin les *brachycéphales purs*, dont l'indice est plus grand que 85.

D'après cette division, il n'y aurait dans la collection des crânes basques aucun crâne vraiment brachycéphale, puisque l'indice céphalique maximum n'est que de 83.24.

Pour faciliter la comparaison entre les crânes parisiens et les crânes basques, on peut prendre ce chiffre de 83.24 (qui correspond presque exactement à la fraction 5/6) pour la limite des deux dernières catégories. Avec cette légère modification de ma première division, j'ai pu dresser le tableau suivant :

INDICE CÉPHALIQUE.	NOMBRE DES CRANES des diverses catégories.					TOUT Paris.	BASQUES.
	CITÉ.	INNO-CENTS.	SÉPULTURES particulières.	FOSSE commune.	MORGUE		
Au-dessous de 75.	18	20	11	5	1	55	9
De 75 à 77.77.....	29	25	16	5	1	76	20
De 77.78 à 80.....	36	24	24	8	5	97	19
De 80.01 à 83.24..	21	24	21	10	6	82	12
Au-dessus de 83.24	21	24	18	7	4	74	0
Nombre total de crânes,...........	125	117	90	35	17	384	60

(1) Voir plus haut, t. I, p. 339; et *Bulletins de la Société d'anthropologie*, 1861, t. II, p. 507.

Quoique ce tableau soit déjà très-significatif, il le devient davantage si on rend les chiffres plus comparables par une réduction en centièmes :

INDICE CÉPHALIQUE.	NOMBRE DES CRANES de chaque catégorie, en centièmes.					TOUT Paris.	BASQUES.
	CITÉ.	INNO-CENTS.	SÉPUL-TURES parti-culières.	FOSSE com-mune.	MORGUE.		
Au-dessous de 75.	14.4	17.1	12.2	14.3	5.9	14.3	15.0
De 75 à 77.77.....	23.2	21.4	17.8	14.3	5.9	19.8	33.3
De 77.78 à 80.....	28.8	20.5	26.7	22.9	29.4	25.2	31.7
De 80.01 à 83.24...	16.8	20 5	23.3	28.5	35.3	21.4	20.0
au-dessus de 83.24.	16.8	20.5	20 0	20.0	23.5	19.3	0.0
Nombre de crânes.	100.0	100.0	100.0	100.0	100.0	100.0	100 0

Ainsi, soit que l'on compare les moyennes générales des indices céphaliques, soit que l'on décompose les séries, on trouve non-seulement que les Basques ne sont pas brachycéphales, mais encore qu'ils sont beaucoup plus dolichocéphales que les Parisiens anciens ou modernes.

Ce premier point une fois établi, j'ai étudié les crânes basques sous le rapport de leur capacité. Les trois plus petits mesurent 1163, 1195 et 1200 centimètres cubes ; les trois plus grands mesurent 1876, 1673 et 1664 centimètres cubes, et la capacité moyenne s'élève à 1486^{cc},88.

Or, si l'on fait abstraction des crânes de la Morgue, dont l'ampleur est exceptionnelle, on trouve que la capacité des crânes des Basques est plus considérable que celle des crânes de toutes les séries parisiennes.

C'est ce que montre le tableau suivant :

	NOMBRE de crânes.	CAPACITÉ moyenne.
Crânes de la Cité.	116	1 427,57 (1)
Crânes des Innocents.	117	1 409,23
Crânes du { Sépultures particulières. .	90	1 484,23
XIXe siècle { Fosse commune.	35	1 403,14
Les deux séries précédentes.	125	1 461,53
Crânes de la Morgue.	17	1 517,29
Tous les crânes parisiens réunis. . . .	384	1 437,24
Crânes des Basques.	60	1 486,88

La capacité moyenne des crânes des Basques l'emporte donc de 49^{cc},64 sur celle des crânes parisiens considérés dans leur ensemble. Inférieure seulement à celle des crânes de la Morgue, elle surpasse de près de 60 centimètres cubes celle des crânes aristocratiques du moyen âge, de plus de 77 centimètres cubes celle des crânes des Innocents, de plus de 83 centimètres cubes celle des crânes des prolétaires modernes ; enfin elle est même supérieure de 3^{cc},65 à la capacité des crânes de la bourgeoisie du dix-neuvième siècle.

Quelles sont les causes qui ont pu amener ce résultat inattendu ? Les crânes de toutes ces séries ayant été recueillis sans aucun choix, la proportion relative des crânes des deux sexes doit être à peu près la même dans chaque série. La comparaison des séries parisiennes a montré l'influence de la caste ou de la position sociale sur le volume de la tête. Le crâne des bourgeois modernes est plus volumineux que celui des prolétaires ; il est plus volumineux que celui des aristocrates du moyen âge ; cela paraît établir que, dans la même race, les progrès de la civilisation, l'aisance et l'éducation coïncident avec l'accroissement du cerveau. Mais ce n'est évidemment pas à cette cause qu'est due la plus grande capacité des crânes des Basques. Ces crânes proviennent d'un pauvre cimetière de village, d'une population arriérée et ignorante qui végétait dans l'obscurité, lorsque, il y a six ans à peine, l'industrie et le commerce y pénétrèrent pour la première fois.

(1) La capacité moyenne des 115 crânes de la Cité qu'on avait pu mesurer l'année dernière était seulement de 1 425^{cc},98 (voir plus haut, t. I, p. 351). Mais depuis lors on a consolidé l'un des crânes, qui avait d'abord paru trop fragile pour être cubé. La série des crânes mesurés se compose donc aujourd'hui de 116 crânes, dont la capacité moyenne s'élève à 1 427^{cc},57. La capacité des crânes des Innocents, par suite de la vérification des calculs, est descendue de 1 409^{cc},31 à 1 409^{cc},23 ; cette correction est insignifiante.

La capacité considérable du crâne des Basques est donc un caractère naturel de cette race. Je suis loin d'en conclure que les Basques soient plus intelligents que les Parisiens. L'intelligence, en effet, ne dépend pas seulement du volume absolu de l'encéphale; elle dépend aussi du développement relatif des diverses régions du cerveau. Le cerveau des Basques, en moyenne, est plus grand que le nôtre; mais ce ne serait un caractère de supériorité que s'il avait la même forme, si, par exemple, la région frontale était absolument ou relativement aussi développée qu'elle l'est chez nous. Or j'ai mesuré séparément les principales régions de la tête, et j'ai reconnu que *le crâne antérieur est, absolument parlant, plus petit chez les Basques que chez les Parisiens.* C'est au développement considérable de la région occipitale qu'est due la grande capacité des crânes des Basques.

L'heure avancée ne me permet pas de donner aujourd'hui la preuve de cette proposition; ce sera l'objet d'une communication prochaine; mais, en terminant, je veux appeler l'attention sur un détail anatomique qui ne sera peut-être pas sans intérêt.

On sait que le degré de saillie de la protubérance occipitale externe varie beaucoup suivant les individus et suivant les races. Elle est moindre ordinairement chez la femme que chez l'homme, comme la plupart des saillies osseuses qui servent aux insertions des muscles. Chez certains sujets elle forme une véritable apophyse, une sorte de crochet qui descend à plus de 1 centimètre au-dessous de la ligne demi-circulaire supérieure de l'occipital; d'autres fois elle se réduit à un très-petit tubercule, ou à une simple trace qu'on retrouve sur le milieu de la ligne demi-circulaire; d'autres fois enfin cette dernière ligne manque entièrement, et la surface du crâne, parfaitement lisse à ce niveau, ne conserve aucune empreinte, aucun vestige des insertions musculaires. Dans ce dernier cas la détermination du point occipital serait tout à fait impossible si l'on n'avait recours à un moyen que j'ai fait connaître dans une communication précédente, et qui consiste à marquer sur la surface extérieure du crâne le niveau de la protubérance occipitale *interne* (1).

(1) Voir plus haut, t. I, p. 75; et *Bulletins de la Société d'anthropologie*, 1862, t. III, p. 19.

En déterminant à l'avance, pour les dessins craniographiques, la situation de ce point, j'ai reconnu que le nombre des crânes basques sur lesquels il n'existait aucune trace de la protubérance occipitale était relativement très-considérable. Et il m'a paru d'une manière générale que l'empreinte des muscles de la nuque était en moyenne beaucoup moins prononcée chez les Basques que chez les Français. Mais, ayant pour principe de ne pas m'en rapporter à de simples appréciations, j'ai cherché à étudier ce caractère d'une manière plus précise et plus méthodique.

Pour cela, j'ai passé en revue tous les crânes des collections de la Société, en pointant pour chacun d'eux, par une notation numérique, le degré de saillie de la ligne courbe occipitale et de la protubérance externe. Le numéro 0 indique les crânes où il n'y a absolument aucune trace de cette ligne ou de cette protubérance ; le numéro 1 indique ceux où la protubérance fait entièrement défaut, mais où l'on aperçoit plus ou moins nettement la ligne demi-circulaire ; le numéro 2 indique les crânes où la protubérance fait une saillie très-petite ; le numéro 3, ceux où elle fait une saillie moyenne ; le numéro 4, ceux où elle fait une saillie très-considérable ; enfin le numéro 5, ceux où elle fait une saillie large, rugueuse, et un relief de plus de 1 centimètre.

Avec un peu d'habitude, on arrive très-aisément à répartir les crânes dans ces diverses catégories, et, quoique la détermination de certaines nuances soit quelque peu arbitraire, on peut être certain de ne pas se tromper de plus d'un numéro, ce qui est une approximation parfaitement suffisante.

Cela posé, j'ai pointé successivement les 60 crânes basques et les 384 crânes parisiens du musée de la Société, et, relevant le nombre de crânes qui correspond à chaque numéro, j'ai dressé le tableau suivant :

DEGRÉS DE SAILLIE DE LA PROTUBÉRANCE OCCIPITALE.

CRANES.	EN NOMBRES ABSOLUS.		EN CENTIÈMES.	
	CRANES parisiens.	CRANES basques.	CRANES parisiens.	CRANES basques.
Crânes n° 0...............	24	13	6.25	21.67
n° 1...............	76	17	19.79	28.33
n° 2...............	115	10	29.95	16.67
n° 3...............	134	17	31.89	28.33
n° 4	29	3	7.55	5.00
n° 5...............	6	0	1.56	0.00
Totaux............	384	60	100.00	100.00
Crânes nos 0 et 1 réunis.	100	30	26 04	50.00
nos 2 et 3 réunis.	249	27	64.84	45.00
nos 4 et 5 réunis.	35	3	9.11	5.00
Totaux............	384	60	100.00	100.00

Ainsi, le nombre des crânes sur lesquels la protubérance occipitale ne fait aucune saillie tangible représente à peine plus du quart du nombre des crânes parisiens et s'élève à la moitié du nombre des crânes basques. On peut dire par conséquent que le peu de développement des lignes occipitales et de la protubérance externe est un des caractères de la race basque, et il est permis de penser que ce caractère est en rapport avec le peu de développement des masses musculaires de la nuque.

LES CARACTÈRES DES CRANES BASQUES

DE ZARAUS (GUIPUZCOA)

RÉPONSE AUX OBJECTIONS DE M. PRUNER-BEY

(*Bulletins de la Société d'anthropologie*, t. IV, p. 38. 22 janvier 1863.)

J'ai été surpris tout autant que M. Pruner-Bey des résultats fournis par l'étude de nos crânes basques, et ce n'est pas sans regret que j'ai vu la théorie séduisante de Retzius troublée, sinon renversée, par l'observation anatomique. Mon honorable collègue éprouve le même regret et s'efforce d'atténuer la signification d'un fait qu'il ne conteste pas, savoir : que les Basques de Zaraus ne sont pas brachycéphales, mais dolichocéphales.

Il objecte que les Basques ne sont pas de race pure, que ce peuple a dû subir des mélanges, et il se base sur deux séries de faits. En premier lieu, M. d'Abbadie, dans ses études sur le vivant, a trouvé deux types, l'un brachycéphale, l'autre dolichocéphale, celui-ci étant d'ailleurs moins commun que le premier dans les localités où il a fait ses observations. En second lieu, ces deux types se retrouvent dans la collection de nos 60 crânes de Zaraus, avec cette différence toutefois que les brachycéphales sont ici en très-petite minorité. M. Pruner-Bey en conclut que deux types au moins se sont mélangés dans le pays basque ; que ce mélange a eu lieu à des degrés inégaux suivant les localités ; que l'un de ces types seul était autochthone ; que ce type autochthone était brachycéphale ; que, si les Basques de Zaraus sont aujourd'hui presque tous dolichocéphales, c'est parce qu'ils descendent sans doute principalement d'une colonie d'étrangers ;

qu'enfin ces étrangers étaient probablement des Celtes venus de l'Irlande.

Il y a dans cette argumentation trois points principaux à examiner : 1° les Basques en général, et ceux de Zaraus en particulier, sont-ils de race pure ? 2° l'existence simultanée de la brachycéphalie et de la dolichocéphalie chez des individus de même race prouve-t-elle nécessairement que cette race soit mélangée ? 3° enfin les crânes dolichocéphales de Zaraus présentent-ils les caractères des crânes celtiques ?

Personne, je pense, n'a prétendu que les Basques fussent de race absolument pure. Tous les peuples continentaux ont subi des mélanges. Au milieu des invasions nombreuses qui ont souvent changé la face de l'Europe occidentale, les Basques ont conservé leur langue et leur nationalité ; c'est un fait acquis à l'histoire. Mais il n'en résulte pas qu'ils n'aient reçu aucune infusion de sang étranger. Je suis convaincu, pour ma part, qu'ils n'ont pas échappé aux croisements, et, quoique la nature de mon expédition ne m'ait pas permis de séjourner longtemps dans leur pays, j'ai remarqué que l'aspect extérieur du visage, les formes du corps et la stature ne sont pas les mêmes dans toutes les localités que j'ai traversées. Ainsi les Basques français diffèrent assez notablement des Basques espagnols et se rapprochent à certains égards de leurs voisins les Béarnais. M. Lagneau fait ressortir une circonstance qui a dû favoriser, sur le littoral du Guipuzcoa, le mélange des Basques avec les peuples étrangers ; il rappelle qu'à l'époque de l'invasion des barbares, plusieurs flots de conquérants pénétrèrent en Espagne en traversant cette région, où la chaîne des Pyrénées, inclinée et abaissée vers la mer, est facile à franchir.

J'admets donc que les Basques ne sont pas de race tout à fait pure ; mais il y a une chose que nul ne saurait contester : c'est qu'ils sont relativement beaucoup moins mélangés que les peuples qui les entourent. S'il y a quelque chance de trouver quelque part dans l'Europe occidentale un type moyen peu éloigné du type autochthone, c'est certainement chez eux : car, tandis que les autres peuples de cette région ont été plusieurs fois soumis, conquis, colonisés, dépouillés par les étrangers de leur nationalité, de leurs institutions et de leur langue, eux seuls sont restés à l'abri de ces bouleversements. Il est démontré que leur langue, sans analogue dans l'univers, est la plus ancienne des langues de l'Europe. Jamais par conséquent les étrangers ne se sont établis chez eux en majorité ; les mélanges qu'ils ont pu subir, soit à l'époque celtique, soit à l'époque germanique, n'ont pas été assez intenses pour effacer le type primitif de leur race, et ce type, quoique sans doute un peu modifié, a dû rester prédominant jusqu'à notre époque.

On peut dire par conséquent que le type actuel des Basques doit en moyenne se rapprocher beaucoup de celui de la race autochthone qui parlait déjà leur langue avant l'arrivée des Celtes ; je dis *en moyenne*, parce qu'il y a certainement parmi eux des variétés individuelles. Ces variétés s'observent dans les races insulaires les plus pures ; elles doivent se présenter à plus forte raison dans les races qui ont été exposées à des croisements plus ou moins répétés. Un crâne de Basque pris au hasard peut reproduire le type d'un ancêtre visigoth, un autre peut se rapprocher de la forme des crânes romainsrou des crânes celtiques ; mais la moyenne doit nécessairement converger vers le type de la race autochthone.

Je viens de parler des Basques en général. Ceux de Zaraus sont-ils plus mélangés que les autres ? J'ai déjà dit que cette localité n'a pas d'histoire, qu'on ignore ce qui s'y est passé dans les temps anciens, mais que la tradition n'y a conservé le souvenir d'aucun mélange de races. Cette population a vécu pauvre, ignorée, presque inconnue jusqu'à ces dernières années, et il est bien certain que depuis plusieurs siècles elle n'a pas reçu de renforts étrangers. En a-t-il été autrement à l'époque celtique ou à l'époque romaine ? C'est possible, mais nul ne le sait, et j'ajoute que c'est peu probable. Le rivage de Zaraus n'est pas d'un accès assez facile pour avoir été exposé aux descentes maritimes ; son sol n'est pas assez généreux pour avoir excité les convoitises des aventuriers de terre ou de mer. M. Pruner-Bey, en admettant que la population de cette petite localité descend d'une colonie d'étrangers, fait donc une hypothèse peu vraisemblable. Il suppose que, dans les temps préhistoriques, des Celtes irlandais sont venus par mer se fixer en ce lieu, que le souvenir de cet événement s'est effacé, mais que le nom du village de Zaraus est resté comme un témoignage de l'origine étrangère de ses fondateurs. A l'appui de cette hypothèse, il invoque ingénieusement l'étymologie du mot *Zaraus*, dérivé suivant lui du mot *tchar*, qui veut dire *cochon*. Les Basques du voisinage auraient protesté contre l'installation des étrangers, en désignant leur village sous le nom de *village des cochons* (1), et ils auraient choisi ce mot de préférence, parce que de tout temps les Irlandais ont élevé des cochons dans leurs cases. Je sais que M. Pruner-Bey n'a dit tout cela qu'avec réserve. Il m'est permis toutefois de lui faire remarquer que cette étymologie est bien subtile. En supposant qu'elle soit acceptable — je laisse à de plus compétents que moi le soin de le décider — en supposant que *Zaraus* veuille dire réellement *résidence des cochons*, les deux raisons subsidiaires invoquées par notre collègue sont loin de se prêter appui comme il paraît le croire. Car si l'épithète de *cochon* s'applique aux habitants mêmes, c'est un terme de mépris qui peut exprimer la haine de l'étranger, mais alors rien n'indique que ces étrangers soient des Irlandais ou tout autre peuple celtique; si au contraire ce mot désigne simplement un lieu où on élève beaucoup de cochons, il cesse d'être injurieux et ne fait pas naître l'idée d'une hostilité de race. J'opposerai tout à l'heure à l'hypothèse de M. Pruner-Bey des arguments anatomiques plus concluants. Je me borne ici à montrer le peu de solidité des bases sur lesquelles repose son interprétation.

Pour résumer ma réponse à son premier argument, je lui dirai que j'admets comme lui que la race basque n'est pas entièrement pure; mais il reconnaîtra sans doute avec moi qu'elle est bien moins mélangée que les autres races de l'Europe occi-

---

(1) Depuis que ce discours a été prononcé, M. Elisée Reclus, qui a vécu longtemps dans le Béarn, et qui connaît fort bien le pays basque, m'a donné un renseignement qui n'est peut-être pas sans intérêt. Les Basques élèvent beaucoup de cochons, et il y a plusieurs petits villages dont la principale industrie consiste à élever des cochons. Ces villages sont appelés *Urdach*, *Urdos*, *Urdaha*; ce qui en basque veut dire *maison des cochons*. Il n'y a absolument aucune analogie entre ces divers noms et celui de *Zaraus*, et l'étymologie invoquée par M. Pruner-Bey devient de moins en moins probable. Mais ce qu'il importe surtout de constater, c'est que, chez les Basques, un nom de lieu dérivé du nom de *cochon* ne doit pas faire naître une idée injurieuse, et que notre collègue fait une hypothèse toute gratuite lorsqu'il avance que les Basques n'auraient pas donné le nom de *Zaraus* à un lieu habité par des hommes de leur race. (Notes des *Bulletins* de 1863.)

dentale, et qu'en particulier elle est infiniment plus pure que la population de Paris, avec laquelle je l'ai mise en parallèle.

Je passe au second argument de M. Pruner-Bey, savoir : que l'existence de têtes brachycéphales et de têtes dolichocéphales dans la population basque prouve la multiplicité des origines de cette population. Cette conclusion serait rigoureuse s'il était démontré que la brachycéphalie et la dolichocéphalie fussent des caractères assez absolus pour servir de base rigoureuse à la classification des races. Retzius le croyait; il se servait même de ces caractères pour diviser les races par voie dichotomique. Mais le principe émis par le savant anthropologiste de Stockholm perd chaque jour du terrain. Pour ma part, je suis de ceux qui considèrent les mots *brachycéphale*, *dolichocéphale* comme des expressions fort utiles à employer dans les descriptions, mais elles n'ont qu'une valeur relative; leur acception est purement conventionnelle. Retzius lui-même n'a jamais pu indiquer nettement la ligne de démarcation de la dolichocéphalie et de la brachycéphalie; c'est pour cela que j'ai cru devoir substituer à ces expressions peu précises la détermination rigoureuse des *indices céphaliques* (1). C'est ainsi que j'ai démontré : 1° que l'indice céphalique des Basques est, en moyenne, bien moins élevé que celui des Parisiens; 2° qu'il présente chez ceux-là des oscillations bien moins étendues que chez ceux-ci, la différence du maximum au minimum n'étant que 12,19 dans le premier cas, et s'élevant dans le second cas à 21,39 (2).

Maintenant je suis le premier à reconnaître que la comparaison des indices céphaliques fournit, dans le parallèle des races, un élément fort précieux. Si l'étude de deux séries de crânes pris au hasard dans deux populations donne, pour les moyennes des indices céphaliques, des chiffres très-différents, on est autorisé à en conclure que ces deux populations proviennent d'éléments ethnologiques différents.

Mais une pareille conclusion ne peut reposer que sur l'étude des moyennes. Dans toute race, quelque pure qu'elle soit, il y a des variétés individuelles. Tous les caractères, ceux du crâne comme ceux du visage, ceux de la stature comme ceux de la pro-

_____

(1) Voir plus haut, t. I, p. 338.
(2) Voir ci-dessus, p. 5.

portion des membres, varient dans une certaine limite. C'est une question de savoir jusqu'où peuvent s'étendre ces oscillations spontanées ; les monogénistes pensent que, par la suite des générations, elles peuvent aller jusqu'à faire du blanc un nègre et réciproquement ; les polygénistes leur assignent des bornes plus étroites. Mais on ne discute que sur le plus ou le moins, et tout le monde est d'accord sur ce fait que tout caractère, considéré dans la même race, présente des variations individuelles. Si les caractères naturels, les caractères simples, comme la couleur de la peau, la saillie des mâchoires, la taille, etc., sont soumis à cette loi des variations individuelles, peut-on s'attendre à trouver plus de fixité dans l'indice céphalique, qui n'est ni un caractère simple ni un caractère naturel, puisqu'il résulte de la *comparaison* de deux diamètres céphaliques, *indépendants l'un de l'autre*, et puisqu'il peut être modifié aussi bien par l'accroissement du premier diamètre que par la diminution du second ? Un caractère qui réunit à la fois, dans le groupe des dolichocéphales, les Scandinaves et les nègres n'est certainement pas un caractère naturel, et on ne s'étonnera pas qu'il puisse, dans la même race, présenter des oscillations assez étendues.

Il s'agit maintenant de savoir si les oscillations de l'indice céphalique dans nos crânes basques sont assez considérables pour impliquer *nécessairement* l'idée d'un mélange de deux races, l'une brachycéphale, l'autre dolichocéphale. M. Pruner-Bey n'a trouvé dans notre collection qu'un seul crâne vraiment brachycéphale : c'est le numéro 24, dont l'indice s'élève à 83.24 pour 100. Joignons-y le numéro 34, dont l'indice est de 82.73. Ils ne sont, en réalité, que sous-brachycéphales, mais je les accepte pour brachycéphales. Cela nous donne, sur 60 crânes, 2 cas de brachycéphalie, et j'ajoute d'une brachycéphalie peu prononcée, puisque sur bon nombre de crânes parisiens l'indice céphalique dépasse 85 et même 90. Si le nombre relatif des crânes basques brachycéphales était le tiers, ou le quart, ou seulement le cinquième du nombre total, l'hypothèse des variations individuelles spontanées ne serait pas soutenable. Mais 2 cas sur 60 sont si peu de chose qu'on n'est nullement obligé de considérer ces formes exceptionnelles comme provenant d'un type ethnique particulier.

Je ne dis pas cela pour repousser l'idée d'un mélange de races ; je veux dire seulement que l'étude des indices céphaliques de nos crânes de Zaraus ne suffit pas pour démontrer la réalité de ce mélange.

J'ai trouvé, dans un caveau aristocratique de la Cité, antérieur au treizième siècle, trois séries de crânes, les uns franchement dolichocéphales, les autres franchement brachycéphales, les autres de forme intermédiaire ; j'ai constaté que ces trois séries étaient à peu près égales, et lorsque j'en ai conclu que la population parisienne du moyen âge provenait de deux souches ethniques de types différents, je crois n'avoir pas dépassé les limites d'une induction légitime. Admettant comme démontré que le type dolichocéphale était commun aux Celtes proprement dits, aux Kymris et aux Franks, qui ont successivement conquis et occupé l'Ile-de-France, j'ai considéré comme fort probable que le type brachycéphale était celui des premiers habitants du sol (1). Il me semble difficile d'expliquer autrement cet état de choses, qui, depuis le douzième siècle, ne s'est que très-faiblement modifié.

Cet exemple nous montre combien les types autochthones sont persistants. Un nombre immense d'étrangers dolichocéphales se sont établis dans l'ancienne Lutèce, pendant la durée de la domination franque ; avant eux, les Kymro-Celtes dominaient si bien dans le même lieu qu'il ne restait, soit dans le langage, soit dans l'histoire, aucun souvenir du peuple qui les avait précédés ; et ce peuple cependant avait maintenu son type à un degré suffisant pour qu'au douzième siècle la population aristocratique, celle qui avait dans les veines le plus de sang étranger, fût également partagée entre le type des autochthones et celui des envahisseurs.

Or, en exagérant autant qu'on le voudra les mélanges de races

(1) Voir plus haut, t. I, p. 340 et suivantes. On n'oubliera pas que ce mémoire a été écrit en 1863, époque où la théorie de Retzius sur les autochthones brachycéphales de l'Europe était généralement admise. Réfutant la partie de cette théorie qui concerne les Basques d'Espagne, je ne me croyais pas encore autorisé à la rejeter entièrement. Depuis lors, ainsi qu'on le verra dans les mémoires suivants, j'ai pu me convaincre que l'opinion de Retzius était complétement erronée. Néanmoins je n'ai pas cru devoir modifier la rédaction des premiers mémoires, où je sacrifiais encore à cette théorie. (*Note ajoutée au moment de la réimpression.*)

qui auraient pu se produire dans le pays basque, on est bien obligé de reconnaître que l'influence étrangère y a été infiniment moindre que dans notre capitale. Il est incontestable, par conséquent, que le type primitif a dû s'y conserver beaucoup mieux que parmi nous. Si donc les premiers occupants du sol avaient été brachycéphales, comme les autochthones de l'Ile-de-France, on peut tenir pour certain que les Basques actuels seraient en très-grande majorité brachycéphales, à Zaraus aussi bien que dans le reste de leur pays.

Maintenant, admettons pour un moment l'hypothèse de M. Pruner-Bey; supposons qu'une colonie de Celtes, Irlandais ou autres, se soit établie, avant les temps historiques, là où est aujourd'hui le village de Zaraus, et demandons-nous quelles auraient pu être les conséquences de ce fait hypothétique. Les nouveaux venus, avec leur tête dolichocéphale et leur langue celtique, auraient d'abord formé une population distincte qui aurait pu, par suite de l'hostilité de race, éviter pendant long-temps de se mêler avec les Basques brachycéphales, refoulés et maintenus en respect par la supériorité de leurs armes. Il n'est pas sans exemple qu'une poignée d'étrangers, dans de pareilles conditions, ait conservé même pendant plusieurs siècles sa race pure et sa nationalité séparée. Mais alors les mœurs et le langage se conservent en même temps que le type. Si les colons celtiques de Zaraus ont abandonné leur langue d'une manière complète pour adopter celle de leurs voisins basques, si leurs descendants ont perdu jusqu'au souvenir de leur origine étrangère, cela implique nécessairement l'idée qu'à la longue les luttes de races se sont apaisées et que les deux peuples se sont plus ou moins fusionnés. Mais cela même ne suffirait pas pour expliquer la disparition de la langue étrangère. De bonnes relations de voisinage n'excluent pas la différence des idiomes. La langue qui se conserve et se perpétue dans une population n'est pas celle qu'on parle avec les populations voisines; c'est celle qu'on parle au foyer domestique, car c'est là que les enfants apprennent de leur mère l'idiome qu'à leur tour ils enseigneront à leur postérité.

L'extinction de la langue des Celtes de Zaraus impliquerait donc autre chose qu'un rayonnement de voisinage. Elle impliquerait le mélange des sangs, soit un mélange brusque à la suite de l'installation violente des Basques parmi leurs ennemis étrangers, soit un mélange graduel par suite des alliances des familles. Dans les deux cas le type physique des Celtes aurait dû non pas disparaître, car un mélange même répété n'efface pas toujours un type, mais se modifier profondément, puisque à un certain moment les descendants des Basques brachycéphales se seraient trouvés assez nombreux pour faire prédominer leur langue. Si les choses s'étaient ainsi passées, ce ne seraient pas 1 ou 2 crânes du type basque qu'on trouverait parmi nos 60 crânes de Zaraus, mais un nombre beaucoup plus considérable, et l'étude de cette collection nous montrerait une répartition des deux types originels analogue à celle qui existe, par exemple, dans les crânes de Paris. On devrait même s'attendre à voir le type des Basques, que M. Pruner-Bey croit brachycéphales, prédominer d'une manière notable sur celui des Celtes dolichocéphales dans la population de Zaraus.

Telles sont les objections théoriques que j'oppose à l'ingénieuse hypothèse de M. Pruner-Bey. Mais il y a, dans l'histoire de certaines populations partielles, des phénomènes linguistiques et ethnologiques bizarres et inexplicables. Je pourrais à la rigueur avoir eu la mauvaise chance de tomber sur un de ces faits insolites, et certes il serait bien fâcheux pour la science que, lorsqu'on dispose enfin pour la première fois d'une série de crânes basques, un hasard perfide eût substitué une race étrangère à celle qu'on voulait étudier. Si M. Pruner-Bey se bornait à émettre cette crainte, je n'aurais rien à répondre. Mais il spécifie davantage ; il annonce que les crânes dolichocéphales de Zaraus sont des crânes celtiques. C'est cette opinion que je vais maintenant examiner.

Le type celtique dont parle notre collègue n'est pas celui des peuples gaulois que César, Strabon, Méla et plusieurs autres auteurs anciens désignaient sous le nom de *Celtes*. Ce mot *Celte* a deux significations bien différentes : l'une politique, l'autre ethnologique. De même que les Franks ont laissé leur nom à tous les habitants de la France actuelle, les Celtes avaient donné le leur à tous les peuples gaulois compris entre la Seine et la Garonne. Les Limousins et les Auvergnats de nos jours s'appellent Français sans être de race franque; leurs ancêtres, au temps de César, s'appelaient Celtes sans appartenir à la race que M. Pruner-Bey appelle celtique.

Ils descendaient principalement d'une population antérieure à l'invasion des Celtes, et leurs caractères physiques étaient ceux de cette population, plus ou moins modifiés par un mélange incontestable avec leurs conquérants celtiques. La différence entre les Celtes de l'histoire et les Celtes de l'ethnologie est consacrée par ce fait que les premiers étaient bruns de chevelure et que les derniers étaient blonds; et ç'a été la cause des discussions qui se sont élevées sur la couleur de la chevelure des Celtes. La forme de leur crâne pourrait donner lieu à des discussions analogues, car il est probable que la plupart des habitants de la Gaule celtique étaient brachycéphales, tandis que les Celtes de M. Pruner-Bey étaient dolichocéphales (1).

Ce sont ces crânes dolichocéphales des Celtes de race pure que M. Pruner-Bey rapproche des crânes dolichocéphales des Basques de Zaraus. Mais j'ai déjà dit que le caractère de la dolichocéphalie ne suffit pas pour établir l'unité de race. On peut être dolichocéphale de plusieurs manières, soit parce qu'on a le crâne long, soit parce qu'on a le crâne étroit; le diamètre antéro-postérieur peut être accru par le développement du front ou par le développement de l'occiput. On sait avec quel soin, avec quelle sagacité, M. Gratiolet a distingué d'après cela la dolichocéphalie frontale des races germaniques de la dolichocéphalie occipitale des nègres africains et océaniens. Dans la race celtique, la dolichocéphalie était frontale comme dans les races germaniques. Cherchons maintenant quel est le caractère particulier de la dolichocéphalie des Basques de Zaraus.

Cette détermination ne peut être faite à la simple vue, elle ne peut reposer que sur l'étude comparative d'un grand nombre de crânes. Les différences qu'il s'agit de constater ne sont pas assez saillantes pour être appréciées avec certitude sans le secours de la mensuration. Il suffira de dire que Retzius, comparant des

____

(1) Sur les diverses acceptions du mot *Celte* et sur les confusions auxquelles elles ont donné lieu, voir dans le premier volume de ce recueil, p. 370, le mémoire intitulé *Qu'est-ce que les Celtes?*

races aussi distantes dans la série humaine que le sont les Scandinaves et les nègres, n'avait pas saisi le trait distinctif de ces deux types de dolichocéphalie, et que, pour éviter de les confondre dans sa classification, il avait dû recourir aux caractères fournis par la saillie des os maxillaires. La confusion serait à plus forte raison difficile à éviter, si l'on comparait entre elles deux races dolichocéphales et orthognathes, évidemment beaucoup plus voisines dans la série que les races précédentes.

L'emploi des procédés de mensuration rigoureuse, secondé par l'étude des *moyennes*, est donc indispensable pour le parallèle que je me propose d'établir.

A cet effet, j'ai tracé au crayon, sur tous les crânes que j'ai comparés, une ligne courbe transversale, menée d'un conduit auditif à l'autre et passant par le bregma, c'est-à-dire par le sommet de l'écaille de l'os frontal. Cette ligne biauriculaire représente le plan d'une coupe transversale qui diviserait le crâne et le cerveau en deux parties : l'une antérieure ou préauriculaire, l'autre postérieure ou postauriculaire. On peut ainsi étudier séparément les courbes, les rayons et les angles qui correspondent au crâne antérieur ou au crâne postérieur.

Mais il ne suffisait pas de mesurer ces divers éléments craniométriques sur nos crânes basques. Il aurait fallu pouvoir en outre les comparer avec les mêmes éléments mesurés sur une série considérable de crânes celtiques, ce qui était tout à fait impossible, puisqu'il n'existe nulle part une collection nombreuse de crânes provenant de la race celtique primitive et pure. Ceux qu'on appelle aujourd'hui des Celtes, parce qu'ils parlent un idiome celtique, sont grands et blonds sur la côte septentrionale du Finistère ; ils sont petits et bruns dans le reste de la Basse-Bretagne ; ils ne sont donc pas de la même race. J'ai dit tout à l'heure qu'il ne fallait pas confondre les Celtes de l'*histoire* avec les Celtes de l'*ethnologie ;* les Celtes modernes de la Bretagne, de la Grande-Bretagne et de l'Irlande forment une troisième catégorie qu'on peut appeler les Celtes de la *linguistique*, et ces trois catégories ne se correspondent nullement.

Un parallèle direct, méthodique et rigoureux entre les Basques de Zaraus et les Celtes primitifs de l'ethnologie ne serait donc pas praticable. Quelques crânes, trouvés dans les diverses contrées où les anciens Celtes se sont répandus, et extraits de sépultures celtiques qui ont paru authentiques, ont permis de ranger les Celtes parmi les races dolichocéphales. Mais ces crânes ne sont nulle part réunis en assez grand nombre pour servir de base à des relevés statistiques, et ils sont d'ailleurs le plus souvent mêlés à d'autres crânes qui n'ont été déclarés celtiques qu'à cause de leur forme allongée.

J'ai donc eu recours à un procédé indirect qui m'a paru suffisamment rigoureux pour le but que je me proposais. Lorsque j'ai fait ce travail, je ne connaissais pas l'hypothèse de M. Pruner-Bey sur l'origine celtique des Basques de Zaraus. Mais je m'étais posé une question plus générale, en me demandant si les dolichocéphales de Zaraus étaient de même type que les autres dolichocéphales de l'Europe. Je ne m'occupais pas des Celtes en particulier, pas plus que des Kymris ou des Germains. Tous ces peuples, venus successivement de l'Asie, et parlant des langues de même origine, appartenaient sinon à la même race, du moins à des races très-voisines. Tous étaient dolichocéphales, et l'on a admis jusqu'ici que tous les dolichocéphales de l'Europe sont leurs descendants. Partant de cette idée que les Celtes, premiers conquérants asiatiques, avaient trouvé sur notre sol une race brachycéphale, et que, dans la région où est aujourd'hui Paris, cette race autochthone, mêlée d'abord aux Celtes, plus tard aux Kymris et enfin aux Germains, avait acquis, par suite de ces mélanges successifs, un type céphalique intermédiaire entre son type primitif et celui des peuples indo-européens, je me suis dit que les habitants de Paris, quoique moins dolichocéphales que leurs ancêtres asiatiques, devaient offrir en moyenne un type de dolichocéphalie atténué, mais de même nature que celui de ces derniers ; je me suis dit que les proportions relatives du crâne antérieur et du crâne postérieur chez les Parisiens devaient se ressentir de l'influence des races à dolichocéphalie *frontale* d'où ils sont issus en grande partie ; et j'ai pensé qu'un parallèle entre les crânes de Zaraus et les crânes de Paris permettaient probablement de reconnaître si la dolichocéphalie des Basques était imputable, comme celle des Parisiens, à l'influence des races asiatiques.

Ce travail pouvait me conduire à l'un ou l'autre des deux résultats suivants : ou bien la dolichocéphalie des Basques de Zaraus présenterait le type frontal à un degré égal ou supérieur à celui qui appartient aux crânes de Paris, et alors il y avait lieu de se demander, comme le fait M. Pruner-Bey, si nos Basques n'étaient pas issus d'une race indo-européenne ; ou bien la dolichocéphalie des Basques serait due surtout au développement du crâne postérieur, comme celle des peuples d'Afrique, et alors il devenait extrêmement probable que cette dolichocéphalie occipitale, essentiellement différente de la dolichocéphalie frontale des Indo-Européens, était un fait primitif, ou du moins indépendant de l'irruption des peuples asiatiques sur le sol de l'Europe occidentale (1).

On va voir que cette dernière conclusion est celle qui découle de mes relevés comparatifs.

Les 384 crânes parisiens du musée de la Société, divisés, comme on sait, en plusieurs séries correspondant à des époques très-différentes, ont été, comme nos crânes basques, soumis à des mesures d'ensemble et à des mesures partielles. On a vu, dans ma communication précédente, que la capacité moyenne des crânes est plus grande chez les Basques que chez les Parisiens (2) ; on ne sera donc pas étonné d'apprendre que les mesures d'ensemble sont plus petites chez ces derniers. Malgré cette différence générale, on va voir que les mesures partielles du crâne antérieur sont au désavantage des Basques, dont le crâne postérieur est par conséquent beaucoup plus développé que celui des habitants de Paris.

Avant de faire connaître ces résultats, je rappellerai que j'ai adopté pour point de départ des mesures antéro-postérieures le *point sus-orbitaire*, situé au-dessus de la racine du nez, au niveau d'une ligne horizontale qui passe immédiatement au-dessus des deux apophyses orbitaires externes. Cette ligne, que j'ai étudiée

(1) On remarquera que la démonstration suivante n'est liée à aucune opinion particulière sur l'origine des crânes dolichocéphales des séries parisiennes. Peu importe ici que les dolichocéphales du nord de la France soient autochthones ou étrangers, celtiques ou préceltiques. Ce qu'on veut démontrer, c'est qu'ils diffèrent des Basques de Zaraus par le caractère de leur dolichocéphalie, qui est frontale au lieu d'être occipitale, différence importante qui suffit pour établir la distinction des races. (*Note ajoutée au moment de la réimpression.*)

(2) Voir ci-dessus, p. 8.

ailleurs (1), correspond au niveau de la voûte des orbites, et indique exactement la séparation du crâne et de la face.

Mesures d'ensemble.

	PARISIENS. 384 crânes.	BASQUES. 60 crânes.	DIFFÉRENCE en faveur des Basques.
	cc	cc	cc
Capacité.	1437,24	1486,88	49,64
	mm	mm	mm
Diamètre antéro-postérieur maximum. . . .	176,96	183,58	6,62
Diamètre transversal maximum.	140,61	142,60	1,99
Diamètre vertical basilo-bregmatique	120,50	123,75	3,25
Courbe verticale antéro-postérieure, du point sus-orbitaire à la protubérance occipitale. .	303,12	305,80	2,68
Circonférence horizontale maxima.	514,23	519,22	4,99

Étudions maintenant les mesures partielles qui permettent d'apprécier le développement relatif du crâne antérieur et du crâne postérieur.

Notre ligne biauriculaire divise la circonférence horizontale en deux parties, l'une antérieure, l'autre postérieure. La partie antérieure est de 234^{mm},60 chez les Basques et de 240^{mm},83 chez les Parisiens; différence en faveur des Parisiens, 6^{mm},23. La partie postérieure, au contraire, est de 284^{mm},62 chez les Basques et de 273^{mm},40 seulement chez les Parisiens; différence en faveur des Basques, 11^{mm},22.

Ainsi, quoique la courbe totale des Basques soit plus grande, leur courbe antérieure est plus petite, et il en résulte que leur courbe postérieure est beaucoup plus grande.

Le bregma divise de même la courbe verticale antéro-postérieure en deux parties, l'une frontale, l'autre pariéto-occipitale. La partie frontale, qui chez les Parisiens est de 109^{mm},20, n'est que de 108^{mm},18 chez les Basques, tandis que la partie postérieure de la même courbe donne pour les Basques 197^{mm},62 et seulement 193^{mm},92 pour les Parisiens. Les Basques perdent donc 1^{mm},02 sur la région frontale et gagnent 3^{mm},70 sur la région postérieure du crâne.

Le diamètre transversal minimum du front, mesuré immédiatement au-dessus des apophyses orbitaires externes, est presque le même dans les deux séries. On trouve pour ce diamètre

(1) Voir plus haut, t. I, p. 78.

95^{mm},70 chez les Parisiens et 96^{mm},08 chez les Basques. Ceux-ci ont donc un petit avantage de 0^{mm},38. Mais on a vu que leur diamètre transversal maximum, mesuré au niveau des pariétaux, est supérieur de 1^{mm},99 au même diamètre mesuré chez les Parisiens, de sorte qu'en réalité le rapport du diamètre frontal au diamètre pariétal est plus petit chez les Basques. Pour exprimer en chiffres ce rapport, que j'appelle l'*indice frontal*, on représente par 100 le diamètre bipariétal maximum. En faisant ce calcul sur les deux diamètres transversaux des crânes de chaque série, on trouve que l'indice frontal moyen est de 68.06 chez les Parisiens et de 67.37 chez les Basques. Le crâne postérieur des Basques est donc relativement plus développé que leur crâne antérieur, non seulement d'avant en arrière, mais encore transversalement.

La comparaison des deux diamètres antéro-postérieurs fournit un résultat qui n'est pas moins significatif. L'un de ces diamètres est le diamètre *maximum*, et n'a pas besoin d'être défini. L'autre, que j'appelle le *diamètre antéro-postérieur iniaque* (du mot grec ἰνίον, nuque), part, comme le précédent, du point sus-orbitaire et va aboutir à la protubérance occipitale externe, où commence la région de la nuque. Il arrive quelquefois que ces deux diamètres se confondent en un seul, c'est-à-dire que le diamètre maximum passe par la protubérance occipitale ; mais le plus souvent il passe bien au-dessus de cette protubérance, et jamais il ne passe au-dessous. Or la protubérance occipitale externe, qui correspond extérieurement à la séparation de la région du crâne et de la région du cou, correspond intérieurement à la tente du cervelet, qui sépare le cervelet du cerveau. Le diamètre antéro-postérieur maximum ne passant jamais au-dessous de la protubérance, cela veut dire que jamais, dans une race humaine et chez un individu sain, le cervelet ne se prolonge en arrière du cerveau. Lorsque le diamètre maximum se confond avec le diamètre iniaque, cela veut dire que la protubérance occipitale est le point le plus reculé de la tête, et que le cerveau recouvre exactement le cervelet, ni plus ni moins. Mais lorsque le diamètre maximum passe au-dessus de la protubérance occipitale, cela veut dire que le cervelet est débordé par le cerveau, et la différence de longueur qui existe entre ce diamètre et le diamètre iniaque exprime le degré de saillie du cerveau en arrière du cervelet.

Dans les diverses séries de crânes parisiens, cette différence est comprise entre 5 et 7 millimètres. Pour plus de rigueur, je dirai qu'elle est de $5^{mm},04$ sur les crânes de la Cité, de $7^{mm},18$ sur les crânes des Innocents, de $6^{mm},99$ sur les crânes de la Morgue, de $6^{mm},08$ sur les crânes modernes de la fosse commune, enfin de $5^{mm},27$ sur les crânes modernes des sépultures particulières. Ces oscillations, comme on le voit, sont peu étendues, et en moyenne, pour tous les crânes parisiens, la différence des deux diamètres antéro-postérieurs est de $5^{mm},92$. Chez les Basques elle est exactement de 1 centimètre, et lorsqu'on compare les longueurs respectives de ces deux diamètres dans les deux catégories de crânes, on trouve que le diamètre iniaque des Basques n'excède que de $2^{mm},54$ celui des Parisiens, que leur diamètre maximum, au contraire, l'emporte de $6^{mm},61$ sur celui des Parisiens, que par conséquent l'excès de développement de leurs crânes dans le sens antéro-postérieur résulte presque entièrement de l'excès de développement des lobes postérieurs de leur cerveau. Ce trait caractérise la dolichocéphalie occipitale.

Le tableau suivant permettra de saisir d'un seul coup d'œil les différences qui viennent d'être indiquées :

Mesures partielles.

	PARISIENS. 384 crânes.	BASQUES. 60 crânes.	DIFFÉRENCE en faveur des Basques.
	mm	mm	mm
Circonférence horizontale totale	514,23	519,22	+ 4,99
Sa partie antérieure.	240,83	234,60	— 6,23
Sa partie postérieure	273,40	284,62	+ 11,22
Courbe verticale antéro-postérieure. . . .	303,12	305,80	+ 2,68
Sa partie frontale.	109,20	108,18	— 1,02
Sa partie postérieure.	193,92	197,62	+ 3,70
Diamètre transversal maximum..	140,61	142,60	+ 1,99
Diamètre frontal minimum..	95,70	96,08	+ 0,38
Rapport ou indice frontal	68,06 %	67,37 %	— 0,69 %
Diamètre antéro-postérieur maximum . .	176,96	183,58	+ 6,62
Diamètre antéro-postérieur iniaque. . . .	171,04	173,58	+ 2,54
Différence entre ces deux diamètres . . .	5,92	10,00	+ 4,08

Prouver que les crânes des Basques de Zaraus présentent les caractères de la dolichocéphalie occipitale, c'est avoir établi, je pense, une différence bien nette entre ces crânes et les crânes dolichocéphales des races indo-européennes. Ne trouvant pas en Europe le type vers lequel on pourrait les faire converger, et me souvenant que la dolichocéphalie occipitale est un caractère commun à la plupart des races, blanches ou noires, de l'Afrique, j'ai jugé intéressant d'étudier simultanément la forme du crâne chez nos Basques, chez les Parisiens et chez les nègres, et pour cela j'ai eu recours à mes albums craniographiques, où je conserve, entre autres, la courbe du profil de 36 crânes de nègres, déposés pour la plupart dans les galeries du Muséum. La mensuration des angles et des rayons auriculaires (1), pratiquée sur les 36 nègres, sur les 60 Basques et sur 355 crânes parisiens, c'est-à-dire sur tous ceux qui ont pu être présentés au craniographe (non compris les crânes de la Morgue, qui n'ont pas encore été dessinés), m'a fourni les résultas suivants :

Angles auriculaires.

PROVENANCES.	NOMBRE de crânes	Angle orbito-maxillaire.	Angle frontal.	Angle pariétal	Angle sus-occipital.	Angle sous-occipital ou cérébelleux	Angle occipital total.	Angle cranien total.
Cité..............	114	50°90	55°03	61°40	39°39	32°32	71°71	188°14
Innocents.........	116	51°90	56°60	60°46	40°04	30°49	70°53	187°59
XIXᵉ (Sépult. part.	90	52°17	57°41	60°82	39°71	31°74	71°45	189°68
siècle (Fosse comm.	35	50°44	58°17	61°51	40°56	31°21	71°77	191°45
Tout Paris........	355	51°55	56°46	60°95	39°80	31°46	71°26	188°67
Basques	60	49°60	54°28	64°43	42°56	30°47	73°03	191°74
Nègres.	36	46°24	54°14	66°19	39°35	33°98	73°33	193°66

Quelques explications sont nécessaires pour faire comprendre la signification de ce tableau.

Dans ma précédente communication, j'ai parlé d'un caractère très-répandu chez les Basques, et tiré du peu de développement de la protubérance occipitale externe. Celle-ci manque très-souvent d'une manière complète, et lorsqu'elle existe, elle est en moyenne très-peu prononcée. Ce caractère coïncide avec un dé-

(1) Pour la détermination du point auriculaire, des angles et des rayons auriculaires, voir plus haut, t. I, p. 62, dans le *Mémoire sur le craniographe*.

veloppement un peu moindre des fosses cérébelleuses. La conformation particulière de cette petite région crânienne différencie les Basques des races d'Europe aussi bien que des races d'Afrique. Si, ce premier point une fois établi, on fait abstraction des mesures partielles qui aboutissent à la protubérance occipitale, on trouve que, pour toutes les autres mesures angulaires, les Basques s'écartent notablement des Parisiens en se rapprochant des nègres, et que même, en général, ils sont beaucoup plus voisins de ceux-ci que de ceux-là. L'étude des angles auriculaires confirme, en outre, ce que les autres mesures nous ont déjà appris relativement au peu de développement de la région frontale de nos Basques. L'angle frontal des Basques est inférieur de plus de 2 degrés à celui des Parisiens, et supérieur seulement de 0°,14 ou 1 septième de degré à celui des nègres. L'angle pariétal des Basques l'emporte de 3 degrés et demi (3°,48) sur celui des Parisiens, et est surpassé de 1°,76 par celui des nègres. L'angle occipital total, dont les côtés passent respectivement par la pointe du lambda et par le bord postérieur du trou occipital, est à peu près le même chez les Basques et chez les Africains; la différence n'est que de 3 dixièmes de degré à l'avantage de ces derniers; elle est de près de 2 degrés entre les Basques et les Parisiens. On remarquera que les diverses séries de crânes parisiens ont donné pour ces divers angles des moyennes peu différentes de la moyenne générale de Paris, et que dans aucun cas la moyenne des Basques ne se trouve comprise entre les limites des oscillations des moyennes de Paris. Ainsi l'angle frontal des Basques n'est pas seulement inférieur à la moyenne générale de Paris, il est en outre inférieur à la plus petite des moyennes obtenues sur les séries parisiennes. Cette particularité, qui se reproduit sans exception sur toute la ligne, est parfaitement significative; elle prouve que les différences entre les Basques et les Parisiens excèdent celles qui se produisent dans la même race.

L'étude des angles sus- et sous-occipital montre que l'ampleur de la région occipitale des Basques dépend du grand développement de la partie de l'occipital qui est située au-dessus de la protubérance et qui correspond aux lobes postérieurs du cerveau. Quant à la région du cervelet, elle est, au contraire, un peu plus petite chez les habitants de Zaraus que chez ceux de Paris. Maintenant, pour apprécier l'étendue relative du crâne antérieur et du crâne postérieur, nous allons comparer l'angle frontal à l'angle crânien total, au moyen d'une réduction en centièmes :

Valeur relative de l'angle frontal

ANGLES AURICULAIRES.	EN DEGRÉS.			EN CENTIÈMES.		
	ANGLE frontal seul.	ANGLES pariétal et occipitaux réunis.	ANGLE crânien total.	ANGLE frontal.	ANGLES pariétal et occipitaux.	ANGLE crânien total.
Cité................	55°03	133°11	188°14	29.25 %	70.75 %	100
Innocents............	56°60	130°99	187°59	30.17	69 83	100
XIX° { Sépult. partic...	57°41	132°27	189°68	30.27	69.73	100
siècle { Fosse comm....	58°17	133°28	191°45	30.28	69.62	100
Tout Paris...........	56°46	132°21	188°67	29.93	70.07	100
Basques..............	54°28	137°46	191°74	28.30	71.69	100
Nègres...............	54°14	139°52	193°66	27.95	72.05	100

Le degré d'ouverture relative de l'angle frontal est au maximum chez les Parisiens, au minimum chez les nègres ; la différence entre ces deux populations extrêmes est assez exactement de 2 pour 100. Or il est clair que sous ce rapport les Basques s'écartent des Parisiens presque autant que les nègres, puisque la différence entre eux et les Parisiens est de 1,63 pour 100.

L'étude des rayons auriculaires nous permettra de compléter ce parallèle et de constater chez nos Basques un caractère qui contraste d'une manière remarquable avec ceux que nous connaissons jusqu'ici. Ce caractère existe non pas sur le crâne, mais sur la face. Au lieu de ce développement exagéré d'avant en arrière qui constitue le prognathisme et qui existe à un si haut degré chez les nègres, les Basques ont la face moins saillante en avant du crâne que les Parisiens eux-mêmes. En d'autres termes, ils sont plus orthognathes que ces derniers, ce qui est dû à la fois à la saillie du nez et de la bosse nasale et à la petitesse de l'arcade dentaire supérieure. Lorsqu'un crâne européen repose horizontalement sur une table, le point médian du bord alvéolaire du maxillaire supérieur est presque invariablement situé en avant de tous les autres points de la face. Une équerre appliquée sur la table peut être poussée jusque sur ce point médian sans que sa branche verticale soit arrêtée par le squelette du nez. Chez les Basques, au contraire, il arrive très-fréquemment que l'épine nasale inférieure, le vomer ou les os propres du nez fassent saillie en avant du niveau du point alvéolaire. Sous ce rapport, par conséquent, loin de se rapprocher des Africains, les Basques s'en éloignent plus que les Européens avec lesquels nous les comparons. Le rayon maxillaire est donc à son maximum chez les nègres et à son minimum chez les Basques. Le rayon iniaque, qui aboutit à la protubérance occipitale externe, est également à son minimum chez les Basques, et on ne s'en étonnera pas, si l'on songe que la saillie de la protubérance occipitale fait partie de ce rayon, que la protubérance des Basques ne fait absolument aucune saillie dans la moitié des cas, et qu'elle est en moyenne très-petite dans les autres cas. Le rayon sous-occipital, presque le même chez les Parisiens et chez les nègres, est un peu plus petit chez les Basques, dont la région cérébelleuse, comme je l'ai déjà dit, est relativement petite. Sous le rapport de leurs autres rayons, les Basques sont intermédiaires entre les Parisiens et les nègres.

C'est ce que montre le tableau suivant :

PROVENANCES.	NOMBRE des crânes.	RAYONS AURICULAIRES.						Rayon sous-occipital.
		Rayon maxillaire.	Rayon nasal.	Rayon sourcilier.	Rayon bregmatique.	Rayon lambdoïdal.	Rayon inial.	
		mm	mm	mm	mm	mm	mm	mm
Cité	114	98,02	89,52	98,93	111.36	104,02	76,13	41,72
Innocents	116	98,18	89,26	97,73	111,89	105,28	76,22	41,95
XIXe)Sép. part.	90	101,35	88,90	98,69	111,93	104,85	79,23	43,68
siècle)Fosse ce.	85	97,80	89,23	97,20	110,74	103,74	76,31	42,63
Tout Paris	355	99,04	89,30	98,31	111,63	104,62	76,96	42,38
Basques	60	97,95	94,76	102,83	110,43	102,22	73,98	41,48
Nègres	36	113,74	95,78	103,08	109,86	101,19	75,00	42,63

Le rayon nasal est la distance comprise entre le point auriculaire et la suture fronto-nasale ou racine du nez. Ce rayon, comme on peut le voir sur le tableau, fournit une des données les plus intéressantes de la conformation de la face, mais ne prend pas part à la formation de nos angles auriculaires.

Deux choses me paraissent découler de l'étude qui précède :

En premier lieu, les crânes dolichocéphales des Basques de Zaraus diffèrent beaucoup des crânes dolichocéphales des autres races d'Europe. Au lieu de présenter une dolichocéphalie frontale, ils présentent une dolichocéphalie occipitale due à la fois au développement exagéré des lobes postérieurs du cerveau et au peu de développement de sa région antérieure ;

En second lieu, les Basques, si différents des dolichocéphales d'Europe, se rapprochent au contraire beaucoup des dolichocéphales d'Afrique. Par la conformation de leur crâne cérébral, ils sont très-semblables aux nègres, qui, du reste, sous ce rapport, diffèrent peu des races africaines orthognathes.

Mais je me hâte d'ajouter que les Basques se distinguent à leur tour de toutes les races d'Afrique, même des plus blanches et des plus orthognathes, par la petitesse de leur mâchoire supérieure, par le peu de développement de leurs bosses cérébelleuses et par l'atrophie relative de leur protubérance occipitale. Ces caractères d'ailleurs différencient aussi les Basques des races d'Europe.

Je conclus de là que, si l'origine des Basques de Zaraus devait être cherchée en dehors du pays basque, ce ne serait ni parmi les Celtes ni parmi les autres peuples indo-européens qu'on aurait la chance de trouver leurs ancêtres, et ce serait plutôt vers la zone septentrionale de l'Afrique que les recherches devraient se diriger. Il est assez probable que, dans la paléogéographie de notre continent, l'Espagne se continuait avec le nord de l'Afrique. On ne devrait donc pas s'étonner de trouver des analogies assez étroites entre les populations primitives de ces deux régions, quand même on ne saurait pas que depuis les temps les plus anciens de nombreuses migrations ont eu lieu de l'une à l'autre rive du détroit de Gibraltar.

SUR

LES CRANES BASQUES

DE SAINT-JEAN-DE-LUZ

(*Bulletins de la Société d'anthropologie*, 2e série, t. III, p. 43-101. 23 janvier 1868.)

Nous n'avons pas voulu interrompre la série des mémoires relatifs aux Basques ; mais le lecteur reconnaîtra aisément que pendant les cinq années qui se sont écoulées entre la publication des mémoires sur les crânes de Zaraus et celle des mémoires sur les crânes de Saint-Jean-de-Luz, la question des autochthones a fait de grands progrès. L'étude des crânes de l'âge de pierre et surtout des crânes paléontologiques a permis de constater qu'il y avait déjà dans l'Europe occidentale, avant l'ère des invasions asiatiques, des dolichocéphales et des brachycéphales, appartenant à plusieurs races très-distinctes, et non à une seule et unique race brachycéphale, comme l'avait supposé Retzius. Il y aurait eu peut-être quelque avantage à intercaler entre le mémoire qui suit et ceux qui précèdent, les discussions relatives à l'homme préhistorique et à la théorie de Retzius ; mais il nous a paru préférable de grouper ensemble les mémoires qui concernent spécialement les Basques. Au surplus, le lecteur trouvera aisément dans la suite de ce volume l'exposé des faits et des discussions qui se rattachent aux races préhistoriques. (Voir surtout le mémoire *Sur les caractères de l'homme préhistorique*, le commencement du mémoire intitulé *les Crânes des Eyzies et la Théorie esthonienne*, et le groupe d'opuscules intitulé *Faits et Discussions relatifs à l'homme préhistorique*.)

Je prie la Société d'accepter pour son musée une collection de 58 crânes basques, qui provient d'un ossuaire de Saint-Jean-de-Luz, antérieur à l'an 1532.

Avant de vous communiquer les résultats de mes premières études sur cette collection, je vous demande la permission de résumer rapidement l'histoire de la question des crânes basques.

Vous savez que les Basques sont le seul peuple de l'Europe occidentale qui parle encore une langue étrangère à la souche indo-européenne. Il est donc naturel qu'on les ait considérés comme les derniers et purs représentants des races dites *autochthones*, qui occupaient le sol de cette partie de l'Europe avant l'ère des invasions asiatiques. Cette conclusion est loin sans doute d'être rigoureuse, car il pourrait très-bien se faire que les Basques, en se mêlant avec les Indo-Européens, eussent perdu tout ou partie des caractères primitifs de leur race, sans abandonner pour cela leur idiome primitif. Il est probable toutefois que, si leur langue a seule survécu, tandis que celles des peuples préhistoriques qui les entouraient se sont éteintes, en laissant à peine çà et là quelques noms géographiques comme un témoignage de leur antique existence, c'est parce que la petite région montagneuse qu'ils occupent encore aujourd'hui ne fut jamais complétement subjuguée par les envahisseurs, et qu'ils y conservèrent toujours, sinon la souveraineté politique, du moins la prépondérance numérique. Il y a donc lieu de croire que leurs caractères physiques ont été moins modifiés par les croisements que ceux des autres peuples de l'Europe occidentale.

Mais les quelques milliers d'années qui se sont écoulées depuis l'époque des premières migrations indo-européennes ne sont qu'une période très-courte, si on les compare à l'immense durée de la période antérieure, dont le début remonte au moins jusqu'au commencement de l'époque quaternaire, et probablement même beaucoup plus haut encore. Pendant cette incalculable série de siècles, les populations dites *autochthones* se répandirent dans toute l'Europe, car on a retrouvé leurs traces dans le sol partout où on les a cherchées avec persévérance ; et bien des fois, sans doute, ces peuples préhistoriques durent se déplacer, se combattre, se mêler, se grouper et se séparer, comme le font continuellement la plupart des peuples barbares ou sauvages, et souvent même les peuples déjà civilisés. Les ancêtres des Basques modernes avaient donc déjà pu subir, longtemps avant l'époque indo-européenne, divers mélanges de races ; car on sait maintenant, et je crois avoir contribué à démontrer cette proposition (1), que nos populations autochthones appartenaient à des races différentes, et présentaient au moins

(1) Voir plus loin dans ce volume : *Faits et Discussions relatifs à l'homme préhistorique.*

deux types parfaitement distincts, l'un dolichocéphale, l'autre brachycéphale. Si l'on discute aujourd'hui, ce n'est plus sur l'existence de ces deux types, mais sur leur degré d'ancienneté relative. Je pense, pour ma part, que le type dolichocéphale était le plus ancien, et qu'il était encore le plus répandu à l'époque de la pierre polie ; et je ne prétends pas pour cela qu'à la même époque le type brachycéphale n'ait pas pu prédominer dans certaines régions, telles, par exemple, que la Ligurie. Je reconnais que cette question de prédominance des deux principaux types crâniens chez nos autochthones est encore sujette à contestation ; mais elle n'est ici que secondaire. L'essentiel est de constater que l'existence des deux types dans l'Europe occidentale, et j'ajoute dans l'Europe centrale, avant l'ère indo-européenne, est un fait aujourd'hui parfaitement démontré.

Mais cette démonstration est presque récente ; et il y a vingt-trois ans, lorsque Retzius appela pour la première fois l'attention sur la distinction des brachycéphales et des dolichocéphales (1845), on ne possédait sur les types préhistoriques que de très-vagues renseignements. La linguistique avait déjà établi l'existence des populations autochthones ; l'archéologie, de son côté, établissait la succession de l'âge de la pierre et de l'âge du bronze, et de fortes présomptions, confirmées depuis, permettaient d'admettre que l'usage des métaux avait été introduit par les peuples asiatiques qui avaient importé les langues de la souche indo-européenne. L'existence de deux groupes de populations, les unes autochthones, les autres étrangères, étant ainsi doublement prouvée, il s'agissait de découvrir leurs caractères craniologiques. Retzius, qui le premier souleva la question, pensa que les types crâniens dolichocéphale et brachycéphale, qu'il venait de déterminer et dont il exagérait d'ailleurs la valeur, étaient en rapport avec cette double origine ; et, croyant avoir reconnu que le type dolichocéphale était celui des étrangers, inaugurateurs de l'âge du bronze, il en conclut que le type brachycéphale devait être celui des populations primitives, c'est-à-dire des hommes de l'âge de la pierre.

La conséquence de cette doctrine était que les Européens qui parlent encore aujourd'hui des langues étrangères à la famille indo-européenne devaient être brachycéphales ; tels étaient, en effet, les Finnois et les Lapons; tels devaient aussi être les Basques, et ainsi se répandit l'opinion que les Basques étaient brachycéphales.

Cette opinion, on le voit, reposait sur une théorie, et non sur l'observation, car on sait aujourd'hui que les 2 crânes réputés basques que Retzius avait admis dans sa collection n'étaient nullement authentiques; et il est très-certain d'ailleurs qu'une aussi courte série ne pouvait en aucun cas servir de base à une démonstration (1). Si l'on s'était contenté d'une vérification aussi

(1) L'origine des 2 crânes basques de la collection de Retzius n'a jamais été déterminée. Mon savant ami, M. Barnard Davis, qui a visité cette collection, m'a donné un renseignement que j'ai communiqué en 1864 à la Société d'anthropologie, dans les termes suivants :

« Puisqu'on a argumenté mes crânes basques, il m'est bien permis d'argumenter à mon tour ceux que l'on m'a opposés. M. Barnard Davis a vu les crânes qui ont servi à établir la division de Retzius.

« D'après lui, la provenance de l'un d'eux n'est pas indiquée. La provenance de l'autre est indiquée par cette inscription : *E museo Clamartii parisiensi.*

« Or vous savez tous ce qu'est le musée de l'Ecole anatomique de Clamart et le degré de confiance qu'on peut attacher aux crânes d'inconnus qui y sont préparés.

« En outre, il serait au moins étrange que le directeur de ce musée, M. Serres, se fût démuni d'un crâne basque en faveur de M. Retzius, quand toute sa vie il en a vainement cherché un échantillon authentique pour la galerie anthropologique du Muséum. » (*Bulletins de la Société d'anthropologie*, 1re série, t. V, p. 418. — 5 mai 1864.)

Au sortir de la séance, M. Lartet me dit qu'il croyait bien se souvenir que les crânes basques de Stockholm avaient été envoyés à Retzius par M. Eugène Robert. Ce souvenir était exact, et M. Robert, à qui M. Lartet en parla quelque temps après, lui répondit que les crânes en question lui avaient été donnés par un capitaine de la marine marchande. Aurait-on fait dans le musée de Stockholm une erreur d'étiquette? C'est possible. Il n'y a pas de raison pour que les étiquettes soient plus en ordre à Stockholm qu'au muséum de Paris, où pendant plusieurs années, de 1860 à 1864, la race basque ne fut représentée que par un crâne en plâtre, mentionné ainsi qu'il suit par M. Bonté dans une discussion de la Société d'anthropologie (*Bulletins* du 5 mai 1864, p. 417) :

« Un fait assez piquant dans cette discussion, et que tout le monde ne sait pas, quoique j'en aie déjà parlé, c'est qu'en même temps que M. Pruner-Bey soutient ici la brachycéphalie des Basques, il a donné au Muséum un crâne moulé que tout le monde y peut voir, salle 1re, armoire 8, no 2303, et ainsi étiqueté : « Crâne arrondi ibérien (basque), orthognathe donné par M. le docteur Pruner-Bey. Juillet 1860. »

« Or ce crâne, ajoutait M. Bonté, est *parfaitement dolichocéphale!* Je prierai l'assemblée de remarquer : 1° que l'étiquette, par sa forme scientifique, est évidemment l'œuvre de notre collègue; 2° qu'elle est écrite *sur le plâtre même*, ce qui ne laisse pas entrevoir la possibilité de la substitution d'une étiquette à l'autre; et d'ailleurs avec l'étiquette de quel crâne *basque* ou *ibérien* une substitution pourrait-elle avoir lieu, puisque le *Muséum ne possède en fait de crânes de cette race que le*

facile, c'est parce que le fait, paraissant suffisamment établi par une théorie générale, semblait à peine avoir besoin d'une confirmation matérielle.

J'étais de ceux que cette brillante théorie de Retzius avait séduits; et je ne me dissimulais pas pourtant que le savant suédois avait fini par où il aurait fallu commencer, ou plutôt qu'il avait commencé par où il aurait dû finir. C'est un axiome de toutes les sciences d'observation que les faits doivent précéder la théorie, et, quoique presque convaincu d'avance de l'exactitude des conclusions de Retzius, j'éprouvai le besoin de constater directement les faits. Il s'agissait donc de savoir, en premier lieu, s'il était vrai que tous les crânes de l'âge de pierre fussent brachycéphales; en second lieu, s'il était vrai que la brachycéphalie fût le caractère général, ou du moins le caractère presque général des Basques actuels. De là deux séries de recherches : tandis que, d'une part, je m'efforçais de recueillir pour notre musée le plus grand nombre possible de crânes de l'âge de pierre, je cherchais, d'une autre part, à me procurer, sur les lieux mêmes, une série de crânes basques.

Je laisse de côté tout ce qui concerne la question des crânes préhistoriques; j'en ai entretenu, au mois d'août dernier, le Congrès international d'anthropologie (1); c'est sur la question

---

plâtre donné par M. Pruner-Bey? 3° que le registre-catalogue du Muséum contient exactement la même mention. »

A cette assertion catégorique, M. Pruner-Bey répondit « qu'il avait donné au Muséum plusieurs crânes, l'un qu'il rapportait au type ibère pur et d'autres qu'il considérait comme appartenant à des métis, et qu'il était possible qu'il y eût une erreur dans leur classement. » (P. 41.)

Cette erreur de classement est incontestable. Les moules donnés au Muséum en juillet 1860 par M. Pruner-Bey, comme *Ibères* ou *métis d'Ibères*, sont au nombre de 3. Ils étaient accompagnés d'étiquettes volantes, et la personne qui transcrivit ces étiquettes sur les moules a commis une confusion; cela me paraît certain, car il est évident que le crâne dit *arrondi* est au contraire très-allongé ; son indice céphalique ne dépasse pas 72 pour 100. L'argument *ad hominem* de M. Bonté n'était donc pas valable; mais ce que M. Bonté n'avait pas vu, c'est que ces 3 crânes *d'Ibères* ou de *métis d'Ibères* provenaient d'une ancienne sépulture suisse ! M. Pruner-Bey, quoique n'ayant jamais vu un seul crâne basque, avait cru reconnaître en eux des caractères ibériques ou basques, et, confiant dans ce diagnostic, il les avait donnés comme basques. Il eût été préférable de les désigner purement et simplement d'après leur provenance. (*Note ajoutée au moment de la réimpression.*)

(1) Voir plus loin le mémoire intitulé : *Caractères anatomiques de l'homme préhistorique.*

basque seulement que je me propose de ramener votre attention. Vous savez qu'au mois de septembre 1862, grâce au précieux concours de mon excellent ami Velasco, je rapportai du Guipuzcoa une collection de 60 crânes, que nous avions extraits nous-mêmes d'un cimetière de village. Contrairement à toutes les prévisions, il se trouva que ces crânes étaient en très-grande majorité dolichocéphales. 12 d'entre eux seulement dépassaient l'indice céphalique de 80 pour 100, où commence la sous-brachycéphalie, et aucun d'eux n'atteignait la limite de 83.33 pour 100, où commence la brachycéphalie vraie. Seuls, les numéros 34 et 24, avec les indices respectifs de 82.73 et de 83.24, se rapprochaient de cette limite ; de sorte que, dans toute cette série de 60 crânes, c'était à peine s'il y en avait 2 que l'on pût considérer comme brachycéphales.

La brachycéphalie est donc très-exceptionnelle sur les crânes basques de Zaraus (Guipuzcoa), et une nouvelle série de 18 crânes de même provenance, dont M. Velasco a depuis lors enrichi notre musée, a pleinement confirmé cette proposition.

Ces résultats sont en contradiction si flagrante avec la théorie de Retzius, qu'on a pu se demander si la population de Zaraus était réellement basque, si ce n'était pas une colonie de Celtes, égarés au milieu de la Vasconie, par suite d'un de ces accidents de répartition ethnique qui ne laissent aucune trace dans l'histoire : hypothèse toute gratuite invoquée pour sauver une autre hypothèse plus générale. Mais M. Virchow, ayant pu se procurer 7 crânes des environs de Bilbao, a constaté qu'ils étaient, sous tous les rapports, semblables à ceux de Zaraus. Il a donné la preuve de cette parfaite similitude dans le mémoire qu'il a communiqué, il y a quelques mois, au Congrès international d'anthropologie (1). Il a étudié avec le plus grand soin dans notre musée les deux séries des crânes de Zaraus; en les confrontant avec les dessins géométriques de ses 6 crânes de la Biscaye, il a reconnu que tous les caractères du crâne et de la face étaient exactement pareils. L'hypothèse de M. Pruner-Bey sur l'origine étrangère de la population spéciale de Zaraus perd ainsi toute vraisemblance ; car, si on l'admettait, il faudrait admettre encore

_____

(1) *Actes du Congrès d'anthropologie et d'archéologie préhistoriques*, session de Paris, 1867, p. 405.

qu'un autre essaim de la même race étrangère serait allé se fixer dans les environs de Bilbao, et non-seulement dans un seul village, mais dans trois, car les 6 crânes de M. Virchow proviennent, si je ne me trompe, de trois localités différentes ; et il faudrait supposer enfin qu'un hasard perfide a dirigé précisément vers ces petits îlots de population étrangère, perdus au milieu du pays basque, tous les explorateurs qui jusqu'ici ont pu se procurer des crânes de la Vasconie espagnole. J'ajoute qu'en 1862, comme au mois de septembre dernier, dans mes deux voyages en Espagne, j'ai examiné, aussi bien que je pouvais le faire en passant, les habitants des diverses localités que j'ai parcourues ; non-seulement à Zaraus, mais encore dans plusieurs autres villages du Guipuzcoa où je me suis arrêté, j'ai vu prédominer dans la population le type dolichocéphale et les caractères de conformation faciale qui ont été constatés sur les crânes de notre musée et sur ceux de M. Virchow ; enfin les mesures que j'ai prises sur le vivant et qui sont consignées dans mon registre complètent la démonstration. Laissant donc de côté la partie basque des deux provinces de l'Alava et de la haute Navarre, sur lesquelles il n'existe jusqu'ici aucun document anthropologique, je suis autorisé à dire que, dans le reste de la Vasconie *espagnole*, c'est-à-dire dans le Guipuzcoa et la Biscaye, la brachycéphalie est exceptionnelle, et que le type prédominant est le type dolichocéphale occipital.

Les cas de brachycéphalie, qui sont en très-petite minorité dans ces provinces, sont dus probablement à un mélange de races. M. Virchow a reconnu toutefois que, sur le crâne le plus brachycéphale de Zaraus (n° 24) et sur un autre qui l'est un peu moins, la suture sagittale et la suture lambdoïde sont le siége d'une synostose prématurée, et c'est à cette cause qu'il attribue, non sans motif, la brachycéphalie. Vous connaissez les belles recherches de notre éminent collègue, sur les modifications que fait subir au développement du crâne et à la conformation de la tête la synostose prématurée de certaines sutures ; vous savez que ces divers trouble de croissance peuvent aller jusqu'à transformer un crâne dolichocéphale en crâne brachycéphale, et réciproquement. Mais je dois ajouter que, même en supprimant comme anormaux les crânes signalés par M. Virchow, il reste encore dans la série de Zaraus un crâne brachy-céphale qui n'est nullement synostosé. C'est le numéro 34. Par son indice céphalique (82.73), il vient immédiatement après le numéro 24 (83.24), qui est réellement le plus brachycéphale de tous. Il faut donc attribuer à un mélange de races au moins quelques-uns des cas de brachycéphalie qui s'observent dans la Biscaye et dans le Guipuzcoa. Mais il me paraît à peu près certain que la race primitive, celle qui a maintenu la langue basque et la nationalité basque dans ces provinces, était une race dolichocéphale.

Tel était, au mois d'août dernier, après la lecture du mémoire de M. Virchow, l'état de la question des crânes basques. Aux séries d'observations craniologiques qui établissaient la dolicho-céphalie de ces crânes, on ne pouvait opposer qu'un seul fait craniologique, que j'avais, quelque temps auparavant, présenté à la Société. Un de mes confrères, le docteur Laphitzondo, ré-cemment établi à Saint-Jean-Pied-de-Port, dans le pays basque français, m'avait envoyé un crâne provenant du cimetière d'un village voisin ; ce crâne est actuellement dans notre musée, et il est brachycéphale. Un fait isolé ne prouvait rien ; mais, à défaut de preuve ostéologique, une série de mesures céphalométriques recueillies sur le vivant, dans les environs d'Urugne, par notre savant collègue M. Antoine d'Abbadie, tendait à établir que la brachycéphalie était prédominante dans certaines parties du pays basque français. Sur 19 individus, 16 hommes et 3 femmes, il y en avait 11 dont l'indice céphalique était compris entre 80 et 90 (1) ; et, quoique la série fût trop courte pour avoir une valeur décisive, elle rendait du moins assez probable que le type des Basques du Labourd (Basses-Pyrénées) était bien dif-férent de celui des Basques espagnols.

(1) Voir le tableau publié par M. Pruner-Bey dans les *Bulletins de la Société d'anthropologie*, série 1, t. IV, p. 54, 1863. Il y a lieu de retrancher de ce tableau un brachycéphale du département des Landes, qui ne tenait à la race basque que par sa bisaïeule paternelle ; restent donc 10 brachycéphales sur 18. En outre, j'ai prouvé, dans la dernière séance (voir plus loin, p. 100-101), que l'indice céphalique mesuré sur la tête est sensiblement plus grand que l'indice céphalique mesuré sur le crâne sec ; et que, pour passer de l'un à l'autre, il convient de retrancher du pre-mier deux unités environ. En faisant subir cette correction aux chiffres du tableau de M. d'Abbadie, il ne resterait plus, au delà de l'indice de 80 pour 100, que sept hommes et une femme.

Cette opinion étant peu conforme à l'idée qu'on se fait généralement de l'homogénéité des Basques (1), je résolus d'aller étudier le fait sur les lieux ; je consacrai donc la plus grande partie des vacances de 1867 à un voyage dans le Labourd. Sans négliger l'observation des individus vivants, et tout en faisant, pour l'album de la Société, une collection de photographies, je me suis attaché principalement à la partie craniologique de la question. Quant aux mesures céphalométriques et à l'étude des yeux et des cheveux, j'ai prié mon ami le docteur Argelliès, de Saint-Jean-de-Luz, de vouloir bien s'en charger. Il l'a fait avec un zèle et une habileté auxquels je m'empresse de rendre hommage. Je vous ai communiqué, dans la dernière séance, les résultats qu'il a obtenus (2) ; je n'y reviendrai pas aujourd'hui, mais je dois vous parler maintenant de la collection de crânes que j'ai réussi à me procurer.

Quoique je ne puisse pas dire comment ces crânes sont venus entre mes mains, j'ose espérer que vous voudrez bien ne pas élever de doute sur leur authenticité. Ils proviennent d'un cimetière antérieur à l'an 1532. Ce cimetière entourait la vieille église de Saint-Jean-de-Luz. Par suite de l'accroissement rapide et considérable qu'avait pris la population de la ville, on éprouva le besoin de bâtir sur l'emplacement du cimetière. Une ordonnance de François Iᵉʳ, à la date de 1532, mit une partie de cet emplacement à la disposition des architectes. Le sol fut d'abord retourné, et les ossements qui en furent extraits furent entassés dans une chambre du premier étage attenant à l'église. Ils y restèrent jusqu'en 1860, époque où, l'un des volets s'étant brisé et ayant laissé tomber quelques os dans la rue, on jugea opportun de déménager l'ossuaire. Une nuit donc, les os furent chargés sur plusieurs tombereaux et transportés au cimetière actuel, où on les enfouit pêle-mêle dans un grand trou. Il est clair maintenant qu'un certain nombre de crânes ont pu être distraits de la masse soit avant, soit pendant, soit après le transport. Je ne

(1) Je rappellerai à ce sujet que le défaut d'homogénéité des Basques et la différence des Basques français et des Basques espagnols m'avaient déjà frappé en 1862, pendant mon premier voyage dans le pays basque. (Voir plus haut dans ce volume, p. 13).

(2) Voir plus loin l'article intitulé *Sur les Basques de Saint-Jean-de-Luz*, p. 85.

chercherai pas quelle est, de ces trois éventualités, la plus probable, et d'ailleurs il importe peu de savoir à quelle époque et par qui a été faite la collection de crânes qui vous est offerte aujourd'hui. L'essentiel est que vous puissiez recevoir l'assurance de l'authenticité de leur provenance. Sous ce rapport, il ne peut me rester aucun doute ; car je connais depuis longtemps celui qui a recueilli ces crânes, et j'ai confiance en lui comme en moi-même.

La collection se compose de 58 crânes ; mais il y en a un, le numéro 57 *bis*, qui est très-déformé et très-asymétrique par suite d'une synostose prématurée, et qu'il m'a paru nécessaire de mettre à part. Parmi les 57 autres, il y en a bien quelques-uns qui ne sont pas parfaitement normaux, mais leur déformation est trop légère pour qu'il y ait lieu de les éliminer ; d'autant mieux que des crânes plus ou moins analogues figurent dans les autres séries avec lesquelles j'aurai à comparer celle de Saint-Jean-de-Luz. La série que j'ai étudiée comprend donc 57 crânes.

Ce qui frappe au premier abord dans cette série, c'est l'existence de deux types bien distincts, l'un dolichocéphale, et tout à fait semblable au type prédominant de Zaraus, l'autre manifestement brachycéphale. Le premier type forme un peu plus du cinquième de la série ; le second en forme près des deux tiers. Le reste de la série comprend des crânes mésaticéphales, intermédiaires entre les deux autres groupes et paraissant résulter du croisement des deux types précédents.

Le type dolichocéphale, ai-je dit, est tout à fait semblable à celui de Zaraus. La dolichocéphalie est due surtout au développement de la partie postérieure du crâne, dont la région frontale est au contraire peu développée. La face est très-orthognathe, souvent même opisthognathe ; les maxillaires supérieurs sont petits ; les dents sont peu volumineuses. Enfin, la protubérance occipitale est très-faible, souvent même tout à fait nulle, et ce caractère coïncide, comme dans les crânes de Zaraus, avec une écaille occipitale très-bombée, qui déborde beaucoup en arrière la région cérébelleuse.

Les crânes du type brachycéphale, quoique bien différents des précédents sous le rapport de l'indice céphalique, s'en rapprochent cependant par quelques caractères. Ainsi, bon nombre d'entre eux, et des plus brachycéphales, sont opisthognathes ; sur d'autres, la région frontale est absolument ou relativement très-étroite ; d'autres encore, quoique présentant sous tous les autres rapports les traits masculins les mieux caractérisés, n'ont pas de protubérance occipitale ; quelques-uns enfin, malgré leur brachycéphalie prononcée, offrent une voussure notable de l'écaille occipitale ; mais ce dernier cas est assez rare.

(La planche I annexée à ce mémoire permettra au lecteur de constater à la fois l'existence de deux types chez les Basques de Saint-Jean-de-Luz, et la ressemblance de l'un de ces types avec celui des basques de Zaraus. On y a représenté la face et le profil de quatre crânes. Le premier est celui d'un Basque de Zaraus ; le second est celui d'une femme de Zaraus. Le troisième est celui d'une femme de Saint-Jean-de-Luz et se rattache, comme les deux précédents, au type ordinaire des Basques espagnols. Le quatrième crâne enfin est celui d'un homme de Saint-Jean-de-Luz, et présente le type des Basques français. Les dessins ont été faits à l'aide du stéréographe par M. Chudzinski, et réduit à l'aide du pantographe au tiers de la grandeur naturelle.)

Somme toute, les traits caractéristiques des crânes de Zaraus ne se retrouvent pas seulement sur les crânes dolichocéphales de Saint-Jean-de-Luz : ils existent encore, à l'état sporadique, sur un assez grand nombre de crânes brachycéphales. Cette particularité doit être attribuée, sans doute, en grande partie au mélange des races ; mais il me paraît probable que, si elle en dépendait exclusivement, ce mélange aurait eu pour conséquence d'atténuer à la fois et proportionnellement les caractères des deux types précités. Or, je le répète, les crânes du groupe dolichocéphale ont conservé leur pureté, et j'ajoute que les crânes mésaticéphales, abstration faite du caractère de l'indice céphalique, paraissent sous les autres rapports avoir subi plus particulièrement l'influence du type dolichocéphale, quoique celui-ci soit beaucoup moins répandu que l'autre.

J'ai lieu, d'après cela, de croire, ou plutôt de supposer que les deux races, l'une brachycéphale, l'autre dolichocéphale, dont le mélange avait produit, avant le seizième siècle, la population de Saint-Jean-de-Luz, différaient beaucoup plus par l'indice céphalique que par les autres caractères. L'une de ces races est actuellement prédominante dans la Vasconie espagnole ; quant à l'autre, qui prédomine aujourd'hui dans la terre de Labourd, et sans doute aussi dans le reste de la Vasconie française, il est probable qu'avant de se trouver en contact avec la première, de ce côté des Pyrénées, elle alliait déjà les caractères de la brachycéphalie avec plusieurs traits empruntés à la race des Basques d'Espagne, soit que cette similitude fût le résultat d'un mélange antérieur, soit qu'elle dépendît de l'influence atavique d'une race plus ancienne, souche commune de deux branches qui, en se fixant sur les deux versants des Pyrénées, s'y seraient croisées respectivement avec deux populations autochthones différentes, l'une dolichocéphale en Espagne, l'autre brachycéphale en France.

Cette question, sur laquelle les renseignements historiques font défaut, ouvre un vaste champ aux conjectures. Ce qui, toutefois, n'est pas conjectural, c'est que le bassin de l'Adour, subjugué d'abord par les Romains, auxquels succédèrent les Visigoths et enfin les Franks, fut conquis, à la fin du sixième siècle, par les Vascons. Ces Vascons, *Vascones* des historiens romains, étaient un peuple hispanique ; leur territoire, compris entre le versant méridional des Pyrénées et le cours supérieur de l'Èbre, embrassait les deux provinces actuelles de la Navarre espagnole et du Guipuzcoa. Vers la fin du cinquième siècle, attaqués par les Visigoths d'Espagne, qui prirent Pampelune, leur capitale, ils commencèrent à émigrer peu à peu vers le nord, à travers les Pyrénées, et s'établirent en grand nombre dans les vallées de la Soule et du Labourd. A ces immigrations partielles et paisibles, ou du moins peu violentes, succéda, en 581, une véritable invasion. Les Vascons franchirent en armes la Bidassoa ; et, à la faveur des dissensions intestines des rois mérovingiens, ils conquirent sur les Franks non-seulement le bassin de l'Adour, mais encore une partie de l'Aquitaine propre. Les Franks ne tardèrent pas à reprendre l'offensive, et furent plusieurs fois vainqueurs ; mais les Vascons, soutenus par les peuples de la Soule et du Labourd, parvinrent à se maintenir jusqu'à l'Adour ; et bientôt Thierry II, roi de Bourgogne, à qui, dans les partages étranges de ce temps-là, était échue la souveraineté de l'Aquitaine méridionale, se décida à traiter avec eux. Il leur céda, moyennant hommage et tribut, le territoire compris entre l'Adour et les Pyrénées, qui prit, du nom de ses nouveaux maîtres, le nom de *Vasconie* ou de *pays basque* (vers 602) (1).

L'indépendance de cette nouvelle province a subi depuis lors diverses alternatives, au gré des événements politiques; mais l'invasion des Vascons a été le dernier mouvement ethnique qui s'y soit produit.

Il est facile de comprendre maintenant pourquoi le type crânien des Basques d'Espagne se retrouve sur un grand nombre de crânes de l'ossuaire de Saint-Jean-de-Luz. Cette ville, située sur la route d'Espagne, à 3 lieues seulement de la frontière, fut nécessairement la première étape des Vascons; il y a même quelque raison de croire qu'elle fut fondée par eux ; il est clair, en tout cas, qu'il dut se produire dans cette localité, et dans les localités environnantes, de nombreux mélanges entre les indigènes et les Vascons, d'autant mieux que les uns et les autres parlaient la même langue, avaient les mêmes mœurs, la même religion; antiques liens nationaux que resserrait encore, depuis près de deux siècles, la lutte commune contre les races germaniques.

Je suis donc disposé à croire que les anciens habitants du pays basque français étaient brachycéphales ; que ceux du pays basque espagnol étaient dolichocéphales, et que la dolichocéphalie qui s'observe actuellement sur un grand nombre de Basques français a été la conséquence du mélange effectué, depuis la fin du

---

(1) Ce nom de *Vasconie* a eu une singulière destinée. A la suite de l'invasion de 581, les Vascons poussèrent leurs incursions en deçà de l'Adour, et jusqu'à la rive gauche de la Garonne; ils soumirent même temporairement toute la Novempopulanie, que, d'ailleurs, ils ne purent défendre contre les rois franks. Mais cette occupation passagère avait suffi pour faire donner le nom de *Vasconie* à la Novempopulanie, et par extension à tous les pays compris entre l'Océan et la Garonne. Il y avait donc deux Vasconies, l'une où l'on parlait basque, l'autre où l'on parlait une langue romane, qui est aujourd'hui le patois gascon. Un léger changement de consonne, conforme à la prononciation de cette dernière langue, transforma bientôt *Vasconia* en *Gasconia*, d'où est venu *Gascogne*, et l'on appela Gascons tous ceux qui parlaient l'idiome gascon. Puis, comme les habitants de la vraie Vasconie parlaient une langue entièrement différente, on cessa de donner à leur pays le nom de *Gascogne*, et on changea leur nom en celui de *Basque*. Ainsi non-seulement les Gascons actuels portent indûment le nom d'un peuple ibérique, mais encore les vrais Gascons, qui sont les Basques, ne sont plus compris parmi les Gascons.

sixième siècle, à la suite de l'immigration des Vascons ou Basques espagnols.

Les effets de ce mélange des deux races sont encore aujourd'hui très-manifestes, ainsi que l'a prouvé, je pense, ma précédente communication (1). Ce n'est donc pas sur l'existence du croisement que pourraient rouler les contestations, mais sur l'époque où il a eu lieu. On peut se demander, en effet, si, dans les temps tout à fait inconnus qui précédèrent l'invasion des Vascons, à l'époque romaine, par exemple, ou, plus anciennement encore, lorsque les Celtes firent invasion sur la péninsule, quelques populations hispaniques subpyrénéennes n'auraient pas été refoulées, à travers les montagnes, vers les vallées du versant septentrional. Cela est possible, sans doute ; mais il n'en existe aucune preuve, tandis que l'établissement des Vascons est un événement historique parfaitement démontré. D'un autre côté, tout en reconnaissant l'insuffisance des faits que je vais invoquer, je trouve, dans la comparaison des mesures céphalométriques de M. Argelliès et de mes mesures craniométriques, une différence qui semble indiquer que le mélange de la race dolichocéphale et de la race brachycéphale n'est pas très-ancien. Si l'on convertit les indices céphalométriques du tableau des mesures de M. Argelliès (voir plus loin, p. 89 et 93) en indices craniométriques, on trouve que le nombre des individus brachycéphales ou sous-brachycéphales, dont l'indice céphalique est supérieur à 80, s'élève aujourd'hui à 31 sur 47, ce qui fait 65,95 pour 100. Ce nombre n'est que de 27 sur 57, c'est-à-dire de 47,36 pour 100 chez les Basques de l'ossuaire du seizième siècle. D'un autre côté, les dolichocéphales et sous-dolichocéphales, qui, dans l'ossuaire, sont au nombre de 17 sur 57, ou de 29,82 pour 100, descendent sur le tableau des Basques modernes au chiffre de 10 sur 47, ou de 21,18 pour 100. Il semble donc résulter de là que le type brachycéphale est aujourd'hui beaucoup plus prédominant qu'il ne l'était à l'époque correspondant à l'ossuaire. Or c'est un fait bien connu que, dans les mélanges de races, les produits du croisement tendent à revenir, au bout d'un certain nombre de siècles, au type de la race la plus nombreuse. Cette fusion,

_____

(1) Voir plus loin le mémoire intitulé *Sur les Basques de Saint-Jean-de-Luz*, p. 85.

pour peu que le mélange soit intense, ne devient jamais complète ; le type éliminé ne disparaît pas entièrement ; il reparaît encore, même au bout d'un grand nombre de siècles, chez quelques individus ; mais c'est un phénomène d'atavisme, qu'on ne doit pas confondre avec celui de l'hérédité directe. Si donc l'on considère le type brachycéphale du Labourd comme celui de la population indigène et le type dolichocéphale comme celui d'une population immigrante, on est conduit à admettre que le mélange ne devait pas être très-ancien à l'époque de notre ossuaire, puisque la loi de retour au type prédominant n'avait pas encore produit tous ses effets. N'oublions pas que, si l'ossuaire a été établi en 1532, les ossements dont il se composait dataient d'une époque plus ancienne. Il n'est guère probable, en effet, qu'on ait défriché alors des tombes récentes. Il n'est donc pas douteux que la plupart de ces ossements devaient être antérieurs au seizième siècle, et qu'ils pouvaient même dater déjà de plusieurs centaines d'années. Si l'on suppose, par exemple, qu'ils remontent en moyenne au quatorzième ou au quinzième siècle, on trouve qu'ils représentent l'état de la population à une époque séparée de la nôtre par quatre ou cinq siècles, et séparée par huit ou neuf siècles de l'époque de l'immigration vascone. Dès lors, il est naturel que le retour au type brachycéphale ait fait de notables progrès depuis les temps de l'ossuaire, tandis que ce changement serait difficile à expliquer si le mélange dont il a été la conséquence avait eu lieu dans les temps préhistoriques, ou seulement à l'époque où Pompée, après la mort de Sertorius, subjugua pour la première fois les *Vascones*, détruisit Calagurris et donna son nom à Pampelune (*Pompelo*). Il est très-probable qu'alors les derniers défenseurs de la cause nationale se retirèrent dans les montagnes ; et quelques-uns purent s'établir jusque sur le versant septentrional des Pyrénées ; mais l'histoire n'a conservé aucune trace de cette émigration, qui, d'ailleurs, n'a pas pu être très-importante (1).

(1) Les débris des armées sertoriennes furent transplantés en Gaule par Pompée (vers 7i avant J.-C.) et établis dans une vallée supérieure de la Garonne, sous le nom de *Convena* ou réfugiés, d'où est venu plus tard le nom de *Comminges*. Mais cette colonie était située bien à l'est du pays basque actuel. Elle comprenait, d'ailleurs, non-seulement des Vascons, mais encore des Arévaces, des Vettons et des Celtibères.

J'ai parlé tout à l'heure, par anticipation, de la proportion relative des dolichocéphales et des brachycéphales dans l'ossuaire de Saint-Jean-de-Luz ; je vais y revenir maintenant avec plus de détails. Je me propose surtout de faire ressortir le contraste qui existe entre ces crânes et ceux des Basques de Zaraus ; mais il ne sera pas sans intérêt de comparer en outre nos deux séries basques avec deux autres séries : l'une parisienne, l'autre mérovingienne. La série parisienne, comprenant 384 crânes, assez nombreuse, par conséquent, pour échapper aux causes perturbatrices, nous fournira un terme de comparaison parfaitement précis. Quant à la série mérovingienne, comme elle est la plus dolichocéphale de nos grandes séries françaises, il m'a paru utile de la mettre en présence de la série, presque aussi dolichocéphale, des Basques espagnols. Elle comprend 69 crânes, que j'ai extraits en 1863 de la sépulture de Chelles (Oise) ; elle date de la fin du septième siècle, époque où les Franks dolichocéphales avaient déjà commencé à mêler leur sang avec celui du peuple conquis.

Pour faire apprécier la répartition des indices céphaliques dans ces quatre séries, j'emploierai la division en cinq groupes, que j'ai depuis longtemps proposée (1), et que plusieurs auteurs ont bien voulu acccepter ; mais, en outre, je subdiviserai en deux sections le groupe des sous-brachycéphales, ainsi que je l'ai déjà fait à l'occasion des crânes basques de Zaraus, afin de mettre en évidence l'un des caractères les plus frappants de cette dernière série (2). Je joindrai enfin à l'indication des indices céphaliques moyens celle du maximum et du minimum de chaque série : on pourra ainsi apprécier, d'après l'étendue des oscillations de ce caractère, le degré de pureté des races.

(1) Voir plus haut, t. I, p. 539.
(2) Voir plus haut dans ce volume, p. 49.

Nombre des crânes des diverses catégories.

INDICES CÉPHALIQUES.	Crânes pari-siens.	Crânes mérovin-giens de Chelles.	CRANES BASQUES	
			de Zaraus.	de St-Jean-de-Luz.
1° Dolicho-céphales. {Dolich. purs, au-dessous de 75.	55	21	9	4
{Sous-dolich. de 75 à 77.77..	76	27	20	13
2° Mésaticéphales, de 77.78 à 80.........	97	10	19	13
3° Brachy-céphales. {Sous-brachy-{de 80.01 à 83.33	82	4	12	15
céphales..{de 83.34 à 85..	32	4	0	5
{Brachyc. purs. 85.01 et au delà.	42	3	0	7
Nombre des crânes de chaque série......	384	69	60	57
Indices céphaliques des diverses séries. {Moyen	79.45	76.36	77.67	80.25
Maximum	91.28	88.95	83.24	91.46
Minimum.....................	69.89	68.94	71.05	71.57
Étendue des oscillations	21.39	20.01	12.19	19.89

L'étendue des oscillations de l'indice céphalique est toujours moindre dans les races pures que dans les populations issues du mélange des races dolichocéphales et des races brachycéphales. Dans la série parisienne, qui est très-mêlée, elle s'élève à 21,39. Elle est presque aussi considérable chez les Mérovingiens de la fin du septième siècle, établis depuis près de deux cents ans au milieu d'une population mi-partie de brachycéphales et de dolichocéphales (1). Elle est à peine moindre sur les crânes de Saint-Jean-de-Luz, ce qui confirme pleinement l'idée d'un mélange de races ; enfin elle descend à 12,19 chez les Basques espagnols de Zaraus dont la race, par conséquent, est relativement beau-coup plus pure.

Mais l'étendue des oscillations de l'indice céphalique ne révèle

(1) Sur les 14 crânes provenant du cimetière gallo-romain du mont Berny cin-quième siècle), à 4 kilomètres de Chelles, il y a 5 brachycéphales, 3 dolichocéphales et 6 mésaticéphales. 3 de ces crânes ont été déposés dans le musée de Compiègne, les 11 autres font partie du musée de la Société.

que le mélange des races et ne fait pas connaître l'intensité de ce mélange. Un seul crâne brachycéphale au milieu d'une série dolichocéphale, ou *vice versâ*, suffit pour établir une grande distance entre les termes extrêmes, sans exercer beaucoup d'influence sur la moyenne. Il est donc nécessaire d'étudier à la fois les maxima, les minima et les moyennes. Le maximum le plus élevé est celui de Saint-Jean-de-Luz ; mais il l'emporte à peine d'une minime fraction sur celui des crânes parisiens, et cette différence n'a aucune signification. Rien n'indique donc que la race brachycéphale de Saint-Jean-de-Luz fût plus brachycéphale que celle d'où sont issus les brachycéphales de la France septentrionale (1). Le plus faible minimum des quatre séries est celui des Mérovingiens ; il est notablement inférieur au minimum des crânes basques de Zaraus ; et il est permis de supposer, d'après cela, que nos ancêtres franks étaient plus dolichocéphales que les Basques espagnols. C'est ce que confirme d'ailleurs l'étude des moyennes.

La plus faible moyenne (76.36) s'observe chez les Mérovingiens de Chelles ; elle est inférieure de plus d'une unité à celle de nos Basques espagnols (77.67), et cependant le mélange des races avait déjà introduit dans la population franke de Chelles bon nombre d'individus brachycéphales, qui ont sensiblement élevé la moyenne, tandis que la population de Zaraus est beaucoup moins mélangée et ne renferme, à vrai dire, presque aucun individu nettement brachycéphale. Par conséquent, si la souche dolichocéphale des Franks et la souche dolichocéphale des Basques de Zaraus appartenaient à une même race, l'indice céphalique moyen de Zaraus devrait être notablement inférieur à celui des Mérovingiens de Chelles, au lieu de lui être notablement supérieur. Il est donc peu vraisemblable, abstraction faite de toute autre considération, que les habitants de Zaraus doivent leur dolichocéphalie à une origine aryenne, comme l'a prétendu notre savant collègue M. Pruner-Bey.

L'indice moyen le plus élevé est celui de l'ossuaire de Saint-

______

(1) Le maximum parisien de 91.28 s'observe sur un très-grand crâne du cimetière des Innocents (quatorzième ou quinzième siècle). Le maximum des crânes parisiens du douzième siècle est de 90.75 ; celui des Parisiens du dix-neuvième siècle ne dépasse pas 89.88.

Jean-de-Luz (80.62) ; il l'emporte de plus d'une unité sur celui de la série parisienne, ou plutôt des séries parisiennes, car l'indice céphalique moyen des crânes de Paris ne varie que d'une minime fraction dans les diverses séries partielles dont se compose la série totale (1). L'élément brachycéphale est, en effet, plus considérable dans la population de l'ossuaire de Saint-Jean-de-Luz que dans celle des cimetières parisiens. Le tableau qui précède permet déjà de s'en assurer ; mais la comparaison sera plus facile à l'aide du tableau suivant, qui nous présente la réduction en centièmes des chiffres de chaque série :

Nombre de crânes des diverses catégories, en centièmes.

INDICES CÉPHALIQUES.	Crânes parisiens.	Crânes mérovingiens de Chelles.	CRANES BASQUES de Zaraus.	CRANES BASQUES de St-Jean-de-Luz.
1° Dolicho-céphales. Dolich. purs au-dessous de 75.	14,32	30,43	15,00	7,02
Sous-dolich. de 75 à 77.77...	19,79	39,13	33,33	22,81
2° Mésaticéphales de 77.78 à 80	25,26	14,49	31,67	22,81
3° Brachy-céphales. Sous-brachy-céphales. de 80.01 à 83.33.	21,36	5,80	20,00	26,31
de 83.34 à 85 ..	8,33	5,80	0	8,77
Brachyc. purs 85.01 et au delà.	10,94	4,35	0	12,28
Total égal pour chaque série........	100,00	100,00	100,00	100,00

La différence de composition ethnique des deux populations représentées respectivement par la série basque de Zaraus et par la série mérovingienne, se caractérise ici de plus en plus. Il y a à Zaraus peu d'individus très-dolichocéphales ; les sous-dolichocéphales et les mésaticéphales y constituent la grande majorité, les deux tiers environ. A Chelles, au contraire, les dolichocéphales purs forment près du tiers de la série, et si l'on y joint les sous-dolichocéphales, on obtient un total de plus des deux tiers. La pureté relative de la race de Zaraus se dégage net-

(1) Cet indice moyen est de 79.18 pour les crânes de la Cité (douzième siècle), de 79.56 pour les crânes des Innocents (quatorzième et dix-huitième siècles), et de 79.43 pour les crânes du dix-neuvième siècle. Les variations, comme on le voit, sont presque insignifiantes.

tement de ces chiffres. On a déjà vu que l'amplitude des oscillations de l'indice céphalique y est à son minimum ; on voit maintenant que la très-grande majorité des indices céphaliques de Zaraus est comprise entre 75 et 80 ; on trouve un nombre presque égal de crânes au-dessus et au-dessous de ces limites ; et pour expliquer cette répartition, il n'est pas nécessaire de faire intervenir l'hypothèse d'un croisement ; les variations individuelles qui se produisent spontanément dans toutes les races suffiraient pour en rendre compte. Je ne prétends pas en conclure que la race de Zaraus soit absolument pure, car les deux derniers numéros du groupe sous-brachycéphale (nos 34 et 24 de la série), dont les indices sont supérieurs à 82, me paraissent, d'après leur conformation générale autant que par les rapports de leurs deux diamètres, devoir leur type à un parent ou à un ancêtre brachycéphale ; mais le mélange a été, à coup sûr, très-restreint, et la race de Zaraus peut être considérée comme assez voisine de la pureté. A Chelles, au contraire, tout annonce le croisement de deux populations de types bien différents. La très-grande majorité des indices céphaliques, plus de 69 pour 100, est inférieure à la limite de la mésaticéphalie. Ce sont là les plus purs représentants de la race prédominante ; et la plupart des autres s'écartent beaucoup trop de cette limite pour qu'on puisse méconnaître l'existence d'un croisement, en proportion très-notable, avec une population où les brachycéphales devaient être très-nombreux.

Plus intense encore a été le croisement révélé par les crânes de la série parisienne. Aucun type n'y prédomine manifestement. Les dolichocéphales y sont un peu moins nombreux que les brachycéphales ; mais la différence est peu prononcée. De toutes les subdivisions de la série, celle qui est la plus chargée est celle des mésaticéphales ; mais les sous-brachycéphales et les sous-dolichocéphales sont presque aussi nombreux, et les groupes les moins riches sont les deux groupes extrêmes des brachycéphales purs et des dolichocéphales purs. Tout indique, par conséquent, que les deux types brachycéphale et dolichocéphale se sont mêlés en proportions à peu près égales.

A Saint-Jean-de-Luz enfin, un mélange analogue, mais en proportions différentes, est indiqué par la répartition des indices céphaliques. Ici les brachycéphales prédominent manifestement; les dolichocéphales purs sont deux fois moins nombreux qu'à Paris et quatre fois moins nombreux qu'à Chelles; les brachycéphales purs, au contraire, y sont plus nombreux que dans toutes les autres séries, ainsi que les sous-brachycéphales. Il est permis d'en conclure que, dans le mélange qui s'est produit à Saint-Jean-dé-Luz, la race brachycéphale, qui était, selon toute probabilité, celle des Basques français, était bien supérieure en nombre à la race dolichocéphale, qui était sans doute celle des Vascons ou Basques espagnols.

En résumé, la comparaison que nous venons d'établir entre les deux séries de Basques et les deux autres séries nous montre, chez les Basques d'Espagne, une population sous-dolichocéphale en moyenne et fort peu mélangée; à Saint-Jean-de-Luz, une population mélangée, où prédominent les sous-brachycéphales; à Chelles, une population mélangée où prédominent les dolichocéphales et les sous dolichocéphales; Paris enfin nous donne l'exemple d'un mélange où les deux types se font à peu près équilibre.

Il serait trop long d'étendre ce parallèle des quatre séries précédentes aux autres données craniométriques; mais je mettrai du moins en présence les mesures moyennes des deux séries basques. Elles sont indiquées sur le tableau suivant :

MESURES DES CRANES BASQUES.		CRANES de Zaraus.	CRANES de Saint-Jean-de-Luz.	
CAPACITÉ		1486,88	1414,17	A.
DIAMÈTRES	antéro-postérieur maximum	183,58	178,08	B.
	— iniaque	173,58	170,89	C.
	transversal maximum	142,60	142,91	D.
	— bitemporal	135,68	138,35	E.
	— frontal minimum	96,08	96,24	F.
	vertical basilo-bregmatique	123,75	127,96	G.
INDICES	céphalique (100 D : B)	77.67	80.248	H.
	vertical (100 G : B)	67.41	74.85	I.
	frontal (100 F : D)	67.37	67.34	J.
CIRCONFÉRENCE HORIZONTALE.	préauriculaire	234,60	234,28	K.
	postauriculaire	284,61	277,77	L.
	totale	519,21	512,05	M.
CIRCONFÉRENCE TRANSVERSALE AURICULO-BREGMATIQUE.	sus-auriculaire	302,36	302,63	N.
	sous-auriculaire	126,13	129,65	O.
	totale	428,50	432,28	P.
CIRCONFÉRENCE MÉDIANE ; COURBES.	frontale totale	126,71	125,82	Q.
	pariétale	124,41	121,17	R.
	sus-occipitale	73,20	70,28	S.
	cérébelleuse	45,48	45,69	T.
	longueur du trou occipital	35,25	33,85	U.
	distance naso-basilaire	96,58	96,22	V.
	circonférence médiane totale	501,63	493,03	X.
	courbe inio-frontale (Q+R+S)	324,33	317,28	Y.
	courbe sous-cérébrale antérieure	18,53	21,00	Z.
	courbe cérébrale (Y — Z)	305,80	296,28	α.
	frontale cérébrale (Q — Z)	108,18	104,82	β.
TROU OCCIPITAL (longueur, voir U), largeur		29,92	29,49	γ.
INDICE du trou occipital (100 γ : U)		84.88	87.12	δ.
PROJECTIONS	totale	192,96	188,84	ε.
	antérieure	90,70	93,00	ζ.
	postérieure	102,26	95,84	η.

Ce qui frappe tout d'abord dans ce tableau, c'est la différence des capacités crâniennes. Les crânes de Zaraus l'emportent sur ceux de Saint-Jean-de-Luz de près de 73 centimètres cubes, c'est-à-dire d'environ 5 pour 100.

Avant d'attribuer cette différence à une influence ethnique, cherchons si elle ne pourrait pas s'expliquer autrement. A l'époque de notre ossuaire, Saint-Jean-de-Luz était une grande ville, tandis que Zaraus n'est aujourd'hui qu'une très-petite ville ; ce n'était même qu'un simple village il y a quinze ans, et il y a au moins trente ans, probablement plus de cent ans, que nos crânes de Zaraus ont été inhumés. Or, sans prétendre que cette règle soit générale, on sait que, toutes choses égales d'ailleurs, la tête des villageois est un peu moins volumineuse que celle des citadins. Ce n'est donc pas l'influence des conditions sociales qui aurait pu faire diminuer le volume du crâne des Basques de Saint-Jean-de-Luz; elle n'aurait pu produire que le résultat opposé.

Cette hypothèse étant écartée, on peut en faire une autre. Comme les crânes des femmes sont en général plus petits que ceux des hommes, on peut se demander si la différence ne tiendrait pas à l'inégale proportion des crânes des deux sexes dans les deux séries. Mais, à Saint-Jean-de-Luz comme à Zaraus, les crânes ont été pris au hasard; le seul choix qu'on ait fait a consisté à rejeter ceux qui étaient trop incomplets; et, sous ce rapport, il n'y a pas de raison pour que le nombre des individus de l'un ou l'autre sexe soit prépondérant. Il y a, il est vrai, une circonstance qui a bien pu accroître, dans l'ossuaire de Saint-Jean-de-Luz, le nombre des femmes. J'ai dit ailleurs, en effet (1), que, du quatorzième au seizième siècle, les habitants de cette ville étaient pour la plupart baleiniers; un certain nombre d'hommes devaient donc mourir en mer, tandis que toutes les femmes étaient après leur mort portées au cimetière; mais l'étude attentive des deux séries prouve que la moindre capacité des crânes de Saint-Jean-de-Luz ne doit pas être attribuée au moindre nombre des femmes.

On sait que la détermination du sexe d'après l'inspection du crâne est souvent facile, et même tout à fait évidente; mais il y a toujours bon nombre de cas où le diagnostic n'est que probable, et d'autres cas enfin où il est très-incertain. Cette question de la détermination des sexes est l'une des plus importantes de la craniologie; elle a déjà donné lieu à de nombreuses recherches, mais elle est encore loin d'être résolue. Ce n'est donc qu'avec beaucoup de réserve que je donne les appréciations que j'ai faites sur la proportion relative des sexes dans nos deux séries basques. J'ai cru trouver à Zaraus 27 femmes et 33 hommes, à Saint-Jean-de-Luz 25 femmes et 32 hommes. La prédominance du nombre des hommes s'observe en général dans la plupart des séries un peu étendues; elle est d'autant plus considérable que les crânes sont plus anciens, et s'explique très-bien par la

(1) Voir plus loin l'article *Sur les Basques de Saint-Jean-de-Luz*, p. 86.

moindre résistance du crâne féminin, qui a moins d'épaisseur et de densité, et qui se détériore plus rapidement dans le sol. Cette prédominance est, à peu de chose près, la même dans les deux séries basques. Il semble qu'elle devait être bien plus grande dans la série de Saint-Jean-de-Luz, qui est antérieure à l'autre de plusieurs siècles, et qui a été soumise à de plus graves causes d'altération. Mais à Zaraus j'ai eu soin de ne prendre que des crânes très-complets, qui tous ont pu être cubés, tandis qu'à Saint-Jean-de-Luz le choix était moins facile : 6 crânes sur 57 offrent donc des pertes de substance qui ont rendu le cubage impossible ; et, de ces 6 crânes, 5 sont des crânes féminins. Si donc on ne considère que les 51 crânes qui ont été cubés, et qui ont fourni la moyenne de 1 414 centimètres cubes, on trouve seulement le chiffre probable de 20 femmes pour 31 hommes. Il en résulte que le nombre proportionnel des hommes est plus considérable dans la série qui a fourni la moyenne de Saint-Jean-de-Luz que dans la série de Zaraus. Si la capacité crânienne avait été la même dans les deux groupes de population que je compare, j'aurais donc dû trouver à Saint-Jean-de-Luz une moyenne sensiblement supérieure à celle de Zaraus; or c'est le contraire qui a eu lieu, et il devient ainsi probable que le crâne des anciens habitants de Saint-Jean-de-Luz était réellement plus petit que celui des modernes habitants du village de Zaraus.

Cette conclusion manque de rigueur à cause de l'incertitude de la détermination des sexes; mais le peu de doute qui pourrait subsister encore va disparaître, si nous considérons seulement dans chaque série les crânes les plus grands, parmi lesquels les crânes féminins sont évidemment en très-petit nombre. Nous savons, par exemple, que le crâne de la femme dépasse rarement 1 500 centimètres cubes; de sorte qu'en prenant parmi les 51 crânes cubés de Saint-Jean-de-Luz tous ceux qui sont au-dessus de cette limite, nous obtiendrons un groupe presque exclusivement masculin. Et dans le fait, sur les 19 crânes de la série qui cubent plus de 1 500 centimètres cubes, j'en trouve 15 qui sont certainement masculins, 3 autres qui le sont très-probablement, et un seul qui est plus probablement féminin. La capacité moyenne de ces 19 crânes est de 1 576^{cc},31.

Maintenant, parmi les 60 crânes de Zaraus, qui tous ont été

cubés, prenons les 22 plus grands, pour conserver la même proportion entre leur nombre et celui des crânes cubés (le rapport de 19 à 51 est à peu près le même que celui de 22 à 60). Ici nous trouvons 1 crâne féminin et 1 autre qui l'est probablement ; puis 2 crânes probablement masculins, et 18 qui le sont certainement. La capacité moyenne de ces 22 crânes s'élève à 1 627^{cc},81.

Ainsi, en choisissant deux groupes parfaitement comparables, où les femmes sont nécessairement en trop petit nombre pour pouvoir exercer une influence appréciable sur les moyennes, nous sommes conduits à reconnaître que les crânes masculins de Zaraus sont notablement plus grands que ceux de Saint-Jean-de-Luz.

On arrive à la même conclusion si, au lieu d'étudier par la méthode des moyennes la capacité des grands crânes, on compte dans chaque série le nombre des crânes qui dépassent une certaine capacité. Ainsi, à Saint-Jean-de-Luz, où les crânes de plus de 1 500 centimètres cubes sont au nombre de 19 sur 51, ou de 37 pour 100, il n'y a plus, au delà de 1 600 centimètres cubes, que 6 crânes, un peu moins de 12 pour 100. A Zaraus, au contraire, il y a 28 crânes sur 60, ou près de 47 pour 100, au delà de 1 500 centimètres cubes, et il y en a 15, c'est-à-dire 25 pour 100, au delà de 1 600 centimètres cubes.

En étudiant de la même manière les plus petits crânes des deux séries, on trouve à Saint-Jean-de-Luz 14 crânes de moins de 1 300 centimètres cubes, soit 27 pour 100, et à Zaraus on n'en trouve que 9, ou 15 pour 100. *Tous ces crânes sont féminins.* Les 14 crânes de Saint-Jean-de-Luz ont une capacité moyenne de 1 208^{cc},56. Si, comme je l'ai fait sur l'autre extrémité de nos deux séries, on compare à cette capacité celle des 16 plus petits crânes de Zaraus (le rapport de 16 à 60 est à peu près le même que celui de 14 à 51), on obtient pour ceux-ci une moyenne de 1 297^{cc},93. La différence est grande, comme on voit ; elle est même plus grande que dans le premier cas.

Nous pouvons donc conclure de cette analyse un peu longue que la différence de capacité moyenne qui existe entre les crânes de Zaraus et ceux de Saint-Jean-de-Luz est bien réelle, qu'elle n'est pas la conséquence de l'inégale proportion des deux sexes dans les deux séries, qu'elle est plus prononcée chez les femmes, mais qu'elle est encore très-forte chez les hommes, qu'enfin elle ne peut être attribuée qu'à une influence ethnique.

Passons maintenant aux mesures partielles. Les mesures de largeur sont à peu près les mêmes dans les deux sexes. Le diamètre transversal maximum (D), le diamètre frontal minimum (F), la courbe transversale sus-auriculaire (N), ne donnent que des différences insignifiantes, qui sont au profit des crânes de Saint-Jean-de-Luz, mais qui n'atteignent pas un tiers de millimètre. L'indice frontal (J), qui donne le rapport de la largeur du front à celle du crâne, est encore à peu près identique. C'est sur la longueur que portent les différences.

Le diamètre antéro-postérieur maximum de Zaraus l'emporte de 5 millimètres et demi, ce qui dépend en partie du plus grand développement de l'occiput. On apprécie assez bien la saillie que fait l'écaille occipitale en arrière de l'inion (ou protubérance occipitale), en comparant le plus grand diamètre longitudinal avec le diamètre fronto-iniaque (C). La différence (B-C) est exactement de 10 millimètres à Zaraus et seulement de $7^{mm},19$ à Saint-Jean-de-Luz. La courbe médiane sus-occipitale (S), comprise entre le lambda et l'inion, donne une différence analogue ; elle est plus longue de 3 millimètres environ à Zaraus qu'à Saint-Jean-de-Luz. L'écaille occipitale est donc plus développée chez les Basques espagnols. Il en est de même de la courbe pariétale, qui indique la longueur de la suture sagittale. La différence est ici de plus de 3 millimètres au profit des crânes de Zaraus. La partie de la courbe médiane qui varie le moins est la courbe frontale, qui ne donne que 1 millimètre d'avantage aux Espagnols ; mais si on la subdivise en deux parties : l'une inférieure ou faciale, l'autre supérieure ou cérébrale, on voit paraître des divergences plus tranchées.

J'ai déjà indiqué, dans mon travail *Sur les points singuliers de la voûte du crâne* (1), le procédé que j'emploie pour tracer, à la base du front, la *ligne sus-orbitaire*, qui sépare la région cérébrale de la région faciale. Cette ligne correspond sur le vivant au bord supérieur des sourcils ; elle laisse au-dessous d'elle la région sourcilière, qui fait évidemment partie de la face. Sur le crâne sec, elle correspond au niveau du plan de la voûte orbi-

(1) Voir plus haut, t. I, p. 76.

taire, qui sépare le cerveau de l'œil, c'est-à-dire de la face. Pour la tracer, on applique transversalement, au-dessus des arcades sourcilières, un fil dont les deux extrémités passent immédiatement au-dessus de la base des apophyses orbitaires externes, puis on marque par un trait de crayon la situation de ce fil. La ligne sus-orbitaire coupe les deux crêtes frontales dans les points où elles sont le plus rapprochées l'une de l'autre, là où se mesure le diamètre frontal minimum. La partie de la courbe médiane qu'elle laisse au-dessous d'elle appartient à la face, et, comme elle est située au-dessous de la région cérébrale antérieure, je la désigne sous le nom de *courbe sous-cérébrale antérieure*. Je divise donc la courbe frontale médiane en deux segments, dont l'un est la courbe sous-cérébrale antérieure, et·dont l'autre mérite le nom de *frontale cérébrale*.

Cela posé, je constate que la courbe sous-cérébrale antérieure (Z) est sensiblement plus longue chez les Basques de Saint-Jean-de-Luz. Sur les trois grandes séries de crânes parisiens, elle varie en moyenne entre $17^{mm},35$ et $18^{mm},27$; et elle est, pour les trois séries, de $17^{mm},70$. A Zaraus, elle s'élève déjà à $18^{mm},53$. A Saint-Jean-de-Luz, enfin, elle va jusqu'à 21 millimètres. Cela veut dire que, sur les crânes de Saint-Jean-de-Luz, la racine du nez est située plus bas par rapport au cerveau (ou, sur le vivant, par rapport aux sourcils) que chez les Basques espagnols et les Parisiens : toutefois cette différence de niveau est plus grande encore chez les Mérovingiens de Chelles, où elle atteint en moyenne $21^{mm},14$. Si maintenant, de la courbe frontale totale, on retranche la courbe sous-cérébrale antérieure, on trouve que la courbe frontale cérébrale (ε) n'est plus, à Saint-Jean-de-Luz, que de $104^{mm},82$, tandis qu'elle s'élève à $108^{mm},18$ sur les crânes de Zaraus.

Par conséquent, la courbe *médiane cérébrale* (α), c'est-à-dire la partie de la courbe médiane qui correspond au cerveau et qui s'étend du point médian de la ligne sus-orbitaire à l'inion, est plus développée, dans les trois segments frontal, pariétal et susoccipital dont elle se compose, chez les Basques de Zaraus que chez ceux de Saint-Jean-de-Luz. La différence est de plus de 9 millimètres et demi, et elle est en rapport avec la grande différence de capacité que nous ont donnée nos deux séries.

La comparaison des circonstances horizontales (M) dépose dans le même sens. La différence est ici de plus de 7 millimètres au profit des crânes de Zaraus, et il n'en pouvait être autrement, puisque ces crânes sont beaucoup plus longs et presque aussi larges que ceux de Saint-Jean-de-Luz ; mais ce qui mérite d'être signalé, c'est l'égalité de la partie préauriculaire de la circonférence horizontale. (La séparation de cette partie et de la partie postauriculaire est établie par un fil qui va d'un conduit auditif à l'autre en passant par le bregma.) Toute la différence des circonférences horizontales porte donc sur leur partie postérieure. J'ai déjà prouvé, dans mon mémoire sur les crânes de Zaraus, que ces crânes sont caractérisés par une dolichocéphalie occipitale, et que, tout en ayant la région frontale beaucoup moins développée que les crânes parisiens, leur région postérieure est assez prédominante pour que leur courbe horizontale totale soit encore notablement supérieure à celle des crânes de Paris (1). Ainsi, à Paris, la courbe horizontale totale, qui est en moyenne de $514^{mm},23$, se décompose en une partie préauriculaire de $240^{mm},83$, et une partie postauriculaire de $273^{mm},40$. A Zaraus, la courbe horizontale est plus longue de 5 millimètres ; mais la partie préauriculaire est plus courte de 6 millimètres, et il en résulte que la partie postauriculaire est plus longue de 11 millimètres. Comparés aux crânes de Paris, ceux de Saint-Jean-de-Luz perdent 6 millimètres et demi sur la partie antérieure, et regagnent un peu plus de 4 millimètres sur la partie postérieure, de sorte que la courbe totale reste inférieure d'un peu plus de 2 millimètres. Nos deux séries basques ont donc l'une et l'autre la région préauriculaire moindre que celle des crânes parisiens, et, au contraire, la région postauriculaire plus grande. Cette dernière différence s'explique très-bien pour les crânes de Zaraus, puisqu'ils sont plus dolichocéphales que ceux de Paris, et que le développement de l'occiput est de nature à produire la dolichocéphalie. Mais les crânes de Saint-Jean-de-Luz sont au contraire plus brachycéphales, circonstance qui pouvait faire pressentir que leur courbe postauriculaire serait plus courte que chez les Parisiens. J'ai, en effet, constaté, dans toutes les séries où existent à la fois des dolichocéphales et des brachycéphales, à Saint-

(1) Voir plus haut, dans ce volume, p. 25.

Jean-de-Luz comme chez les Mérovingiens et comme dans les divers groupes de Paris, que la courbe postauriculaire, comparée à la courbe horizontale totale, est relativement plus développée chez les dolichocéphales. Il serait trop long d'indiquer ici les nombreux calculs qui m'ont conduit à établir cette règle ; j'y reviendrai peut-être un jour ; je me borne aujourd'hui à énoncer le fait.

Etant donc admis que la brachycéphalie est généralement accompagnée d'une réduction de la longueur relative de la courbe postauriculaire, on pouvait s'attendre à trouver cette courbe plus petite à Saint-Jean-de-Luz que dans les séries parisiennes ; elle est, au contraire, notablement plus longue. Ainsi, en représentant par 1000 la courbe horizontale totale, je trouve que la partie postauriculaire est de 531 chez les Parisiens, de 542 à Saint-Jean-de-Luz et de 548 à Zaraus.

Cette énorme différence entre Saint-Jean-de-Luz et Paris tient sans doute en partie à l'influence qu'ont exercée sur la moyenne de Saint-Jean-de-Luz les crânes dolichocéphales qui s'y trouvent mêlés aux brachycéphales, et qui, comme les crânes de Zaraus, présentent une dolichocéphalie occipitale. Mais la différence ne disparaît pas si l'on élimine de la série ces crânes dolichocéphales. Ainsi j'ai pris séparément tous les crânes de Saint-Jean-de-Luz dont l'indice céphalique est inférieur à 77.77 ; il y en a 17 ; leur courbe postauriculaire s'élève à 546, la courbe horizontale totale étant 1 000. Puis, j'ai placé dans un autre groupe tous les crânes dont l'indice est supérieur à 82 pour 100 ; ils sont au nombre de 18, et leur courbe postauriculaire est encore de 539, c'est-à-dire supérieure de 8 millièmes à celle des crânes parisiens.

On voit que les dolichocéphales de Saint-Jean-de-Luz se rapprochent de la série de Zaraus ; nouvelle confirmation de l'opinion que j'ai exposée plus haut sur leur origine vascone. Mais on voit en même temps que les brachycéphales de Saint-Jean-de-Luz se distinguent par un caractère très-net de ceux des séries parisiennes. L'importance de ce caractère s'accroît encore, si l'on prend les crânes les plus brachycéphales de Paris pour les comparer avec ceux de Saint-Jean-de-Luz. Par exemple, la série des 125 crânes du cimetière de l'Ouest (dix-neuvième siècle) comprend 31 crânes, dont l'indice céphalique est supérieur à 82 pour 100. Leur courbe postauriculaire n'est en moyenne que de 529 millièmes ; elle est de 530 pour toute la série des 125 crânes et de 531 pour le groupe des 24 crânes les plus dolichocéphales de la série (1). Ainsi la courbe postauriculaire des crânes les plus brachycéphales de Saint-Jean-de-Luz, comparée à la courbe horizontale totale, est plus grande non-seulement que chez les brachycéphales de Paris, mais encore chez les Parisiens les plus dolichocéphales.

Je n'ai pas hésité à faire cet aride exposé de chiffres, parce qu'il en découle une conséquence sinon tout à fait rigoureuse, du moins extrêmement probable, savoir : que le type brachycéphale de Saint-Jean-de-Luz est différent de celui auquel se rattachent les nombreux brachycéphales des séries parisiennes. Nous ne sommes plus au temps où l'on pouvait croire que tous les brachycéphales de l'Europe occidentale descendaient d'une souche unique. La brachycéphalie, comme la dolichocéphalie, du reste, était un caractère commun à plusieurs races préceltiques, qui différaient les unes des autres par d'autres caractères plus ou moins importants. De même qu'on peut être dolichocéphale par le front ou par l'occiput, ce qui constitue la dolichocéphalie frontale et la dolichocéphalie occipitale, de même on peut être brachycéphale par raccourcissement de la région antérieure, ou par raccourcissement de la région postérieure. Il y a, en d'autres termes, une *brachycéphalie antérieure* et une *brachycéphalie postérieure*. L'exemple le plus remarquable de la brachycéphalie postérieure, ou par raccourcissement de l'occiput, est celui des crânes syriens de Gebel-Cheikh, que M. Girard de Rialle a déposés dans notre musée. Les crânes de Saint-Jean-de-Luz nous offrent l'exemple inverse de la brachycéphalie antérieure. La région occipitale est plus développée que celle des dolichocéphales

(1) La courbe postauriculaire est un peu moindre dans la série des crânes parisiens du dix-neuvième siècle, où elle est exactement de 550.57, que dans les deux séries antérieures ; elle est de 551.23 pour la série des Innocents (seizième siècle), et de 555.20 pour celle de la Cité (douzième siècle). La diminution progressive de la longueur de la courbe postauriculaire par rapport à la courbe horizontale totale est en parfait accord avec un fait que j'ai déjà établi ailleurs, savoir que la région frontale des Parisiens s'est accrue depuis le douzième siècle jusqu'à nos jours.

parisiens, et cependant, telle est la brièveté de leur région anté-rieure, que leur circonférence horizontale totale est absolument plus petite, et que leur type moyen est beaucoup plus brachy-céphale.

Revenons maintenant au parallèle de nos deux séries basques. La courbe cérébelleuse ou sous-occipitale (T), comprise entre l'inion et le bord postérieur du trou occipital, est à peu près la même dans les deux séries. La distance naso-basilaire (V), mesu-rée en ligne droite de la racine du nez au bord antérieur du trou occipital, ne varie pas non plus notablement ; mais la longueur du trou occipital (U) est sensiblement supérieure chez les Basques de Zaraus. La différence moyenne de $1^{mm},40$, qui est peu de chose en elle-même, devient assez considérable si l'on tient compte du peu d'étendue de la mesure ; car elle est en réalité de plus des quatre centièmes de la longueur du trou occipital ; et elle paraîtra intéressante surtout si l'on songe que la *largeur* du trou occipi-tal (γ) varie peu dans les deux séries. En établissant le rapport des deux diamètres du trou occipital, que j'appelle l'*indice* de ce trou (δ), on trouve pour les crânes de Zaraus le rapport de 84.88, et pour ceux de Saint-Jean-de-Luz le rapport de 87.12. J'ai fait quelques recherches sur les relations qui peuvent exister entre l'indice céphalique et l'indice du trou occipital. D'une ma-nière assez générale, mais cette règle souffre des exceptions, les séries dolichocéphales ont l'indice occipital un peu plus petit que les séries brachycéphales. Je n'y insiste pas, me proposant de revenir sur ce sujet dans une communication spéciale. J'étu-dierai en même temps les relations assez intéressantes qui existent entre la capacité crânienne et l'aire du trou occipital. Ces relations, qui varient notablement dans les diverses séries, sont presque les mêmes dans nos deux séries basques ; mais je ne pourrais les indiquer ici sans entrer dans de trop longs détails.

En additionnant les divers éléments que nous venons d'étudier, on trouve que la circonférence médiane totale du crâne propre-ment dit (X) est plus longue de $8^{mm},60$ à Zaraus qu'à Saint-Jean-de-Luz. La différence porte presque exclusivement sur la voûte du crâne ; la longueur de la base du crâne est à peu près la même dans les deux groupes.

La circonférence transversale biauriculaire (P) donne au contraire aux crânes de Saint-Jean-de-Luz un avantage de près de 4 millimètres. Elle se mesure à l'aide d'un fil qui, partant de l'un des conduits auditifs, y revient après avoir passé par le bregma, par l'autre conduit auditif et par la face inférieure de la base du crâne. La partie que je nomme *sus-auriculaire* (N) est celle qui est située au-dessus de la racine de l'arcade zygomatique ; elle ne varie pas sensiblement dans nos deux groupes ; mais la partie sous-auriculaire (O) est notablement plus longue à Saint-Jean-de-Luz. La différence est à peu près la même que celle qui existe entre les deux diamètres bitemporaux (E), et cela se conçoit sans peine. On a vu que les deux diamètres transverses maxima (D) sont presque égaux ; les crânes de Saint-Jean-de-Luz ne sont donc pas, absolument parlant, plus larges que ceux de Zaraus. Mais le diamètre maximum correspond presque toujours à un plan situé bien en arrière du conduit auditif, tandis que le diamètre bitemporal se mesure dans le plan biauriculaire. La différence que nous donne la comparaison des diamètres tranverses maxima et des diamètres bitemporaux, prouve donc que la région auriculo-temporale est plus renflée à Saint-Jean-de-Luz qu'à Zaraus ; le développement de cette région marche en général de front avec la brachycéphalie.

La largeur bitemporale étant plus grande à Saint-Jean-de-Luz, il semble que la courbe transversale sus-auriculaire devrait être plus grande aussi. On vient de voir qu'il n'en est rien. Si le diamètre vertical était moindre, on concevrait très-bien que la courbe perdît par là ce que lui fait gagner la plus grande largeur des tempes ; mais le diamètre basilo-bregmatique (G) est au contraire plus long à Saint-Jean-de-Luz qu'à Zaraus. Ce diamètre, il est vrai, n'est pas parfaitement vertical, car le bregma est presque toujours situé un peu en avant du *point basilaire* (ou bord antérieur du trou occipital) ; on conçoit qu'il doive être d'autant plus long qu'il est plus oblique, on conçoit même qu'il doive être un peu plus oblique à Saint-Jean-de-Luz, puisque la courbe frontale est un peu plus courte, et que le bregma, par conséquent, est situé un peu plus en avant. Mais il n'en peut résulter qu'une différence très-légère, bien inférieure à celle qui existe entre les diamètres basilo-bregmatiques. Ainsi le diamètre vertical est plus grand à Saint-Jean-de-Luz, et, d'une autre part, les tempes sont plus renflées ; double condition qui devrait faire croître la courbe sus-auriculaire. Comment expliquerons-nous donc ce fait que les crânes de nos deux séries ont-la même courbe sus-auriculaire? D'une manière bien simple. Le diamètre basilo-bregmatique ne mesure pas la hauteur du bregma au-dessus du niveau des arcades zygomatiques, mais sa hauteur au-dessus du point basilaire, ce qui est bien différent. Le niveau des arcades zygomatiques est toujours bien au-dessus du niveau du point basilaire ; le diamètre bregmatique se décompose donc en deux parties, l'une sus-zygomatique ou sus-auriculaire, qui représente la hauteur de la *voûte* du crâne ; l'autre sous-zygomatique, qui appartient à la région de la *base* du crâne. Or mes recherches sur les tracés craniographiques m'ont montré depuis longtemps que la hauteur du trou auditif, et, par conséquent, des arcades zygomatiques, est très-variable, et une communication de M. de Khanikof nous a appris, en outre, que des différences assez grandes existent sous ce rapport entre les principales races de l'Asie (1). Il n'est donc pas étonnant que la partie sous-auriculaire du diamètre vertical soit plus longue chez les brachycéphales de Saint-Jean-de-Luz que chez les dolichocéphales de Zaraus, et l'on conçoit ainsi que la longueur de la courbe transversale sus-auriculaire, qui dépend seulement de la partie sus-auriculaire du diamètre vertical, ne soit pas en rapport avec la longueur totale de ce diamètre.

J'arrive ainsi à établir indirectement que le niveau des arcades zygomatiques et des oreilles est relativement plus élevé chez les Basques de Saint-Jean-de-Luz que chez ceux de Zaraus. Il serait préférable, sans doute, de pouvoir en fournir la preuve directe. Mais les dessins craniographiques, qui donnent le centre du conduit auditif, ne donnent pas l'arcade zygomatique ; celle-ci ne peut être représentée, dans ses rapports avec le trou occipital, que sur les dessins stéréographiques, et je n'ai pas encore eu le temps de dessiner au stéréographe nos séries de crânes basques.

(1) *Bulletins de la Société d'anthropologie*, 1865, 1re série, t. VI, p. 186. M. de Khanikof ne s'est pas expliqué sur le procédé qu'il emploie pour déterminer la hauteur du trou auditif au-dessus du niveau du bord antérieur du trou occipital. Je pense, pour ma part, que la détermination de cet élément ne peut être faite avec exactitude et précision que sur les dessins craniographiques ou stéréographiques.

Le trou occipital est situé plus en arrière sur les crânes de Saint-Jean-de-Luz que sur ceux de Zaraus. C'est ce que démontre l'étude des projections (ε, ζ et η). Ces projections, qui sont loin d'ailleurs d'avoir la même précision que les projections craniographiques, se mesurent en plaçant le crâne sur une planche horizontale, graduée à deux échelles dont le zéro commun donne implantation à un grand clou vertical. Le clou étant introduit dans le trou occipital, et rendu tangent au bord antérieur de ce trou, on abaisse sur la planche, à l'aide de l'équerre, deux perpendiculaires dont l'une passe par le point alvéolaire, l'autre par la partie la plus reculée de l'occipital. Les distances comprises respectivement entre les pieds de ces deux perpendiculaires et le zéro commun des deux échelles donnent la *projection antérieure* et la *projection postérieure*, dont la somme constitue la *projection totale de la tête*. La projection totale (ε) des crânes de Zaraus l'emporte de 4 millimètres sur celle des crânes de Saint-Jean-de-Luz, ce que faisait déjà prévaloir l'inégale longueur des diamètres antéro-postérieurs, et cependant la projection antérieure de Saint-Jean-de-Luz est la plus longue, d'où résulte la grande prédominance de la projection postérieure de Zaraus. En réduisant en centièmes, nous trouvons qu'à Saint-Jean-de-Luz la projection antérieure représente tout près de la moitié (49.24 p. 100) de la projection totale, tandis qu'à Zaraus elle n'en représente que les 47 centièmes. Le bord antérieur du trou occipital, ou *point basilaire*, que l'on considère comme le centre de la base de la tête, est donc sensiblement plus reculé en arrière sur les crânes de Saint-Jean-de-Luz. Cette différence tient en partie au plus grand développement de la région occipitale chez les Basques de Zaraus ; mais elle dépend aussi en partie du plus grand développement de la face chez les Basques de Saint-Jean-de-Luz.

Ceci m'amène à parler des mesures faciales (1). Il ne sera pas nécessaire de les étudier une à une. Je m'occuperai seulement

---

(1) Le meilleur instrument pour prendre les mesures faciales est le compas métallique à branches parallèles, analogue au compas des cordonniers, et connu sous le nom de *compas à glissière*. Cet instrument se trouve chez M. Mathieu, carrefour de l'Odéon. Il donne les mesures avec la plus grande rapidité, et avec une précision telle, qu'on peut aisément prendre les demi-millimètres, et même les tiers de millimètre.

des principales. Toutes d'ailleurs sont inscrites sur le tableau suivant :

MESURES FACIALES DES CRANES BASQUES.	CRANES de Zaraus.	CRANES de Saint-Jean-de-Luz.	
Largeurs de la face; distances transversales : bjorbitaire externe	99,74	102,62	A.
bjorbitaire interne	91,25	93,08	B.
des deux trous sus-orbitaires	47,63	48,59	C.
des deux trous sous-orbitaires	53,59	54,59	D.
sus-maxillaire maxima	88,26	91,49	E.
bimalaire	95,97	101.30	F.
bijugale	107,13	111.71	G.
bizygomatique	124,22	129,24	H.
Orbites. largeur	38,97	39,08	I.
hauteur	32,72	32,85	J.
profondeur	46,58	49,75	K.
Nez. longueur médiane	22,39	20.71	L.
longueur latérale	24,46	22,84	M.
largeur supérieure	12,64	13,09	N.
largeur moyenne minima	9,82	10,90	O.
largeur inférieure	16,20	17,75	P.
Épaisseur interorbitaire	20,41	21,54	Q.
Largeur maxima des narines	22,25	23.15	R.
Hauteurs de la face : de la racine du nez à l'épine nasale	42,35	49,46	S.
de l'épine nasale au bord alvéolaire	17,88	18,65	T.
du point sus-nasal au bord alvéolaire	84,30	85,97	U.
hauteur de la pommette	21,29	22,31	V.
hauteur orbito-alvéolaire	39,75	40,16	X.
Distances auriculaires : mastoïdo-sus-auriculaire	33,61	33,61	Y.
auriculo-jugale	51,33	52,27	Z.
auriculo-orbitaire gauche	64,10	65,255	α.
auriculo-orbitaire droite	63,48	65,108	β.
Profondeur de la fosse zygomatique	21,63	22,11	γ.
Voûte palatine : longueur totale	45,83	46,22	δ.
longueur maxillaire	32,58	32,71	
largeur en arrière	35,05	36,43	.
largeur à la première grosse molaire	34,24	35,81	η.
largeur à la région incisive	19,77	21,91	θ.
profondeur de la voûte	11,98	13,29	χ.
sa distance au trou occipital	40,85	41,55	λ.

Toutes les mesures de largeur sont plus considérables à Saint-Jean-de-Luz, et on pourrait croire, au premier abord, que c'est la conséquence de la brachycéphalie. Mais on n'a pas oublié que la largeur maxima du crâne et la largeur minima du front sont à peu près les mêmes dans nos deux séries basques. La largeur plus grande de la face des crânes de Saint-Jean-de-Luz est donc un caractère spécial, indépendant de la largeur du crâne proprement dit. La différence la plus grande est naturellement celle qui correspond à la plus longue des mesures transversales, c'est-à-dire au diamètre bizygomatique (H). Elle s'élève à 5 millimètres.

Les mesures de hauteur sont également plus grandes à Saint-Jean-de-Luz. Si la différence ne portait que sur la hauteur de l'arcade alvéolaire (T), il n'y aurait pas lieu de s'en étonner, parce que la denture des habitants de Zaraus est en général très-mauvaise, qu'un très-grand nombre de crânes sont depuis long-temps plus ou moins édentés, même chez les individus encore jeunes, et que l'arcade alvéolaire s'est dès lors atrophiée, surtout dans la région incisive. Mais les Basques de Saint-Jean-de-Luz, quoique un peu moins maltraités sous ce rapport, ont aussi la denture en assez mauvais état. Somme toute, la différence de hauteur des arcades alvéolaires est presque insignifiante et ne va pas même à 8 dixièmes de millimètre. C'est sur la hauteur de la région des fosses nasales que porte surtout la différence. La distance comprise entre la racine du nez et l'épine nasale inférieure (S) est plus longue de 7 millimètres chez les Basques de Saint-Jean-de-Luz. Chose remarquable pourtant, le squelette du nez est plus développé en longueur chez les Basques de Zaraus; de sorte que le reste de la hauteur des fosses nasales, c'est-à-dire la hauteur de l'ouverture des narines antérieures, y est beaucoup moindre qu'à Saint-Jean-de-Luz, où, en outre, cette ouverture est un peu plus large (R). Plus large aussi est l'espace interorbitaire (Q).

Ainsi donc la face, considérée dans son ensemble, en hauteur comme en largeur, est plus développée chez les Basques de Saint-Jean-de-Luz que chez ceux de Zaraus. On pourrait donc s'attendre à trouver dans les dimensions des orbites des différences proportionnelles; au lieu de cela, nous ne trouvons que des différences tout à fait insignifiantes. La largeur des ouvertures orbitaires et leur hauteur ne présentent, au profit de Saint-Jean-de-Luz, qu'un avantage d'un dixième de millimètre (I et J), ce qui équivaut à l'identité. La profondeur des orbites (distance du trou optique à l'angle inférieur et externe de l'ouverture orbitaire) est, au contraire, beaucoup plus grande à Saint-Jean-de-Luz (K). La différence est de plus de 3 millimètres ; elle est en rapport avec l'excès de longueur de la projection antérieure ; mais cette différence même fait ressortir l'importance du caractère commun que nous montrent les ouvertures orbitaires.

Les dimensions absolues des orbites sont au nombre des caractères qui présentent des variétés assez étendues dans les diverses races. Ainsi elles sont sensiblement plus grandes dans les crânes de Paris que dans nos crânes basques. Les soixante premiers crânes de la série parisienne de l'Ouest (sépultures particulières) donnent une moyenne de $40^{mm},15$ pour la largeur des orbites et de $32^{mm},22$ pour leur hauteur. Les orbites de Paris dépassent donc de plus de 1 millimètre, dans le sens de la largeur, les orbites des Basques ; l'excédant de hauteur est moins considérable, puisqu'il ne s'élève qu'à un demi-millimètre. Ces chiffres sont légers en eux-mêmes, mais ne le sont pas eu égard au peu d'étendue des mesures que l'on compare ; la différence est, en réalité, pour le diamètre transversal, de 2 et demi pour 100 ; et elle s'accroît beaucoup si, au lieu des diamètres, on considère les ouvertures orbitaires elles-mêmes. En multipliant la hauteur par la largeur, on obtient la surface du rectangle dans lequel l'ouverture de l'orbite serait inscrite ; et la comparaison de ces rectangles circonscrits nous donnera une idée approximative de la surface relative des ouvertures orbitaires. Le produit de la multiplication donne 1 333 millimètres carrés pour la série parisienne, 1 283 pour celle de Saint-Jean-de-Luz, et 1 275 pour celle de Zaraus. Entre ces deux dernières, la différence est négligeable ; mais elle est grande entre Zaraus et Paris, puisqu'elle est de 68 millimètres carrés, ou de 5 et demi pour 100.

Mais ce qu'il importe d'étudier aussi dans les orbites, c'est leur forme, plus significative encore que leurs dimensions. Elle dépend surtout du rapport de leurs deux principaux diamètres. Ce rapport, que j'appelle l'*indice orbitaire*, s'obtient par une réduction en centièmes, la largeur étant représentée par 100. L'indice orbitaire de Saint-Jean-de-Luz est de 84.07 pour 100 ; celui de Zaraus est de 83.96 ; différence, 0.11 pour 100. A Paris, l'indice orbitaire n'est plus que de 82.73 pour 100, c'est-à-dire qu'il est inférieur de 1.23 à celui de Zaraus et de 1.34 à celui de

Saint-Jean-de-Luz, différence *douze fois plus grande* que celle qui existe entre les deux séries basques.

Une autre région, qui, comme celle des orbites, contraste, par son peu de variation, avec la grande divergence des autres mesures faciales, c'est la région alvéolo-palatine. Il faut tenir compte ici d'une complication que j'ai déjà indiquée, savoir, que la denture est mauvaise à Saint-Jean-de-Luz, et plus mauvaise encore à Zaraus. L'influence de ces éléments sur les dimensions des arcades alvéolaires n'est pas douteuse. Après la chute de plusieurs dents voisines, la partie édentée de ces arcades s'affaisse et s'atrophie. Lorsque les dents perdues sont des incisives, l'atrophie de la partie correspondante de l'arcade alvéolaire amène à la longue une diminution notable de la distance comprise entre le nez et la bouche, c'est-à-dire entre l'épine dentaire et le bord alvéolaire (T). Cette mesure présente dans nos deux séries une différence de $0^{mm},77$ au profit de Saint-Jean-de-Luz. Pour en apprécier la signification, il suffira de dire que la mesure en question, sur les soixante premiers numéros de la série parisienne de l'Ouest (sépultures particulières), est, en moyenne, de $20^{mm},35$, c'est-à-dire supérieure de $1^{mm},70$ à la moyenne de Saint-Jean-de-Luz, et de $2^{mm},47$ à celle de Zaraus. La denture des Parisiens est meilleure sans doute que celle des Basques de Saint-Jean-de-Luz ; mais il me paraît fort douteux que cela puisse suffire à expliquer toute la différence, car celle-ci est encore de plus de 1 millimètre lorsqu'on considère exclusivement les crânes qui possèdent toutes leurs incisives, et on trouve alors que la hauteur de l'arcade alvéolaire, dans la région des incisives, ne diffère, de Zaraus à Saint-Jean-de-Luz, que de 2 dixièmes de millimètre ; j'ai lieu de croire, par conséquent, que le peu de hauteur des arcades alvéolaires est un caractère normal de nos deux séries basques.

Mais la chute des dents ne modifie pas seulement la hauteur de l'arcade alvéolaire ; elle modifie encore, quoique à un moindre degré, la forme et les dimensions de la voûte palatine. On trouve souvent des crânes qui depuis longtemps ont perdu toutes leurs molaires d'un seul côté, et on constate toujours alors que la largeur de la moitié correspondante de la voûte palatine est sensiblement diminuée. La différence peut aller jusqu'à 3 et

4 millimètres. Enfin, lorsque des deux côtés toutes les dents sont depuis longtemps absentes, la voûte palatine n'est pas seulement rétrécie, elle est encore un peu raccourcie. Ces notions, bien simples, et d'ailleurs bien connues, vont nous permettre d'apprécier dans nos deux séries les caractères de la voûte palatine.

	PARIS.	ZARAUS.	SAINT-JEAN-DE-LUZ.
Longueur de la voûte palatine. . . .	100	100	100
Largeur en arrière	75.87	76.48	78.82
— à la première molaire.. . . .	73.42	74.71	77.47

	PARIS.	ZARAUS.	SAINT-JEAN-DE-LUZ.
Largeur de la voûte en arrière . . .	100	100	100
— à la première molaire. . . .	96.80	97.68	98.29

Il résulte clairement de la première partie du tableau que, dans les deux séries basques, la voûte palatine est plus large par rapport à sa longueur que dans la série parisienne. Si cet excès de largeur relative n'existait qu'à Saint-Jean-de-Luz, on pourrait être tenté de le mettre sur le compte de la brachycéphalie, qui, pour le dire en passant, exerce moins d'influence qu'on ne le croit sur la forme de la voûte palatine et des arcades dentaires; mais il existe aussi, quoique moins prononcé, sur les crânes de Zaraus, qui sont plus dolichocéphales que ceux de Paris. N'oublions pas, d'ailleurs, que la voûte palatine des crânes édentés perd plus dans le sens de la largeur que dans le sens de la longueur. L'influence de la mauvaise denture des crânes de Zaraus n'a donc pu que diminuer la largeur *relative* de la voûte palatine. De sorte que si, en dépit de cette circonstance, et malgré leur dolichocéphalie plus prononcée, les crânes de Zaraus nous donnent pour la voûte palatine un indice de largeur plus grand que celui des crânes parisiens, nous ne pouvons y voir qu'un caractère de race. Disons donc que, dans nos deux séries basques, la plus grande largeur relative de la voûte palatine constitue un caractère commun. La prédominance de la longueur sur la largeur est, il est vrai, notablement plus grande à Saint-Jean-de-Luz qu'à Zaraus; mais ici il n'est plus nécessaire d'invoquer l'influence ethnique, puisque la perte des dents, plus fréquente à Zaraus, peut expliquer la différence.

La seconde partie de ce petit tableau nous révèle un autre

caractère de forme plus délicat, mais dont l'importance est réelle.
Ce caractère a été jusqu'ici étudié surtout sur l'arcade dentaire
inférieure ; mais comme l'arcade dentaire supérieure coïncide
avec l'inférieure, et qu'elle détermine la forme de la voûte palatine, la conformation du maxillaire inférieur est en corrélation
avec celle de cette voûte.

On sait que, dans la plupart des races humaines, la courbe
des arcades dentaires est parabolique, c'est-à-dire divergente ;
quoique sa concavité soit partout tournée vers la ligne médiane, les deux points symétriques que l'on compare sont d'autant plus éloignés l'un de l'autre qu'ils sont situés plus en
arrière. Ce caractère étant celui des paraboles, on dit que
l'arcade dentaire est parabolique, ce qui n'implique point d'ailleurs la pensée que la courbe en question soit une véritable
parabole géométrique. On sait, d'un autre côté, que chez les
grands singes l'arcade dentaire n'est pas parabolique. Elle va
toujours en divergeant depuis le menton jusqu'à la première
molaire, mais alors elle cesse de s'écarter de la ligne médiane,
puis elle s'en rapproche légèrement, de sorte que les deux
dents de sagesse sont moins écartées l'une de l'autre que ne
le sont les premières molaires. On exprime ce caractère en
disant que la courbe est elliptique, expression qui n'a pas plus
que la précédente la prétention d'être géométriquement rigoureuse.

Or la Société d'anthropologie a eu plusieurs fois l'occasion
de constater, sur des mâchoires d'Australiens et de Néo-Calédoniens, l'existence d'une conformation intermédiaire entre celles
de l'ellipse et de la parabole. Sur ces mâchoires, nous avons vu
l'arcade dentaire inférieure commencer en avant par une courbe
divergente jusqu'à la première molaire, et se continuer ensuite
en formant deux branches parallèles. La distance des deux dents
de sagesse n'est pas plus grande que celle des premières molaires,
comme dans le type le plus général de l'homme : elle lui est
égale, ce qui constitue évidemment un acheminement vers la
convergence qu'on observe chez les singes. Enfin, vous n'avez
pas oublié que, sur la vieille mâchoire de la Naulette, la courbe
paraît elliptique comme celle des singes ; mais le fait n'est pas
complétement certain, parce qu'on ne possède qu'une partie de

cette mâchoire, et qu'on est obligé de rapporter la courbe à une ligne médiane schématique dont le tracé n'a pas toute la fixité désirable. Mais ce qui n'est pas douteux, c'est que la courbe de la mâchoire de la Naulette n'est pas divergente ; c'est tout au plus si, dans les constructions que j'ai répétées à plusieurs reprises, il m'est arrivé de trouver une ou deux fois sa partie postérieure parallèle à l'axe schématique, de sorte que cet antique débris des races paléontologiques prend place, à coup sûr, au point de vue de la courbe de l'arcade dentaire comme à divers autres points de vue, entre le type des races humaines supérieures et celui des singes anthropomorphes.

L'étude de la courbe alvéolaire offre donc un grand intérêt anthropologique ; et quand même le parallélisme constaté chez beaucoup d'individus des races inférieures serait la dernière limite de la conformation humaine, il y aurait encore lieu d'étudier, dans la comparaison des races, le degré de divergence de la partie postérieure de la courbe. Sans prétendre qu'il doive découler de ce caractère isolé des conclusions relatives à la supériorité ou à l'infériorité de telle ou telle race, il est permis de croire, d'après les faits que je viens de mentionner, que la forme de l'arcade alvéolaire doit présenter, indépendamment des variations individuelles, qui existent ici comme partout ailleurs, des différences liées à l'influence ethnique.

Nos crânes basques étant, comme tous ceux qui proviennent des ossuaires, privés de mâchoire inférieure, c'est sur l'arcade dentaire supérieure seulement que j'ai fait mes observations. On comprendra maintenant la signification de la seconde partie du petit tableau où j'ai consigné les résultats de mes mensurations de la voûte palatine (v. p. 74). Plus la largeur de la voûte palatine en arrière, c'est-à-dire la distance des deux dents de sagesse, l'emporte sur la distance des deux premières molaires, et plus la courbe de l'arcade dentaire est divergente. En représentant par 100 la largeur postérieure, je trouve que sur les crânes de Paris la seconde largeur est de 96.80 ; qu'elle s'élève à 97.68 chez les Basques d'Espagne, à 98.29 chez ceux de Saint-Jean-de-Luz.

Les deux séries basques ont donc ceci de commun, que la courbe dentaire y est moins divergente que dans la série parisienne, et la différence qui existe entre elles sous ce rapport est moindre que celle qui existe entre elles et la série parisienne. Ce caractère est d'autant plus digne d'attention qu'on ne saurait l'attribuer à l'influence, d'ailleurs assez minime, que peut exercer, sur la forme des arcades dentaires, la dolichocéphalie ou la brachycéphalie. Sous ce dernier rapport, en effet, la série parisienne se place entre celle de Zaraus et celle de Saint-Jean-de-Luz, tandis que, sous le rapport du degré de divergence des deux moitiés de l'arcade alvéolaire, la série la plus dolichocéphale, celle de Zaraus, se place entre les deux autres, en se rapprochant surtout de celle de Saint-Jean-de-Luz, qui est la plus brachycéphale.

Si j'ai cru devoir insister longtemps sur ce caractère, ce n'est pas que je veuille en exagérer l'importance, mais c'est parce qu'il a été négligé jusqu'ici, et qu'il me paraît utile de le faire connaître. Les mensurations qu'il exige sont tellement délicates, qu'il serait difficile de les faire avec les compas ordinaires; mais le compas à branches parallèles, que j'emploie à peu près exclusivement pour les mesures de la région faciale, et qui donne aisément les demi-millimètres, m'a permis d'obtenir des données très-rigoureuses et d'aborder une question qui me semble digne de l'attention des observateurs. Reprenons maintenant l'étude des mesures de la région faciale.

La hauteur de la région auriculaire (Y) est identique dans les deux séries. C'est la longueur de la perpendiculaire abaissée du sommet de l'apophyse mastoïde sur la ligne, ordinairement très-visible, qui prolonge au-dessus du conduit auditif le bord supérieur de l'arcade zygomatique. Elle est désignée dans le tableau sous le nom de *distance mastoïdo-sus-auriculaire*. Mais la distance qui sépare l'oreille de l'orbite (α, β) est plus grande à Saint-Jean-de-Luz. Pour la mesurer, on place l'une des pointes du compas sur le bord antérieur du trou auditif, et l'autre sur le point du bord externe de l'orbite qui est le plus rapproché de l'oreille. L'étude de cette mesure, dont les points de repère sont très-rigoureux, et qui peut être déterminée avec la plus grande exactitude, prouve combien il est rare que les deux moitiés de la face soient parfaitement symétriques. Trois fois sur quatre, on trouve entre le côté droit et le côté gauche une différence qui n'est ordinairement que de 1 à 2 millimètres, mais qui peut aller jusqu'à 5 et même 6 millimètres, et ce qui est le plus remarquable, c'est que, même dans les cas extrêmes, elle échapperait à l'œil de l'observateur sans le secours du compas. Il n'est pas moins curieux de constater que la prédominance, dans les deux séries, appartient au côté gauche. La comparaison n'a pu être établie que pour les crânes qui ont les deux régions orbitaires intactes. Il n'y en a que 41 à Saint-Jean-de-Luz et 43 à Zaraus. Les deux côtés sont égaux sur 10 crânes de Saint-Jean-de-Luz et sur 9 crânes de Zaraus. Le côté gauche est plus grand sur 20 crânes du premier groupe et sur 22 du second. Restent donc, pour la prédominance du côté droit, 11 crânes de Saint-Jean-de-Luz et 12 de Zaraus. La similitude des résultats obtenus dans les deux séries est assez grande pour qu'il ne soit pas nécessaire de réduire en centièmes. Mais il n'est pas sans intérêt d'ajouter que la différence entre les deux côtés est plus considérable lorsque c'est le côté gauche qui l'emporte que dans le cas opposé. Ainsi elle est, en moyenne, de 2^{mm},04 pour les 22 crânes de Zaraus, où prédomine le côté gauche, et de 1^{mm},62 pour les 20 crânes du groupe correspondant de Saint-Jean-de-Luz; tandis qu'elle n'est que de 1^{mm},41 pour les 17 crânes de Zaraus et de 1^{mm},41 encore pour les 11 crânes de Saint-Jean-de-Luz où prédomine le côté droit. Il y a donc, dans les deux séries, sous le rapport du nombre des cas, comme sous le rapport de l'étendue de l'écart, une prédominance manifeste du côté gauche. Cette différence est indiquée sur le tableau (α et β), où l'on a pris la moyenne de tous les crânes mesurés d'un seul côté ou des deux côtés, et qui sont au nombre de 53 à Zaraus et de 54 à Saint-Jean-de-Luz.

La mesure désignée sous le nom de *distance auriculo-jugale* (Z) n'a été prise que d'un seul côté, qui est en général le côté gauche. Elle s'étend du bord antérieur du conduit auditif au *point jugal*, c'est-à-dire au point où le bord postérieur vertical de l'os malaire devient horizontal pour former la partie antérieure du bord supérieur de l'arcade zygomatique. La distance auriculo-jugale mesure donc la longueur du bord supérieur de cette arcade. Le point jugal ne pouvant être déterminé, sur beaucoup de crânes, avec une précision absolue, la distance auriculo-jugale ne peut être employée pour comparer rigoureusement les deux côtés d'un même crâne ; mais elle est assez sûre cependant pour servir à la comparaison des crânes entre eux, surtout si l'on a soin de les mesurer toujours du même côté. C'est ce que j'ai fait, en choisissant le côté gauche toutes les fois que l'os malaire existait de ce côté. J'ai trouvé que la longueur de l'arcade zygomatique est de 51.33 à Zaraus et de 52.27 à Saint-Jean-de-Luz ; différence, 0.94 en faveur de Saint-Jean-de-Luz.

Ajoutons enfin que la distance comprise entre le point basilaire (bord antérieur du trou occipital) et le bord postérieur de la voûte palatine, distance qui mesure la profondeur du pharynx (λ), présente encore, au profit de Saint-Jean-de-Luz, une différence de 0.70. C'est peu de chose, sans doute, mais ce résultat concorde avec les précédents, et pouvait d'ailleurs être prévu, puisque nous avons déjà constaté, en étudiant les projections, que le trou occipital est situé plus en arrière dans la série de Saint-Jean-de-Luz que dans celle de Zaraus (1).

En résumé, toute la région faciale, en hauteur, en largeur, en profondeur, est plus développée à Saint-Jean-de-Luz. C'est là une différence notable, et elle serait plus grande encore si l'on éliminait de la série de Saint-Jean-de-Luz les crânes dolichocé-

(1) Je signalerai à l'occasion du point basilaire une particularité que présentent quelques-uns des crânes de Saint-Jean-de-Luz. En communiquant l'année dernière à la Société (*Bull.* de 1867, 2e série, t. II, p. 336) les recherches de M. Carter Blake sur le troisième condyle de l'occipital, j'ai décrit cette saillie, qui s'implante sur le bord antérieur du trou occipital et qui s'articule avec l'apophyse odontoïde de l'axis. On ne l'observe presque jamais sur les crânes d'Européens, tandis qu'elle est au contraire très-fréquente sur les crânes des Malais. Lorsque je vous en ai parlé, je n'en avais trouvé, sur le millier de crânes que renferme notre musée, qu'un seul exemple bien net, et un second plus douteux, où la saillie n'avait pas de surface articulaire, et pouvait être considérée comme une exostose. Ces deux faits s'observent dans les séries parisiennes. Il n'y a, sur les crânes de Zaraus, rien qui ressemble à un troisième condyle, mais j'en ai trouvé un exemple certain et un exemple très-probable dans la série de Saint-Jean-de-Luz, et de plus, deux autres crânes de la même série présentent, sur le point basilaire, une végétation non articulaire qui pourrait être un troisième condyle avorté, ou en voie de formation. Si l'exemple des crânes malais ne prouvait pas que cette anomalie peut affecter une fréquence particulière dans certaines races, il ne vaudrait peut-être pas la peine d'en signaler la fréquence sur les crânes de Saint-Jean-de-Luz Mais je ne veux pas priver M. Pruner-Bey de l'argument qu'il pourra tirer de ce fait en faveur de son opinion sur l'affinité des Basques, et en général des peuples primitifs de l'Europe occidentale, avec les populations mongoliques de l'Asie ; car, si les Malais sont distincts des races mongoliques, ils s'en rapprochent du moins par beaucoup de caractères importants.

phales, qui sont tout à fait semblables à ceux des Basques espagnols. La race brachycéphale de Saint-Jean-de-Luz se distingue donc de celle des Basques de Zaraus par les caractères de la face aussi bien que par ceux du crâne proprement dit. Mais, de même que les crânes de ces deux races nous ont montré, malgré leurs différences typiques, des analogies inattendues, qui ne sont nullement en rapport, qui sont même en contradiction avec ce que pouvait faire pressentir la brachycéphalie des uns et la dolichocéphalie des autres, et qui, dès lors, semblent devoir être attribués à une parenté originelle, de même, au milieu des divergences qu'accuse l'étude de la région faciale, nous trouvons des caractères qui déposent dans le même sens. Telles sont les dimensions et la conformation des ouvertures orbitaires, des arcades dentaires et de la voûte palatine. De ces caractères, le plus frappant est celui qui concerne les orbites. La brachycéphalie ordinaire, celle du moins que nous avons étudiée chez les brachycéphales du nord de la France, entraîne l'élargissement des orbites, sans amener l'augmentation absolue ou relative de leur hauteur ; on a vu, au contraire, que les brachycéphales de Saint-Jean-de-Luz ont les orbites moins larges, eu égard à leur hauteur, que les Parisiens, et sont tout à fait semblables sous ce rapport aux dolichocéphales de Zaraus. Ici encore, nous trouvons une similitude, disons presque une identité, qui contraste avec la divergence des types de la face et du crâne, et qui dépose en faveur d'une affinité primordiale des races.

Chercherons-nous maintenant à tirer de ce long parallèle une conclusion ethnogénique ? Qu'il y ait une différence importante entre les deux groupes des Basques de Saint-Jean-de-Luz et des Basques du Guipuzcoa, c'est un fait incontestable et indépendant des théories. Pour expliquer cette différence, ou plutôt pour la concilier avec l'unité non moins incontestable que proclame la linguistique, on peut se demander tout d'abord s'il ne s'agirait pas d'une seule et unique race, diversement modifiée par l'influence des milieux. Mais, quelque idée qu'on se fasse de cette influence, il est clair que les conditions du sol et du climat sont trop semblables sur les deux versants des Pyrénées pour qu'on puisse y trouver la cause de la transformation d'une race dolichocéphale en une race brachycéphale, ou réciproquement ; et quant aux conditions morales, intellectuelles, politiques, religieuses ou autres, qui constituent ce qu'on appelle le *milieu social*, elles sont plus semblables encore, puisque, sous ce rapport, les deux branches du peuple basque ont toujours présenté et présentent encore aujourd'hui la plus remarquable unité.

Cette hypothèse étant écartée, on peut en faire deux autres : ou bien la diversité des deux groupes basques que nous venons de décrire est primitive ou, pour mieux dire, antérieure aux migrations indo-européennes, qui constituent le plus ancien mouvement de peuples dont nous ayons connaissance, ou bien elle a été consécutive aux mélanges ethniques qui ont eu lieu à la suite de cette migration.

Examinons d'abord cette dernière hypothèse. Supposons donc que les peuples indo-européens aient trouvé dans toute la région occupée aujourd'hui par les Basques, et sans doute aussi dans d'autres régions environnantes, une population homogène, appartenant à une seule et unique race. On conçoit que les nouveaux venus aient pu, sur l'un des deux versants des Pyrénées, modifier par le croisement la population primitive, au point de la rendre très-différente de celle qui se maintenait plus pure sur le versant opposé. Dans ce cas, l'ancien type basque ne serait plus représenté que par l'une des deux branches actuelles du peuple basque, et il y aurait lieu de chercher si ce type primitif est celui des dolichocéphales du Guipuzcoa, ou des brachycéphales du Labourd.

Est-ce ce dernier type, étudié à Saint-Jean-de-Luz, qui représente exclusivement le type de la population primitive, conformément à l'hypothèse de Retzius, qui ne faisait de tous les autochthones de l'Europe centrale et occidentale qu'une seule race brachycéphale? Mais alors il faudrait que les Indo-Européens dolichocéphales eussent fait disparaître entièrement, dans le Guipuzcoa, comme dans la Biscaye, le type des autochthones brachycéphales; qu'ils eussent, par conséquent, acquis dans cette région une prépondérance numérique très-considérable, plus grande que dans tout le reste de l'Europe occidentale, où les peuples les plus dolichocéphales nous présentent aujourd'hui des individus brachycéphales bien plus nombreux que ceux de Zaraus. Et comment serait-il possible que, dans de pareilles conditions, la langue des vaincus se fût imposée à des vainqueurs plus nombreux et plus puissants ; et non-seulement leur langue, mais encore leurs mœurs, leurs lois, leur religion ? Un pareil résultat serait presque un miracle ethnologique. On a vu, d'ailleurs, dans l'étude que nous avons faite de l'amplitude que présentent les oscillations des caractères craniologiques, que la population de Zaraus présente plus d'homogénéité que tous les autres groupes avec lesquels nous l'avons comparée ; et il est dès lors très-probable qu'elle n'a subi que très-peu de mélanges. En admettant donc le miracle ethnologique susmentionné, nous devrions trouver dans les crânes de Zaraus la forme dolichocéphale des Indo-Européens à son plus haut degré de pureté typique. Or j'ai à peine besoin de rappeler que les crânes de Zaraus sont dolichocéphales d'une tout autre manière que ceux du nord de la France ; que leur dolichocéphalie est *occipitale ;* qu'elle coïncide avec une face petite, très-orthognathe, souvent même opisthognathe, avec une réduction remarquable de la protubérance occipitale, autant de caractères qui distinguent les Basques espagnols de tous les groupes connus de dolichocéphales indo-européens (1). Il n'est pas admissible, par conséquent, que les Basques d'Espagne aient été autrefois brachycéphales comme ceux du Labourd, et qu'ils aient été rendus dolichocéphales par suite de leur mélange avec les Indo-Européens.

Serait-ce donc la branche des Basques français qui aurait changé son type ? Dans ce cas, il faudrait admettre que tous les Basques primitifs étaient dolichocéphales à la manière du Guipuzcoa et de la Biscaye, et que, pendant que la branche espagnole échappait à l'influence des mélanges, la branche française, au contraire, subissait cette influence à un degré suffisant pour être transformée en une population brachycéphale. Ici, nous voyons disparaître quelques-unes des objections précédentes, puisque la population de Saint-Jean-de-Luz nous présente très-manifestement les caractères des races croisées.

On se souvient, en outre, que les dolichocéphales, qui forment

(1) Voir plus haut, dans ce volume, mes deux mémoires sur les *Caractères des crânes basques de Zaraus,* p. 1 et 12.

plus du quart de cette population, sont tout à fait semblables aux dolichocéphales du Guipuzcoa ; on pourrait donc expliquer jusqu'à un certain point l'état actuel des choses en supposant qu'une race brachycéphale étrangère fût venue en nombre prédominant se mêler aux dolichocéphales primitifs ; mais si cette race brachycéphale était prédominante dans le mélange, elle aurait dû, ce semble, introduire et faire triompher sa langue en même temps que son type. Puis, il ne suffit pas de faire arriver ici d'un coup de baguette une race brachycéphale. Comme la chose, dans l'hypothèse que nous examinons, se serait passée pendant la période historique, ou du moins pendant la période dite *celtique*, il faudrait trouver, parmi les nations indo-européennes, le type brachycéphale auquel on voudrait rapporter les brachycéphales de Saint-Jean-de-Luz. Qu'il y ait eu parmi ces nations des peuples brachycéphales, c'est ce qui ne peut être contesté ; par exemple, nous savons, grâce surtout aux importantes recherches de M. Thurnam, que l'âge du bronze et l'ère indo-européenne furent inaugurés dans la Grande-Bretagne par le peuple brachycéphale qui fit succéder les *round-barrows* aux sépultures mégalithiques ou *long-barrows* (1) ; mais ces brachycéphales indo-européens, ancêtres des brachycéphales qu'on trouve aujourd'hui en proportion variable dans les populations de la Grande-Bretagne, de la France, de l'Allemagne, etc., étaient des brachycéphales d'un tout autre type que ceux du pays basque français. Ils avaient la brachycéphalie postérieure, caractérisée surtout par l'aplatissement de la région occipitale, tandis que les Basques du Labourd ont la brachycéphalie antérieure et se distinguent de tous les autres groupes brachycéphales connus par le développement de leur occiput. Il n'est donc pas possible d'admettre que les Basques français aient été rendus différents des Basques espagnols par suite de leur mélange avec une des populations qui prirent part aux migrations de l'époque indo-européenne.

Ainsi, de quelque manière qu'on s'y prenne pour expliquer comment une seule race basque primitive a pu, en se croisant

(1) *Bulletins de la Société d'anthropologie*, 1re série, t. V, p. 595-405 (1864). — Voir plus loin dans ce volume, le groupe intitulé *Faits et Discussions relatifs aux brachycéphales et aux dolichocéphales de l'Europe*.

avec les races indo-européennes, donner lieu aux deux types basques actuels, soit que l'on considère comme primitif le type brachycéphale, aujourd'hui prédominant dans le Labourd, ou le type dolichocéphale, qui est plus prédominant encore dans la Vasconie espagnole, on se heurte contre des objections auxquelles il est bien difficile de répondre. Et s'il devient par là probable que la diversité des deux groupes basques n'a pas été consécutive à l'introduction des éléments indo-européens, on est conduit à conjecturer qu'elle existait auparavant. C'est à cette conjecture que je me rallie provisoirement. Les notions que nous possédons sur la craniologie basque sont jusqu'ici trop restreintes et ont été recueillies dans des localités trop peu nombreuses pour que les conséquences qui paraissent en découler puissent être considérées comme définitives. Les observations qui seront faites ultérieurement dans d'autres localités du pays basque ou des provinces adjacentes nous conduiront peut-être à d'autres conclusions plus positives. Mais, en attendant, les probabilités me paraissent converger vers cette idée que nos deux types basques et leur répartition actuelle datent d'une époque antérieure non-seulement aux temps historiques, mais encore au début de l'ère indo-européenne.

A cette époque, qui est celle de la pierre polie, et que j'appellerai *préceltique* (1), l'Europe était déjà peuplée depuis un nombre incalculable de siècles ; et si les hommes d'alors n'étaient pas plus sages que nous, s'ils connaissaient comme nous les guerres et les conquêtes, il avait dû se produire parmi eux, pendant cet immense laps de temps, de nombreux mouvements de peuples. On avait pu voir à diverses reprises, comme on l'a si souvent vu depuis, se faire et se défaire des nations plus ou moins puissantes. On avait pu voir les vaincus tantôt détruits, tantôt chassés, tantôt asservis par leurs vainqueurs. C'était ainsi que les mêmes industries, les mêmes procédés de sépulture et, partant, les mêmes institutions religieuses s'étaient répandus

---

(1) Je prends cette épithète dans l'acception particulière que lui donnent les linguistes. Il est admis aujourd'hui sans contestation que les langues dites *celtiques* furent introduites en Europe avant les autres langues de la souche indo-européenne. L'époque préceltique est donc celle qui précéda l'ère indo-européenne. Mais il ne résulte nullement de cette dénomination qu'un peuple portant le nom de *Celtes* ait constitué le premier ban de l'invasion des Asiatiques.

dans une grande partie de l'Europe, depuis la Baltique jusqu'à l'Atlantique ; et, pareillement, les langues des nations victorieuses avaient dû plus d'une fois se transmettre aux nations vaincues. On a retrouvé jusque dans l'Andalousie, jusque dans l'Italie méridionale, et, en France, jusqu'à la Garonne, des noms géographiques dérivés d'une langue très-analogue au basque, et on en a conclu avec raison qu'avant l'époque indo-européenne une même langue, variable sans doute dans ses dialectes, mais une dans son essence, était répandue parmi les populations de ces diverses contrées.

Mais ces populations, affiliées par le langage, avaient-elles toutes le même type physique ? Nous savons pertinemment le contraire. Les monuments de l'époque de la pierre polie nous ont fourni surtout des dolichocéphales ; mais nous y avons trouvé aussi, sinon partout, du moins dans plusieurs pays, des crânes brachycéphales ; et il paraît résulter d'ailleurs des recherches de M. Nicolucci qu'à cette même époque la brachycéphalie prédominait dans la région qui fut plus tard la Ligurie. Il y avait donc alors plusieurs types crâniens dans des lieux où régnait la même langue ; phénomène analogue à celui que devaient présenter plus tard les peuples de langue celtique, aussi divers par leurs caractères anthropologiques qu'étroitement affiliés par leur langage. Dès lors, il est parfaitement admissible que deux peuples, parlant une même langue, mais différents par la conformation de leur crâne, se soient fixés, dans les temps préceltiques, sur les deux versants des Pyrénées ; que ces deux peuples, se trouvant ensuite simultanément aux prises avec les nations indo-européennes, aient vu se resserrer, par la communauté de leurs dangers et de leurs luttes, le lien naturel établi entre eux par la communauté du langage, des mœurs, des croyances ; et qu'oubliant ainsi ce qu'il pouvait y avoir de différent dans leur origine, ils se soient considérés comme une seule et même nation.

C'est ainsi qu'au cinquième et au sixième siècle de notre ère, à la suite de l'invasion des peuples germains, les Bretons armoricains, et les Bretons insulaires réfugiés en Armorique, fraternisèrent et ne firent plus qu'un même peuple, quoiqu'ils fussent bien distincts par la race, et que leur nationalité commune ne fût constituée que par la similitude de leurs dialectes.

Nous faisons donc une conjecture conforme aux données générales de l'ethnologie et aux conditions particulières de cette question spéciale, lorsque nous faisons remonter jusqu'à l'époque préceltique l'origine de la dualité des types basques. Mais il reste à chercher pourquoi ces deux types, quoique distincts par le caractère important de la brachycéphalie et de la dolichocéphalie, se rapprochent cependant par les autres caractères que nous avons étudiés, et qui établissent entre eux une remarquable affinité. Ici les conjectures deviennent de plus en plus vagues. S'agirait-il d'un peuple unique, venu d'une région plus ou moins éloignée, et diversement modifié par ses croisements avec les populations qu'il rencontra au nord et au sud des Pyrénées, ou seulement sur l'un des deux versants de cette chaîne de montagnes? S'agirait-il de deux peuples déjà distincts par leur type crânien, mais ayant eu, parmi leurs ascendants, des ancêtres communs? Tout cela serait purement hypothétique et n'expliquerait qu'imparfaitement le phénomène qui nous embarrasse.

Ce qui me paraît le plus vraisemblable, c'est que les deux branches du peuple basque doivent leurs analogies à leur égale antiquité. Derniers représentants de la langue préceltique et des races qui occupaient le sud-ouest de l'Europe avant l'ère indo-européenne, les deux groupes basques se ressemblent, malgré leur diversité, par des traits qui ont pu être communs autrefois aux autres races préceltiques de la même région du globe. Ce ne serait là qu'un cas particulier de la loi morphologique qui régit, dans l'espace et dans le temps, les types de la faune et de la flore, et qui donne comme une empreinte commune aux principales espèces de chaque époque et de chaque région. On peut discuter sur l'explication de ce fait, mais on ne peut se dispenser de le constater lorsqu'on trouve chez presque tous les mammifères de l'Australie le caractère de la marsupialité, inconnu aujourd'hui dans l'ancien continent, où il ne se montre que chez certaines espèces de l'époque tertiaire, et rare en Amérique, où il n'a plus qu'un petit nombre de représentants; lorsqu'il suffit de jeter un coup d'œil sur un singe pour savoir s'il vient de l'ancien monde ou du nouveau; lorsqu'on suit enfin, d'époque en époque, dans les couches géologiques, l'évolution des formes organiques. Le genre humain, lui aussi, obéit à cette loi dans la répartition de ses types, si bien qu'il a été possible de désigner sous des noms géographiques les principales familles des races. Ainsi, tous les peuples de l'Asie, au nord de l'Imaüs et à l'est du Gange, quoique formant plusieurs races, se rattachent à un type commun, qui a reçu le nom de *type mongolique*. Les nombreuses races noires ou brunes de l'Afrique présentent également, pour la plupart, au milieu de leur diversité, qui nous apparaît plus grande de jour en jour, un ensemble d'analogies qui permettent de les grouper autour d'un type dit *éthiopique* ou *africain;* et si l'on a pu croire pendant longtemps que toutes les races indigènes de l'Amérique n'en faisaient qu'une seule, c'est parce qu'il y a entre elles, malgré leurs dissemblances, une certaine communauté de type qui leur donne un air de parenté. L'Europe, même encore aujourd'hui, malgré les grands mouvements ethniques qu'elle a subis, et qui ont dû, dans une certaine mesure, modifier plus ou moins profondément ses populations, l'Europe, dis-je, nous montre un spectacle analogue, et la plupart de ses peuples, si divers par leurs caractères physiques, forment un groupe naturel qui se détache parfaitement du groupe mongolique, du groupe africain, du groupe américain. N'est-il pas probable qu'avant les nombreuses migrations qui les ont remaniées à plusieurs reprises, avant les événements qui y ont introduit des éléments asiatiques, les races de l'Europe, et, en particulier, de l'Europe occidentale qui nous occupe surtout ici, offraient entre elles, quoique pouvant différer beaucoup à certains égards, des affinités morphologiques plus ou moins étroites? Ce serait là peut-être la meilleure explication des traits de ressemblance que nous avons trouvés entre les deux branches du peuple basque; mais, je le répète, les faits qui ont servi de base à mon travail sont encore trop circonscrits pour se prêter à des conclusions positives, et le but que je me propose surtout en émettant ici cette conjecture est moins d'ébaucher une théorie que de provoquer de nouvelles recherches dans les parties du pays basque que j'ai explorées, et surtout dans celles qui n'ont pas été visitées encore par les anthropologistes.

LES BASQUES DE SAINT–JEAN–DE–LUZ

(*Bulletins de la Société d'anthropologie*, 2e série, t. III, p. 9-20. 9 janvier 1863.)

J'aurai l'honneur de présenter à la Société, dans une prochaine séance, une collection de 58 crânes que j'ai, depuis quelque temps déjà, déposés dans notre musée, et qui proviennent d'un ossuaire de Saint-Jean-de-Luz, antérieur à l'an 1532. Je me proposais de faire aujourd'hui cette présentation, mais l'absence de M. Pruner-Bey, que la question intéresse particulièrement, me décide à ajourner ma communication.

Les observations que j'ai faites sur le vivant, dans un nouveau voyage en Espagne, au mois de septembre dernier, m'ont donné la confirmation d'un fait déjà rendu extrêmement probable par la double série des crânes de Zaraus, que M. Velasco et moi avons donnée à la Société : savoir, que les habitants de la province de Guipuzcoa sont en très-grande majorité dolichocéphales. M. Virchow, de son côté, s'est procuré 6 crânes de la Biscaye, autre province basque, et la communication qu'il a faite sur ce sujet au Congrès d'anthropologie et d'archéologie préhistoriques, au mois d'août dernier, a établi que ces crânes sont de tous points semblables à ceux du village de Zaraus. M. Virchow, qui a étudié avec le plus grand soin, dans notre musée, les deux séries des crânes de Zaraus, a même fait remarquer que ceux de ces crânes qui sont brachycéphales présentent des synostoses prématurées, qui ont entravé le développement de leurs formes naturelles.

De ces faits, il est permis de conclure que la dolichocéphalie n'est pas un caractère appartenant par exception à la population de Zaraus, mais qu'elle se retrouve au même degré dans d'autres parties de la Vasconie espagnole ; et si j'ajoute que l'on ne possède jusqu'ici aucune donnée contradictoire, il est permis de considérer comme assez probable que la race des Basques espagnols est dolichocéphale. Y a-t-il, dans les parties encore inexplorées des provinces basques d'Espagne, des localités où prédominerait une autre race plus ou moins brachycéphale? C'est une question qui ne pourra être résolue que par des recherches ultérieures.

Mais, dans les discussions qui se sont élevées sur la question basque, il était impossible de ne pas tenir compte des observations anthropologiques recueillies à Urugne, non loin de Saint-Jean-de-Luz, par M. Antoine d'Abbadie. Un certain nombre de mesures céphalométriques prises sur le vivant par ce savant distingué, et communiquées à la Société par M. Pruner-Bey, tendent à établir que, dans cette partie du pays basque français, le caractère dominant est la brachycéphalie. Quoique la céphalométrie soit loin d'avoir la même précision que la craniométrie, j'ai été conduit à me demander si l'unité de langue des Basques impliquait réellement l'unité de race, et si les Basques français présentaient le même type que les Basques espagnols. Le désir d'étudier cette question m'a décidé à faire, pendant les vacances dernières, un voyage à Saint-Jean-de-Luz, où j'ai passé tout un mois (1).

L'étude des crânes de l'ossuaire dont j'entretiendrai prochainement la Société m'a démontré qu'au seizième siècle la population de Saint-Jean-de-Luz était fort mélangée, et qu'on y trouvait, à côté d'un certain nombre de crânes semblables à ceux des Basques espagnols actuels, un nombre plus grand de crânes brachycéphales. Mais Saint-Jean-de-Luz n'était pas, il y a trois siècles, comme elle l'est aujourd'hui, une petite ville sans importance. C'était un grand port de commerce, dont la population, triplée en moins de cent ans, dépassait 14000 habitants, et dont la prospérité égalait celle de Bayonne. Ses nombreux et riches armateurs équipaient surtout des navires baleiniers, et

---

(1) La différence des Basques français et des basques espagnols m'avait déjà frappé en 1862, lors de mon premier voyage en Espagne. Voir plus haut, dans ce volume, p. 13, et *Bulletins de la Société d'anthropologie*, 1re série, t. IV, p. 40 (janvier 1863).

cette spécialité, à peu près unique alors dans notre pays, leur
avait attiré la protection des rois de France, qui avaient octroyé
à Saint-Jean-de-Luz de grands priviléges. Mais la mer, ayant
renversé les digues naturelles qui protégeaient le port, a fait
irruption sur la ville et en a détruit une grande partie. Le port
est devenu presque impraticable ; le commerce est devenu impossible ; et la ville s'est dépeuplée si promptement, que sa population aujourd'hui est réduite à 4 000 habitants.

La rapidité avec laquelle cette décadence s'est effectuée peut
s'expliquer sans doute par l'appauvrissement qui a été la conséquence de la suppression du commerce ; mais on peut supposer
aussi que l'émigration a été une des principales causes de la dé-
population. La prospérité commerciale avait attiré dans la ville
un grand nombre d'étrangers, comme on le voit aujourd'hui au
Havre, à Bordeaux, à Marseille ; et il est d'autant plus probable
que beaucoup de ces étrangers ont quitté Saint-Jean-de-Luz
pour aller continuer ailleurs leur commerce, que les causes qui
ont ruiné le pays ont agi plus rapidement. On sait positivement
que plusieurs familles d'armateurs sont allées s'établir à Bayonne ;
elles ont sans doute entraîné à leur suite les équipages de leurs
navires, car la profession de matelot est une de celles que
l'homme abandonne le moins facilement. Il y avait donc lieu de
se demander si la population de Saint-Jean-de-Luz avait conservé les mêmes caractères anthropologiques, à travers les oscillations rapides qui, après l'avoir triplée en moins d'un siècle, de
Louis XI à François Ier, l'ont ensuite fait descendre au-dessous
de ce qu'elle était au quinzième siècle. La comparaison des
crânes de l'ossuaire du seizième siècle avec ceux de la population
actuelle pourrait seule résoudre cette question. Mais il m'a été
impossible de me procurer des crânes modernes. J'ai donc prié
M. le docteur Argelliès, médecin à Saint-Jean-de-Luz, de vouloir bien recueillir sur le vivant des observations anthropologiques conformes aux instructions publiées par la Société. Cet
honorable confrère s'est rendu à mon désir avec un zèle dont je
le remercie. Ce n'est pas à Saint-Jean-de-Luz même, où nous
avons constaté de nombreux mélanges de types, mais dans les
villages environnants, qu'il a fait ses recherches, et il m'a envoyé le tableau suivant, où il a indiqué les deux principaux dia-

mètres de la tête et les numéros de notre échelle chromatique qui donnent la couleur des yeux et celle des cheveux. Il y a joint les noms et prénoms des individus ; ces noms sont conservés dans nos archives ; il ne m'a pas paru convenable de les publier, mais vous pourrez les étudier et vous pourrez constater qu'à l'exception de deux ou trois, ils sont purement basques. J'ai complété le tableau en y ajoutant, dans la dernière colonne, les indices céphaliques-céphalométriques, que j'ai calculés d'après les diamètres mesurés par M. Argeiliès. (Voir le tableau ci-contre.)

En comparant les numéros de ce tableau avec ceux du tableau chromatique qui accompagne les *Instructions générales* de la Société, on reconnaîtra d'abord que la couleur des cheveux est toujours foncée. Il n'y a pas un seul cas de cheveux blonds. Deux fois la couleur est d'un brun rougeâtre ; dans tous les autres cas, elle est châtain foncé ou tout à fait noire. Les couleurs des yeux sont beaucoup plus variables. On voudra bien remarquer que certains yeux sont désignés par deux numéros : le premier numéro indique la couleur, généralement plus foncée, du petit cercle de l'iris ; mais la véritable couleur caractéristique est celle qui correspond au deuxième numéro et qui s'observe sur la plus grande partie de la membrane (1).

Si, maintenant, nous considérons les nuances fondamentales, abstraction faite des tons plus ou moins foncés de ces nuances, nous trouvons que 25 cas sur 47 se rattachent à la série des yeux bruns (n°s 1 à 5) ; 14 à la série des yeux bleus (n°s 6 à 10) ; 7 à celle des yeux verts (n°s 11 à 15) ; et un seul à la série des yeux gris (n°s 16 à 20). Au point de vue des tons des diverses nuances, nous remarquons qu'il n'y a aucun ton très-foncé correspondant aux numéros 1, 6, 7 et 11 de l'échelle. Dans la série des bruns, les numéros 2, correspondant au brun foncé, sont au nombre de 2 seulement ; le brun intermédiaire, ou numéro 3, se présente

---

(1) Pour faciliter l'intelligence des remarques sur les couleurs des yeux, je rappellerai la disposition des vingt numéros du tableau chromatique des yeux.

Couleurs fondamentales des yeux.			TONS		
	Très-foncé.	Foncé.	Intermédiaire.	Clair.	Très-clair.
Bruns......	1	2	3	4	5
Bleus	6	7	8	9	10
Verts.......	11	12	13	14	15
Gris........	16	17	18	19	20

Tableau des observations de M. le docteur Argelliès

(BASQUES DES ENVIRONS DE SAINT-JEAN-DE-LUZ)

NUMÉROS d'ordre.	SEXE.	AGE.	Couleurs de l'échelle chromatique.		Diamètres de la tête		INDICES céphaliques.
			Yeux. Nos	Cheveux. Nos	Antéro-postérieur.	Transversal.	
					mm.	mm.	
1	H	68	5	gris.	182	153	85.06
2	H	49	3	36	194	158	81.44
3	H	51	3	gris.	184	148	80.43
4	H	41	5	28	180	153	84.99
5	H	36	5	36	181	157	86.74
6	H	47	8	36	178	156	87.64
7	H	62	9	gris.	187	148	79.14
8	H	38	14	37	190	151	79.47
9	H	35	2-3	48	178	157	88.20
10	H	27	12	42	192	160	83.33
11	H	32	5	48	172	152	88.37
12	H	46	5	42	193	148	76.68
13	H	36	13-14	42	190	156	82.10
14	H	29	5-10	43	188	147	78.19
15	H	60	4-5	50	182	158	86.81
16	H	24	5	41	188	145	77.12
17	H	27	14	37	184	148	80.43
18	H	58	5	42	170	149	87.13
19	H	32	18	41	184	154	83.69
20	H	40	3-5	50	192	148	77.08
21	H	22	4	41	183	154	84.15
22	H	31	2	43	182	150	82.41
23	H	23	14	42	180	154	85.55
24	H	43	2-3	34	190	148	77.89
25	F	33	3	42	180	155	86.11
26	F	38	3	42	174	152	87.35
27	F	48	14	37	158	140	88.60
28	H	70	12-14	50-51	186	160	86.02
29	H	52	2	42	182	152	83.51
30	F	28	3	35	180	163	90.55
31	H	52	14	42	192	155	80.73
32	F	50	9	41	171	142	83.04
33	F	32	14	36	184	153	83.15
34	H	26	8	41	174	151	86.78
35	H	31	9	41	184	147	78.80
36	F	20	5-8	37	180	149	82.77
37	H	47	3	42	186	153	82.25
38	H	68	12	blancs.	189	164	86.77
39	H	46	9-14	42-50	192	165	85.93
40	F	23	14	42	176	146	82.95
41	H	28	2-3	41	191	152	77.58
42	H	60	9-14	38	190	153	80.52
43	H	37	14	42	190	157	82.63
44	H	52	3	34	188	149	79.25
45	H	51	5	gris.	183	153	83.60
46	F	21	4	36	180	147	81.66
47	H	26	3	42	192	158	82.20
Valeurs moyennes......					183.532	152.510	83.10

11 fois ; le brun clair (n° 4) n'existe que 2 fois, et enfin le brun très-clair (n° 5) n'est pas noté moins de 10 fois. Dans la série des bleus, il y a 2 yeux bleu foncé (n° 12) ; les 12 autres sont bleu clair (n° 14), sinon dans toute leur étendue, du moins dans la plus grande partie de leur étendue. Dans la série des verts, il y a un seul œil très-clair ; tous les autres sont du ton clair (n° 9) et du ton intermédiaire (n° 8). Enfin, le seul œil de nuance grise appartient au gris intermédiaire (n° 18), que l'on confond habituellement avec les yeux bruns.

Il résulte de cette analyse aride que les yeux du tableau de M. Argelliès peuvent se ramener à deux types anthropologiques : le type pigmenté (yeux bruns), comprenant 25 numéros, et le type non pigmenté (yeux bleus ou verts), comprenant 21 numéros.

La différence entre ces deux types est assez prononcée pour qu'il soit permis de l'attribuer à une différence ethnique, et de présumer que la population descend de deux races au moins, l'une à l'œil pigmenté, l'autre à l'œil non pigmenté. La différence du vert au bleu paraît moins importante ; elle dépend presque entièrement du degré d'épaisseur de l'iris, et il n'est pas démontré qu'elle ait une grande valeur anthropologique ; mais le degré de coloration des yeux de la série pigmentée indique peut-être l'existence de deux éléments ethniques différents. On remarquera, en effet, que les individus des numéros 2 et 3 (châtain plus ou moins foncé) sont au nombre de 13, que les numéros 5 (brun très-clair, ou mieux blond très-clair) sont au nombre de 10, et que la teinte intermédiaire entre ces deux tons (n° 4) n'est représentée que par deux numéros. Les observations de M. Argelliès ne sont pas assez nombreuses, sans doute, pour se prêter à des conclusions rigoureuses ; la loi des variations sériaires ne peut être appliquée avec quelque sécurité qu'à des séries très-étendues. Il est difficile, cependant, de ne pas être frappé de la grande rareté relative du ton n° 4, intermédiaire entre le ton le plus clair et les tons les plus foncés de la nuance brune. Si les divers tons de cette nuance s'étaient produits spontanément, dans une race pure, par suite du caprice des variations individuelles, le maximum de fréquence devrait correspondre, selon toute probabilité, à ce numéro 4, qui est, au contraire, exceptionnel. Or ce n'est pas un maximum unique que nous trouvons ici : il y en a deux, correspondant l'un au ton le plus clair, l'autre aux tons foncés. Cette répartition est précisément celle que l'on devrait s'attendre à rencontrer dans une race issue du mélange de deux races caractérisées l'une par un iris très-pigmenté, l'autre par un iris extrêmement peu pigmenté. Ainsi le tableau de M. Argelliès tend à faire admettre que la population des environs de Saint-Jean-de-Luz est issue du mélange d'une race à l'œil bleu ou vert, d'une seconde race à l'œil brun foncé, et d'une troisième race à l'œil brun très-clair.

L'étude des indices céphaliques nous conduit également à reconnaître la multiplicité des origines ethniques de cette population. Considérons d'abord les indices céphaliques-céphalométriques qui sont indiqués sur le tableau. Le minimum descend à 76.68, le maximum s'élève à 90.55. Mais il y a lieu d'établir des catégories correspondant à celles qui servent à la classification des crânes d'après les indices céphaliques craniométriques. Je montrerai, dans une communication spéciale (1), que, pour passer de l'indice céphalométrique à l'indice craniométrique, il convient de retrancher du premier deux unités. En faisant cette réduction, qui ne peut être qu'approximative, on obtient le tableau suivant :

	INDICE CÉPHALIQUE		NOMBRE DE LA SÉRIE de M. Argelliès.		
	Craniométrique.	Céphalométrique.	Les 2 sexes.	H.	F.
Dolichocéphales purs.	au-dessous de 75	au-dessous de 77	1 } 10	1 } 10	0 } 0
Sous-dolichocéphales.	de 75 à 77.77	de 77 à 79.77	9	9	0
Mésaticéphales.	de 77.78 à 80	de 79.78 à 82	6 — 6	5 — 5	1 — 1
Sous-brachycéphales.	de 80.01 à 85	de 82.01 à 87	24 } 31	20 } 24	4 } 7
Brachycéphales purs.	85.01 et au delà.	87.01 et au delà.	7	4	3
		TOTAUX........	47=47	39=39	8=8

Les brachycéphales sont donc les plus nombreux; après eux viennent les dolichocéphales, et enfin les mésaticéphales sont les moins nombreux de tous. Il n'y a qu'un seul dolichocéphale pur : c'est le numéro 12, dont l'indice céphalométrique s'élève à 76.68, tout près de la limite de 77, où commence la sous-dolichocéphalie ; il suffirait d'ajouter un demi-millimètre au diamètre transversal de cet individu, pour que son indice céphalométrique atteignît 77, et pour le faire passer dans la section des sous-doli-

(1) Voir plus loin, p. 100.

chocéphales. On peut dire, par conséquent, qu'il y a dans la série : 10 sous-dolichocéphales, 6 mésaticéphales, 24 sous-brachycéphales, et 7 brachycéphales purs. Et il est permis d'en conclure que la population est issue du mélange de deux races, l'une dolichocéphale, l'autre brachycéphale. Celle-ci est manifestement prédominante, et c'est ce que montre d'ailleurs l'indice céphalique moyen, obtenu par la réduction en centièmes du rapport des deux diamètres moyens. Le diamètre antéro-postérieur moyen de la série est de 183^{mm},53 ; le diamètre transversal moyen est de 152^{mm},51 ; d'où résulte un indice céphalique moyen de 83.09 : — mais c'est l'indice céphalométrique, et il dépasse probablement de deux unités l'indice craniométrique. La brachycéphalie de la série entière paraît donc devoir être exprimée approximativement par le chiffre de 81.

Si l'on décompose la série en deux groupes, suivant les sexes, on arrive à constituer le tableau suivant :

	NOMBRES.	DIAMÈTRE antéro-postérieur moyen.	DIAMÈTRE transversal moyen.	INDICE CÉPHALIQUE	
				Céphalométrique.	Craniométrique probable.
Hommes	39	185.31	153.18	82.66	80.66
Femmes	8	174.87	149.25	85.34	83.33
Les 2 sexes réunis.	47	183.53	152.51	83.09	81.09

Les femmes, on le voit, sont beaucoup plus brachycéphales que les hommes. Il est regrettable sans doute que cette conclusion ne repose, pour le sexe féminin, que sur huit observations. Si l'on remarque, toutefois, que le minimum de l'indice céphalométrique des femmes ne descend qu'à 81.66, que chez toutes les autres femmes il est supérieur à 82, et que, par conséquent, il n'y a pas une seule femme qui ne soit brachycéphale ou presque brachycéphale, tandis que, chez les hommes, il n'y a que 24 brachycéphales sur 39, on arrive à considérer comme extrêmement probable que la dolichocéphalie, très-commune dans le sexe masculin, est beaucoup plus rare dans le sexe féminin.

Or on sait que des recherches faites par divers auteurs sur plusieurs races d'Europe ont établi que, toutes choses égales d'ailleurs, les femmes sont, en général, un peu plus dolichocéphales que les hommes. La différence sexuelle qui s'observe dans la population des environs de Saint-Jean-de-Luz est donc précisément le contraire de celle que l'on pouvait attendre. Et cela me paraît confirmer une idée que j'ai déjà soumise à la Société, dans ma communication sur les crânes de l'ossuaire de Saint-Arnould (1).

Les ossements de l'ossuaire de Saint-Arnould ne sont pas très-anciens. On sait qu'ils sont antérieurs à la révolution française, et très-probalement même antérieurs au dix-huitième siècle ; mais il y a de fortes raisons de croire qu'ils ne sont pas antérieurs au seizième siècle. Le village de Saint-Arnould est situé dans le département du Calvados, entre Trouville et Caen, en pleine Normandie. La population de cette contrée a reçu, au dixième siècle, une forte proportion de sang normand ; mais il est certain que là, comme partout ailleurs, les races gauloises se sont maintenues à côté de la race étrangère. Il est naturel, toutefois, que l'influence des Normands dolichocéphales ait fait baisser sensiblement l'indice céphalique moyen. Aussi ai-je constaté que l'indice céphalique moyen des 53 crânes de l'ossuaire descend à 78.77, tandis que, dans tous les cimetières anciens ou modernes de Paris et des départements environnants (exception faite des cimetières mérovingiens), l'indice céphalique moyen est supérieur à 79. Mais, en décomposant la série de Saint-Arnould en deux groupes, suivant les sexes, j'ai trouvé que l'indice moyen s'élevait à 79.8 chez les hommes, et descendait à 77.4 chez les femmes ; que la proportion de la dolichocéphalie pure s'élevait à plus de 45 pour 100 chez les femmes, à moins de 10 pour 100 chez les hommes ; qu'au contraire, il y avait dans le sexe masculin 51 pour 100 de brachycéphales et de sous-brachycéphales, et 22 pour 100 seulement dans le sexe féminin. Il y a donc chez les femmes de Saint-Arnould une prédominance manifeste de la dolichocéphalie, et cette prédominance est tellement supérieure à celle que l'on peut attribuer à l'influence ordinaire du sexe, que j'ai été conduit à invoquer, pour expliquer ce fait, une des particularités les plus curieuses des lois de l'hybridité et de l'atavisme. On sait que, dans certaines races croisées, les types des races mères ne se maintiennent pas toujours à un égal degré

____

(1) *Bulletins de la Société d'anthropologie*, 1865, t. VI, p. 514. Voir plus loin le groupe intitulé *Faits et Discussions relatifs aux brachycéphales et aux dolichocéphales de l'Europe*.

dans les deux sexes. Il arrive assez souvent que le type d'une race ancienne se conserve bien plus purement, soit chez les hommes, soit chez les femmes. A Arles, par exemple, ainsi que M. de Quatrefages nous l'a déjà annoncé et ainsi que j'ai pu m'en assurer moi-même il y a trois ans, le type grec le plus remarquable et le plus pur s'observe chez un grand nombre de femmes, et ne se retrouve qu'assez rarement chez les hommes. M. Pruner-Bey nous a dit, en outre, que dans les grandes villes d'Egypte, l'ancien type égyptien, le type monumental, est peu commun chez les hommes, tandis qu'il se rencontre très-fréquemment chez les femmes (1). Ces affinités électives de tel ou tel type et de telle ou telle race n'ont été jusqu'ici démontrées que par l'observation des traits du visage; mais il est bien probable qu'elles étendent aussi leur influence aux formes de la tête. J'ai donc émis, pour rendre compte des faits constatés dans l'ossuaire de Saint-Arnould, la pensée que la prédominance de la dolichocéphalie chez les femmes de cette population, si fortement croisée de Normands, résultait de l'inégale empreinte laissée sur les deux sexes de la race croisée par les types des deux races mères ; qu'en d'autres termes, le type de la tête normande s'était maintenu chez les femmes bien plus que chez les hommes.

C'est à un phénomène analogue que je suis tenté d'attribuer la prédominance de la brachycéphalie chez les femmes des environs de Saint-Jean-de-Luz. En admettant, comme cela me paraît à peu près certain, que la population de cette région descende du mélange d'une race dolichocéphale et d'une race brachycéphale, on comprendrait que le type brachycéphale se fût maintenu de préférence dans le sexe féminin, et le type dolichocéphale de préférence dans le sexe masculin. Ce serait précisément le contraire de ce que je crois avoir reconnu à Saint-Arnould; mais la contradiction n'est qu'apparente ; elle ne serait réelle que si les populations des deux localités provenaient du mélange des mêmes races, et il est évident qu'elles descendent de races bien différentes.

(1) Voir *Bulletins de la Société d'anthropologie*, t. II, p. 548 (1861).

COMPARAISON

DES INDICES CÉPHALIQUES

SUR

LE VIVANT ET SUR LE SQUELETTE

Note communiquée à la Société d'anthropologie à l'occasion des études céphalométriques sur les Basques de Saint-Jean-de-Luz. (*Bulletins de la Société d'anthropologie*, 2e série, t. III, p. 25-52, 8 janvier 1868.)

La céphalométrie, c'est-à-dire la mensuration de la tête de l'homme vivant, fournit à l'anthropologie des notions intéressantes ; mais elle ne donne qu'une idée approximative de la véritable conformation du crâne. Sans parler des erreurs inévitables qui résultent souvent de l'impossibilité de faire pénétrer le ruban ou le compas à travers une chevelure serrée ou inextricable, il est clair que l'inégale épaisseur des chairs qui recouvrent les diverses régions du crâne fait subir des variations très-notables à la longueur absolue ou relative des courbes et des diamètres. Si cette épaisseur était uniforme sur tous les points du crâne, si elle était la même chez tous les individus, il serait facile, à l'aide d'une correction déterminée expérimentalement une fois pour toutes, de traduire les mesures céphalométriques en mesures craniométriques ; mais il n'en est rien. L'épaisseur des chairs, considérée dans le même point, peut varier comme 1 est à 2, et même davantage ; mais elle varie bien plus encore lorsqu'on considère des points différents du crâne. Par exemple, elle est, en général, notablement plus considérable sur les côtés de la tête, où le cuir chevelu est séparé du squelette par le puissant muscle temporal, que sur la ligne médiane, où l'on ne trouve qu'un muscle très-mince, membraniforme ou aponévrotique, le muscle occipito-frontal. Toutefois le muscle temporal s'amincit toujours beaucoup sur ses bords ; en outre, l'étendue qu'occupe cette masse charnue, et qui est circonscrite par la ligne courbe dite *temporale*, varie considérablement suivant les races et suivant les individus ; enfin, les divers états du muscle peuvent coïncider avec les formes crâniennes les plus différentes. Il en résulte que les deux extrémités du diamètre transversal maximum de la tête tombent tantôt sur des points où le muscle temporal est très-épais, tantôt sur des points où il est très-mince, ou même réduit à son aponévrose ; et quelquefois même, enfin, sur des points situés au delà de ses limites.

On voit, d'après cet aperçu, combien les mesures céphalométriques sont loin d'affecter des rapports fixes avec les mesures craniométriques correspondantes. Mais si l'on songe que, dans beaucoup de cas, faute de pouvoir étudier les crânes, nous sommes réduits à nous contenter des mesures prises sur le vivant, on comprendra qu'il est utile de chercher dans quelles limites sont comprises les erreurs de la céphalométrie. Cette recherche est intéressante surtout pour les rapports des deux diamètres principaux de la tête et du crâne, rapports que je désignerai sous les noms d'*indice céphalique de la tête* et d'*indice céphalique du crâne*.

Si l'épaisseur des chairs sur le même crâne était partout uniforme, l'indice céphalique du crâne devrait toujours être plus petit que celui de la tête. Prenons un crâne dont le diamètre antéro-postérieur maximum soit de 180 millimètres et le diamètre transversal maximum de 140 millimètres, avec un indice céphalique de 77.77. Pour passer de ces diamètres à ceux de la tête, il faudrait ajouter à chacun d'eux le double de l'épaisseur, supposée uniforme, des parties molles, soit, par exemple, 3 millimètres pour chaque extrémité, et, par conséquent, 6 millimètres pour chaque diamètre. Ceux-ci s'élèveraient ainsi à 186 et 146, d'où résulterait pour la tête un indice céphalique de 78.49. L'indice céphalique de la tête, dans l'hypothèse où nous nous plaçons, serait donc plus grand que celui du crâne.

Pour montrer qu'il en sera toujours ainsi, désignons par a le diamètre antéro-postérieur et par t le diamètre transversal du crâne. L'indice céphalique du crâne sera $\dfrac{100t}{a}$. Désignons par h la double épaisseur des chairs ; les diamètres de la tête seront $a+h$ et $t+h$; et l'indice céphalique de la tête sera $\dfrac{100\,(t+h)}{a+h}$.

Pour comparer les deux indices céphaliques, il suffira de comparer les deux fractions $\dfrac{t}{a}$ et $\dfrac{t+h}{a+h}$; après quoi nous multiplierons la différence par 100.

La fraction $\dfrac{t}{a}$ est plus petite que l'unité, puisque le diamètre transversal est toujours plus petit que le diamètre antéro-postérieur. Celui-ci l'emporte sur celui-là d'une quantité qu'on peut désigner par m, d'où résulte $t=a-m$, m étant un nombre positif. En exprimant ainsi la valeur de t, nos deux fractions deviennent $\dfrac{a-m}{a}$ et $\dfrac{a-m+h}{a+h}$.

Or, $\dfrac{a-m}{a}=1-\dfrac{m}{a}$; et $\dfrac{a-m+h}{a+h}=\dfrac{a+h}{a+h}-\dfrac{m}{a+h}=1-\dfrac{m}{a+h}$.

Ainsi la première fraction, qui donnera l'indice céphalique du crâne, est égale à l'unité moins $\dfrac{m}{a}$; et la seconde, qui donnera l'indice céphalique de la tête, est égale à l'unité moins $\dfrac{m}{a+h}$, et comme $\dfrac{m}{a}$ est plus grand que $\dfrac{m}{a+h}$, il en résulte que l'indice céphalique du crâne est toujours plus petit que celui de la tête. C'est ce que montrent plus clairement les formules suivantes :

$$\text{Indice céphalique de la tête}=100\times\left(1-\frac{m}{a+h}\right)=100-\frac{100\,m}{a+h}.$$

$$\text{Indice céphalique du crâne}=100\times\left(1-\frac{m}{a}\right)=100-\frac{100\,m}{a}.$$

Il est évident que la première valeur est plus grande que la seconde ; la différence est exprimée par la valeur $\dfrac{100m}{a}-\dfrac{100m}{a+h}$. Plus h s'accroît, et plus le second terme de cette différence devient petit ; plus, par conséquent, la différence devient grande.

Concluons donc de cette démonstration que, si l'épaisseur des chairs était partout la même sur le même crâne, l'indice céphalique de la tête serait toujours plus grand que celui du crâne, et que le premier l'emporterait d'autant plus sur le second *que les parties molles seraient plus épaisses.*

Maintenant, faisons intervenir un autre élément : l'inégale épaisseur des chairs. Cette inégalité n'est soumise à aucune règle absolue ; il est clair toutefois que, toutes choses égales d'ailleurs, il y a une raison pour que les chairs soient plus épaisses sur les côtés de la tête que sur la ligne médiane ; cette raison, c'est la présence du muscle temporal, sur lequel portent presque toujours les branches du compas, lorsqu'on mesure le diamètre transversal maximum. Le plus souvent, par conséquent, le diamètre transversal de la tête l'emporte sur le diamètre transversal du crâne, d'une quantité supérieure à la différence des deux diamètres longitudinaux. Or il n'est nécessaire d'avoir recours à aucune démonstration pour faire comprendre que cet accroissement plus grand du diamètre transversal augmente encore l'indice céphalique, déjà augmenté, comme on l'a vu plus haut, par le fait seul de la présence des téguments du crâne.

On voit donc que, toutes choses égales d'ailleurs, il y a un double motif pour que l'indice céphalique soit plus grand sur la tête que sur le crâne, ou, en d'autres termes, pour que la tête soit plus brachycéphale ou moins dolichocéphale que le crâne. On conçoit toutefois que certaines circonstances individuelles puissent contre-balancer l'influence des conditions générales que nous venons d'étudier. Ainsi, la partie inférieure et médiane du muscle frontal, et les muscles pyramidaux du nez qui viennent se confondre avec elle, présentent, chez certains sujets, une épaisseur notable ; or c'est sur ce point que vient aboutir le diamètre antéro-postérieur, qui peut ainsi se trouver accru de plusieurs millimètres. Supposons que, sur le même sujet, le diamètre transversal maximum aboutisse en dehors des limites du muscle temporal, et il pourra se faire que l'accroissement du diamètre antéro-postérieur l'emporte sur celui du diamètre transversal. Ajoutons que le cuir chevelu de la région occipitale est quelquefois plus épais que celui de la région temporale, et nous comprendrons ainsi que l'indice céphalique de la tête puisse être, par exception, plus petit que celui du crâne. Mais ces conditions ne peuvent être qu'exceptionnelles ; et si, au lieu d'un individu isolé, on considère une série d'individus, l'indice céphalique moyen de la tête devra toujours être plus grand que celui du crâne.

Il faut tenir compte d'une circonstance qui est de nature à atténuer les différences que nous étudions. C'est que les branches du compas d'épaisseur ne peuvent être appliquées avec précision sur la tête, sans déprimer quelque peu les chairs et sans en diminuer, par conséquent, l'épaisseur. Les diamètres céphaliques ne l'emportent donc pas autant qu'on pourrait le croire sur les diamètres crâniens. Mais ici intervient un autre élément variable : c'est le degré de densité de la peau et du cuir chevelu. La dépression produite par le compas est moins considérable sur les téguments denses et fermes que sur ceux qui sont souples et flexibles ; de sorte que, chez certains sujets, les diamètres obtenus par la mensuration de la tête sont peu supérieurs à ceux du crâne, tandis que chez d'autres, dont les téguments ne sont pas plus épais, les diamètres peuvent être accrus de près d'un centimètre.

Avec des causes de variation aussi nombreuses et aussi diverses, il est impossible d'établir *à priori* la comparaison des indices céphaliques de la tête et du crâne. Nous savons bien que la tête doit être en moyenne plus brachycéphale que le crâne, mais nous ne pouvons deviner de combien l'indice céphalique est accru par la pression des parties molles. Il n'y a que la méthode expérimentale directe qui puisse nous fournir sur ce point des notions, sinon précises, du moins approximatives. Pour cela, il faut comparer sur une série d'individus les mesures céphaliques avec les mesures crâniennes. Les recherches que je viens communiquer à la Société, et qui gagneraient à être multipliées, pourront peut-être fournir quelques indications utiles.

J'ai fait ces recherches, il y a quelques années, dans la salle d'autopsie de l'hôpital de Bicêtre. J'ai pris sur dix-neuf individus les mesures extérieures de la tête, puis j'ai enlevé les chairs et pris les mêmes mesures sur le crâne. La tête n'a été mesurée, malheureusement, que sur la table d'autopsie. Il eût été bien préférable, sans aucun doute, de la mesurer pendant la vie ; personne n'ignore, en effet, que sur le cadavre les parties déclives s'engorgent de liquides et acquièrent plus d'épaisseur. Il se produit en particulier chez beaucoup de sujets, dans la région de la nuque, une congestion à la fois séreuse et sanguine qui peut aller jusqu'à doubler et tripler l'épaisseur du cuir chevelu. Cette circonstance est de nature à augmenter considérablement la longueur du diamètre antéro-postérieur, et à diminuer, par conséquent, l'indice céphalique de la tête; et je ne l'ignorais pas; mais il me répugnait, je l'avoue, de soumettre des moribonds à des mensurations céphaliques qui les auraient fatigués et surtout effrayés. C'est mon excuse, et j'espère que vous voudrez bien l'accepter. Il y a donc là une cause d'erreur que je vous signale, et dont nous pourrons d'ailleurs tenir compte tout à l'heure.

Tous les diamètres et toutes les courbes de la tête et du crâne sont consignés sur mon registre; j'en extrais seulement les deux diamètres principaux, dont les rapports donnent les indices céphaliques. Il est inutile d'ajouter que ces diamètres sont les diamètres maxima, et je dirai à cette occasion que, sur le vivant, le diamètre transversal maximum est situé très-fréquemment dans la région temporale, à peu près au niveau du plan biauriculaire vertical; tandis que, sur le crâne, ce diamètre maximum est presque toujours situé plus bas et surtout plus en arrière. Cette différence est due à la saillie du muscle temporal, qui n'existe plus sur le crâne.

Le diamètre antéro-postérieur de la tête, comparé à celui du crâne, est accru en moyenne d'un peu moins de 6 millimètres, tandis que le diamètre transversal est accru de près de 8 millimètres (V. le tableau, p. 101). Cette différence d'accroissement est due à la présence du muscle temporal; et elle serait certainement plus grande si l'épaississement cadavérique des téguments de la nuque ne l'avait diminuée d'une quantité qu'il est impossible de déterminer. Somme toute, l'indice céphalique moyen de la tête l'emporte sur celui du crâne de 1.68, et je crois rester au-dessous de la vérité en disant que, si les mesures céphaliques avaient été prises sur le vivant, la différence des indices s'élèverait au moins à deux unités.

Par conséquent, lorsque nous voudrons établir une comparaison entre les indices céphaliques calculés d'après des mesures prises sur le vivant et les indices céphaliques crâniens, en d'autres termes, lorsque nous voudrons apprécier le degré de dolichocéphalie ou de brachycéphalie d'une population dont nous ne posséderons pas les crânes, nous devrons retrancher au moins deux unités de l'indice céphalique moyen de la tête des individus mesurés.

NUMÉROS.	TÊTE.			CRANE.			Différence des indices.
	Diamètres antéro-postérieurs	Diamètres trans-versaux.	Indices céphali-ques.	Diamètres antéro-postérieurs.	Diamètres trans-versaux.	Indices céphali-ques.	
1	186	135	72.58	182	131	71.97	+0.61
2	170	148	87.06	165	137	83.03	+4.03
3	191	146	76.44	182	139	76 37	+0.07
4	188	146	77.66	184	138	75 00	+2.66
5	181	143	79.00	175	135	77.14	+1.86
6	181	152	83.97	177	144	81.35	+2.62
7	192	152	79.16	187	146	78.07	+1.09
8	190	147	77.37	182	142	78.02	—0.65
9	178	146	82.02	174	141	81.03	+0.99
10	185	155	83.78	178	147	82.58	+1.20
11	200	152	76.00	192	147	76 56	—0.56
12	185	145	78 37	182	136	74 72	+3.65
13	167	147	88.02	164	136	82.93	+5.09
14	197	153	77.66	190	145	76.31	+1.31
15	180	147	81.66	169	136	80.47	+1 91
16	178	150	84.27	170	142	83.53	+0.74
17	178	150	79.78	184	140	76.08	+3.70
18	177	146	82.48	172	142	82 56	—0.08
19	190	145	76.31	184	135	73.57	+2.74
Moyenn.	184.42	147.63	80.051	178.579	139.947	78.366	+1.683

Il est bien entendu que les indices céphaliques moyens ont été calculés directement sur les diamètres moyens.

On voit que sur tous les sujets, à l'exception de trois, l'indice céphalique du crâne est plus petit que celui de la tête; et que, dans les trois autres cas, le premier de ces indices ne l'emporte sur le second que d'une quantité fort minime. Mais ces exceptions mêmes prouvent la nécessité de considérer des séries et non des individus.

EXPLICATION DES PLANCHES I et II.

Basques français et basques espagnols.

Nous n'avons annoncé, page 43, qu'une seule planche représentant deux crânes de Zaraus et deux crânes de Saint-Jean-de-Luz. Mais, au moment de faire graver ces figures, nous avons pensé qu'il serait avantageux de représenter en outre un troisième crâne de Saint-Jean-de-Luz, sur lequel on trouvera des caractères résultant du mélange du type du Zaraus et du type qui prédomine à Saint-Jean-de-Luz. Nous donnons donc ici deux planches au lieu d'une.

Les figures, dessinées au stéréographe, ont été réduites au tiers de la grandeur naturelle à l'aide du pantographe. Les numéros entre parenthèses renvoient aux séries déposées dans le musée de la Société d'anthropologie.

PLANCHE I.

Fig. 1. Homme de Zaraus (n° 39 de la première série des Zaraus).

Fig. 2. Femme de Zaraus (n° 18 de la même série).

Ces deux crânes représentent le type qui prédomine à Zaraus.

Fig. 3. Femme de Saint-Jean-de-Luz (n° 4 de la série de Saint-Jean-de-Luz)

Ce crâne rentre dans le type des Basques de Zaraus.

Fig. 4. Homme de Saint-Jean-de-Luz (n° 25 de la même série).

Ce crâne participe à la fois des deux types de Zaraus et de Saint-Jean-de-Luz.

PLANCHE II.

Fig. 5 et 6. Homme de Saint-Jean-de-Luz (n° 24 de la série).

Ce crâne représente le type pur de Saint-Jean-de-Luz.

Fig. 7, *norma verticalis* de l'homme n° 39 de Zaraus (voir fig. 1).
Fig. 8,   —   de la femme n° 18 de Zaraus (voir fig. 2).
Fig. 9,   —   de l'homme n° 25 de Saint-Jean-de-Luz (voir fig. 4).
Fig. 10,   —   de l'homme n° 24 de Saint-Jean-de-Luz (voir fig. 5 et 6).

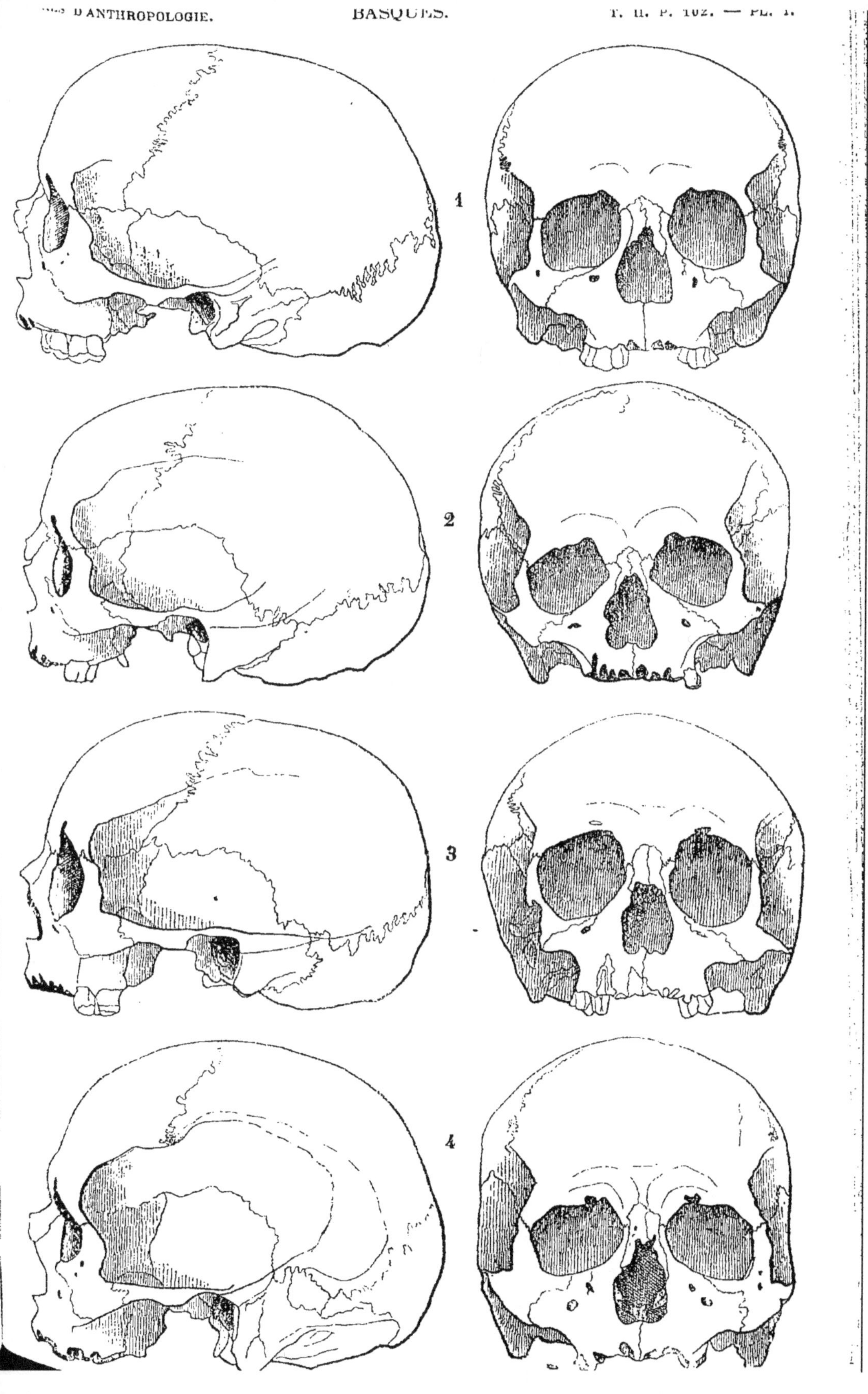

1
2
3
4

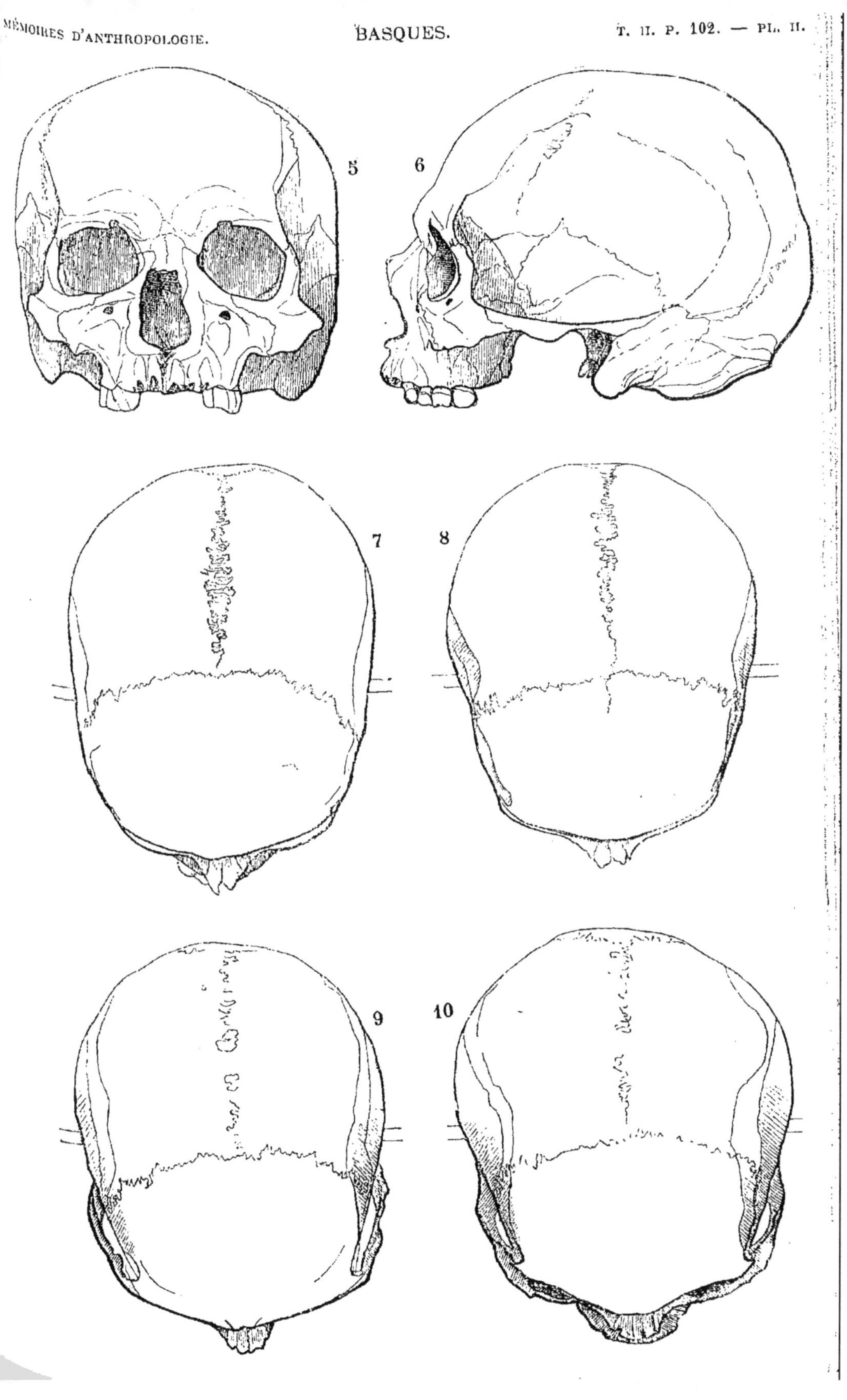

APPENDICE

§ 1. — Nouveaux crânes basques de Zaraus.

(*Bulletins de la Société d'anthropologie*, 2e série, t. I, p. 470, 5 juillet 1866.)

M. Velasco, qui avait déjà aidé M. Broca dans la difficile opération de recueillir les crânes basques offerts par ces messieurs à la Société en 1862, a eu l'occasion de continuer les fouilles commencées à cette époque dans le cimetière de Zaraus. Plusieurs crânes ont été donnés par lui soit au musée, soit à la Société d'anthropologie de Madrid, et une nouvelle série de 19 crânes a été envoyée par ses soins à M. Broca, avec prière d'en réserver une douzaine pour la Société de Paris.

Avant de communiquer les résultats des études encore incomplètes auxquelles il a soumis ces nouveaux crânes, M. Broca fait remarquer qu'ils ont été recueillis dans des conditions sensiblement différentes. Les premiers, en effet, l'avaient été à la hâte, sans choix, la nuit, et par suite, comprenant un nombre à peu près égal de crânes d'hommes et de femmes, ils pouvaient donner une idée assez exacte du crâne moyen de la population primitive de Zaraus. Ceux-ci, au contraire, ont été choisis à loisir par M. Velasco, qui habite près du cimetière et a pu réunir avec plus de temps et de soins cette nouvelle collection.

Aussi sont-ils presque tous remarquables par leur volume et leurs formes, et le plus grand nombre sont des crânes d'hommes.

Voici, du reste, la valeur moyenne des diamètres antéro-postérieur et transverse pour les deux séries.

$$\text{D. A. P.} \begin{cases} \text{Première série} \ldots\ldots\ldots & 180^{mm},5 \\ \text{Seconde série.} \ldots\ldots\ldots & 189\phantom{^{mm}},5 \end{cases}$$

Soit une augmentation de 9 millimètres en faveur de la seconde série.

$$\text{D. T.} \begin{cases} \text{Première série} \ldots\ldots\ldots & 142^{mm},6 \\ \text{Seconde série.} \ldots\ldots\ldots & 144\phantom{^{mm}},5 \end{cases}$$

Soit environ 2 millimètres de plus en faveur de la seconde série.

Ces crânes n'ont pas encore été cubés ; mais eu égard à leur volume et en se rappelant que la capacité moyenne des crânes basques de la première série était de 1 487 centimètres cubes, on peut estimer que ceux de la seconde doivent dépasser 1 500 centimètres cubes.

Quant à l'indice céphalique, il était en moyenne de 77.5 sur les crânes de la première série ; il est de 76 pour ceux de la seconde. Ces crânes sont donc plus dolichocéphales que les parisiens, dont l'indice céphalique est en moyenne de 79, et il est à remarquer, en outre, que la dolichocéphalie est plus considérable dans la seconde série, composée presque exclusivement de crânes d'hommes, que dans la première, où les crânes d'hommes et de femmes étaient en nombre à peu près égal, ce qui est en opposition avec les résultats fournis par l'ossuaire de Saint-Arnould, où l'on avait observé une dolichocéphalie plus grande sur les crânes de femmes que sur les crânes d'hommes.

Parmi les 19 crânes dont il est question aujourd'hui, le seul qui s'approche de la brachycéphalie est le n° 2, dont l'indice = 81. Sa largeur est cependant peu considérable, et c'est plutôt à la petitesse du diamètre antéro-postérieur qu'au développement du diamètre transverse qu'il faut attribuer ce résultat ; le n° 18 a 79, trois ont de 77 à 78 ; quatorze sont au-dessous de 77, En résumé, il s'en trouve 1 sous-brachycéphale, 14 dolichocéphales, et les autres sont mésaticéphales, tendant légèrement vers la brachycéphalie ; et si l'on se rappelle que la première série avait offert exceptionnellement, sur un seul crâne, un indice de 83, on peut conclure que la population ancienne de Zaraus a été plutôt dolichocéphale.

La plus grande partie de ces nouveaux crânes se distinguent par des saillies osseuses accentuées ; mais le développement de la protubérance occipitale n'est généralement pas en rapport avec celui des autres parties de la tête, et chez quelques-uns même on ne remarque aucune trace de cette protubérance.

Du reste, la face est généralement courte, et il n'en est aucun qui offre ce caractère de prognathisme signalé dans le crâne précédemment offert au nom du musée de Saint-Germain.

Spécialement, la face présente peu de saillie par rapport à la mâchoire inférieure, et l'arcade dentaire n'est certainement pas en rapport avec le développement général du crâne , dont le volume surpasse notablement celui des crânes parisiens. Par contre, le nez est fort développé, et quand le crâne repose sur un plan, la mâchoire recule en arrière du nez, de telle sorte qu'il faut, pour obtenir la projection de cette partie de la face, une équerre spéciale qui ne s'élève pas jusqu'au nez, et que plusieurs de ces crânes pourraient à juste titre être qualifiés en quelque sorte d'*opisthognathes*.

On observe également sur plusieurs d'entre eux cette dépression, appelée par les Anglais *post-coronale*, et qui fait les crânes dits *en besace*. Cette déformation, étudiée par M. Lunier dans les Deux-Sèvres, où elle peut être attribuée à l'usage de serrer un cordon autour de la tête des enfants, a été également constatée dans plusieurs parties du pays de Galles par MM. Barnard Davis et John Thurnam, qui, sans en faire un caractère de race, se sont bornés à mentionner cette coïncidence.

Presque tous se font remarquer par un développement considérable de la partie occipitale, en sorte que s'ils sont dolichocéphales, ce n'est pas à la manière des Européens, mais plutôt des nègres, des Berbères et des Kabyles ; cependant il en est un, le n° 2, qui a frappé M. Pruner-Bey par le faible développement de la région occipitale.

Enfin le n° 12 mérite une mention particulière, à cause d'un os spécial qui a beaucoup occupé les anthropologistes, et qu'on avait d'abord appelé *os Incæ*, dans l'idée qu'il était spécial aux Incas. Depuis, malgré l'autorité de MM. de Rivero et Tschudi, on a reconnu qu'il se rencontre également chez d'autres races ; mais ces savants ont peut-être eu raison de dire qu'il est plus fréquent chez les Incas. — C'est un os médian symétrique, triangulaire, isocèle, dont le sommet touche au lambda et dont la base passe au-dessus de la protubérance occipitale. Il comprend toute la partie de l'écaille occipitale qui est au-dessus de la ligne courbe occipitale supérieure, et est évidemment l'analogue, ainsi que Et. Geoffroy Saint-Hilaire l'a démontré, de l'os *interpariétal* de certains animaux.

En étudiant son développement, on reconnaît que chez beaucoup d'animaux il est constant, et Geoffroy Saint-Hilaire lui a donné le nom d'*os interpariétal*.

———

§ 2. — Réponse à M. Pruner-Bey sur les nouveaux crânes de Zaraus.

(*Bulletins de la Société d'anthropologie*, 2ᵉ série, t. II, p. 18-21, 3 janvier 1867.)

Je répondrai d'abord à M. Pruner-Bey que l'étymologie sémitique du mot *Ibère* me paraît fort contestable. Sans doute, si les Ibères du Caucase et les Sémites avaient été limitrophes, ceux-ci auraient pu donner à leurs voisins un nom sémitique, mais il est fort probable que le peuple non sémitique n'aurait pas accepté cette dénomination, et que, dans tous les cas, il l'aurait quittée en émigrant.

Néanmoins je suis heureux de voir M. Pruner-Bey reconnaître Zaraus pour un pays basque, et avouer l'authenticité des crânes de notre collection.

Quant aux différences, aux variétés signalées par M. Pruner-Bey, elles n'ont rien d'étonnant. Pas plus dans le pays basque que dans un pays quelconque de l'Europe, il n'y a aujourd'hui de races pures. Les Basques ont fort bien pu se mêler avec des étrangers, d'autant mieux qu'ils étaient navigateurs. De là, les deux types que signale M. Pruner-Bey et que l'on retrouve aussi dans la nouvelle collection offerte par M. Velasco. Mais je ferai remarquer que les proportions numériques sont exactement le contraire de ce qu'elles devraient être dans l'hypothèse de M. Pruner-Bey; car dans tout mélange de ce genre la race indigène doit dominer, et ici nous voyons que la prétendue race ligure ou ibère est en infime minorité. Ainsi, dans la première collection de soixante crânes, il n'y a qu'un crâne brachycéphale (le nº 24). Dans la seconde collection de dix-neuf crânes, il y a un crâne sous-brachycéphale. Ce serait donc là, d'après notre collègue, tout ce qui resterait de la race indigène; mais comment expliquer alors la disparition complète de la langue de la race étrangère, si elle avait eu une telle prépondérance numérique ?

Pour M. Pruner-Bey, les crânes dolichocéphales de notre collection de crânes basques sont des crânes celtiques. Or je rappellerai que l'on est loin d'être d'accord sur la valeur du mot *celtique*. Pour les uns, Celte est presque synonyme d'Européen : pour d'autres, et pour moi en particulier, la dénomination de *Celte* désigne simplement l'habitant de l'ancienne Gaule celtique. Enfin, M. Pruner-Bey appelle *celtiques* tous les crânes dolichocéphales de l'âge de pierre.

Mais, même en prenant le type dit *celtique* tel que le conçoit M. Pruner-Bey, je trouve que notre crâne basque ou celto-basque en diffère par des caractères qui lui appartiennent en propre, l'un surtout.

Dans le type celtique de M. Pruner-Bey, le prognathisme des dents est assez fréquent, mais le crâne basque a pour caractère distinctif une extrême petitesse de la face, d'où un orthognathisme parfait, quelquefois même un léger degré d'opisthognathisme, quand la diminution de la face se fait dans le sens antéro-postérieur. La voûte palatine est ordinairement courte, et l'arcade alvéolaire, toujours assez petite, reste souvent en arrière de la saillie du nez. C'est au point que, si l'on veut mesurer à l'aide d'une équerre ordinaire la distance entre l'arcade alvéolaire et le trou occipital, on ne peut aborder ainsi la mâchoire, à cause de la saillie du nez, et même de l'épine nasale quand les os du nez sont brisés, et l'on est obligé d'employer une petite équerre spéciale. Ce caractère remarquable n'est pas dû à l'atrophie de la mâchoire après l'usure des dents, qui sont généralement mauvaises et petites chez le Basque ancien et aussi chez les Basques actuels, car on le constate encore quand les dents sont intactes. En outre, les dimensions transverses de la face sont petites comme le diamètre antéro-postérieur.

Cette petitesse de la face des Basques de Zaraus contraste avec le grand développement de leur boîte crânienne. La capacité de leur crâne est supérieure à celle des crânes parisiens, quoique les dimensions de leur face soient moindres. Le rapport du volume du crâne au volume de la face est donc plus grand chez les Basques, et ce caractère qui les distingue des Parisiens ne les distingue pas moins de ceux que M. Pruner-Bey appelle des *Celtes*.

Je termine en indiquant rapidement quelques caractères moins importants. Ce sont : 1° la saillie de l'écaille occipitale, en moyenne plus considérable que dans le crâne dit *celtique* ; 2° l'extrême atrophie de la protubérance occipitale, beaucoup moins développée que dans toute autre race d'Europe ; 3° la petitesse du front. Chez les Basques, les triangles auriculo-frontal et auriculo-facial sont sacrifiés. Sous le rapport des dimensions frontales, les Basques se placent entre nous et les nègres.

Enfin, puisque M. Pruner-Bey a parlé d'étymologie, je profite de l'occasion pour rectifier celle du mot *Zaraus* qu'il nous a donnée précédemment. M. Pruner-Bey supposait que Zaraus était une colonie d'Irlandais, et le mot *Zaraus* aurait signifié la *ville des cochons*, dénomination injurieuse pour les intrus, ou bien indiquant simplement qu'ils élevaient beaucoup de porcs. Or, dans le pays basque on élève beaucoup de cochons, et plusieurs localités s'appellent, à cause de cela, *ville des cochons*, ce qui se dit *Ourdoz* et non *Zaraus*.

----

§ 3. — Sur la répartition de la langue basque en France.

(*Bulletins de la Société d'anthropologie*, t. V, p. 819-823, 17 novembre 1864.)

J'offre à la Société, pour ses archives, une grande carte manuscrite sur laquelle j'ai indiqué, aussi exactement que je l'ai pu, les limites actuelles de la langue basque en France. Dans une de nos précédentes discussions, il a été question de l'extinction graduelle des langues, et j'ai voulu savoir si le basque avait perdu du terrain depuis quelques siècles. Pour cela, j'ai cherché d'abord quelle était la limite que les auteurs actuels assignent à la langue basque, et je n'ai pas été peu surpris de voir qu'aucun d'eux ne les a indiquées. On se borne partout à dire que le basque est parlé au pied des Pyrénées dans la Soule, la Basse-Navarre et le Labour, et nulle part je n'ai trouvé d'indication plus précise. Les auteurs plus anciens ne sont pas moins vagues, et avec de pareilles données il est impossible de comparer le présent au passé.

Il est parfaitement certain qu'un très-grand nombre de lieux où l'on parle patois ou français, non-seulement au sud de l'Adour, mais encore entre l'Adour et la Garonne, portent des noms qui ne peuvent provenir que du basque, ou d'une langue étroitement affiliée au basque. On en conclut légitimement qu'avant les temps historiques une langue ibérienne a été parlée dans tous les pays compris entre les Pyrénées et la Garonne ; et comme ces noms sont beaucoup plus nombreux dans la zone comprise entre le pays basque et l'Adour que dans la zone comprise entre l'Adour et la Garonne, on en conclut encore, sinon avec certitude, du moins avec quelque probabilité, que les langues indo-européennes ont prévalu dans cette dernière zone bien longtemps avant de pénétrer dans la première.

Il faut tenir compte toutefois d'un fait historique qui complique singulièrement le problème. Conquis par les Romains sur les Aquitains, par les Visigoths sur les Romains, par les Franks sur les Visigoths, le bassin de l'Adour fut repris à la fin du sixième siècle par les Vascons (ou Basques) auxquels le roi mérovingien Thierry céda enfin par un traité tout le pays compris entre ce fleuve et les Pyrénées. Depuis lors ce pays n'a plus été conquis, car les Sarrasins ne firent qu'y passer, et si, après d'innombrables péripéties, il fut enfin définitivement annexé à la couronne de France, les éléments ethniques de la population ne furent pas sensiblement modifiés par ces changements politiques. Il serait donc possible que la grande fréquence des noms ibériens dans tout le bassin de l'Adour fût la conséquence de la conquête vascone du sixième siècle, que la langue basque, autrefois dépossédée, eût regagné par suite de cette conquête une partie du terrain qu'elle avait perdu depuis bon nombre de siècles, et qu'ensuite elle eût peu à peu, de village en village, rétrogradé jusqu'à ses limites actuelles, en cédant paisiblement la place au patois béarnais.

Deux hypothèses se trouvent donc en présence : ou bien les limites septentrionales de la langue basque sont restées les mêmes depuis l'époque gauloise, et alors on doit leur accorder une grande valeur historique et ethnologique, puisqu'elles font connaître les frontières du petit pays qui, sous les Gaulois comme sous les Romains, garda bravement son indépendance ;

ou bien ces limites ont oscillé à diverses reprises, avancé au sixième siècle pour reculer ensuite pas à pas, et alors la circonscription actuelle de la langue basque en France perd une grande partie de son importance, puisqu'elle ne nous fait plus connaître que l'état présent des choses.

La première hypothèse me paraît plus probable que l'autre; mais la question est évidemment très-controversable, et il est clair que si on veut la résoudre il faut avant tout commencer par déterminer avec précision les limites actuelles du basque.

Cette détermination n'ayant pas été faite jusqu'ici, à ma connaissance du moins, par les auteurs qui ont écrit l'histoire des Basques, j'ai demandé des renseignements directs à deux personnes qui connaissent parfaitement la vasconie française, à mon ami M. Elisée Reclus, qui a passé à Orthez une grande partie de sa jeunesse, et qui a maintes fois exploré en tous sens le département des Basses-Pyrénées, et à mon honorable confrère et homonyme, le docteur Honoré Broca, qui est né à Oloron, à quelques kilomètres du pays basque. Sur une carte très-détaillée, où les moindres villages sont indiqués, nous avons marqué au crayon rouge tous les lieux où l'on parle le basque, et nous avons obtenu une lisière sinueuse, qui, partant du pied du pic d'Anie, sur la frontière d'Espagne, va aboutir à Bidart, à quelques kilomètres au sud de Biarritz, sur le golfe de Gascogne.

Cette ligne, à partir du pic d'Anie, se dirige d'abord vers le nord-ouest en passant par Sainte-Engrace, Andacé-Ibarra et Licq; de Licq elle se porte au nord-est vers Montary, puis au nord-ouest vers Tardetz; de là elle fait une pointe vers l'est, gagne Barenx et Esquiale, où elle se réfléchit subitement, et se dirige ensuite constamment vers l'ouest-nord-ouest, en passant par Berrogain, Charitte, Arroue, Saint-Palais, Garritz, Isturitz, Aqherre; de là elle passe un peu au nord d'Hasparren, d'Ustaritz et de Guethary, pour aboutir à Bidart.

Pour compléter ces renseignements, j'ai demandé à més amis s'ils avaient connaissance que le patois béarnais eût quelque peu empiété sur le basque dans des temps plus ou moins modernes. Ils m'ont répondu l'un et l'autre négativement. Nulle part, pas même dans les villages béarnais les plus rapprochés de la ligne que je viens d'indiquer, on ne se souvient d'avoir entendu parler de l'époque où la langue basque aurait pu y être usitée. Mon confrère M. Honoré Broca m'a signalé, il est vrai, que dans trois localités limitrophes, Licq, Montary et Tardetz, un certain nombre d'habitants sont Béarnais et parlent le béarnais en même temps que le basque ; mais il ajoute que cet ordre de choses est déjà ancien, et que le béarnais ne fait aucun progrès dans ces populations mi-parties.

Il est peu probable en effet qu'une langue populaire, qu'un simple patois, comme le béarnais, puisse se substituer au basque. Le basque, je n'en doute pas, sera tôt ou tard supplanté, mais il fera place au français et non au béarnais, et il est probable qu'il ne disparaîtra pas en reculant peu à peu, mais qu'il dépérira partout à la fois comme nos patois méridionaux. Partout déjà, le français est devenu la langue usuelle des familles éclairées ; il commence à prévaloir dans plusieurs villes, d'où il s'infiltre lentement dans les campagnes environnantes ; tout permet donc de croire que dans un petit nombre de générations tous nos Basques connaîtront le français et qu'au bout de quelques générations de plus ils auront oublié la langue de leurs ancêtres.

En Espagne, le basque a perdu beaucoup de terrain depuis le commencement de ce siècle. Il y a cinquante ans, il s'étendait au sud jusqu'à Puente la Reyna (en Navarre); aujourd'hui les limites de cette langue passent un peu au nord de Pampelune ; par conséquent elles ont reculé d'environ 8 lieues vers le nord. Ce recul, qui s'est effectué graduellement, de proche en proche, contraste avec la fixité sinon absolue, du moins relative, des limites du pays basque français ; mais en Espagne la langue basque se trouve aux prises avec une langue littéraire, organe officiel d'une nationalité que les Basques ont acceptée, — tandis qu'en France elle est en présence d'un patois qui est déjà en décadence et qui, loin de pouvoir prétendre à l'absorber, périra probablement avant elle.

Les limites indiquées sur la carte que je vous présente ne correspondent à aucune des divisions politiques, à aucune des circonscriptions territoriales connues dans l'histoire. On dit généralement que le pays basque français comprend les trois anciens districts du Labour, de la Basse-Navarre et de la Soule ; mais ces trois districts s'étendaient vers le nord bien au delà du pays basque. A l'est toutefois, les limites de ce pays diffèrent peu de celles qui séparaient la Soule du Béarn.

Le pays basque français, dans sa plus grande longueur, du pic d'Anie à l'embouchure de la Bidassoa, n'a que 25 lieues. — Dans sa partie orientale, il a en moyenne 10 lieues de large ; dans sa partie occidentale, sa largeur ne dépasse pas 4 à 5 lieues.

J'ai commencé, avec le concours de M. Elisée Reclus, l'exécution d'une carte semblable pour le pays des Basques espagnols ; mais cette carte est encore trop incomplète pour que je puisse vous la présenter. Je me propose d'inviter mon ami M. Velasco à se charger de ce travail.

§ 4. — Sur la carte de la langue basque.

(*Bulletins de la Société d'anthropologie*, 2ᵉ série, t. III, p. 7. 9 janvier 1868.)

M. Broca entretient la Société des recherches auxquelles il se livre depuis plusieurs années pour dresser la carte de la langue basque. Pendant le séjour qu'il vient de faire, en septembre dernier, dans les provinces basques de France et d'Espagne, il a pu, à l'aide de M. Velasco, et aussi de MM. les docteurs Otaño et Carrion, tous deux de Saint-Sébastien, arriver à déterminer d'une manière assez exacte les différentes régions où la langue basque est encore parlée. Il a reconnu ainsi qu'il y a en France une séparation brusque, et, par suite, une ligne de démarcation bien nette entre le basque et le français (ou plutôt le béarnais) ; mais qu'il en est tout autrement en Espagne. En effet, de l'autre côté des Pyrénées, on observe, entre les deux zones où le peuple parle exclusivement soit le basque, soit le castillan, une zone intermédiaire où le basque et le castillan sont tous deux, et côte à côte, d'un usage populaire. C'est, au reste, ce que M. Broca établira d'une manière bien évidente à l'aide de la carte de Biscaye et d'Alava, qu'il a dressée avec M. Velasco, et qu'il se propose de communiquer prochainement à la Société, en même temps que celle de Navarre, à laquelle M. Carrion a bien voulu se charger de mettre la dernière main.

Note ajoutée au moment de la réimpression (voir la carte). — J'avais déjà déposé le 17 novembre 1864, dans les archives de la Société d'anthropologie, une carte de la répartition de la langue basque en France, d'après les renseignements que m'avaient fournis M. Elisée Reclus et mon homonyme le docteur Henri Broca. Depuis lors, j'ai recueilli des renseignements plus complets qui m'ont permis de déterminer avec plus de précision les contours de la ligne basque. Pendant mon séjour à Saint-Jean de Luz, en septembre et octobre 1867, M. le docteur Argelliès me procura divers documents, entre autres une liste dressée à l'évèché de Bayonne, et contenant l'énumération de toutes les paroisses où la prédication se fait en langue basque. En remaniant ma première carte d'après ce précieux document, je fus surpris de trouver autour de la Bastide-Clairence, en plein pays basque, un îlot où le peuple parle exclusivement le béarnais. Ce phénomène singulier méritait une enquête spéciale. M. Camino, maire de Briscous, petite ville basque située à 2 lieues de la Bastide, a eu l'extrême obligeance de déterminer village par village, hameau par hameau, les limites du basque et du béarnais, et il a constaté que le groupe béarnais de la Bastide ne forme pas un îlot, mais une presqu'île, reliée au pays béarnais par un pédicule long et étroit qui, en certains points, n'a pas tout à fait 1 kilomètre de large. Une carte grandie, placée sur l'un des coins de la carte générale, permettra d'étudier cette répartition remarquable.

En terminant ma courte communication du 7 janvier 1868 sur la répartition de la langue basque en Espagne (voir p. 142), j'avais annoncé l'intention de communiquer « prochainement » une carte dressée avec le concours de MM. les docteurs Velasco, Otano et Carrion. Cette intention n'a pas été réalisée; les renseignements relatifs à la Biscaye et à la partie occidentale de l'Alava étaient encore trop insuffisants. Je me proposais de les compléter dans un nouveau voyage en Espagne. La guerre de 1870, et depuis lors l'insurrection carliste ne m'ont pas permis de le faire jusqu'ici. Mais M. le docteur Cazenave de Laroche, de Pau, a bien voulu venir à mon aide. Sa position de médecin d'une station thermale des Pyrénées l'a mis en relation avec un grand nombre de personnages du pays basque espagnol, et notamment avec plusieurs habitants d'Orduna, et grâce aux renseignements qu'il a obtenus d'eux, j'ai pu tracer, sinon avec une parfaite exactitude, du moins avec une certaine approximation, la partie orientale de la ligne basque.

Ce qui rend la démarcation très-difficile en Espagne, c'est le mélange qui s'observe sur les limites du basque et du castillan. Il y a une zone d'une certaine largeur où le peuple parle à la fois les deux langues. Il faut donc indiquer par une première ligne extérieure (ligne pleine sur la carte) la limite où l'on cesse tout à fait de parler le basque, et par une seconde ligne intérieure (ligne interponctuée) celle où le peuple cesse tout à fait de parler le castillan. Ces deux lignes ne sont point stationnaires; la ligne extérieure en particulier s'est notablement déplacée depuis le commencement de ce siècle. Il y a une cinquantaine d'années, elle passait encore à Puente-la-Reina, ville située à 6 lieues au sud de Pampelune ; aujourd'hui elle passe un peu au nord de cette dernière ville.

Dans ces conditions, la recherche respective des deux langues est fort compliquée, les informations sont difficiles, et parfois incertaines, et c'est ce qui m'a fait hésiter jusqu'ici à publier la carte de la langue basque. Cette publication me paraissait d'autant moins urgente que M. d'Abbadie avait annoncé à la Société d'anthropologie, dans la séance du 2 juillet 1868, que le prince Louis-Lucien Bonaparte, si connu par ses travaux sur la langue basque, faisait graver une grande carte où étaient indiquées non-seulement la répartition de cette langue, mais encore celle de ses dialectes. Toutefois l'auteur de cet important travail voulait, avant de le livrer à la publicité, vérifier quelques détails, et attendait l'occasion de faire un nouveau voyage dans le pays basque. J'espère que le public ne tardera pas à profiter de ces recherches si consciencieuses et si exactes. Elles dépassent de beaucoup le but que je m'étais proposé. Le travail du prince Louis-Lucien Bonaparte est essentiellement un travail de linguistique, tandis que le mien est purement ethnologique, et n'exige pas à beaucoup près la même précision. Si donc je me décide à publier aujourd'hui une petite carte de la langue basque, malgré les doutes qui peuvent me rester encore sur certains points, je ne le fais que pour donner une idée de l'extension actuelle du peuple basque. C'est aussi le meilleur moyen de provoquer la rectification des erreurs qui ont pu être commises.

Le lecteur comprendra que cette ébauche ne saurait entrer en parallèle avec l'œuvre à laquelle le prince Louis-Lucien Bonaparte a consacré tant de temps.

Je demande la permission de revenir sur un phénomène assez curieux que j'ai déjà signalé plus haut. En Espagne, sur les limites du basque et du castillan, il y a une zone intermédiaire où le peuple parle à la fois les deux langues, tandis qu'en France il n'existe rien de pareil ; la ligne de démarcation est brusque. L'explication de ce phénomène est facile à donner. En Espagne, le basque se trouve aux prises avec le castillan, qui est la langue officielle du royaume, et qui a manifestement l'avantage, tout le monde ayant intérêt à l'apprendre et à le parler. Aussi remarque-t-on que le castillan se propage de proche en proche aux dépens du basque, et que celui-ci depuis cinquante ans a reculé de huit lieues vers le nord. En France, au contraire, les limites n'ont pas changé depuis l'époque où remontent les plus anciens renseignements. Le français s'infiltre dans les villes ; mais les langues populaires, le béarnais et le basque, ont conservé leur ancienne ligne de démarcation. Il n'y a, en effet, aucune raison pour que l'une d'elles supplante l'autre. Elles vivent côte à côte jusqu'à ce qu'elles soient toutes deux supplantées par le français.

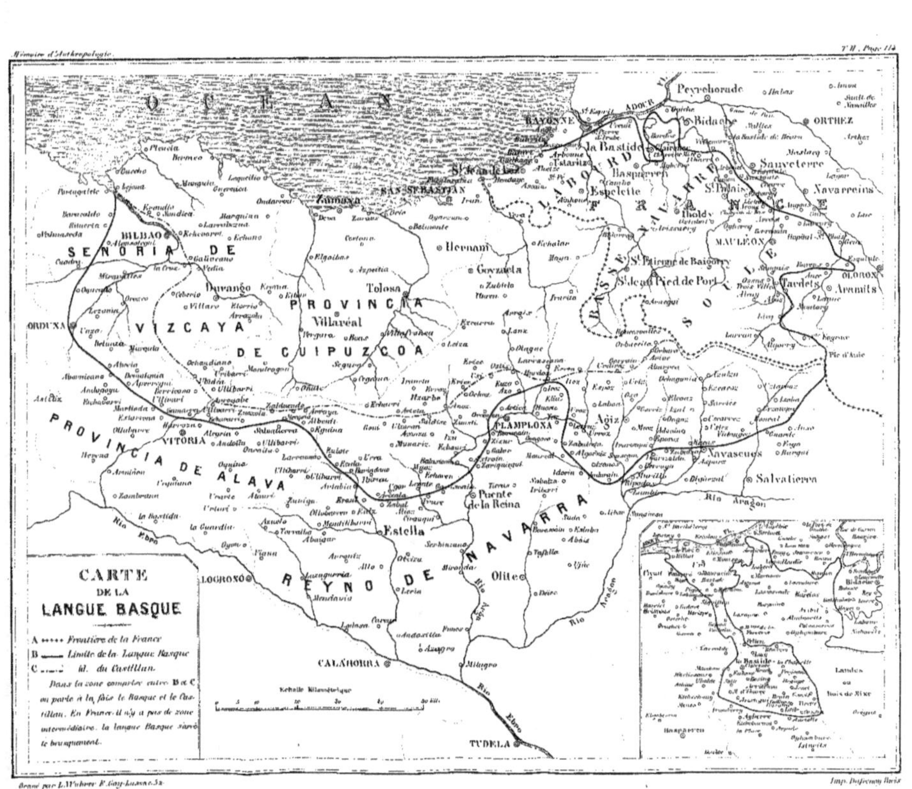
OCÉAN
BAYONNE
Peyrehorade
ORTHEZ
Bidache
La Bastide
Sauveterre
St Jean de Luz
SAN SEBASTIAN
Irun
LABOURD
Espelette
MAULÉON
NAVARREINS
St Etienne de Baigorry
St Jean Pied de Port
Tardets
OLORON
Aramits
SOULE
BASSE NAVARRE
FRANCE
Hernani
Gorazela
SEÑORIA
DE
BILBAO
Plencia
Bermeo
Durango
Tolosa
VIZCAYA
PROVINCIA
Villaréal
DE GUIPUZCOA
Ondarroa
ORDUÑA
VITORIA
PROVINCIA DE ALAVA
PAMPLONA
Agiz
Navascues
Salvatierra
Puente de la Reina
Tierras
REYNO DE NAVARRA
la Bastida
LOGROÑO
Estella
Olite
Tafalla
Río Ebro
Río Arga
Río Aragon
CALAHORRA
Milagro
TUDELA
Ebro

CARTE
DE LA
LANGUE BASQUE
A ++++ Frontière de la France
B —— Limite de la Langue Basque
C ···· id. du Castillan
Dans la zone comprise entre B et C
on parle à la fois le Basque et le Cas-
tillan. En France il n'y a pas de zone
intermédiaire, la langue Basque finit
brusquement.

Échelle Kilométrique

SUR LES CARACTÈRES ANATOMIQUES

DE

L'HOMME PRÉHISTORIQUE

(Comptes rendus du Congrès d'anthropologie et d'archéologie préhistoriques, session de Paris, 1867.

Ce discours a été prononcé, le 30 août 1867, dans la dernière séance du Congrès international d'anthropologie et d'archéologie préhistoriques, en réponse à la sixième question, qui était ainsi conçue :

Quelles sont les notions acquises sur les caractères anatomiques de l'homme dans les temps préhistoriques depuis les époques les plus reculées jusqu'à l'apparition du fer ?

Peut-on constater la succession, surtout dans l'Europe occidentale, de plusieurs races et caractériser ces races ?

Messieurs, avant d'aborder directement l'importante question qui a été mise à l'ordre du jour de la séance, il n'est pas inutile de rappeler les phases que cette question d'ethnogénie primitive a déjà parcourues.

Lorsque les admirables travaux des linguistes eurent établi la parenté et la filiation des langues indo-européennes, on fut naturellement conduit à supposer que tous les peuples qui parlaient ces langues devaient être de même souche et appartenir à la même race ; et, comme tout paraissait indiquer que l'Asie avait été le point de départ de leur irradiation, comme en outre on ignorait encore la haute antiquité de l'homme, on se laissa aller à croire que l'Europe avait été peuplée pour la première fois, quelques siècles à peine avant le début de la période historique, par des immigrants asiatiques. Trouvant devant eux la terre libre, les nouveaux venus n'avaient eu qu'à s'y établir ; ils y avaient bientôt pullulé, et avaient pu, en peu de siècles, constituer les nombreuses nations dont les noms et les résidences ont été indiqués par les plus anciens historiens. Si une voix s'élevait de temps en temps pour objecter, contre cette opinion, la grande diversité des races qui parlent les langues indo-européennes, et la difficulté d'expliquer comment une souche unique avait pu, en si peu de temps, pousser des rameaux aussi multiples et aussi divergents, on répondait aussitôt que ces modifications du type originel s'étaient produites sous l'influence des changements de climat et de genre de vie ; et les monogénistes acceptaient cette explication avec d'autant plus d'empressement qu'ils croyaient y trouver la démonstration expérimentale de leur doctrine.

Mais les découvertes d'archéologie préhistorique, inaugurées avec tant de talent et de sûreté par les savants du Danemark, et bientôt confirmées en Scandinavie, en Grande-Bretagne, en Suisse, en France, engagèrent la question dans une nouvelle phase. L'étude des anciennes sépultures permit d'établir la succession des industries, de constater l'existence d'une longue période pendant laquelle l'usage des métaux était inconnu, et qui reçut le nom d'*âge de pierre*, et d'une période ultérieure, où les instruments de bronze prirent place à côté des instruments de silex. Une modification complète du mode de sépulture coïncidait avec l'introduction des métaux, et il était naturel d'en conclure que ce double changement avait été la conséquence d'un mouvement ethnique. D'une autre part, la linguistique, qui avait déjà constaté l'origine asiatique de la plupart des langues de l'Europe, démontrait en outre que les peuples indo-européens connaissaient déjà l'usage du bronze lorsqu'ils effectuèrent leurs migrations vers l'Occident. Il devenait par là très-probable, pour ne pas dire certain, que l'âge du bronze avait été inauguré par les Asiatiques, et qu'avant eux, pendant toute la durée de l'âge de la pierre, le sol de l'Europe avait été occupé par des populations d'origine inconnue, c'est-à-dire autochthones, — car on sait que le nom d'*autochthones* désigne, dans chaque pays, les peuples dont l'origine étrangère ne peut être démontrée.

L'existence de ces populations autochthones pouvait d'ailleurs être prouvée directement par la linguistique. Il y avait en effet en Europe, sans parler des Turcs et des Madjiars dont l'arrivée était presque récente, et des Lapons dont l'origine pouvait être contestée, deux peuples, les Finnois et les Basques, qui parlaient des langues entièrement étrangères au groupe indo-européen. Tout permettait donc de penser que ces deux langues étaient les derniers débris des idiomes qui florissaient en Europe avant l'arrivée des peuples dits *aryens*.

Jusque-là, la question était restée dans le domaine de l'archéologie et de la linguistique. Ce fut l'illustre anatomiste suédois Retzius qui, le premier, en fit une question d'anthropologie. Le fait de la succession de deux couches ethniques étant établi, il se demanda, comme nous le faisons aujourd'hui, quels étaient les caractères respectifs de ces deux populations superposées. Comparant les Finnois, que leur langue permettait de considérer comme les descendants des autochthones, avec les Suédois, dont l'idiome indo-germanique paraissait démontrer suffisamment l'origine étrangère, il reconnut entre eux une différence craniologique remarquable ; les premiers avaient le crâne court, c'est-à-dire brachycéphale ; les autres avaient au contraire le crâne allongé, c'est-à-dire dolichocéphale. Étudiant ensuite les crânes que l'on avait pu extraire jusqu'alors des anciennes sépultures de la Scandinavie, il retrouva dans ces débris des populations préhistoriques, malheureusement trop peu nombreux encore, les deux types brachycéphale et dolichocéphale dont il avait le premier signalé l'existence, et dont il tendait même — qui pourrait s'en étonner? — à exagérer l'importance. Les données archéologiques qui permettent aujourd'hui de déterminer le degré d'ancienneté relative des monuments de l'âge de la pierre et de l'âge du bronze étaient loin d'avoir alors le degré de précision qu'elles ont acquis depuis. Retzius put donc croire que la race de l'âge de la pierre, c'est-à-dire la race autochthone, était brachycéphale, et que le type dolichocéphale avait été introduit par les Indo-Européens, inaugurateurs de l'âge du bronze.

Cette doctrine ethnogénique, née de l'exploration, d'ailleurs incomplète et infidèle, de la seule région de la Baltique, Retzius n'hésita pas à l'appliquer à la plus grande partie de l'Europe. Il croyait, comme l'enseignait alors la science officielle, et comme l'admettaient la plupart de ses contemporains, que l'homme était presque récent sur la terre ; c'était à peine si l'on se permettait de faire écouler une vingtaine de siècles entre ce qu'on appelait la dernière révolution du globe — correspondant plus ou moins au déluge biblique — et les premières migrations indo-européennes, et il ne paraissait pas probable qu'en une aussi courte période il eût pu se produire en Europe de nombreux mouvements de peuples. C'était bien assez d'attribuer la première occupation à une migration préalable et entièrement hypothétique ; et puisqu'il fallait, de par la linguistique et de par l'archéologie, reconnaître l'existence des autochthones, on supposait du moins que toute cette population primitive avait dû appartenir à une seule et même race.

Dès lors, Retzius se crut autorisé à appliquer sa théorie à toute l'Europe centrale, méridionale et occidentale, et l'ethnogénie européenne fut ramenée à la simplicité la plus séduisante. Le problème de nos origines semblait enfin résolu. Nous n'avions à compter parmi nos prédécesseurs ou nos ancêtres que deux couches ethniques superposées : 1° la race autochthone, brachycéphale, ignorant l'usage des métaux et parlant des langues qui n'avaient absolument rien de commun avec les nôtres ; 2° la race indo-européenne ou aryenne, qui avait introduit en Europe la dolichocéphalie, les métaux et les langues à flexion.

Telle fut la célèbre théorie de Retzius. Il en découlait une conséquence toute naturelle : c'est que les peuples qui avaient échappé à l'influence indo-européenne, et qui avaient conservé leurs langues autochthones, avaient dû conserver aussi le type brachycéphale de leurs ancêtres préaryens. Dans le fait, Retzius avait déjà constaté que les Finnois étaient brachycéphales. Et il crut pouvoir admettre *a priori* que les Basques l'étaient également. On conçoit qu'il lui fût bien difficile, à la distance où il était, de se procurer des crânes basques. Il finit cependant par en recevoir deux, qu'il accepta avec empressement, sans se préoccuper beaucoup de leur authenticité, parce qu'ils étaient brachycéphales. L'un de ces crânes venait, disait-on, du musée de Clamart (amphithéâtre des hôpitaux de Paris). C'était une pure fable, car il n'y a jamais eu de crâne basque dans ce musée.

Quoi qu'il en soit, la brachycéphalie des Basques fut acceptée sans vérification comme une conséquence nécessaire de la doctrine de Retzius. Bientôt M. de Baer crut découvrir un autre fait confirmatif de cette doctrine. Il trouva aux environs de Coire, dans les Alpes rhétiques, une population brachycéphale, qu'il n'hésita pas à considérer comme issue en droite ligne des brachycéphales autochthones. On eut ainsi une histoire fort simple de la race primitive de l'Europe. Subjuguée et détruite presque partout par les conquérants asiatiques, elle n'avait laissé après elle que de rares témoins de son antique existence. Les Finnois, peut-être aussi les Lapons, avaient échappé à l'extermination en se retirant vers le nord ; les Basques et les Romans rhétiques en se réfugiant dans les montagnes ; — et la race indo-européenne avait occupé à elle seule le reste de l'Europe.

Le mémoire de M. de Baer sur les Romans rhétiques parut en 1859, l'année même où fut fondée la Société d'anthropologie de Paris. La doctrine de Retzius était parvenue à son apogée, mais elle touchait déjà à son déclin. La nouvelle Société était loin cependant de lui être opposée ; elle l'avait au contraire acceptée sans contestation, heureuse de trouver, dans le vaste champ de la science qu'elle se proposait d'étudier, au milieu de tant de problèmes obscurs et de tant de sujets en litige, une question déjà résolue. Ce fut donc sans le vouloir, presque sans le savoir, qu'elle prépara la chute de cette doctrine. Dès les premiers mois de son existence, elle avait abordé hardiment la question alors si malfamée de l'homme fossile. C'était la première fois qu'une assemblée scientifique osait soumettre à un examen sérieux et complet des faits déjà nombreux et concluants, mais que la science classique avait jusqu'alors repoussés avec un dédain systématique. La vérité ne triomphe qu'à la condition de se faire entendre librement, et la Société d'anthropologie peut s'enorgueillir d'avoir rendu un grand service à la cause du progrès, en ouvrant sa tribune à la discussion publique des faits d'où devait se dégager irrésistiblement la démonstration de l'antiquité de l'homme.

Mais lorsque cette grande vérité fut enfin acceptée, lorsqu'on eut la certitude que l'homme avait vécu en Europe pendant toute la période quaternaire, et que l'humanité devait compter son existence par milliers de siècles et non plus seulement par milliers d'années, il devint évident que toutes les théories ethnogéniques étaient sujettes à révision. La doctrine de Retzius, qui avait paru si bien assise, n'était plus que la formule attardée d'un ordre de choses reconnu contraire à la réalité. Elle était inséparable de l'idée que l'homme était récent sur la terre et que la race autochthone n'avait devancé en Europe que de quelque mille ans la race asiatique. Si celle-ci, après avoir presque partout exterminé l'autre, avait pu, depuis le début des temps historiques, subir, comme on le croyait, sous l'influence des changements de milieux, des modifications assez profondes pour faire sortir d'un type commun les types si divers des peuples actuels de l'Europe, les Scandinaves et les Italiens, les Irlandais et les Slaves, les uns bruns, les autres blonds, les uns grands, les autres petits, — n'était-il pas probable que la race autochthone qui l'avait précédée avait dû, elle aussi, de la Baltique à la Méditerranée, du Niémen à l'Atlantique, subir l'influence modificatrice des mêmes milieux ? Et si néanmoins cette race était partout restée la même, si, en d'autres termes, comme l'avait supposé Retzius, il n'y avait eu qu'une seule race autochthone, il fallait nécessairement en conclure qu'elle n'avait été exposée que pendant un petit nombre de siècles à ces causes d'altération.

La découverte de l'homme quaternaire rendait donc la théorie de Retzius tout à fait invraisemblable. Les darwiniens et les monogénistes ne pouvaient admettre, sans proclamer la permanence des types et sans renoncer, par conséquent, à leurs doctrines, qu'une race humaine eût pu, depuis le commencement de la période quaternaire, conserver son uniformité dans toute l'Europe et s'y maintenir sans changement pendant que tout changeait autour d'elle, pendant que les modifications graduelles du climat amenaient l'extinction ou l'émigration d'un grand nombre d'espèces animales, et que la disparition de ces espèces soumettait la vie et l'alimentation de l'homme à des conditions toutes nouvelles. Cette objection capitale était sans valeur aux yeux des polygénistes de l'ancienne école, partisans de la permanence absolue et de la multiplicité primitive des races, et habitués à attribuer tous les changements ethniques aux migrations et aux croisements ; mais ils ne pouvaient admettre cependant que le sol de l'Europe, alors même qu'il eût été dans l'origine l'apanage d'une seule race, fût resté inaccessible à toutes les autres races pendant des milliers de siècles, jusqu'à l'époque presque récente où commencèrent les migrations historiques. Quant à ceux, et je suis du nombre, qui acceptent comme réelle l'influence modificatrice du temps et des milieux, sans croire toutefois, faute de preuves, qu'elle puisse aller jusqu'à transformer entièrement les types humains, et jusqu'à faire naître d'une même souche les blancs, les nègres et les Mongols, — ils pouvaient invoquer à la fois, contre la théorie de Retzius, les deux objections qui précèdent.

Cette théorie ne pouvait donc plus satisfaire personne, à partir du jour où l'antiquité de l'homme fut démontrée, et si elle a conservé des partisans, c'est parce qu'il est dans la nature de l'esprit humain de se séparer plus aisément d'une grande erreur générale que des erreurs secondaires qu'elle a enfantées. Au surplus, la découverte de l'homme fossile rendait invraisemblable la théorie ethnogénique de Retzius, mais ne la rendait pas impossible. Il était clair toutefois qu'il y avait lieu de vérifier l'exactitude des faits sur lesquels elle s'appuyait. Ces faits pouvaient se diviser en deux groupes : les anciens et les modernes. Il s'agissait de savoir : d'une part, si les Basques, considérés comme les descendants des autochthones, étaient brachycéphales, et si les brachycéphales des Alpes rhétiques descendaient réellement des auchthones ; — d'une autre part, si les populations de l'âge de la pierre, antérieures à l'ère indo-européenne, n'avaient laissé dans le sol que des crânes brachycéphales.

Pour ce qui concerne les Basques, la collection de soixante crânes que j'ai extraits, avec le concours de mon ami Velasco, d'un cimetière du Guipuzcoa, et que vous avez examinés il y a quelques jours dans le musée de la Société d'anthropologie, a résolu la question négativement. La très-grande majorité de ces crânes sont dolichocéphales. S'il y a dans le nombre deux crânes à peu près brachycéphales et douze sous-brachycéphales, ce résultat s'explique naturellement par le mélange des races, car c'est en vain qu'on chercherait une race absolument pure parmi les populations tant de fois remuées de la vieille Europe. Une autre série de dix-huit crânes, de même provenance, que nous avons depuis reçue de M. Velasco, a fourni les mêmes résultats que la première. La race qui prédomine dans cette localité du Guipuzcoa est donc dolichocéphale. M. Pruner-Bey a soutenu, il est vrai, que cette localité, où l'on ne parle et où l'on n'a jamais parlé que la langue basque, avait dû être colonisée par des Celtes, hypothèse toute gratuite, qui repose exclusivement sur cette idée préconçue, que tout ce qui n'est pas brachycéphale doit descendre des conquérants indo-européens. J'ai prouvé d'ailleurs que les dolichocéphales du Guipuzcoa diffèrent de tous les autres dolichocéphales de l'Europe par plusieurs caractères, tirés de la conformation de la face et du développement relatif des diverses régions du crâne. Mais M. Virchow nous apporte aujourd'hui une preuve plus décisive. Il a reçu de la Biscaye six crânes provenant de trois localités différentes, et ces six crânes, ainsi qu'il l'a constaté directement, sont exactement pareils à ceux qui proviennent du Guipuzcoa. Il nous donnera lui-même tout à l'heure de plus amples détails sur ce sujet. Nous pouvons donc tenir pour certain que les Basques espagnols du Guipuzcoa et de la Biscaye, les seuls dont on ait pu, jusqu'ici, étudier les crânes, sont nettement dolichocéphales.

D'un autre côté, l'ethnologie des Alpes rhétiques a été étudiée par MM. His et Rütimeyer, dans leur grand ouvrage intitulé *Crania Helvetica* ; et depuis lors, M. His en a fait le sujet d'un mémoire spécial. L'existence de la population brachycéphale signalée par M. de Baer a été pleinement confirmée, mais M. His a démontré que ces brachycéphales, loin d'être issus des anciens peuples rhétiques, sont les descendants des *Alemani*, derniers envahisseurs du pays.

Des trois faits modernes invoqués à l'appui de la théorie de Retzius, il n'en reste donc qu'un seul, celui que Retzius avait constaté lui-même. Il est incontestable, en effet, que les Finnois proprement dits sont brachycéphales. Mais, s'il est à peu près certain que les Finnois descendaient autrefois jusqu'au Niémen, peut-être même jusqu'à la Vistule, rien ne prouve qu'ils aient jamais occupé les pays situés en deçà de ce fleuve, ni qu'ils aient jamais pénétré dans la Scandinavie méridionale. Ils sont en continuité géographique avec les peuples de l'Asie centrale et septentrionale, auxquels ils se rattachent par le type céphalique aussi bien que par le langage, et on peut se demander si leur présence en Europe est bien antérieure aux temps historiques ; mais quand même ils seraient réellement les autochthones de la

Russie du Nord, on n'en saurait conclure qu'ils aient été les autochthones du reste de l'Europe.

Voyons maintenant si les faits anciens sont plus conformes que les modernes à la théorie de Retzius. Jusqu'à 1862, j'ai cru sur parole que tous les crânes de l'âge de pierre devaient être brachycéphales ; les premiers doutes me vinrent en étudiant les deux crânes que M. Robert a extraits en 1846 du dolmen de Meudon. L'un de ces crânes est brachycéphale, mais l'autre, provenant d'une femme, est très-dolichocéphale (indice céphalique 70, 7). Je m'imaginai volontiers que ce n'était là qu'une exception ; je supposai qu'à l'époque où les autochthones brachycéphales luttaient contre les conquérants dolichocéphales, une femme asiatique avait pu devenir prisonnière de l'un des chefs indigènes, et être ensuite enterrée dans sa sépulture. J'éprouvai néanmoins le besoin de chercher de nouveaux faits. Les archéologues qui jusqu'alors, en France, avaient fouillé les anciennes sépultures, avaient le plus souvent laissé perdre les ossements qu'ils y trouvaient. Il n'existait donc, dans la galerie du Muséum, qu'un très-petit nombre de crânes préhistoriques ; mais dès que l'importance de ces crânes eut été signalée, les fouilles furent faites avec plus de soin ; j'en dirigeai moi-même quelques-unes, et la question ne tarda pas à être résolue. Nous savons aujourd'hui qu'à l'époque de la pierre polie, la grande majorité des crânes étaient dolichocéphales ; les mésaticéphales étaient beaucoup moins nombreux, et les brachycéphales enfin, étaient tout à fait exceptionnels. Je ne parle ici que de la région septentrionale de la France : la région du centre a été peu explorée ; quant à la zone méditerranéenne, elle se rattache à l'ancienne Ligurie, où, suivant M. Nicolucci, le type brachycéphale a précédé le type dolichocéphale. Ce dernier fait n'est peut-être pas établi d'une manière suffisamment positive, mais il ne me contrarie nullement ; loin de là, car j'ai été l'un des premiers, peut-être le premier, à soutenir la multiplicité et la diversité des races préaryennes. Qu'il y ait eu, à l'époque de la pierre polie, une ou plusieurs races brachycéphales, c'est ce que j'ai toujours admis, et il faut bien qu'il en soit ainsi, puisque quelques crânes brachycéphales ont été trouvés dans plusieurs dolmens où prédominaient cependant les dolichocéphales. La présence de ces brachycéphales ne peut s'expliquer que par un mélange de races, consécutif à des migrations ou à des conquêtes comparables à celles qui se sont effectuées depuis, pendant les temps historiques; il devait donc y avoir quelque part, dans telle ou telle région de l'Europe, des populations brachycéphales. La Ligurie était probablement une de ces régions, probablement aussi le Jutland, et il y en avait d'autres sans doute. Si l'on songe en effet que la brachycéphalie est aujourd'hui très-répandue en Europe, qu'elle prédomine même chez plusieurs peuples modernes, dans des pays où, depuis l'origine de l'histoire, aucun peuple étranger à l'Europe ne s'est établi, on est autorisé à penser que nos brachycéphales actuels descendent des brachycéphales préhistoriques, que ceux-ci étaient certainement très-nombreux, et qu'ils devaient probablement occuper des régions assez étendues.

Au surplus, ce n'est pas ce point qui est en litige. Personne n'a nié l'existence des brachycéphales de l'âge de pierre : il s'agit simplement de savoir s'il est vrai que tous les autochthones de l'Europe, c'est-à-dire tous les peuples antérieurs à l'ère indo-européenne, aient été brachycéphales. Or, je viens de prouver que, dans une grande partie de la France, la dolichocéphalie était tout à fait prédominante à l'époque de la pierre polie.

Est-ce là un fait exceptionnel, propre à une seule région? Nullement, car la dolichocéphalie prédominait tout autant, ou même plus encore, dans presque toutes les parties de l'Europe où l'on a trouvé des crânes de l'âge de pierre. Ainsi, les crânes des cavernes de Gibraltar, explorées par M. Busk, sont dolichocéphales. Dans la Campagne de Rome, où les indices de la présence de l'homme remontent jusqu'à l'époque quaternaire (1), M. Ponzi a trouvé quatre crânes préhistoriques, dont nous avons pu voir les dessins à l'exposition du Champ de Mars. Trois sont dolichocéphales; un seul, qui paraît moins ancien, est brachycéphale. M. Ponzi pense qu'ils datent de l'époque du renne; cette opinion a été combattue par M. Pruner-Bey; mais alors même qu'elle serait inexacte et que les os de ruminant, que M. Ponzi considère comme des os de renne, proviendraient d'un

____

(1) Voir l'analyse du travail de M. de Rossi dans le volume du *Congrès international d'anthropologie de Paris* (1867), p. 109.

autre animal moins ancien, il est hors de doute que les crânes humains datent au moins de l'époque de la pierre polie, ce qui nous suffit pour le moment.

Voilà donc déjà une grande partie de l'Europe occidentale et de l'Europe méridionale qui échappe à la prétendue loi de Retzius. Il faut y joindre la Grande-Bretagne, où les monuments mégalithiques ne renferment pour ainsi dire que des crânes dolichocéphales, et bien plus dolichocéphales même que ne le sont ceux des dolmens de la France. Je me borne à signaler ici les conclusions du remarquable travail que M. Thurnam a communiqué, il y a trois ans, à la Société d'anthropologie de Paris, et qui a paru *in extenso* dans les Mémoires de la Société d'anthropologie de Londres (1). Il est superflu de rappeler que M. Thurnam partage avec M. Barnard Davis l'honneur d'avoir publié le magnifique ouvrage intitulé *Crania britannica*. Sa double compétence d'anthropologiste et d'archéologue est connue de tous les savants. Il a fouillé lui-même un grand nombre de monuments préhistoriques ; il a étudié en outre, soit en Angleterre, soit en France, la plupart des crânes qui ont été extraits de ces monuments, et voici, pour ce qui concerne spécialement l'Angleterre, les faits qui se dégagent de ses recherches : il y a dans ce pays deux espèces bien distinctes de sépultures préhistoriques, les *long-barrows* et les *round-barrows*. Les *long-barrows*, semblables à nos grands dolmens, ne renferment aucune trace de métal ; on n'y trouve que des objets en os ou en silex ; ils correspondent incontestablement à l'époque de la pierre polie. Les *round-barrows*, dont la forme, les dimensions et l'architecture sont toutes différentes, et dont le type s'observe rarement en France, renferment des objets en bronze ; il est complétement démontré qu'ils sont postérieurs aux précédents et qu'ils ont été construits par le peuple immigrant, et probablement conquérant, qui introduisit dans la Grande-Bretagne l'usage des métaux. Or, les crânes des *long-barrows* sont presque tous très-dolichocéphales : l'indice céphalique moyen des nombreux crânes de cette époque que M. Thurnam a mesurés, ne dépasse pas le chiffre de 70 pour 100. Il a bien voulu me charger de pré-

---

(1) On trouvera plus loin dans ce volume l'analyse du même mémoire de M. Thurnam. Voir *Faits et Discussion relatifs à l'homme préhistorique*, p. 228.

senter au Congrès quatre de ces crânes (fig. 1 à 3); vous pouvez voir qu'ils sont à la fois très-grands et très-dolichocéphales ; leur indice céphalique varie de 64 à 69,5 pour 100. La race qui a élevé les *long-barrows*, et qui a précédé l'introduction du bronze, était donc caractérisée par une dolichocéphalie excessive. Mais ce qu'il y a de plus curieux, c'est que la brachycéphalie a été importée dans cette région par les étrangers qui construisirent les *round-barrows*, qui apportèrent le bronze avec eux, et qui, selon toute probabilité, introduisirent en même temps l'usage d'une langue indo-européenne. Comme cette langue, dont plusieurs dialectes subsistent encore, fait partie du groupe des langues dites *celtiques*, on a cru pouvoir désigner sous le nom de *Celtes* les Indo-Européens qui construisirent les *round-barrows;* mais de ce que les linguistes ont choisi le nom célèbre des *Celtes* pour caractériser le groupe des plus anciennes langues indo-européennes de l'Europe, il n'en résulte nullement que les peuples qui ont parlé les langues de ce groupe aient été des Celtes, ni qu'ils aient tous appartenu à une même race, ni qu'il y ait une autre affinité que celle du langage entre les brachycéphales des *round-barrows* et les vrais Celtes de la Gaule.

Quoi qu'il en soit, la brachycéphalie, et une brachycéphalie très-prononcée, se rencontre pour la première fois dans les *round-barrows;* elle y est partout prédominante, mais presque partout cependant, à côté d'une grande majorité de crânes brachycéphales, on trouve quelques dolichocéphales exactement semblables à ceux des *long-barrows,* et quelques mésaticéphales, issus manifestement du mélange de la race de l'âge de la pierre polie et de la race de l'âge du bronze. Somme toute, et malgré l'influence qu'a exercée sur la moyenne la présence de ces crânes mésaticéphales et dolichocéphales, l'indice céphalique des crânes des *round-barrows* est encore supérieur à 80 pour 100.

Ces faits donnent le démenti le plus saisissant à la théorie de Retzius. Loin que les conquérants indo-européens aient introduit la dolichocéphalie en Angleterre, au milieu d'une population jusqu'alors exclusivement brachycéphale, ce sont eux au contraire qui y ont introduit la brachycéphalie, au milieu d'une population jusqu'alors exclusivement dolichocéphale.

Que devons-nous en conclure? Il y a trois ans, lorsque les

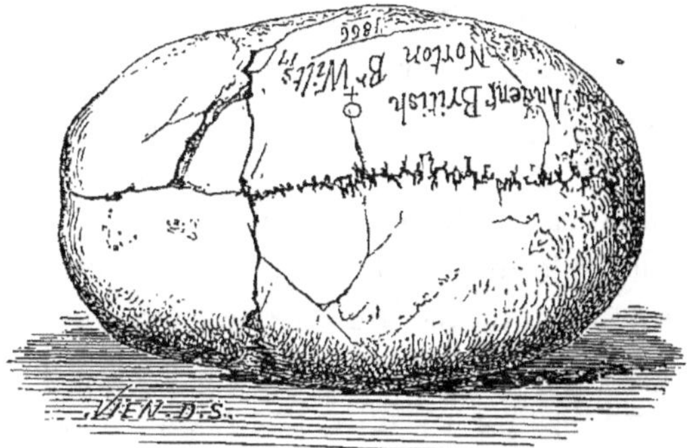

Fig. 1. Crâne du long-barrow de Norton.

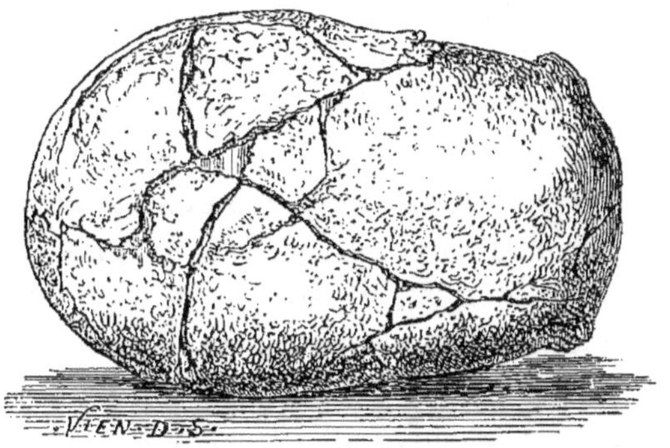

Fig. 2. Crâne du long-barrow de Fyfield.

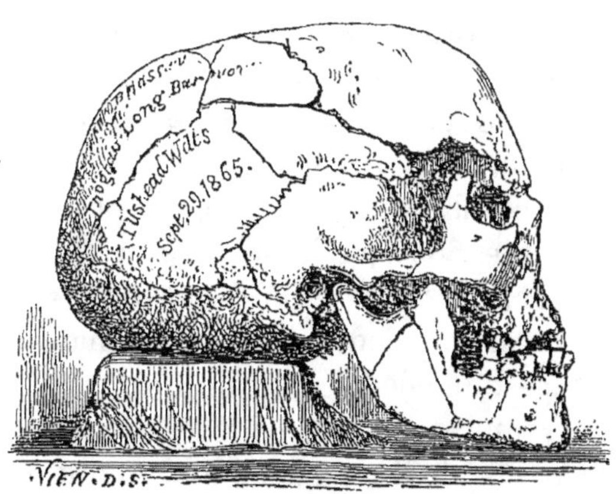

Fig. 3. Crâne du long-barrow de Thilshend.

faits recueillis en France et en Angleterre furent assez nombreux pour qu'il ne fût plus possible de les considérer comme exceptionnels, je m'étais borné à dire que la loi ethnogénique de Retzius n'était pas applicable à l'Europe occidentale ; mais, ne pouvant croire cependant qu'elle fût entièrement fausse, j'avais émis, dans la discussion de la Société d'anthropologie, la pensée que la seule erreur de Retzius avait été de généraliser cette loi, et je ne doutais pas qu'elle ne fût vraie au moins pour la Scandinavie. Déjà convaincu de la multiplicité et de la variété des races de l'âge de pierre, je trouvais tout naturel que l'ordre de superposition des couches ethniques ne fût pas le même dans toute l'Europe, et que les populations dolichocéphales de nos régions de l'Ouest eussent été contemporaines des populations brachycéphales qui avaient construit, au dire de Retzius, les monuments mégalithiques de la Suède. Je continue à croire encore à la contemporanéité des deux types céphaliques à cette époque, qui est celle de la pierre polie ; j'ai déjà dit pourquoi, et je n'y reviendrai pas ; mais devons-nous ranger la Suède au nombre des pays où les brachycéphales ont précédé les dolichocéphales ? C'est une dernière illusion à laquelle, après tant d'autres, il a fallu renoncer. Le professeur van Düben, de Stockholm, qui a succédé à Retzius dans sa chaire d'anatomie, a communiqué en 1865 à la Société d'anthropologie les résultats des fouilles qu'il a exécutées avec M. Retzius fils dans le grand monument mégalithique de Luttra, près Fahlköping, en Westrogothie. Ce vaste dolmen, où l'on a trouvé des couteaux et des flèches en silex taillé, des haches en pierre polie et des colliers d'ambre, avec des os de mouton, de bœuf et de chat sauvage — sans aucune trace de poterie ni de métaux — renfermait les restes de cent quarante-cinq individus au moins. On n'a pu en retirer que treize crânes complets ; mais sept autres, quoique plus ou moins mutilés, ont pu se prêter à la détermination du type céphalique. Or, ces vingt crânes sont tous dolichocéphales, à l'exception d'un seul. L'indice céphalique moyen des treize crânes complets n'est que de 73,14 pour 100. Par conséquent la population préaryenne de cette partie de la Suède était tout à fait comparable à celle de l'Angleterre et du nord de la France.

La note publiée par M. van Düben a porté le coup de grâce à

la doctrine de Retzius. Comment se fait-il donc cependant que mon savant collègue, M. Pruner-Bey, ait encore soutenu, aujourd'hui même, que la population primitive de l'Europe était partout brachycéphale, et que tous les crânes dolichocéphales préhistoriques provenaient de la race aryenne ou indo-européenne? C'est parce qu'une conviction bien arrêtée lui a donné la force de plier à la fois les faits et les principes aux besoins d'une cause qui est vraiment devenue la sienne. Sa théorie ethnogénique lui a paru assez solide pour pouvoir se passer du concours de l'archéologie et de la linguistique et pour résister même aux témoignages de ces deux sciences.

Ce qui caractérise en réalité l'époque indo-européenne, c'est l'introduction dans tel ou tel pays des langues affiliées au sanscrit. On n'a aucun moyen de savoir directement quelle langue parlaient les populations qui élevèrent les monuments préhistoriques, car on ne trouve sur ces monuments aucun vestige d'écriture; mais l'archéologie a emprunté à la linguistique une notion qui lui a permis de distinguer les sépultures antérieures à l'arrivée des conquérants indo-européens.

On sait avec quel talent et avec quel succès, en reconstituant la langue aryaque, mère commune du sanscrit, du zend et de nos langues d'Europe, les linguistes ont déterminé l'état des connaissances et de l'industrie du peuple asiatique primitif dont les nombreux rameaux se répandirent d'une part jusqu'au fond de l'Inde, et d'une autre part, jusqu'à l'Atlantique. C'est ainsi qu'ils ont établi que les conquérants indo-européens connaissaient l'usage du bronze. La présence de ce métal est donc devenue pour les archéologues le signe caractéristique de l'influence indo-européenne, et par là même les monuments où l'on ne trouve aucune trace de métal ont été attribués aux populations autochthones. C'est sur cette base que nous avons assis nos recherches, lorsque nous avons été appelés, en qualité d'anthropologistes, à déterminer les caractères craniologiques des races préhistoriques. Nous avons considéré comme antérieurs à l'ère indo-européenne, comme appartenant aux peuples primitifs de l'Europe, les crânes déposés dans les monuments de l'âge de la pierre polie. Et c'est ainsi que nous avons constaté que la dolichocéphalie existait et même prédominait dans la plus grande partie de l'Europe avant que l'Asie y eût envoyé ses essaims migrateurs.

Mais M. Pruner-Bey a adopté un tout autre criterium. Pour lui, la distinction de l'âge de la pierre et de l'âge du bronze n'est qu'un fait secondaire. Le fait essentiel, fondamental, c'est la conformation crânienne. Partant de cette idée que tous les dolichocéphales préhistoriques de l'Europe sont aryens, c'est-à-dire indo-européens, qu'avant eux, par conséquent, il n'y a eu que des brachycéphales, il appelle aryennes toutes les sépultures où l'on trouve des crânes dolichocéphales ; et comme l'existence des dolichocéphales pendant toute la période de la pierre polie est aujourd'hui prouvée par une masse énorme de faits irrécusables, mon savant collègue a été conduit à reculer la date de l'arrivée des Indo-Européens jusqu'au commencement de cette période ; mais il n'a pu raisonner ainsi sans faire un cercle vicieux, sans supposer d'abord démontré qu'il n'y avait pas de dolichocéphales en Europe avant l'époque des migrations asiatiques ; or, c'était là précisément ce qui était en question.

Ainsi modifiée, la doctrine de Retzius n'a plus rien à craindre des recherches qui pourront être faites dans les sépultures de l'époque de la pierre polie. Il a fallu pour cela, il est vrai, par une hypothèse toute gratuite, remanier profondément la chronologie préhistorique, et faire remonter le début de l'ère indo-européenne jusqu'au voisinage des temps paléontologiques ; car on ne connaît jusqu'ici aucune époque intermédiaire entre celle que caractérise la présence du renne et des silex taillés et celle que caractérisent la pierre polie et les animaux domestiques. C'est peut-être aller bien loin que d'accorder une antiquité aussi immense à un fait que l'archéologie, la linguistique et l'histoire elle-même tendent à nous présenter comme relativement moderne. Mais il est clair en tout cas que le début de l'époque de la pierre polie est la dernière limite à laquelle il soit raisonnablement possible de reporter les migrations aryennes. Par conséquent, si l'assertion de Retzius est exacte, s'il est vrai que tous les autochthones de l'Europe aient été brachycéphales, nous ne devons plus trouver un seul crâne dolichocéphale dans les gisements de l'époque quaternaire. C'est ce que M. Pruner-Bey a parfaitement senti ; aussi s'est-il efforcé de se défaire par des fins de non-recevoir de la plupart des faits relatifs à l'homme paléontologique. Son procédé est bien simple. Il consiste à nier l'authenticité des gisements de tous les crânes dolichocéphales, et comme ils le sont presque tous, et qu'après cette élimination il ne restait que deux ou trois faits, mon savant collègue, pour suppléer à la pénurie des observations, a érigé en crânes brachycéphales des crânes incomplets dont l'indice céphalique ne peut être apprécié, et même des crânes dont il ne reste que de minimes fragments. Je suis donc obligé de passer à mon tour les faits en revue, et cela me sera d'ailleurs facile, car ils sont peu nombreux jusqu'ici. On conçoit en effet que la rareté des débris humains, de ceux surtout qui sont bien conservés, doit s'accroître en raison de leur antiquité; mais plus ces faits sont rares, plus il importe de ne pas les laisser dénaturer. Je les diviserai en deux séries : la première est relative à l'existence des brachycéphales à l'époque de la pierre taillée ; la seconde, à l'existence des dolichocéphales à la même époque.

La première série est très-courte. Je consens volontiers à y faire figurer les deux crânes que notre savant et laborieux collègue M. Dupont a extraits d'une caverne sépulcrale de l'âge du renne, dite *Trou du Frontal* (vallée de la Meuse, province de Namur, près Furfooz ; voir *Congrès d'anthropologie de* 1867, p. 63). Je n'ai pas eu le temps d'étudier ces crânes, que je viens de toucher pour la première fois. Si je pouvais m'en rapporter à une mensuration, rendue trop rapide, que je viens de faire à l'instant même, pendant la séance, je dirais qu'ils sont plutôt mésaticéphales que brachycéphales, car leurs indices céphaliques m'ont paru n'être que de 79,6 pour l'un et 80,4 pour l'autre. La moyenne donnerait le chiffre de 80, qui établit la limite inférieure de la brachycéphalie. Si je rappelle que l'indice céphalique moyen des crânes anciens et modernes de la population parisienne est de 79,45, on reconnaîtra que la brachycéphalie relative des deux crânes du Trou du Frontal n'a aucune signification. Il me paraît très-probable toutefois que la race qui a fourni ces deux crânes devait présenter dans son indice céphalique, comme toutes les autres races connues, des variations assez étendues, et qu'à côté des crânes mésaticéphales qu'on a pu extraire du Trou du Frontal il devait y en avoir d'autres dont l'indice céphalique était notablement supérieur à 80. Il paraît d'ailleurs que M. Dupont a trouvé dans une autre caverne de la même époque et de la même région un autre crâne franchement brachycéphale, qui ne nous a pas été présenté. J'admets donc qu'il y avait des brachycéphales en Belgique à l'époque du renne.

A ce premier fait il faut joindre probablement celui que M. de Ferry nous a fait connaître aujourd'hui par l'intermédiaire de M. Pruney-Bey. L'un des deux crânes que M. de Ferry a extraits des tombes en pierres brutes de Solutré (Saône-et-Loire) n'est que mésaticéphale ; mais le second est réellement brachycéphale, et cela suffit ; ou plutôt cela suffirait s'il était vraiment démontré que ces crânes fussent contemporains du renne. M. de Ferry n'ose pas l'affirmer, et il faut bien reconnaître que la construction des tombes en pierre à l'époque du renne serait un fait sans précédents connus jusqu'ici. Mais si cette considération doit nous imposer quelque réserve, elle ne détruit pas les probabilités qui peuvent résulter des autres circonstances de la fouille. En tout cas, je suis trop peu renseigné sur ce fait pour me croire autorisé à le nier. J'admets donc qu'à l'époque du renne il y avait des brachycéphales à Furfooz en Belgique, à Solutré en France, et je pense qu'on en découvrira encore dans d'autres stations humaines de la même époque ; mais il n'en résulte nullement que le type brachycéphale fût alors général, ni même qu'il fût prédominant ; et je ne saurais accepter comme valables les autres faits invoqués par M. Pruner-Bey.

Ainsi, d'après l'inspection de deux mâchoires incomplètes et d'un fragment d'os frontal extraits par M. Trutat de la caverne de Bruniquel, M. Pruner-Bey reconnaît ou croit reconnaître que ces mâchoires appartenaient à des crânes brachycéphales ; il diagnostique de même la brachycéphalie des crânes dont on a trouvé quelques fragments très-incomplets dans une caverne des environs de Dinant. Ce sont là des appréciations arbitraires, des conjectures qui échappent à la discussion. Je ferai remarquer seulement que la brachycéphalie et la dolichocéphalie résultent du rapport des deux principaux diamètres du crâne, qu'elles ne peuvent être constatées par conséquent que lorsque les pièces que l'on a sous les yeux donnent une idée exacte, ou du moins approximative, de ces deux diamètres. Un crâne large et même très-large peut être dolichocéphale, s'il est en outre très-long ; de même un crâne long peut être brachycéphale, un crâne court peut être dolichocéphale, et un crâne étroit enfin peut être brachycéphale. Ce n'est donc pas avec un fragment de mâchoire, ni même avec une mâchoire entière, qui donne tout au plus une idée approximative de la largeur, qu'on peut avoir la prétention de déterminer le type céphalique. Je reconnais d'ailleurs que, dans beaucoup de cas, ce type peut être constaté à la simple vue, quoique le crâne soit gravement mutilé, et quoique les diamètres maxima ne puissent être mesurés au compas. Je pourrais donc accepter le jugement de M. Pruner-Bey sur celui des deux crânes de Lafaye qui est incomplet, si notre collègue n'ajoutait pas qu'il a été rétréci par une déformation posthume, et qu'avant d'être déformé, il *devait* être brachycéphale. Je ne puis avoir aucune opinion sur ce fragment de crâne que je n'ai point vu, mais j'avoue que ce que nous en a dit M. Pruner-Bey ne me paraît nullement concluant.

Je ne vois donc jusqu'ici, pour établir l'existence des brachycéphales à l'époque du renne, que les faits de MM. Dupont et de Ferry. Il faut y joindre peut-être l'un des deux crânes du Portugal dont M. Pereira da Costa a envoyé les moules au congrès. La date de ces deux crânes ne peut être déterminée, parce que la couche profonde d'où ils ont été extraits ne renfermait pas de fossiles caractéristiques. Tout annonce néanmoins qu'ils remontent à une très-haute antiquité. L'un est brachycéphale, l'autre dolichocéphale. Je le répète, ce fait manque de précision ; mais il ne manque cependant pas d'importance, puisqu'il démontre, conformément à ma manière de voir, la coexistence des deux types céphaliques dans la péninsule ibérique, à une époque extrêmement reculée et probablement paléontologique.

Je passe maintenant aux crânes dolichocéphales de la période quaternaire. Ils sont jusqu'ici bien rares sans doute, mais ils le sont beaucoup moins que les brachycéphales, et s'ils n'ont pas tous le même degré d'authenticité, quelques-uns du moins ne peuvent laisser place à aucun doute. Tel n'est point l'avis de M. Pruner-Bey, qui a repoussé systématiquement tous ces faits.

Je parlerai en premier lieu de ceux qui peuvent réellement donner prise aux objections. Ce sont d'abord les crânes dolichocéphales, déjà mentionnés, que M. Ponzi a extraits des *niches sépulcrales* de Cantalupo dans la Campagne de Rome. Auprès d'eux se trouvaient divers ossements, entre autres une mâchoire que M. Ponzi considère comme une mâchoire de renne. Mais il paraît que d'autres ossements appartenaient à des espèces domestiquées, et la coexistence du renne et des animaux domestiques constituerait un fait tellement insolite, tellement contraire à ce qu'on sait jusqu'ici, qu'avant de l'admettre il est prudent d'attendre une démonstration plus complète. La mâchoire en question est-elle vraiment celle d'un renne? Les autres os présentent-ils vraiment les caractères de ceux des animaux modifiés par la domestication? Il faudra que ces deux questions, dont la seconde est assez délicate, soient soumises à un contrôle sérieux, avant qu'on soit en droit de fixer la date des crânes de Cantalupo. M. Ponzi, dont la compétence n'est pas douteuse et dont l'habileté et la capacité sont bien connues, ne s'offensera pas si j'hésite à admettre, sur le témoignage d'un seul savant, un fait qui viendrait contredire une des notions les plus importantes de l'archéologie préhistorique.

Un autre fait beaucoup plus concluant, mais sur lequel cependant il est permis de faire encore quelques réserves, est celui du crâne dolichocéphale que M. Brun a extrait de la caverne-abri de Lafaye, près Bruniquel (Tarn-et-Garonne). Ici, l'époque du renne est nettement caractérisée (1). Deux crânes ont été trouvés dans le sol de cette caverne; l'un, dont j'ai déjà parlé et qui est malheureusement incomplet, a été accepté comme parfaitement légitime par M. Pruner-Bey, qui croit, il est vrai, pouvoir le considérer comme brachycéphale; je me suis déjà expliqué sur ce diagnostic, et je n'y reviendrai pas. L'autre crâne est dolichocéphale, et il est extrêmement probable qu'il est contemporain du premier, car il était comme lui empâté dans la gangue ossifère du sol de la caverne. Rien absolument ne permettait de croire que ce sol eût été remanié. Toutefois, comme ce crâne dolichocéphale se trouvait très-rapproché de la paroi latérale du

(1) Voir plus loin, dans ce volume, ma notice sur les crânes de Lafaye dans *Faits et Discussion sur l'homme préhistorique.*

rocher, je fis remarquer, en communiquant à la Société d'anthropologie la note et les photographies envoyées par M. Brun,
qu'il était à la rigueur possible qu'un écartement se fût produit
à une époque quelconque entre le sol et la paroi latérale de la
caverne, qu'un crâne déposé plus ou moins longtemps après la
formation du sol ossifère eût glissé dans cette fissure et qu'il se
fût confondu ensuite avec la couche de l'époque du renne; ce qui
me suggérait cette remarque, c'était le souvenir d'une fouille que
j'avais pratiquée quelque temps auparavant, près de Sainte-Foy
(Gironde), dans une grotte où un fragment de tuile du dix-huitième siècle avait ainsi glissé le long de la paroi du rocher, jusqu'à une profondeur de près d'un mètre; mais d'ailleurs je n'avais
point vu la caverne-abri de Lafaye; je n'avais connaissance d'aucun indice qui fût de nature à y révéler l'existence d'une ancienne
fissure. C'était donc une observation générale que je faisais, et
non une objection que je formulais; et si cela me suffisait pour
hésiter à considérer comme tout à fait certaine la date du crâne
en question, il n'en restait pas moins extrêmement probable
pour moi que ce crâne était contemporain du sol de la caverne
et de l'époque du renne. Ce que j'ai dit alors, je le répète aujour-
d'hui; mais M. Pruner-Bey ne s'en est pas tenu là. Il nie résolûment l'authenticité du crâne de Bruniquel; il conteste toute
valeur à ce fait, et je me figure, à tort peut-être, qu'il ne pous-
serait pas aussi loin le scepticisme s'il s'agissait d'un crâne brachycéphale.

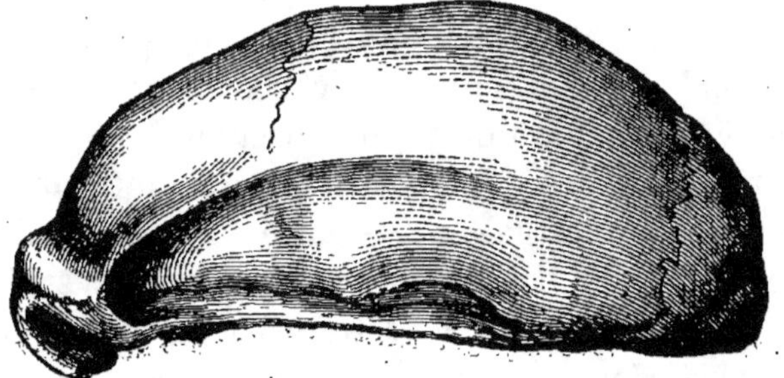

Fig. 4. Crâne de Néanderthal, vue de profil.

Je ferai une remarque analogue sur le crâne de Néanderthal.
Notre savant collègue le professeur Schaaffhausen vous a exposé
les raisons qui démontrent la très-haute antiquité de ce crâne

dolichocéphale ; je me borne donc à dire que, si l'absence de débris paléontologiques directement associés aux restes de l'homme de Néanderthal laisse planer un léger doute sur sa date, toutes

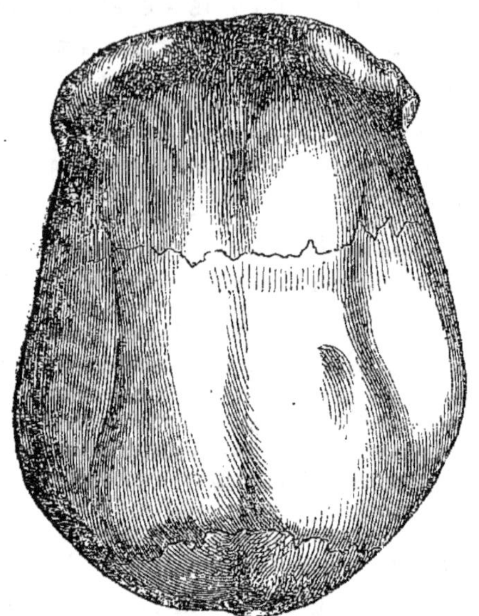

Fig. 5. Crâne de Néanderthal, face supérieure.

les probabilités sont en faveur de l'opinion de M. Schaaffhausen. C'est donc procéder un peu sommairement que de déclarer que ce crâne est simplement celui d'un Celte qui aurait été enterré dans la caverne de Néanderthal avant l'époque où des mouvements de terrain en ont obstrué l'entrée. Et si je demande ce qui, dans cette prétendue sépulture, caractérise l'époque celtique, on me répond que le crâne est dolichocéphale ; c'est-à-dire qu'on résout toujours la question par la question.

Au surplus, le caractère spécial qui a donné tant de célébrité au crâne de Néanderthal, c'est-à-dire la forme simienne due à la dépression de la base du front et à l'énorme saillie des arcs sourciliers, ce caractère s'est retrouvé depuis sur un autre crâne dolichocéphale dont la date paléontologique est nettement établie. Je veux parler du crâne d'Eguisheim, près Colmar (voir plus loin, p. 143, fig. 9). Le travail communiqué au mois de janvier dernier à la Société géologique par M. Faudel renferme des détails précis d'où il résulte, avec la certitude la plus complète, que ce crâne a été extrait du lehm de la vallée du Rhin, que dans le même dépôt on a trouvé une molaire d'*elephas primigenius* et un métatarsien de *bos priscus*, que tous ces ossements, humains ou autres, présentaient exactement la même couleur, qu'ils avaient subi des altérations identiques de couleur et de composition, qu'ils dataient par conséquent les uns et les autres de la même époque, et que celle-ci, caractérisée par le mammouth, était l'époque quaternaire. Jamais démonstration ne fut plus rigoureuse, jamais fait ne fut plus incontestable. Ce n'est donc pas sans étonnement que j'ai entendu M. Pruner-Bey soutenir, sans invoquer du reste la moindre preuve, que l'authenticité du gisement, ou du moins de la date du crâne d'Eguisheim, était incertaine. Après cela, je me demande quel est le degré d'évidence qui pourra échapper à ses négations systématiques.

A ce fait décisif on peut en joindre deux autres plus anciens, dont la signification a sans doute été longtemps méconnue, à l'époque où la science n'admettait pas l'antiquité de l'homme, mais qui ont recouvré toute leur valeur depuis que l'existence de l'homme paléontologique est définitivement démontrée.

En 1823, un géologue estimable, M. Ami Boué, vint présenter à Cuvier divers ossements fossiles extraits du lehm des environs de Lahr. Parmi ces ossements il y avait un crâne qui paraissait humain, et qui l'était en effet; mais la science de ce temps-là repoussait si catégoriquement la possibilité d'un pareil fait, que M. Ami Boué, hésitant entre l'anatomie et la géologie, se demandait et demandait à Cuvier si ce crâne était bien celui d'un être humain. Cuvier n'hésita pas un seul instant à répondre par l'affirmative; mais, ne pouvant croire pourtant que l'homme eût vécu dans les temps paléontologiques, il ajouta qu'il s'agissait sans doute de quelque crâne provenant d'un ancien cimetière; et, dans le fait, puisqu'il ne devait pas venir du lehm, il fallait bien qu'il vînt d'ailleurs. M. Pruner-Bey, qui a vu le crâne de Lahr, et constaté que c'est celui d'une femme dolichocéphale, en nie tout naturellement l'authenticité en invoquant l'autorité de Cuvier. Le grand homme, s'écrie-t-il, avait raison ! Or Cuvier n'a nié qu'une chose : l'antiquité de l'homme; il l'a niée d'une manière générale, en cette circonstance comme en toute autre ; il n'a nullement constaté que le crâne de Lahr fût étranger à la

couche de lehm d'où on l'avait extrait ; il n'a pas pris la peine
de chercher si son hypothèse était exacte. Il a purement et simplement écarté le fait comme contraire à la science. Est-ce le cas
de lui donner raison, lorsqu'il est reconnu aujourd'hui qu'il par-
tait d'un principe entièrement faux ? Si l'on songe maintenant,
d'après M. Pruner-Bey, que l'auteur de la découverte du crâne
de Lahr poussait aussi loin que possible la croyance à ce faux
principe, jusqu'au point de douter qu'un crâne humain eût appartenu à un homme véritable, on reconnaîtra qu'il n'en était
pas venu là sans avoir acquis préalablement la certitude que le
gisement de ce crâne était bien authentique. L'analyse des circonstances qui précèdent nous permet donc aujourd'hui d'accorder une grande confiance à la découverte de M. Ami Boué, et
d'ajouter le crâne de Lahr à la liste des crânes dolichocéphales
paléontologiques.

Reste enfin le célèbre crâne d'Engis (fig. 6 et 7), dont le
moule est dans tous les musées et dont le dessin a été publié,
en 1834, par Schmerling, dans un grand ouvrage sur les *Ossements fossiles des cavernes de la province de Liége.* Schmerling

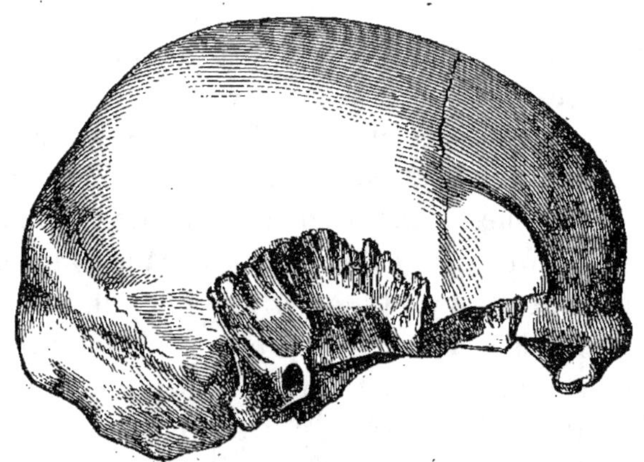

Fig. 6. Crâne d'Engis profil.

n'était pas un chercheur ordinaire ; c'était un paléontologiste de
premier ordre, un investigateur persévérant et courageux, qui
mérite une place d'honneur dans l'histoire de la découverte de
l'homme fossile. Lorsqu'on lit dans son ouvrage la relation des
fouilles d'Engis, on ne peut conserver le moindre doute sur la

contemporanéité du squelette humain et des ossements d'animaux quaternaires trouvés dans la même caverne. Aussi l'authenticité du crâne d'Engis a-t-elle été admise sans aucune contestation par tous les paléontologistes et par tous les anthropologistes, depuis que les découvertes faites par M. Boucher de Perthes dans le diluvium ont mis à néant les dernières résis-

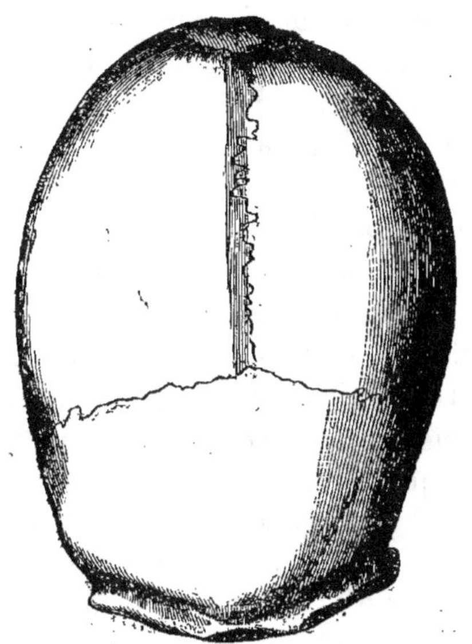

Fig. 7. Crâne d'Engis, face supérieure.

tances qui s'élevaient encore contre l'existence de l'homme quaternaire. Mais ce crâne, par malheur, est dolichocéphale ; et M. Pruner-Bey cherche à s'en débarrasser en disant que le cas est obscur, puisqu'il a été contesté. Il oublie d'ajouter quand, comment et pourquoi la découverte de Schmerling a été mise en doute. Lorsqu'elle fut publiée, il y a trente-trois ans, elle heurtait de front la science officielle ; elle eut donc le sort de la découverte de M. Ami Boué ; on ne la discuta pas, on la dédaigna, on l'écarta par une objection générale, sous le prétexte que des hommes avaient pu à toutes les époques pénétrer dans les cavernes, que par conséquent les faits recueillis dans les cavernes ne signifiaient absolument rien, et que ce n'était pas là, mais dans les terrains quaternaires proprement dits, dans le diluvium par exemple, qu'il fallait chercher les preuves de l'antiquité de l'homme. Est-ce là ce que veut dire aujourd'hui M. Pruner-Bey? Non, puisqu'il accepte comme valables les crânes extraits par M. Dupont de la caverne appelée *Trou du Frontal*. Il est vrai que ceux-ci sont presque brachycéphales, tandis que le crâne d'Engis a le tort d'être dolichocéphale; mais cela ne me semble pas suffisant pour le faire déclarer apocryphe.

Après ce long examen critique, rendu nécessaire par les assertions de mon savant collègue, je dois résumer les faits relatifs au type céphalique des races humaines paléontologiques de l'Europe occidentale. L'existence des brachycéphales est démontrée par l'un des crânes du Trou du Frontal, à Furfooz, et peut-être aussi par l'un des deux crânes de Solutré. Celle des dolichocéphales est démontrée par les trois crânes d'Engis, de Lahr et d'Eguisheim, auxquels il faut joindre très-probablement celui de Néanderthal, plus probablement encore celui de Lafaye, à Bruniquel, et peut-être enfin ceux de Cantalupo dans la Campagne romaine. Les deux principaux types crâniens existaient donc avant l'époque de la pierre polie, avant les derniers changements de climat qui ont modifié la faune et amené l'extinction ou l'émigration d'un grand nombre d'espèces animales.

Maintenant, les deux types ont-ils coexisté dès l'origine dans cette région de l'Europe? On ne saurait déclarer que cela soit impossible; toutefois cela semble peu probable, et il y a lieu de chercher si les faits connus jusqu'ici ne tendraient pas à établir l'antériorité de l'un ou de l'autre type. La période paléontologique que l'homme a traversée (sans compter l'époque tertiaire encore en litige) se divise en deux époques, qui se succédèrent graduellement sans doute, mais qui sont cependant bien distinctes : l'époque du mammouth et des espèces éteintes, l'époque du renne et des espèces émigrées ; et la durée de la première a été probablement beaucoup plus longue que celle de la seconde. Or le plus ancien crâne brachycéphale que l'on connaisse jusqu'ici, celui du Trou du Frontal, ne date que de l'époque du renne, tandis que trois au moins de nos crânes dolichocéphales, ceux d'Eguisheim, de Lahr et d'Engis, remontent à l'époque du mammouth. On n'en saurait tirer encore une conclusion positive, mais on peut du moins considérer comme très-probable que le type dolichocéphale est le plus ancien.

La question du type céphalique devait me préoccuper ici plus que toute autre, puisque l'examen de la théorie ethnogénique de Retzius est le sujet principal de la discussion actuelle. Il s'agissait de savoir avant tout jusqu'à quelle époque remontait dans le passé l'origine des types crâniens qui s'observent parmi les races actuelles ; et si, dans cette recherche, nous pouvions regretter de n'avoir à notre disposition qu'un bien petit nombre de crânes paléontologiques, nous avions du moins l'avantage de pouvoir faire reposer nos comparaisons sur de nombreuses séries de crânes moins anciens, échelonnées d'âge en âge depuis l'époque de la pierre polie jusqu'à nos jours. Mais il se présente maintenant une autre question beaucoup plus épineuse ; après avoir cherché ce qu'était l'homme quaternaire par rapport à ceux qui l'ont suivi, il s'agit de se demander ce qu'il était par rapport à ses prédécesseurs inconnus. Les caractères morphologiques qu'il présentait alors étaient-ils en voie d'évolution progressive ? Conservaient-ils l'empreinte et comme la réminiscence de quelque phase antérieure ? Ou constituaient-ils enfin, à un degré quelconque, une transition entre les caractères des singes anthropomorphes et ceux que nous sommes habitués à considérer comme propres à l'homme ? La forme que l'on donne à cette question varie selon le point de vue où l'on se place ; mais, au fond, les phénomènes que l'on veut étudier sont toujours les mêmes, et le problème à résoudre se réduit à ces termes : trouve-t-on chez l'homme paléontologique quelques caractères simiens qui se seraient effacés depuis ?

Quelques mots d'abord sur un caractère peu important dont il a déjà été question dans l'une des précédentes séances du congrès (1). J'ai le premier signalé la fréquence de la perforation de la fosse olécranienne de l'humérus chez les races préhistoriques de l'Europe. Ce caractère est commun chez les Hottentots ; il l'était aussi chez les anciens Guanches ; mais il paraît n'avoir jamais été constant dans aucune race, et il ne se présente aujourd'hui en France que comme une anomalie assez rare, puisque deux statistiques faites à Paris, l'une par M. Bataillard et moi, l'autre par MM. Hamy et Sauvage, ont donné l'une et l'autre,

____

(1) Voir les comptes rendus du *Congrès d'anthropologie et d'archéologie préhistoriques*, session de Paris. 1867, p. 145 et 154, in-8°.

pour la proportion des humérus perforés, un rapport compris
entre 4 et 5 pour 100. Mais l'anomalie devient de moins en moins
rare à mesure que l'on remonte à des époques plus anciennes ;
et les relevés que vous a communiqués M. Hamy vous ont montré
la proportion s'élevant à 8 sur 32 ou à 25 pour 100 dans une
sépulture de l'âge du bronze, à 25 et 26 pour 100 à l'époque des
dolmens, à 28 pour 100 à la fin de la période de la pierre taillée,
à 30 pour 100 enfin dans les cavernes belges de l'âge du renne.
D'un autre côté, personne n'ignore que la même perforation est
très-commune chez les singes anthropomorphes, sans être constante toutefois dans aucune espèce. Mais ce caractère, quelque
frappant qu'il puisse paraître, n'a pourtant, selon toute probabilité, qu'une faible importance morphologique, car il suffit, pour
qu'il se produise, que le bec de l'olécrane soit un peu plus saillant
que de coutume. Je n'y insisterai donc pas davantage.

On sait que les arcs sourciliers des singes supérieurs adultes
font une saillie très-considérable en avant de la base du front
(fig. 8). La même saillie, atténuée sans doute, mais encore

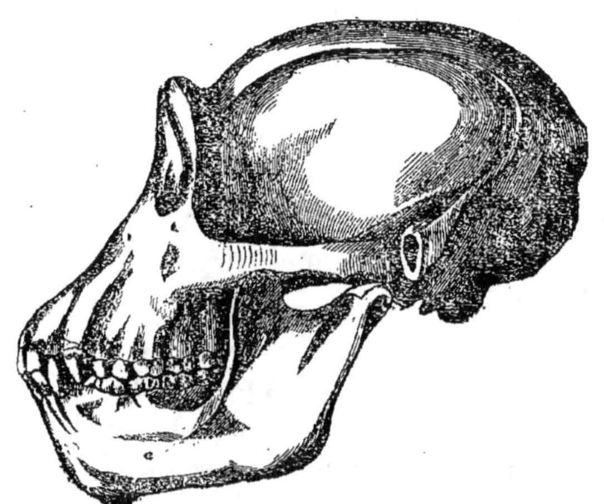

Fig. 8. Crâne d'un vieux Chimpanzé.

énorme, se retrouve sur le crâne de Néanderthal (fig. 4, p. 135);
elle est presque aussi forte sur le crâne d'Eguisheim (fig. 9);
beaucoup moindre, mais pourtant très-manifeste sur le crâne
d'Engis (fig. 6) et sur celui du tumulus de Borreby (Danemark)
(fig. 10); enfin elle se rencontre aujourd'hui sur certains crânes
d'Australiens et de Néo-Calédoniens. Il y a donc là, même en

laissant de côté, si l'on veut, le crâne discuté de Néanderthal,
une série presque continue, qui nous montre la décroissance
d'un caractère évidemment simien.

On nous a dit aujourd'hui, il est vrai, que chez l'homme la

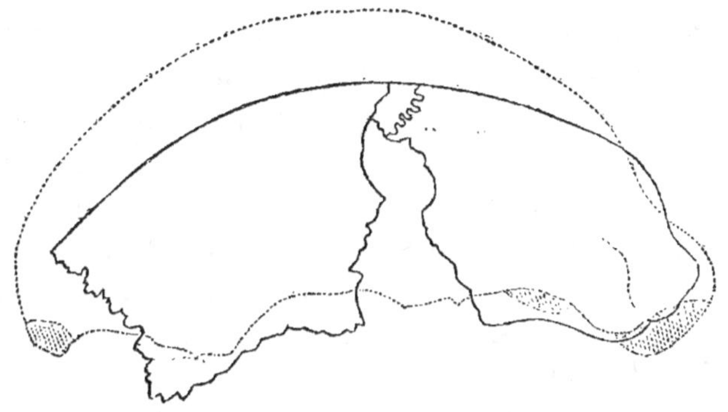

Fig. 9. Superposition des crânes d'Eguisheim et de Néanderthal.

saillie sourcilière était due au développement exagéré des sinus
frontaux, tandis que chez les singes ces sinus étaient au contraire

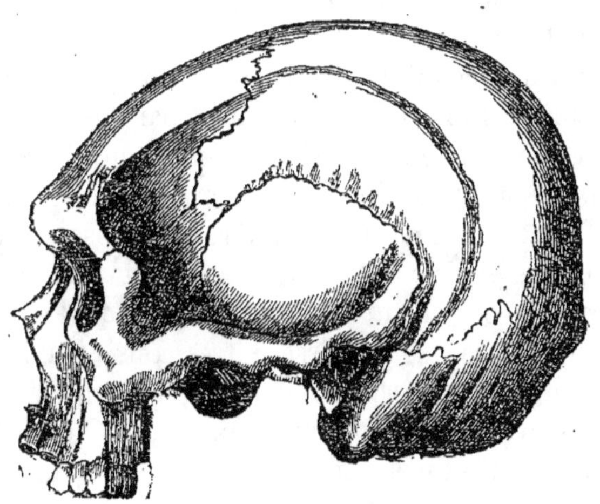

Fig. 10. Crâne de Borreby.

très-petits ; mais je ne saurais admettre cette différence, car j'ai
constaté sur le crâne d'un gorille adulte que les sinus frontaux
sont immenses, qu'ils occupent toute la région sourcilière et

qu'ils s'étendent jusqu'à la fosse temporale dont ils ne sont séparés que par une lame transparente.

Mais la pièce la plus curieuse, celle qui présente la réunion la plus remarquable de caractères simiens, c'est la mâchoire inférieure que M. Dupont a extraite l'année dernière de la caverne dite *Trou de la Naulette*. Cette mâchoire, contemporaine du mammouth, était-elle humaine? M. Dupont put en douter d'abord. Quelques naturalistes la prirent pour une mâchoire de singe; M. Dupont vint alors à Paris et consulta M. Pruner-Bey, qui hésita à son tour. Voici cette mâchoire; il est bien démontré aujourd'hui qu'elle provient d'un être humain. Mais il faut bien reconnaître que sa conformation se rapproche singulièrement de celle que l'on avait considérée jusqu'ici comme caractéristique des mâchoires de singe.

Elle est malheureusement incomplète : il n'en reste qu'un fragment composé de la moitié gauche du corps et d'une partie de la droite. Elle est en outre édentée, mais la chute des dents a été posthume, et l'inspection des alvéoles peut donner une idée de la disposition et du volume des organes qui y étaient implantés. Les branches montantes, les condyles et les apophyses coronoïdes faisant défaut, nous n'aurons à nous occuper que des caractères anatomiques du corps de la mâchoire.

Le corps de la mâchoire des singes anthropomorphes se distingue de celui des mâchoires humaines par les caractères suivants : 1° absence totale de la saillie du menton ; la région mentonnière vue de profil, au lieu de se porter en avant, décrit une courbe qui fuit rapidement en arrière ; 2° absence totale des quatre apophyses géni ; celles-ci ne sont pas seulement absentes, elles sont remplacées par un trou, au fond duquel s'insèrent les muscles génio-glosses ; 3° épaisseur très-considérable du corps de la mâchoire, par rapport à sa hauteur ; 4° forme elliptique de l'arcade alvéolaire, dont les deux branches, au lieu d'être paraboliques, c'est-à-dire divergentes, comme chez l'homme, deviennent au contraire convergentes en arrière en manière de fer à cheval, de sorte que la dernière molaire est plus rapprochée de la ligne médiane que la première ; 5° volume et largeur considérables de la dent canine, eu égard aux dimensions des dents voisines ; 6° enfin, contrairement à ce qui existe chez l'homme, où le volume des grosses molaires décroît de la première à la seconde et de la seconde à la dent de sagesse, la première molaire des singes est moins grosse que la seconde, et la seconde moins grosse que la troisième.

Tous ces caractères simiens se retrouvent sur la mâchoire de la Naulette. La saillie du menton est remplacée par une courbe fuyante ; à la place des apophyses géni existe un trou profond infundibuliforme ; le corps de la mâchoire est très-épais par rapport à sa hauteur ; l'alvéole de la dent canine est très-large, très-profond ; il fait saillie en avant, et ses dimensions considérables contrastent avec celles des alvéoles voisins. L'inspection des alvéoles des grosses molaires prouve que le volume de ces dents allait en croissant d'avant en arrière, et en outre on aperçoit dans l'alvéole de la dent de sagesse cinq sillons correspondant à cinq racines, autre caractère moins important, puisqu'il s'observe souvent chez l'homme, surtout dans les races inférieures, mais qui constitue cependant une nouvelle ressemblance avec les singes. Enfin, quoique l'arcade alvéolaire soit incomplète et qu'on ne puisse pas déterminer d'une manière absolument rigoureuse la situation de la ligne médiane, il est certain que les deux moitiés de la courbe alvéolaire n'étaient pas divergentes ; c'est tout au plus si l'on peut admettre qu'elles fussent parallèles, et il est très-probable qu'elles étaient convergentes, c'est-à-dire qu'elles décrivaient une courbe elliptique, comme chez le singe.

Il n'est donc pas étonnant que la réunion de tous ces caractères simiens ait donné lieu à quelque incertitude de diagnostic, et que M. Pruner-Bey lui-même ait pu hésiter à reconnaître ici une mâchoire humaine. Le diagnostic, je le répète, est aujourd'hui tout à fait positif ; il l'est devenu surtout depuis que l'on a retrouvé sur d'autres mâchoires provenant des races anciennes, ou des races inférieures actuelles, quelques-uns des caractères de la mâchoire de la Naulette.

M. Pruner-Bey lui-même a été frappé des analogies qui existent entre cette mâchoire et celle que M. le marquis de Vibraye a extraite de la grotte d'Arcy, et qui date également de l'époque du mammouth. Plusieurs autres mâchoires, trouvées dans les dolmens de l'époque de la pierre polie, servent de transition entre le type de la Naulette et celui des Européens modernes. Enfin,

les sauvages actuels de la Mélanésie se rapprochent beaucoup
sous ce rapport des sauvages primitifs de l'Europe. On peut ainsi
établir pour chacun des caractères simiens de la mâchoire de la
Naulette une série décroissante, dont notre type actuel constitue
le dernier terme.

Considérons par exemple la conformation du menton, étudié
sur le profil. Je place sous vos yeux (voir pl. III) six mâchoires sur
lesquelles vous suivrez aisément la gradation de ce caractère. La
première, n° 1, est celle d'un chimpanzé (*troglodytes Aubryi*).
La seconde, n° 2, est la mâchoire de la Naulette. La troisième,
n° 3, fait partie d'une tête de Mélanésien des Nouvelles-Hébrides,
donnée par M. de Rochas au musée de la Société d'anthropologie. La quatrième, n° 4, est la mâchoire d'Arcy. La cinquième,
n° 5, provient du dolmen de Chamant (Oise) et date de l'époque
de la pierre polie. La dernière enfin, n° 6, est celle d'un Parisien
moderne (musée de la Société d'anthropologie, série du dix-neuvième siècle, n° 1). Il suffit de jeter un coup d'œil sur ces figures
pour voir que, de la dernière mâchoire à celle de la Naulette, la
distance est bien plus grande que de celle-ci à la mâchoire du
chimpanzé ; mais la continuité de la série est établie par la conformation intermédiaire de la troisième, de la quatrième et de la
cinquième mâchoire.

Sur ces pièces, vous pourrez voir encore l'épaisseur relative
du corps des mâchoires s'accroître à mesure que s'efface la saillie
du menton.

Le volume des dents canines suit à peu près la même progression. Il est au maximum chez le singe ; la mâchoire de la Naulette vient toujours en seconde ligne ; et c'est encore celle du
Mélanésien qui occupe le troisième rang.

Nous ne pouvons pas suivre sur cette même série la progression des autres caractères. Pour ce qui concerne en effet le
volume relatif des trois dents molaires, toutes ces mâchoires, à
l'exception de celle de la Naulette, présentent la disposition qui
est ordinaire chez l'homme d'Europe. Mais voici une magnifique
tête d'Australien qui a été donnée par M. Charles Martins à la
Société d'anthropologie, et sur laquelle la seconde grosse molaire
est exactement égale à la première. J'ai trouvé la même égalité
sur une tête de Néo-Calédonien. M. Pruner-Bey a constaté en

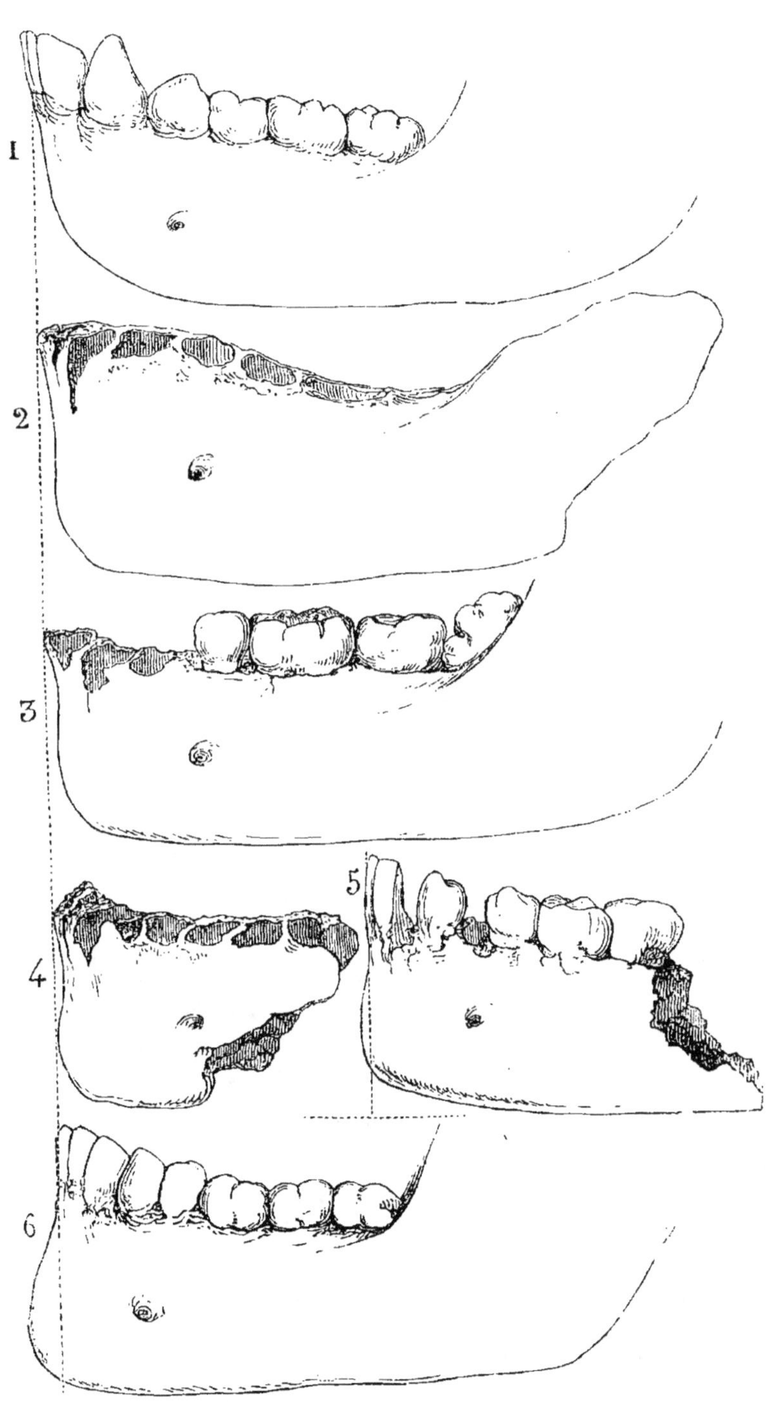

1. Chimpanzé. — 2. La Naulette. — 3. Nouvelles-Hébrides. — 4. Grotte d'Arcy.
5. Dolmen de Chamant. — 6. Parisien.

outre que sur l'un des deux crânes de Lafaye (près Bruniquel) la seconde grosse molaire est « au moins égale à la première ». Nous pouvons donc suivre ainsi la disparition de ce caractère simien, qui est au maximum chez le singe anthropomorphe (1) moins prononcé, mais toujours bien évident sur la mâchoire de la Naulette (âge du mammouth), moins accusé encore sur celle de Bruniquel (âge du renne), et dont il ne reste plus d'autre trace aujourd'hui que l'égalité des deux premières molaires, observée chez quelques individus des races les plus inférieures.

Sur la tête d'Australien dont les deux premières molaires sont égales, l'arcade alvéolaire décrit une courbe qui n'est ni elliptique ou convergente comme dans le type simien, ni parabolique ou divergente comme dans le type humain, mais intermédiaire entre ces deux formes. Dans toute la région des dents molaires la branche droite et la branche gauche de cette courbe deviennent rectilignes et parallèles, de sorte que la distance des deux premières molaires est égale à celle qui existe entre les deux dents de sagesse. Cette forme se rapproche beaucoup de celle de la mâchoire de la Naulette, dont la courbe, comme je viens de le montrer, n'est certainement pas divergente et est, au contraire, très-probablement convergente. Ici encore, par conséquent, la transition du type de l'homme à celui du singe se trouve établie par la mâchoire de la Naulette, dont la conformation ne s'observe aujourd'hui que dans les races inférieures.

Quant au trou qui, chez les singes, occupe la place des apophyses géni, je ne l'ai vu jusqu'ici que sur une seule mâchoire humaine, sur celle de la Naulette.

Ainsi, tous les caractères simiens de cette mâchoire se retrouvent, à l'exception d'un seul, sur d'autres mâchoires humaines. Mais ils s'y retrouvent à l'état sporadique ; telle mâchoire en présente deux, telle autre n'en présente qu'un seul, tandis qu'ils sont réunis sur la seule mâchoire de la Naulette. Remarquons en outre que nous avons dû chercher ces caractères tantôt sur des mâchoires préhistoriques ou même paléontologiques, tantôt sur celle des Australiens ou des Mélanésiens, qui occupent les degrés

(1) J'ai trouvé depuis sur plusieurs chimpanzés femelles la deuxième grosse molaire égale à la première, ou même plus petite, et la troisième plus petite encore, comme dans le type humain. *(Note de 1872.)*

inférieurs de la série humaine actuelle ; ajoutons encore que, dans les gradations que nous avons établies pour chaque caractère, en partant du singe pour arriver à l'Européen moderne, nous avons toujours vu la mâchoire de la Naulette prendre place immédiatement après celle du chimpanzé ; rappelons enfin que le caractère important du trou génien n'a été observé que sur la mâchoire de la Naulette ; — et nous serons autorisés à conclure que cette mâchoire, dont l'antiquité prodigieuse remonte au temps du mammouth, est, de tous les restes humains que l'on connaît jusqu'ici, celui qui se rapproche le plus du type des singes.

Ces faits répondent aux vœux des partisans de l'hypothèse transformiste, dite *darwinienne* (quoique Darwin n'ait pas parlé de l'origine de l'homme) ; ils ne prouvent pourtant qu'une seule chose, une chose, il est vrai, sans laquelle cette hypothèse ne saurait vivre, savoir : que la disposition sériaire et le développement graduel des caractères organiques, depuis longtemps constatés dans le reste de l'échelle animale, s'observent aussi dans les échelons supérieurs ; qu'en d'autres termes la chaîne des êtres, partout ailleurs plus ou moins continue, n'est pas brusquement rompue à ce niveau. Les faits paléontologiques ont déjà diminué le vaste intervalle qui paraissait exister entre les caractères de l'homme et ceux des singes. Il est à croire que cet intervalle se rétrécira davantage encore lorsqu'on connaîtra d'autres races humaines de l'époque quaternaire, et surtout lorsqu'on découvrira, comme il est permis de le supposer dès aujourd'hui avec d'assez grandes probabilités, les débris de l'homme tertiaire. Mais la continuité de la série n'implique nullement à mes yeux l'idée de la transformation des espèces. Le transformisme est une hypothèse hardie à l'aide de laquelle on tente d'expliquer le phénomène de la disposition sériaire des caractères morphologiques ; cette hypothèse exerce sur les esprits une attraction d'autant plus forte qu'on ne lui en a opposé aucune autre ; mais ceux qui l'envisagent froidement, avec la rigueur de la méthode scientifique, doivent reconnaître qu'elle ne repose jusqu'ici sur aucune preuve directe.

Quant à moi, je ne suis pas de ceux qui nient l'influence modificatrice que l'action combinée du temps et des milieux peut exercer sur certains caractères organiques; mais rien ne me prouve que ces modifications puissent aller jusqu'à transformer les espèces, ni même jusqu'à produire de véritables races. Si je me borne à considérer en particulier les races humaines, je trouve que toutes celles dont on peut suivre la continuité dans l'histoire et dont les croisements n'ont pas trop altéré la pureté, n'ont pas changé depuis l'antiquité d'une manière appréciable. Les nègres des Etats-Unis ne sont-ils pas semblables à ceux qui sont représentés sur les vieux monuments de l'Egypte? Je sais que cette expérience n'embrasse qu'une période de quatre à cinq mille ans, période bien courte auprès des siècles sans nombre que l'humanité avait déjà traversés. Mais s'il m'était démontré que les agents modificateurs ont pu en un laps quelconque de temps faire sortir d'une commune origine tous les types humains que nous connaissons aujourd'hui, je ne pourrais me refuser à admettre du même coup que ces mêmes agents ont pu en un laps de temps plus long opérer la transformation plus complète que proclament les darwinistes. Cette démonstration viendra peut-être un jour; je ne la crains ni ne la désire; la vérité, quelle qu'elle soit, doit toujours être la bienvenue. Mais dans l'état actuel des choses je ne vois aucune raison qui puisse me faire renoncer à l'opinion des polygénistes.

Rectification. — Je n'ai pas cru pouvoir modifier la rédaction du mémoire qui précède, mais il est nécessaire de faire ici une rectification relative au crâne de Lahr. J'ai parlé, p. 137, de ce crâne, d'après la mention qui en avait été faite par M. Pruner-Bey, dans un travail présenté au Congrès international d'anthropologie, la veille du jour où je pris la parole pour lui répondre. Je n'avais pas vu ce crâne; je ne le connaissais que d'après le passage suivant du mémoire de M. Pruner-Bey:

« En 1823, M. Ami Boué retira aux environs de Lahr, du lœss du Rhin, des ossements associés à des coquilles encore existantes. Il ne pensa pas que ces os, fossiles à ses yeux, fussent humains, et les apporta à Cuvier. « Quel fut mon étonnement, dit-il, quand le grand naturaliste y reconnut « des ossements humains, qui devaient avoir appartenu à d'anciens cime- « tières !... » Ainsi la conviction de Cuvier sur la non-existence de l'homme à l'état fossile ne fut pas ébranlée par ce fait. D'ailleurs, j'ai vu ces ossements, et j'ai contemplé avec une attention toute particulière le crâne. C'est un crâne dolichocéphale et féminin, très-semblable à celui qui provient de Vauréal, et, à cet égard, le grand homme avait raison : c'est, en effet, un crâne comme on en rencontre journellement. » (*Congrès international d'anthropologie et d'archéologie préhistoriques*, 2e session, Paris, 1867, 1 vol. in-8, p. 357-358.)

J'avais pu répondre à ce passage sans avoir préalablement examiné le crâne en question. Il ne s'agissait pas, en effet, de savoir s'il était dolichocéphale ou brachycéphale ; il était bien certain qu'il était dolichocéphale, puisque M. Pruner-Bey le reconnaissait lui-même. Mais ce qui ne pouvait passer sans réplique, c'était le procédé employé par mon savant collègue pour se débarrasser de ce fait qui, s'il eût été tel qu'il le disait, aurait été très-significatif. L'authenticité du squelette quaternaire de Lahr est bien constatée, et ce n'est pas la refuter de dire qu'elle n'a pas été admise en 1823 par Cuvier. De la part d'un auteur moderne, qui, comme M. Pruner-Bey, et contrairement à Cuvier, admet l'existence de l'homme quaternaire, une négation basée sur l'opinion de Cuvier ne pouvait être admise. C'est ce que j'ai fait ressortir dans ma réponse.

Mais si M. Pruner-Bey avait été mieux renseigné, il aurait pu se dispenser de nier l'authenticité, parfaitement certaine, des ossements humains du lœss de Lahr. Il a cru que ces ossements étaient accompagnés d'un crâne dolichocéphale, et dès lors il les a sacrifiés à sa théorie. Or, le crâne de Lahr est imaginaire. C'est par une confusion d'étiquette qu'une voûte crânienne trouvée par M. Haumont dans les alluvions de la gare d'Ivry avait été mêlée aux ossements du Lahr. L'erreur a été reconnue en 1869 par M. Gervais, professeur d'anatomie comparée au Muséum et constatée encore récemment par M. le docteur Hamy ; et je profite de l'occasion qui se présente aujourd'hui à moi pour la rectifier.

(Note ajoutée au moment de la réimpression.)

MÉMOIRES

SUR

LES CRANES DES EYZIES

(ÉPOQUE DU MAMMOUTH)

Bulletins de la Société d'anthropologie, 2ᵉ serie, t. III, mai et juin 1848.

L'importance des restes humains trouvés dans la caverne-abri de Cro-Magnon aux Eyzies est assez grande pour qu'il soit opportun de faire connaître exactement les conditions de gisement qui ont permis de constater la date paléontologique de ces ossements. Je crois donc devoir reproduire le travail que M. Louis Lartet communiqua, le 21 mai 1868, à la Société d'anthropologie, et dont la lecture précéda immédiatement celle de mon premier mémoire. Ces deux pièces se complétaient réciproquement ; elles ont toujours figuré ensemble soit dans les *Bulletins* de la Société, soit dans les *Reliquiæ aquitanicæ* de MM. Edouard Lartet et Christy, soit dans les analyses plus ou moins détaillées publiées dans les journaux, et le lecteur me saura gré de ne pas les séparer ici. Pour éviter toute confusion, nous placerons entre guillemets le texte de M. Louis Lartet.

Une sépulture des troglodytes du Périgord ;

PAR M. LOUIS LARTET.

« Lorsqu'on franchit pour la première fois, en chemin de fer, la distance qui sépare Limoges d'Agen, on ne peut se défendre d'un double sentiment de surprise et d'admiration en passant dans les défilés tortueux du Périgord noir, au fond desquels coule la Vézère. Les contrastes que présente cette vallée si fraîche avec les escarpements rocheux aux formes si bizarres qui la limitent brusquement des deux côtés, ménagent aux regards du voyageur le plus indifférent une succession d'effets, aussi inattendus que saisissants, qui commandent son attention.

« Bientôt l'œil, se familiarisant avec ces formes de rochers, y découvre une multitude de cavités, les unes naturelles, les autres taillées régulièrement par l'homme et parfois même utilisées, de nos jours, comme dépendances d'habitations rurales. Romains, Normands, Anglais, se sont succédé dans cette *Petra* périgourdine, et les chroniques du moyen âge renferment de curieux documents sur le rôle joué dans les guerres de ces temps par le *Roc de Tayac*, où l'on retrouve, taillées dans le calcaire, des salles, galeries, écuries même, qui en faisaient un véritable château fort.

« Mais les troglodytes les plus anciens et les plus étranges qu'aient jamais abrités les rochers de Tayac sont, sans contredit, ces *chasseurs de renne* qui ont eu le privilége de fouler notre sol en même temps qu'une foule d'animaux, tels que le mammouth, le lion, le renne, l'aurochs, le bœuf musqué, le spermophile, etc., aujourd'hui éteints ou complétement disparus de nos climats. Leurs stations sont nombreuses sur les bords de la Vézère, et les grottes naturelles qui leur servaient de retraite, patiemment explorées par M. Ed. Lartet et H. Christy, ont enfin livré le secret de leur industrie primitive et celui de leur vie sauvage (1). Il n'en est pas de même de leurs caractères ethniques, qui jusqu'ici n'étaient établis que sur des pièces insuffisantes et dont le gisement pouvait paraître anormal. Ce fut donc avec une vive curiosité que l'on apprit vers la fin du mois dernier la découverte, faite dans ce district, de squelettes humains dans des conditions qui semblaient devoir leur faire attribuer une haute ancienneté.

« M. le ministre de l'instruction publique (M. Duruy), auquel les études de ce genre sont redevables de tant de bienveillants encouragements, voulut faire vérifier l'authenticité de cette découverte, et il daigna me confier cette mission dont voici les principaux résultats :

---

(1) Nous ne reviendrons pas sur les résultats de ces découvertes qu'on a pu voir à l'Exposition universelle et qui ont été décrites et figurées dans plusieurs publications : *Cavernes du Périgord.* — *Reliquiæ aquitanicæ.* — *Ann. des sc. nat.*, *Comptes rendus*, etc.

« Les escarpements rocheux dans lesquels sont creusées les grottes des bords de la Vézère sont constitués par les tranches des couches à peu près horizontales des calcaires crétacés que les cours d'eau ont profondément entaillées en creusant leur lit. Ils présentent de larges sillons ou cannelures qui courent parallèlement à plusieurs niveaux et se prolongent fort loin. On serait, au premier abord, tenté d'attribuer ces cannelures au passage rapide et longtemps continué d'un cours d'eau très-large et s'élevant bien au-dessus du niveau actuel de la Vézère. Mais, en y regardant de plus près, on reconnaît aisément que ces cannelures parallèles ont été produites par la dégradation incessante des couches tendres, feuilletées, propres à l'imbibition, intercalées au milieu d'assises plus résistantes, sous l'influence des agents atmosphériques et particulièrement à la suite des gelées.

« Cette explication, adoptée d'abord par mon père, a été développée avec beaucoup de sagacité par M. Alain Laganne (1). Parmi les preuves dont il l'a étayée, la plus concluante me paraît être fournie par certains points où, l'inclinaison des couches se

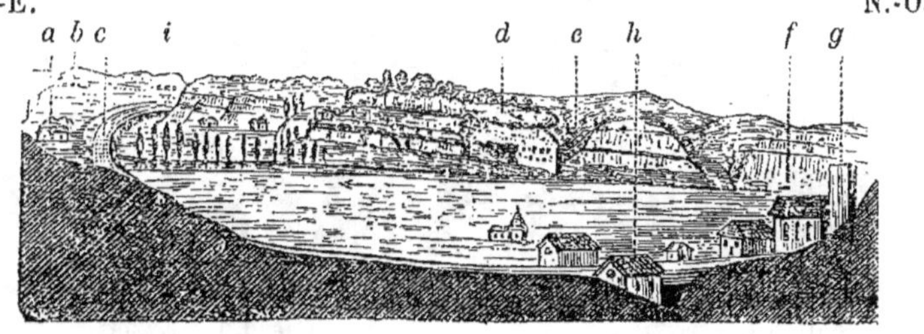

Fig. 11. — Vue de la vallée de la Vézère, montrant les cannelures qui sillonnent les rochers de la rive droite en plongeant en sens inverse de la pente de la rivière.

a. Village des Eyzies.
b. Grotte du Cingle.
c. Pont du chemin de fer.
i. Rocher du Cro-Magnon.
d. Roc de Tayac.

e. Gorge d'Enfer.
h. Gare des Eyzies.
f. Laugerie-Basse.
g. Église de Tayac.

trouvant être en sens contraire de la pente de la rivière, les cannelures suivent le sens des premières, montrant ainsi leur indépendance par rapport à la ligne de thalweg de la vallée.

(1) *Note sur les érosions des calcaires dénudés de la vallée de la Vézère et de ses affluents. (Ann. d'agric., sc. et arts de la Dordogne.* En prenant comme terme de comparaison des érosions effectuées depuis une date bien déterminée, M. Alain Laganne a pu calculer approximativement que l'érosion creuse la roche de 15 millimètres tous les vingt ans.

« C'est ce que met en évidence le croquis que j'ai pu prendre de cette disposition le long des rochers qui bordent la Vézère, à droite et à gauche du roc de Tayac.

« Selon que les agents atmosphériques ont exercé leur action avec plus d'énergie, il s'est produit des cannelures, des abris, ou même des grottes véritables dans lesquelles les chasseurs de rennes purent trouver un asile. L'accumulation des débris ainsi détachés des couches friables donne lieu, au pied des rochers escarpés, à la formation de talus d'éboulement dont les éléments très-ténus sont tous orientés suivant la ligne de plus grande pente. Ces accumulations recouvrent parfois et masquent entièrement les cannelures et abris des bas niveaux. Un de ces derniers, recouvert par un talus épais de 4 mètres et situé à 580 mètres au nord-ouest du bourg des Eyzies et à 130 mètres au sud-est de la station du même nom, au lieu dit *Cro-Magnon* (1), et au pied d'un rocher dont la portion culminante se détache

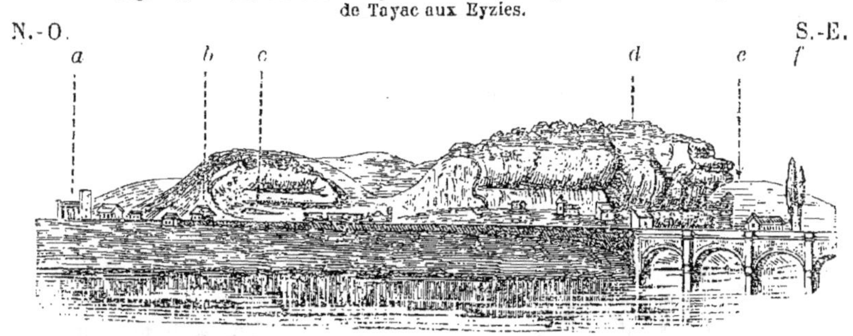

Fig. 12. — Vue des rochers qui bordent la rive gauche de la Vézère,
de Tayac aux Eyzies.

a. Eglise de Tayac.	*d.* Rocher des Eyzies.
b. Station des Eyzies.	*e.* Château des Eyzies.
c. Grotte de Cro-Magnon.	*f.* Pont du chemin de fer sur la Vézère.

sous la forme grossière d'un champignon; cet abri, dis-je, fût resté peut-être toujours inconnu si des travaux d'art n'avaient été entrepris dans son voisinage, et n'avaient occasionné des emprunts de terre dans ce talus. Ce fut d'abord l'établissement de la chaussée (*a*) du chemin de fer qui amena l'enlèvement d'une portion notable du talus (*b*) et celle (2) d'un bloc gigantesque,

(1) Cramagnon sur le cadastre.

(2) C'est à la gracieuse obligeance avec laquelle M. de Nomaison, ingénieur du chemin de fer, a bien voulu nous communiquer ses plans, que nous devons d'avoir pu apprécier ces détails avec exactitude.

détaché des rochers voisins et cubant 311 mètres (*c*) ; on abattit ensuite un banc pierreux (*d*) en surplomb sur le talus. Enfin, vers la fin du mois de mars, deux entrepreneurs fort intelligents des Eyzies, MM. Bertou-Meyrou et Delmarès, firent en appoint un nouvel emprunt de terre destiné à la chaussée d'une route voisine. Après avoir enlevé les 4 mètres de détritus qui couvraient l'abri, des ouvriers, en pénétrant sous le banc rocheux qu'ils

Fig. 13. — Profil transversal de la vallée de la Vézère, passant par le rocher de Cro Magnon.

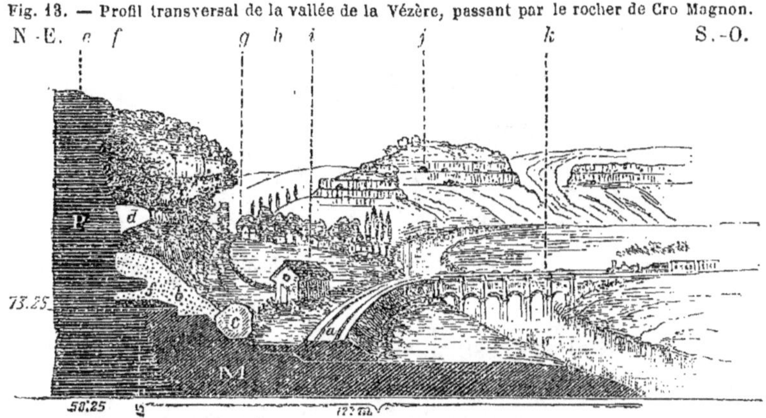

Altitude de la Vézère à l'étiage = 58m,25. Hauteur de la grotte de Cro-Magnon au-dessus de la Vézère = 15 mètres. Distance de la grotte à la rivière, environ 177 mètres.

a. Chaussée du chemin de fer.
b. Talus.
c. Grand bloc de calcaire.
d. Surplomb du rocher qui a disparu.
P. Calcaire crétacé.
M. Eboulis des talus et alluvions du fond de la vallée.

e. Rocher de Cro-Magnon.
f. Grotte.
g. Château et village des Eyzies.
h. Vallée de la Beune.
i. Maison du garde-barrière.
j. Grottes du Cingle.
k. Pont du chemin de fer sur la Vézère.

avaient ainsi dégagé, ne tardèrent pas à en retirer des ossements brisés, des silex taillés, et enfin des crânes humains dont les entrepreneurs devinèrent aussitôt l'ancienneté et l'intérêt scientifique. Par une réserve et un tact malheureusement trop rares, et dont les amis des études paléo-ethnologiques doivent leur savoir le plus grand gré, ils interrompirent immédiatement ces travaux et s'empressèrent d'en prévenir M. Alain Laganne, que ses affaires avaient appelé à Bordeaux. De retour aux Eyzies, celui-ci exhumait, quelques jours après, en présence de MM. Galy et Simon, de Périgueux, deux crânes et quelques autres fragments du squelette humain, ainsi que des os de renne travaillés et de nombreux silex taillés.

« C'est sur ces entrefaites que j'arrivai aux Eyzies où, après avoir surmonté quelques difficultés inattendues, grâce à la bienveillance de M. le préfet de la Dordogne et à l'obligeant concours de MM. le maire et le curé de Tayac, il me fut bientôt possible de procéder à des fouilles régulières et méthodiques de la sépulture et de ses abords.

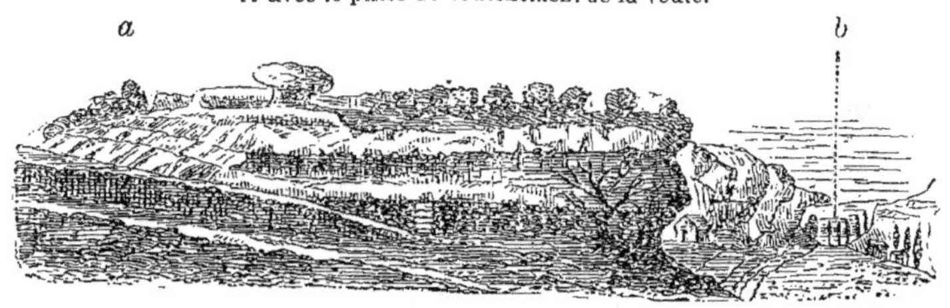

Fig. 14. — Vue de la cavité de Cro-Magnon, dégagée des terres qui en masquaient l'entrée et avec le pilier de soutènement de la voûte.

a. Chemin montant au N.-N.-O. | *b.* Rocher et village des Eyzies.

« Il fallait d'abord assurer par un pilier de soutenement la solidité de la voûte de l'abri dont une fissure profonde faisait prévoir la chute au moindre ébranlement. En creusant le sol pour établir les fondations de ce pilier (Y), nous pûmes déjà constater la succession de quatre couches noirâtres de foyer superposées, dont la plus inférieure renfermait une défense d'éléphant (fig. 15, *a*), qui, bien qu'endommagée par la pioche des ouvriers, a pu nous fournir un tronçon bien reconnaissable que le Révérend Père Sanna Solaro, présent à la découverte, a bien voulu m'aider à dégager de sa gangue. Le pilier établi, nous avons enlevé méthodiquement et une à une les diverses couches, déterminant ainsi très-exactement leur nature, leur contenu et leurs relations. Mais comme, sous ces divers rapports, elles présentent la plus grande analogie entre elles (sauf pour les épaisseurs qui croissent en s'élevant), je me bornerai à les décrire très-brièvement dans l'ordre naturel de leur formation.

« La grotte de Cro-Magnon est constituée par un banc de calcaire crétacé (fig. 13 et 15), riche en polypiers et en bryozoaires, qui s'avance horizontalement de 8 mètres en surplomb, avec une épaisseur de 5 mètres sur une étendue d'environ 17 mètres. La couche qu'il surmonte, et dont la dégradation a amené la formation de cette cavité, est très-riche en *rhychonella vespertilio*, fossile qui en fixe le niveau géologique. Les débris de ce calcaire argilifère et micacé (A) s'étaient accumulés à la surface du sol

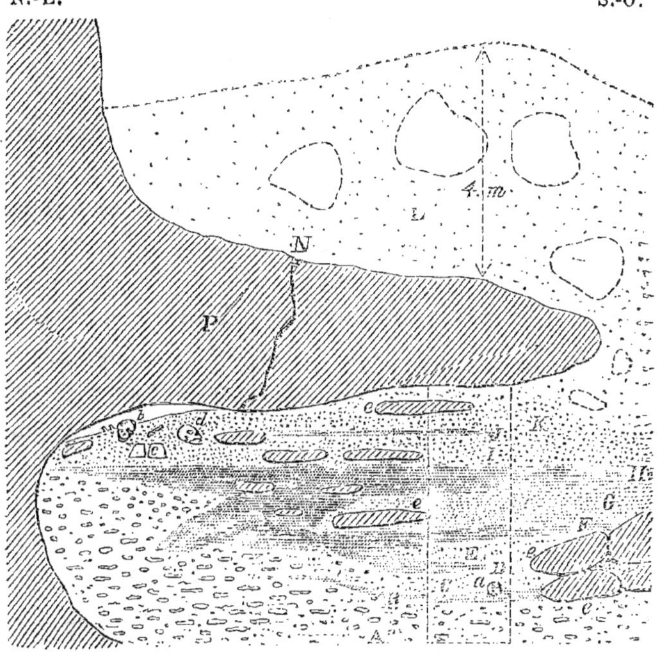

Fig. 15. — Coupe détaillée de la grotte de Cro-Magnon, près des Eyzies. (La coupe passe par le centre de la cavité suivant la ligne α β du plan. Echelle 1/100 (1 centimètre par mètre).

A. Débris de calcaires.
B. Première couche de cendres, etc.
C. Débris calcaires.
D. Deuxième couche de cendres.
E. Débris calcaires rougis par le feu au contact des cendres qu'ils supportent.
F. Troisième couche de cendres.
G. Terre rouge avec ossements, etc.
H. Couche épaisse de cendres avec ossements (foyer principal).
I. Terre jaune avec ossements, etc.
J. Lit mince de graviers lavés et incrustés de stalagmite. Trace à peine visible d'un foyer.

K. Eboulis calcaires.
L. Talus enlevés.
N. Fissure dans le toit de l'abri.
P. Banc de calcaire crétacé formant le toit de l'abri.
Y. Pilier établi pour soutenir le toit.
a. Défense d'éléphant.
b. Squelette du vieillard.
c. Bloc de gneiss aplati sur une de ses faces.
d. Ossements humains.
e. Blocs calcaires détachés du rocher à diverses époques.

primitif de la caverne sur une assez grande épaisseur (au moins 70 centimètres), lorsque les premiers chasseurs de renne s'y arrêtèrent pour la première fois en y laissant, comme trace de leur court séjour, une couche noirâtre (B, fig. 15) de 5 à 15 cen-

timètres d'épaisseur, renfermant des silex taillés, des fragments
de charbon, des ossements d'animaux brisés et calcinés, et, à la
partie supérieure, une défense d'éléphant (*a*, fig. 15).

« Ce premier foyer est recouvert par une couche (C), épaisse
de 25 centimètres, de débris calcaires détachés peu à peu de la
voûte pendant l'abandon temporaire de l'abri. Puis on retrouve
une nouvelle couche mince de foyer (D) de 10 centimètres d'épaisseur, contenant toujours des fragments de charbon, d'ossements
et de silex taillés. Cette assise est encore surmontée d'un lit
d'éboulis calcaires (E) de 50 centimètres d'épaisseur ; enfin, vient
au-dessus une série d'assises plus importantes renfermant toutes,
en des proportions diverses, des charbons, des ossements brisés,
brûlés et travaillés, des silex taillés suivant divers types, mais
principalement en *grattoirs*, des *nucleus*, des cailloux arrondis
de quartz, de granite, etc., empruntés au lit de la Vézère et portant de nombreuses traces de percussion. L'ensemble de ces
couches paraît se rapporter à une époque pendant laquelle la
grotte fut habitée, sinon constamment, au moins à des inter-
valles tellement rapprochés, qu'ils ne permirent plus l'intercala-
tion de dépôts d'éboulis calcaires, au milieu des divers lits correspondant aux phases successives de cette troisième période
d'habitation. La première ou la plus inférieure de ces couches
est un lit charbonneux (F) de 20 centimètres d'épaisseur, qui
n'atteint pas le fond de la grotte, mais qui se prolonge un peu
plus que les précédents. A son contact avec les débris calcaires
sur lesquels il repose, ceux-ci sont fortement rougis, ce qui est
un indice de calcination.

« Au-dessus vient une couche de terre grasse rougeâtre (G)
de 30 centimètres d'épaisseur, renfermant, bien qu'en moindre
quantité, les mêmes objets. Enfin, on trouve ensuite la couche
charbonneuse la plus étendue et la plus épaisse (H), dont la puissance moyenne est de 30 centimètres, et qui, sur les bords, n'a
que 10 centimètres, tandis qu'au centre (X), où elle entame les
dépôts sous-jacents, qu'on avait dû creuser pour établir le foyer
principal, elle atteint 60 centimètres d'épaisseur. C'est de beaucoup la couche la plus riche en débris charbonneux, en ossements, en galets de quartz, en silex taillés, en *nucleus* et en
instruments en os (poinçons, flèches, etc.); on peut la considérer

comme la trace d'une habitation beaucoup.plus prolongée que les précédentes. Au-dessus de ce lit charbonneux vient une couche (I) de terre jaunâtre un peu argileuse, contenant encore des ossements, des silex et des instruments en os, ainsi que des amulettes, et qui serait limitée, à sa partie supérieure, par une couche charbonneuse très-mince et très-peu étendue (J) de 5 centimètres d'épaisseur, que M. Laganne a pu observer avant mon arrivée, mais dont je n'ai pu retrouver que de simples traces.

« C'est à la partie supérieure de cette couche jaune (I) et dans le fond de l'abri, qu'ont été trouvés les squelettes humains avec les accessoires de cette sépulture, le tout recouvert, à l'exception d'un espace fort limité, dans l'enfoncement le plus reculé de cette cavité, d'une couche d'éboulis calcaires (K). Cette dernière assise renfermait encore quelques silex taillés, mêlés à des ossements brisés et à d'autres os intacts se rapportant à de petits rongeurs, ainsi qu'à un renard particulier.

« Enfin, par-dessus ces diverses couches qui comblent l'abri, et par-dessus cet abri lui-même, venaient les terres du talus dont l'épaisseur (4 mètres et 6 mètres) suffirait à elle seule, d'après ce que nous avons dit plus haut sur son mode de formation, pour reporter bien loin dans les âges préhistoriques la date de cette sépulture.

« Quant aux restes humains et à la position qu'ils occupaient dans la couche (I), voici les résultats de l'enquête à laquelle je me suis livré sur ce point.

« Au fond de la grotte se trouvait le crâne du vieillard (B) qui seul affleurait dans l'espace non comblé de sa cavité et restait soumis, par conséquent, aux infiltrations calcarifères de la voûte, comme le prouve l'enduit stalagmitique dont les os sont recouverts. Les autres ossements humains, rapportables à quatre autres squelettes, ont été trouvés autour du premier dans un rayon d'environ 1ᵐ,50. Parmi ces ossements se trouvait, à gauche du vieillard, le squelette d'une femme (M) dont le crâne présente au front une entaille profonde, faite par un instrument tranchant, blessure à laquelle elle a dû survivre plusieurs semaines, d'après l'avis de médecins fort compétents, car l'os s'était réparé sur les lèvres de la plaie. A côté d'elle, on a recueilli les débris d'un squelette d'enfant (N) qui n'était pas parvenu au dernier terme de son développement fœtal. Les autres squelettes (D) paraissent se rapporter à des hommes. Au milieu de ces débris humains

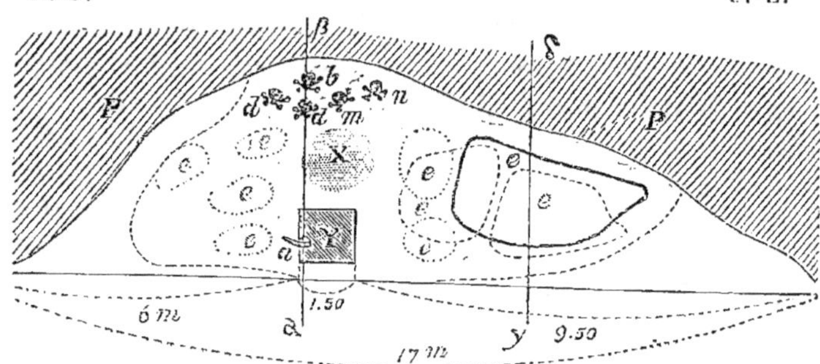

Fig. 16. — Plan de la grotte de Cro-Magnon, montrant la position des squelettes humains, des dalles, etc.

P. Calcaire crétacé.
X. Portion centrale et la plus épaisse de la couche H (voir fig. 15).
Y. Base du pilier de soutenement.
a. Défense d'éléphant.
b. Crâne du vieillard.
d. Ossements humains.

e. Dalles détachées de la voûte à différentes époques.
m. Squelette de femme.
n. Ossements d'un enfant.
αβ. Direction de la coupe de la figure 15.
δγ. Direction de la coupe de la figure 17.

gisaient une multitude de coquilles marines (près de trois cents), toutes percées d'un trou et appartenant presque toutes à l'espèce si commune sur nos côtes océaniques, la *littorina littorea*. Quelques autres espèces, le *purpura lapillis*, la *turritella communis*, etc. (1), représentées par un petit nombre de spécimens, se sont retrouvées également perforées, et devaient être utilisées pour des colliers, bracelets ou autres objets de parure (2). J'ai trouvé, non loin de l'emplacement des squelettes, une amulette

(1) Mon collègue au Muséum, M. Fischer, a bien voulu m'aider dans la détermination de ces coquilles.

(2) On s'est demandé si ces coquilles n'auraient pas servi de *monnaies* ainsi que les *coris* dont on fait aujourd'hui usage aux Indes orientales et sur les côtes de Guinée et que l'on pêche fort loin de là, aux Philippines et aux Maldives. Trois raisons nous empêchent d'adopter cette supposition : 1° le gisement de ces coquilles a dû être trop rapproché de la station; 2° il y a, outre *la littorina littorea*, d'autres coquilles marines qui ne peuvent ainsi répondre au type conventionnel et déterminé de cette sorte de monnaie ; 3° dans des stations analogues, on a trouvé des *coquilles fossiles* percées pareillement de trous, et en petit nombre, parmi des amulettes ou autres ornements également destinés à être suspendus.

D'ailleurs, quelle utilité auraient eue des monnaies pour des hommes qui trouvaient dans les animaux, dont le pays devait être abondamment pourvu, toutes les ressources exigées par leur manière de vivre ?

en ivoire d'éléphant, ovale, discoïde et percée de deux trous.
M. Laganne en avait déjà découvert une plus petite, et M. Ch. Grenier, instituteur aux Eyzies, a bien voulu m'en donner une pareille qu'avait trouvée un de ses jeunes élèves. On a également
recueilli en ce point plusieurs dents percées de trous, un bloc
volumineux de gneiss fendu et présentant une large surface
aplanie, des bois de renne travaillés et des silex taillés suivant
les mêmes types que ceux des foyers inférieurs. Cette sépulture
occupait une aire très-limitée, et on n'en trouve aucune trace
dans une section passant par la ligne YD du plan. Cette seconde
coupe, faite à 4 mètres de la précédente, nous montre la même
alternance de lits détritiques et charbonneux.

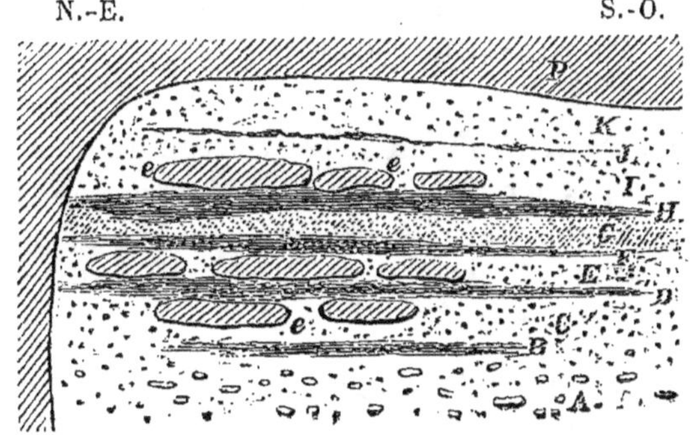

Fig. 17. — Coupe de l'une des portions latérales de la cavité (γδ du plan).
Echelle 1/100 (1 centimètre par mètre).

Même légende que dans la figure 5.

« On ne trouve point à la partie supérieure de la couche (I) d'indices du mince foyer funéraire supérieur, mais son niveau paraît
être marqué par un petit lit (J), dont les éléments sont lavés et
incrustés de stalagmite. C'était probablement le sol de la caverne
avant son remplissage définitif par les accumulations détritiques (K).

« Ce que cette dernière coupe nous offre de remarquable, c'est
la présence à divers niveaux, principalement au-dessus des lits
charbonneux, de grandes dalles (E) détachées naturellement de
la voûte, et dont quelques-unes étaient si volumineuses, qu'il a
fallu employer la mine pour pouvoir les extraire. Des blocs pareils, d'un moindre volume, étaient disséminés un peu partout

dans la grotte, ainsi que le montrent le plan et les coupes, et ils étaient notamment accumulés en grand nombre devant l'emplacement du pilier que nous avons fait construire (fig. 15).

« En résumé, la présence, à tous les niveaux, des mêmes grattoirs de silex si finement retouchés, comme ceux de *gorge d'Enfer*, et des autres animaux qui s'y trouvent pareillement associés dans cette station classique, nous font admettre que ces vestiges d'habitations successives de l'abri de Cro-Magnon se rattachent au passage dans la contrée d'une même race de chasseurs, lesquels ont pu ne faire dans le principe de cette grotte qu'un simple rendez-vous de chasse, où ils venaient se partager les dépouilles des animaux tués dans le voisinage. Plus tard, ils l'ont habitée d'une façon permanente ; enfin, à une époque où l'accumulation de leurs *débris de cuisine*, en exhaussant le sol de cette cavité, en réduisait considérablement la hauteur (1^m,20) et la rendait incommode pour l'habitat, ils l'auraient peu à peu abandonnée et y seraient revenus une dernière fois pour y cacher leurs morts.

« Depuis, cette cavité n'a plus été accessible si ce n'est peut-être à quelques renards particuliers et la dégradation, faisant lentement son chemin, a couvert peu à peu cette étrange sépulture d'une couche puissante qui en révélerait à elle seule la haute antiquité.

« La présence, dans ces couches de foyer, de débris du mammouth, du lion des cavernes, d'un ours de grande taille, du renne, de l'aurochs, du spermophile, etc., corrobore de tout point cette évaluation que l'on peut rendre plus rigoureuse encore en se basant sur la prédominance du cheval relativement au renne, sur la forme des silex, des flèches, des poinçons en os, des marques dites *de chasse*, ainsi que sur l'absence de tout dessin ou sculpture, ce qui permet de rapporter cette station à l'âge immédiatement antérieur à l'époque artistique qui a vu naître dans ce pays les premiers essais de gravures et de sculptures.

« D'où venaient ces hommes ? Ici le géologue doit se taire. A lui de constater les faits de son domaine, qui font l'objet de cette introduction ; aux anthropologistes à nous éclairer sur les caractères de cette race. Néanmoins il n'est peut-être pas superflu de faire remarquer en terminant que les coquilles associées à la sépulture de Cro-Magnon, aux Eyzies, sont des espèces qui ne sont nullement méditerranéennes, mais bien propres à l'océan Atlantique, et fort communes notamment sur les côtes de la Charente. Ce fait, rapproché de la présence, dans l'un des foyers, de plusieurs galets de basalte qui ne peuvent avoir été pris dans la vallée de la Vézère, mais pourraient fort bien provenir de celle de la Dordogne, tendrait à faire supposer qu'avant d'arriver dans la région troglodytique, où ils ont trouvé des conditions si favorables à leur mode de vie, les chasseurs de renne avaient séjourné sur nos côtes océaniques et étaient arrivés sur les bords de la Vézère en remontant la Dordogne. »

I

Sur les crânes et ossements des Eyzies

Bulletins de la Société d'anthropologie, 2ᵉ série, t. III, p. 350-392 ; mai 1868.

§ I. *Remarques préliminaires.*

Aucune découverte ne pouvait offrir plus d'intérêt pour la Société d'anthropologie que celle dont M. Lartet fils vient de nous entretenir. C'est le complément, je dirai presque le couronnement des découvertes importantes que M. Lartet père et son regretté collaborateur Christy ont faites il y a quatre ans dans les cavernes du Périgord, et particulièrement dans celle des Eyzies. Les innombrables objets trouvés dans ces cavernes ne nous avaient pas seulement fourni les preuves les plus incontestables et les plus saisissantes de la contemporanéité de l'homme et du mammouth ; ils nous avaient encore révélé les détails les plus curieux sur la vie et les mœurs des antiques troglodytes du Périgord. Mais il restait encore à connaître les caractères anatomiques de cette race intelligente et artistique, dont les admirables gravures sont pour nous un sujet d'étonnement. C'est cette lacune que viennent combler aujourd'hui les ossements présentés par M. Lartet fils. Nous devons en remercier tout d'abord M. le ministre de l'instruction publique, qui a fait les frais des nouvelles fouilles, et qui, avant de déposer ces restes précieux dans la galerie du Muséum, a voulu qu'ils fussent soumis à l'examen de la Société d'anthropologie. M. Lartet fils nous a donné des détails stratigraphiques qui ne peuvent laisser aucun doute sur la haute antiquité des ossements des Eyzies. Il a démontré qu'ils sont non-seulement aussi anciens, mais plus anciens même que les objets gravés et sculptés de la grande caverne des Eyzies ; ceux-ci correspondent à l'époque où le renne était déjà prédominant dans la faune, tandis que ceux-là paraissent se rapprocher davantage de la période du mammouth ; et, quoiqu'il ait pu s'écouler un temps assez long entre ces deux époques, tout permet de croire que le passage de l'une à l'autre s'est effectué graduellement, sans révolution ethnologique, que c'est la même race qui s'est maintenue sans interruption dans le même lieu et que, si les ossements qui nous sont présentés ne sont pas ceux des artistes de l'époque du renne, ce sont du moins ceux de leurs ancêtres.

Les débris de l'homme quaternaire que l'on a pu étudier jusqu'ici se rapportent, pour la plupart, à des individus de petite taille, dont le crâne est peu volumineux et la face plus ou moins prognathe. On en avait conclu que la population primitive de l'Europe appartenait à une race négroïde suivant les uns, mongoloïde suivant les autres, dont la taille ne dépassait pas beaucoup celle des Lapons modernes. Je tiens pour exacts les faits sur lesquels repose cette opinion ; mais elle repose en outre sur une idée préconçue que, pour ma part, j'ai depuis longtemps combattue, savoir : qu'il n'y avait dans l'Europe quaternaire qu'une seule race d'hommes. Partant de cette théorie ethnogénique, que la diversité des races humaines s'est produite sous l'influence du temps et des milieux, on admettait que les différences typiques devaient s'effacer à mesure que l'on remonterait le cours des âges ; et lorsque les polygénistes objectaient que la séparation des principaux groupes de races était déjà complète dès l'origine des temps historiques, on leur répondait que ce n'était pas dans ces temps trop rapprochés de nous, mais dans les immenses et incalculables périodes qui les avaient précédés, que les divergences du type originel s'étaient manifestées. Ramenée à ces termes, la question de l'unité du genre humain se trouvait ajournée jusqu'au moment où la paléontologie aurait découvert les restes de l'humanité primitive, ou du moins ceux des races de l'époque quaternaire. On supposait que ces races, séparées de nous par des milliers de siècles peut-être, et à coup sûr infiniment plus rapprochées des origines humaines que les plus anciennes des races historiques, devaient présenter, sinon une uniformité absolue, du moins une convergence manifeste vers le type du moule commun d'où on les croyait sorties.

Mais il est arrivé ici — ce qui du reste arrive presque toujours — que les faits sont venus contredire une théorie préconçue. La race quaternaire des Eyzies diffère de la race quaternaire des cavernes de la Belgique, autant au moins que puissent différer les races modernes les plus dissemblables. Le contraste est complet, non-seulement au point de vue de la conformation et du volume de la tête, mais encore au point de vue de la forme et des dimensions des os des membres.

§ II. *Désignation des sujets. — Age. — Sexe. Caractères généraux de la race des Eyzies.*

La plupart des ossements qui ont été recueillis proviennent de trois individus. Il y a trois crânes, dont l'un est complet, On n'a pu compléter aucun squelette ; mais en classant les os du tronc et des membres d'après leur forme, leur couleur et leur densité, on les répartit pour la plupart en trois groupes qui, d'après ces mêmes caractères, se rapportent respectivement aux trois crânes. Il y a, en outre, quelques petits fragments de crâne provenant d'un adulte, et d'autres provenant d'un enfant. Le nombre des corps déposés dans la sépulture n'était donc pas inférieur à cinq, mais tout annonce qu'il n'y en avait guère plus. Il n'est donc pas impossible que tous ces individus aient appartenu à la même famille.

Nous ne pourrons parler que de trois d'entre eux, les autres n'étant représentés que par des débris insignifiants.

Le numéro 1, dont le crâne est complet, si ce n'est qu'il a perdu l'un de ses os malaires et l'une des branches de sa mâchoire inférieure, est un vieillard du sexe masculin. Sur la partie inférieure de l'écaille du frontal existe, du côté gauche, une érosion large et superficielle, qui ne présente pas les caractères d'une lésion pathologique et qui paraît avoir été produite après la mort, dans le sol de la caverne, par les agents physiques. La face est couverte d'incrustations. Toutes les sutures se sont soudées bien longtemps avant la mort. La suture lambdoïde est encore apparente, mais la suture coronale est entièrement effacée, ainsi que la partie antérieure de la sagittale. Il en résulte que l'exacte détermination du bregma est impossible. J'ai cru en retrouver la place en un point que j'ai marqué d'un léger trait de crayon ; mais je puis m'être trompé de 2 ou 3 millimètres. Malgré l'âge avancé de ce sujet, presque toutes les dents étaient encore en place au moment de la mort ; elles sont tombées dans le sol et n'ont pas été retrouvées, à l'exception de la racine interne de la deuxième molaire du côté droit. Par suite de l'usure presque complète de la couronne, cette racine a été séparée des deux autres, qui sont tombées, laissant vide la partie correspondante de l'alvéole. Les traces de l'usure sont des plus évidentes ; le plan de la surface usée est oblique de bas en haut et de dehors en dedans. Cette dent était donc usée jusqu'au collet, et pour qu'il en fût ainsi, il fallait incontestablement que les autres dents fussent usées aussi. C'est l'indice d'une vieillesse avancée.

La chute des dents a été posthume, puisque les alvéoles ne sont pas cicatrisés ; mais elle a eu lieu avant le dépôt des incrustations, puisque celles-ci se prolongent dans les alvéoles. Tout permet de croire d'ailleurs que les dents de ce vieillard n'étaient plus très-solidement fixées ; c'est ce que prouvent la largeur et le peu de profondeur des cavités alvéolaires. Quelques-unes étaient évidemment plus larges que les racines qu'elles recevaient : phénomène qui, d'ailleurs, s'observe ordinairement autour des racines réduites à l'état de chicots, surtout chez les sujets très-avancés en âge, et qui n'indique nullement qu'il y ait eu une carie des dents ou des alvéoles.

Au crâne n° 1 correspond le groupe des ossements les plus grands et les plus massifs de la série. Nous citerons en particulier deux fémurs, un tibia, et plusieurs côtes d'une épaisseur extraordinaire. L'un des fémurs présente à sa partie inférieure, immédiatement au-dessus des condyles, une dépression peu profonde, très-circonscrite, très-ancienne, et évidemment traumatique, due au choc d'un corps très-dur, qui a produit l'enfoncement de la lame compacte dans le tissu spongieux subjacent, sans interrompre la continuité de l'os. J'ai lieu de croire que cette lésion a été le résultat de l'action d'un projectile mousse, lancé peut-être par une fronde, car nos balles mortes produisent quelquefois des lésions tout à fait semblables; mais un coup de corne, un coup de défense d'éléphant, auraient très-bien pu produire le même effet.

Le numéro 2 est une femme que je suppose âgée de trente-cinq à quarante ans seulement, quoique l'ossification des sutures soit très-avancée. Les os de la voûte du crâne sont entièrement soudés à leur face interne. Sur la face externe du crâne la suture coronale est en partie effacée; la sagittale et surtout la lambdoïde sont beaucoup plus apparentes. Par conséquent, l'oblitération des sutures s'est effectuée d'avant en arrière. Un pareil état des sutures, sur des crânes modernes d'Européens, indiquerait, en moyenne, un âge de plus de cinquante ans ; mais on sait que, chez les races non civilisées, l'oblitération des sutures est plus précoce que chez nous. Il serait donc possible que cette femme eût moins de cinquante ans. L'état des dents permet de le supposer. Deux dents seulement, la première et la deuxième grosse molaire droites, sont encore en place. Les autres manquent ; mais l'état des alvéoles prouve que la chute des dents a eu lieu après la mort. Les deux molaires qui sont restées en place présentent l'une et l'autre des traces d'usure ; mais, tandis que la première est fortement usée, que ses cuspides et ses sillons ont entièrement disparu, et que son ivoire est largement à nu, la seconde, au contraire, commence à peine à s'user ; si les cuspides sont presque effacées, on aperçoit encore les sillons qui les séparaient, et l'usure n'a nulle part dépassé l'épaisseur de la couche d'émail. Comme la première grosse molaire fait son éruption vers l'âge de six à sept ans, tandis que la deuxième ne sort de la mâchoire que vers douze ou quatorze ans, il est naturel que la première de ces dents soit plus usée que l'autre, puisqu'elle a servi six à huit ans de plus. La différence qui existe entre elles sous le rapport du degré d'usure donne ainsi la mesure de la quantité d'usure qui a pu se produire en huit ans. Cette différence est considérable ; elle indique que l'usure des dents s'est effectuée avec une assez grande rapidité, soit parce que le sujet triturait habituellement des aliments très-durs, soit parce que ses tissus dentaires étaient doués de peu de résistance. Or l'usure, si prononcée sur la première grosse molaire, est très-faible au contraire sur la seconde, et cela permet de croire qu'il ne s'est pas écoulé un très-grand nombre d'années entre l'éruption de cette dernière dent et l'époque de la mort. Il me paraît difficile en tout cas d'admettre que le sujet ait vécu jusqu'à l'âge de cinquante ans, que semble indiquer l'état avancé de l'oblitération des sutures du crâne. Je suis donc disposé à croire que cette femme était jeune encore ; qu'elle n'avait pas dépassé, par exemple, l'âge de trente-cinq à quarante ans, âge où j'ai vu plusieurs fois, chez des nègres, les sutures de la voûte du crâne presque entièrement refermées.

Notons encore la direction du plan de l'usure des dents. Ce plan ne peut être déterminé sur la deuxième molaire, qui n'est pas encore assez usée ; mais sur la première molaire, il est oblique de bas en haut, et de dehors en dedans. C'est dans la même direction, comme on vient de le voir, qu'est usée la dent du vieillard n° 1.

Le crâne de notre numéro 2 est incomplet, surtout en arrière et à gauche. La face, quoique incomplète, peut cependant encore être étudiée dans ses traits principaux. Sur la moitié gauche du frontal, au-dessus de la moitié externe de l'orbite, existe une perte de substance oblique, longue de 33 millimètres , large de 12 à sa partie moyenne, terminée en pointe à ses deux extrémités, et produite, selon toutes probabilités, par un coup porté avec une petite hache de silex. Cette plaie de l'os frontal pénètre dans le crâne. Elle a été faite pendant la vie et a probablement déterminé la mort, mais non une mort immédiate, ni même une mort rapide, car on aperçoit à la face interne du frontal, autour de la perte de substance, une vascularisation de l'os et un dépôt de matière osseuse finement poreuse, indice d'une ostéite dont les lésions n'ont pu se produire en moins de quinze à vingt jours.

Le petit fragment de l'os frontal qui a été détaché par le coup de hache n'a pas été retrouvé ; il avait probablement été enfoncé dans le cerveau ; malgré cela, il n'existe aucune esquille sur la table interne, où les bords de la plaie osseuse sont presque aussi nets que sur la table externe. Cette disposition indique que le coup a été asséné avec une très-grande force.

On a déjà vu que l'un des fémurs du vieillard présente les traces d'une ancienne blessure reçue probablement dans un combat. D'après cela, les habitants des Eyzies se montrent à nous comme une population aux mœurs violentes, car si la blessure du vieillard a pu à la rigueur n'être qu'un accident de chasse, celle de la femme a été évidemment produite par une main meurtrière.

Les ossements qui correspondent, par leur couleur, au crâne n° 2, sont grands et forts, mais moins rudes, moins massifs que ceux du numéro 1, et présentent d'ailleurs les caractères des os de femme.

Le numéro 3 est un homme adulte, qui paraît avoir quarante-cinq ans. La face manque, ainsi que les temporaux. Toutes les sutures occipitales, y compris celles de six os wormiens assez grands qui occupent la suture lambdoïde, sont encore parfaitement ouvertes. La suture sagittale, vue à l'extérieur, ne semble nullement soudée, mais elle l'est du côté de la table interne. Quant à la suture coronale, elle est entièrement fusionnée à sa face interne ; à l'extérieur, on en aperçoit encore les traces dans une partie de son étendue ; mais sa soudure est partout très-avancée. Il est clair qu'ici la soudure a marché d'avant en arrière ; elle a débuté sur la suture coronale ; elle a atteint ensuite la suture sagittale ; enfin elle n'a pas encore eu le temps de gagner la lambdoïde. En comparant cet état avec celui des deux premiers crânes où nous avons trouvé également les sutures antérieures plus avancées dans leur oblitération que les postérieures, nous arrivons à reconnaître que chez les habitants des Eyzies, comme de nos jours chez les races inférieures, l'oblitération des sutures procédait ordinairement d'avant en arrière.

Je crois pouvoir rattacher au crâne n° 3 un fragment détaché qui se compose de l'arcade alvéolaire et de l'apophyse palatine du maxillaire supérieur gauche. Trois dents sont implantées dans ce fragment ; ce sont : la seconde prémolaire, la première et la deuxième molaire. Toutes sont assez fortement usées, surtout la première molaire. Comme sur les deux autres sujets, ces dents sont usées de bas en haut et de dehors en dedans.

Le groupe des os du tronc et des membres qui me paraissent appartenir au squelette du numéro 3, est moins bien caractérisé que les deux autres groupes. La couleur et la densité de ces os sont moins uniformes ; il n'est pas impossible que quelques-uns proviennent d'un quatrième et même d'un cinquième squelette.

Après ces explications préalables, nous désignerons le sujet n° 1 sous le nom de *grand vieillard;* le numéro 2 s'appellera *la femme*, et le numéro 3, *l'homme adulte*.

Ces trois individus, quoique présentant, comme cela est toujours inévitable, des différences assez notables, ont cependant de très-nombreux traits de ressemblance, qui établissent bien nettement leur affinité et qui caractérisent une race particulière différente de toutes les autres races connues jusqu'à ce jour. Leur taille est très-élevée ; leurs os sont robustes ; leurs tibias sont aplatis, leurs fémurs présentent, immédiatement au-dessus de la région trochantérienne, une voussure courte et rude; leurs cubitus ont une cavité sigmoïde relativement peu profonde et offrent tout en haut, au-dessous de l'apophyse coronoïde, une concavité assez manifeste, tournée en avant ; leur bassin est très-large ; leur tête enfin est très-volumineuse, très-dolichocéphale. Cette dolichocéphalie n'est point due à l'étroitesse du crâne, dont la largeur est au contraire assez considérable, mais à sa grande longueur. Les arcs sourciliers des hommes sont très-développés, la racine du nez est très-déprimée, le front est large, vertical et bombé, surtout sur la ligne médiane ; les régions temporales ne sont nullement saillantes ; la plus grande largeur de la tête correspond à peu près au niveau des bosses pariétales, bien au-dessus du niveau des régions auriculaires ; et le profil du crâne présente la forme d'une ellipse allongée, dont l'extrémité antérieure, ou frontale, est bien développée, mais dont l'extrémité postérieure, ou occipitale, est plus renflée encore. Ces caractères sont communs à nos trois individus. Le numéro 3 étant privé de face, nous ne pouvons pousser plus loin ce parallèle général ; d'autant mieux que les numéros 1 et 2 ne sont pas du même sexe, et que la face, comme on sait, présente toujours des différences sexuelles assez notables. Disons toutefois que sur ces deux sujets la face est orthognathe de la racine du nez à l'épine nasale, qu'au-dessous de cette épine on remarque un prognathisme alvéolaire, beaucoup plus prononcé chez l'homme que chez la femme ; que les orbites sont très-larges et très-peu développées dans le sens vertical ; qu'enfin la face, dans son ensemble, est très-large par rapport à sa longueur.

Mais nous ne pouvons nous borner à cet énoncé général. Il est nécessaire d'étudier successivement les divers caractères que nous venons d'énumérer.

§ 3. *Taille. — Etude des os du tronc et des membres.*

Parlons d'abord de la taille. Il est incontestable qu'elle est très-élevée et bien supérieure à la nôtre : cela ressort d'un simple coup d'œil jeté sur les tibias et les fémurs. Aucun squelette n'ayant pu être reconstitué en entier, nous ne pouvons déterminer directement la taille. Nous ne pouvons même appliquer avec sécurité à cette détermination les rapports qui ont été établis par les médecins légistes entre la taille totale et la longueur du fémur, car ces rapports ont été étudiés sur les hommes de notre race, et nous savons que les proportions du corps varient notablement parmi les races actuelles ; à plus forte raison ont-elles pu varier parmi les races qui se sont succédé dans la suite des âges. D'un autre côté, les fémurs des Eyzies sont incomplets ; ils ont perdu leurs deux extrémités, et il ne nous reste que les diaphyses, mais ces diaphyses sont tellement développées, en longueur comme en largeur, qu'elles annoncent une stature puissante et une taille élevée. Par exemple, la diaphyse de l'un des fémurs du vieillard (n° 1) mesure 394 millimètres ; en faisant coïncider successivement les deux extrémités de cette diaphyse avec celles de la diaphyse d'un fémur complet dont la longueur totale est de 453 millimètres, j'ai constaté que la partie de ce dernier fémur qui correspond au segment conservé du fémur des Eyzies n'a que 354 millimètres au lieu de 394 ; le fémur des Eyzies avait donc au moins 4 centimètres de plus que celui avec lequel je l'ai comparé, c'est-à-dire au moins 493 millimètres de longueur totale. On obtient ce minimum en supposant que les extrémités épiphysaires aient eu exactement la même longueur sur les deux fémurs comparés, ce qui n'est nullement probable, car il est presque certain que ces extrémités devaient être plus développées sur le fémur qui a la plus grande diaphyse. Si l'on supposait que la longueur proportionnelle de la portion diaphysaire et du fémur totale eût été la même dans les deux cas, on trouverait pour le fémur des Eyzies une longueur totale de 504 millimètres. Le chiffre de 493 millimètres est donc, sans aucun doute, bien inférieur à la réalité. Or les tables de rapport dressées par les médecins légistes montrent qu'un fémur de 49 centimètres correspond à une taille de 1^m,80 au moins. Nous pouvons donc tenir pour certain que le vieillard des Eyzies (abstraction faite de la réduction inconnue que la vieillesse avait pu faire subir à sa colonne vertébrale) avait une taille supérieure à 1^m,80. Cette taille est très-exceptionnelle aujourd'hui dans les races d'Europe et dans la plupart des autres races; mais elle ne l'était pas, sans doute, chez les habitants des Eyzies, car la taille de l'homme n° 3 et même celle de la femme n° 2 étaient peu inférieures à celle du vieillard. La race des Eyzies était donc très-grande, et ce caractère est d'autant plus digne d'attention que les os longs trouvés dans les cavernes de la Belgique indiquent, pour l'homme quaternaire de cette région, une taille au-dessous de la moyenne actuelle.

Les fémurs de notre vieillard, déjà remarquables par leur longueur, ne le sont pas moins par leur largeur et leur épaisseur (fig. 20). A sa partie moyenne, dans le point le plus étroit, le corps de ces os a 32 millimètres de large, et 39 millimètres d'épaisseur. J'ai comparé ces mesures avec celles que j'ai prises, au même niveau, sur trente-trois fémurs qui sont déposés dans notre musée, et qui proviennent de l'ossuaire de Saint-Jean-de-Luz. Aucun d'eux n'atteint le volume des fémurs des Eyzies; c'est ce que montre le tableau suivant :

DIMENSIONS DE LA DIAPHYSE DU FÉMUR.

		Largeur.	Epaisseur.
Fémur du numéro 1 des Eyzies.		32^{mm}	39^{mm}
Les trente-trois fémurs	Maximum	31	38
de Saint-Jean-de-	Minimum	23	22
Luz	Moyenne.	26.51	27.79

On voit qu'aucun des fémurs de la série moderne n'égale les fémurs des Eyzies en largeur ni en épaisseur. Mais la différence devient bien plus frappante encore si, au lieu d'envisager toute la série, on considère les os un à un. Ainsi, pour ce qui concerne l'épaisseur, il y a, dans cette série, un fémur de 38 millimètres; le second n'a que 35 millimètres; le troisième n'en a plus que 32, et tous les autres sont au-dessous de 32. Pour la largeur, il y a un fémur de 31 millimètres, puis quatre de 29, et tous les autres sont au-dessous de 29. Il n'y a donc qu'un seul fémur

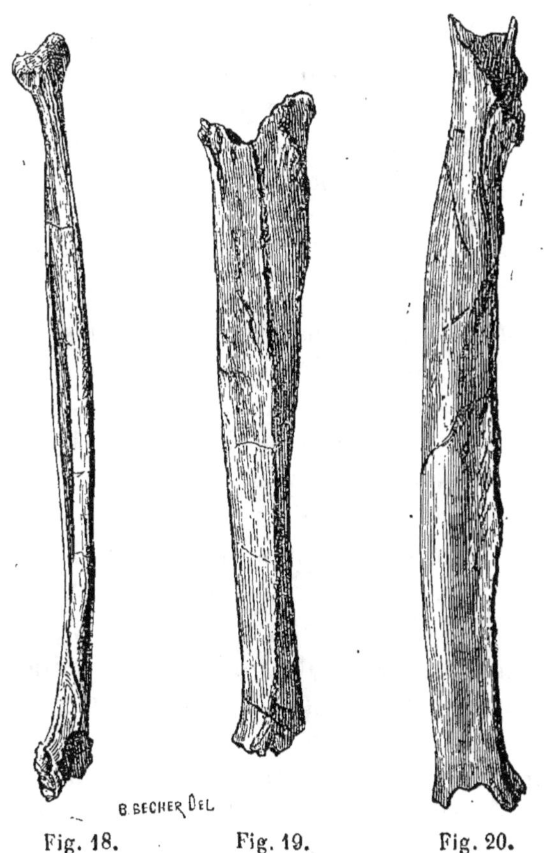

Fig. 18.   Fig. 19.   Fig. 20.

qui approche de la largeur, et un seul qui approche de l'épaisseur des fémurs des Eyzies; mais les deux maxima de largeur et d'épaisseur ne s'observent pas sur les mêmes os. Le fémur épais de 38 millimètres n'a que 29 de large, et le fémur large de 31 n'a que 35 d'épaisseur; de sorte que si, pour avoir une idée du volume des diaphyses, on multiplie la largeur par l'épaisseur, on trouve pour les deux plus gros fémurs de la série moderne les produits de 1,102 et de 1,085, et pour les fémurs des Eyzies, le produit de 1,248, supérieur au précédent de 13 et de 15 pour 100.

Les fémurs des Eyzies, supérieurs par leur largeur à tous les fémurs que je leur ai comparés, se rapprochent par là des fémurs des anthropoïdes. Le fémur du chimpanzé du musée Orfila a en effet 34 de large, et celui du gorille du même musée, 42. Mais, sous les autres rapports, les fémurs des Eyzies diffèrent radicalement de ceux des grands singes, car le fémur du chimpanzé n'a que 27 d'épaisseur, et celui du gorille, 31. Les fémurs des singes sont donc plus larges qu'épais, tandis que ceux des Eyzies sont beaucoup plus épais que larges. Il est superflu d'ajouter que les différences de longueur sont plus grandes encore, car personne n'ignore que les fémurs des anthropoïdes sont absolument et relativement bien plus courts que ceux de l'homme.

Le caractère le plus frappant des fémurs des Eyzies est fourni par la ligne âpre, qui offre une largeur et une épaisseur tout à fait insolites. Les lignes d'insertion des muscles qui s'y rattachent sont plus prononcées que je ne les ai jamais vues. Or la ligne âpre est toujours beaucoup moins saillante chez les singes anthropoïdes que chez l'homme ; elle est même quelquefois tout à fait nulle. La conformation des fémurs des Eyzies est donc tout l'opposé de celle des fémurs simiens.

Je n'en saurais dire autant des tibias (fig. 19, p. 173). Ils présentent en effet au plus haut degré cette disposition en lame de sabre droit, qui est la conséquence d'un aplatissement transversal, et qui caractérise les tibias des grands singes. Nous connaissions déjà ce caractère, que nous avons observé pour la première fois en mai 1864 sur les tibias du dolmen de Chamant (Oise) (1), puis sur ceux du dolmen de Maintenon (Eure-et-Loir), et qu'on a d'ailleurs retrouvé, soit en France, soit à l'étranger, sur un grand nombre de tibias de l'âge de la pierre polie. Je mets sous vos yeux plusieurs de ces tibias, et vous pouvez voir qu'ils sont très-analogues à ceux des Eyzies. Récemment encore, un tout

(1) Voir plus loin, dans ce volume, la troisième notice sur les fouilles de Chamant dans le groupe intitulé : *Faits et Discussions sur l'homme préhistorique.*

jeune homme qui n'a pas encore quitté l'uniforme du collége, et qui cependant a déjà eu la bonne fortune de faire une découverte paléontologique très-intéressante, M. Eugène Bertrand, a exhumé du diluvium de Clichy-Montmartre les débris d'un homme quaternaire dont le crâne offre plus d'un point de ressemblance avec ceux des Eyzies, et dont le tibia est remarquable par sa disposition aplatie en forme de lame de sabre droit. Rappelons enfin que M. Busk, dont les recherches datent de 1863, a constaté que tous les tibias extraits en grand nombre des cavernes de Gibraltar sont aplatis de la même manière que ceux des Eyzies. Cette forme, si différente de celle des tibias actuels, doit donc être considérée comme l'apanage de plusieurs races préhistoriques, je ne dis pas de toutes, car M. Dupont a constaté au contraire, dans plusieurs cavernes de la Belgique, que les tibias de l'âge du renne sont prismatiques et triangulaires comme les nôtres.

C'est une preuve de plus de la diversité, déjà signalée plus haut, des races dites *autochthones* de l'Europe.

Mais parmi les nombreux tibias sur lesquels nous avons pu étudier jusqu'ici l'aplatissement en lame de sabre droit (1), il n'y en a aucun qui possède ce caractère au même degré que les tibias des Eyzies, aucun qui présente un pareil contraste entre son diamètre antéro-postérieur et son diamètre transversal ; de sorte que la ressemblance de cette forme et de la forme simienne devient assez évidente pour frapper au premier coup d'œil. Le grand volume de ces tibias contribue encore à attirer l'attention sur l'étrangeté de leur conformation, car lorsqu'on les regarde de profil, on reconnaît aussitôt qu'ils sont beaucoup plus épais que les tibias modernes, tandis que, lorsqu'on les regarde de face, ils ne paraissent pas plus larges que les tibias ordinaires. Ainsi, sur le tibia du grand vieillard, dont nous ne possédons que la diaphyse, nous trouvons que le diamètre antéro-postérieur est de 54 millimètres à la partie supérieure de ce fragment, de 45 au milieu et de 31 en bas ; les trois mesures transversales corres-

---

(1) J'ai retrouvé le même aplatissement transversal sur quelques tibias de nègres, mais moins prononcé que sur les tibias préhistoriques. Ce caractère est très-marqué sur le grand squelette de nègre du musée Orfila, mais d'autres tibias de nègres sont bien triangulaires.

pondantes sont respectivement de 37, 27 et 27 millimètres. La longueur du fragment, qui comprend presque toute la diaphyse, est de 323 millimètres, et en y ajoutant la hauteur probable des extrémités diaphysaires, mesurées sur un autre tibia complet, *mais plus petit*, je trouve que la longueur totale du tibia en question devait être de 41 centimètres au moins. Ces mesures montrent à la fois que l'os est beaucoup plus épais (d'avant en arrière) par rapport à sa longueur, et beaucoup moins large, par rapport à son épaisseur, que ne le sont les tibias actuels.

Il n'est pas inutile d'ajouter quelques remarques sur la nature des différences de conformation qui existent entre les tibias aplatis dont nous venons de parler et les tibias modernes. Ceux-ci ont une diaphyse triangulaire et prismatique, qui présente, par conséquent, trois faces et trois bords. Le bord antérieur, ou crête du tibia, est placé sous la peau : les deux autres bords sont situés en arrière ; l'un est interne, et placé également sous la peau ; l'autre est externe, enseveli au milieu des chairs, et donne insertion dans toute sa longueur à l'aponévrose interosseuse, qui, de là, s'étend transversalement jusqu'au péroné. Entre ces trois bords sont comprises les trois faces, savoir : l'interne, qui est sous-cutanée ; l'externe, qui donne insertion dans les deux tiers supérieurs au muscle jambier antérieur, et la postérieure, qui regarde directement en arrière, et qui donne insertion à plusieurs muscles. C'est cette face postérieure qui nous intéresse surtout ici (fig. 21).

Les deux bords qui la limitent, II, EE, sont à peu près parallèles dans les trois cinquièmes de l'os ; mais dans les deux cinquièmes supérieurs ils s'écartent graduellement de bas en haut pour aller se terminer respectivement sur les bords des deux condyles du tibia. Cette partie élargie et comme évasée, qui forme les deux cinquièmes supérieurs de la face postérieure, est parcourue obliquement, de haut en bas et de dehors en dedans, par une ligne rugueuse, dite *ligne poplitée*, $pp'p''$, qui commence en haut au-dessous de l'articulation péronéo-tibiale, et de là descend très-obliquement jusqu'à la rencontre du bord interne du tibia. Du milieu de cette ligne, à peu près, se détache très-obliquement une autre ligne beaucoup moins saillante, quelquefois à peine marquée, que nous appelons la *ligne jam-*

bière, j j'. Elle descend le long de la face postérieure, en se rapprochant peu à peu du bord externe, qu'elle finit par rejoindre vers le milieu de la longueur de l'os. Ces deux lignes divisent la partie supérieure de la face postérieure du tibia en trois surfaces qui donnent insertion à trois muscles.

Le muscle poplité occupe la grande surface triangulaire comprise entre la ligne poplitée et le bord externe, *p p" I ;* la surface comprise entre la ligne jambière, la ligne poplitée, et le bord externe *p p" j j' E F* est occupée par le jambier postérieur ; et enfin la surface comprise dans l'angle aigu qu'interceptent la ligne poplitée et la ligne jambière (*p" p' j j'*) est occupée par le muscle long fléchisseur commun. Ces trois muscles s'insèrent également par leurs bords respectifs sur la ligne poplitée, qui donne en outre insertion dans toute sa longueur au muscle soléaire. Quant à la ligne jambière, elle donne insertion seulement à l'aponévrose intermusculaire qui sépare le jambier postérieur du fléchisseur commun. Enfin, vers le point d'union des deux lignes jambière et poplitée, et du côté de la

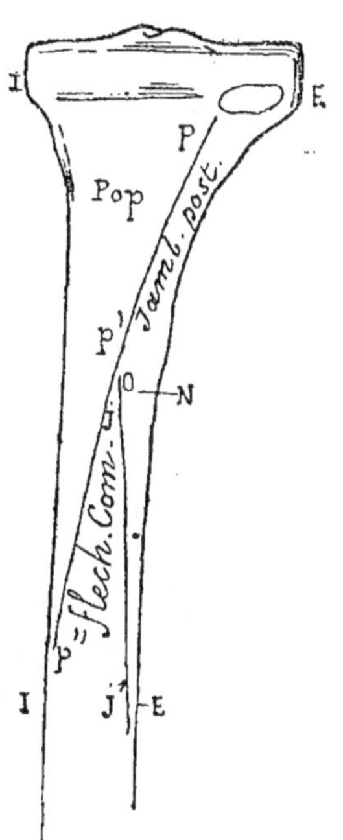

Fig. 21. — Face postérieure d'un tibia ordinaire.

surface du jambier postérieur, on trouve, sur le milieu environ de la largeur de la face postérieure, le trou nourricier N, qui est, comme on sait, le plus volumineux des trous nourriciers du squelette.

Ces détails descriptifs étaient nécessaires pour faire comprendre la disposition de nos tibias aplatis en lame de sabre droit. L'aplatissement transversal qui les caractérise n'occupe que les deux cinquièmes supérieurs, tout au plus la moitié supérieure de leur diaphyse, qui est triangulaire dans sa moitié inférieure. Les deux coupes schématiques ci-jointes, que nous supposerons pratiquées transversalement au niveau du trou nourricier, nous permettront d'établir la comparaison des tibias triangulaires et des tibias aplatis.

La figure 22, n° 1, représente la coupe d'un tibia triangulaire.

Les trois angles, A, E, I, correspondent aux trois bords antérieur, externe et interne. Le côté A E correspond à la face externe, sur laquelle s'insère le muscle jambier antérieur ; A I est la face

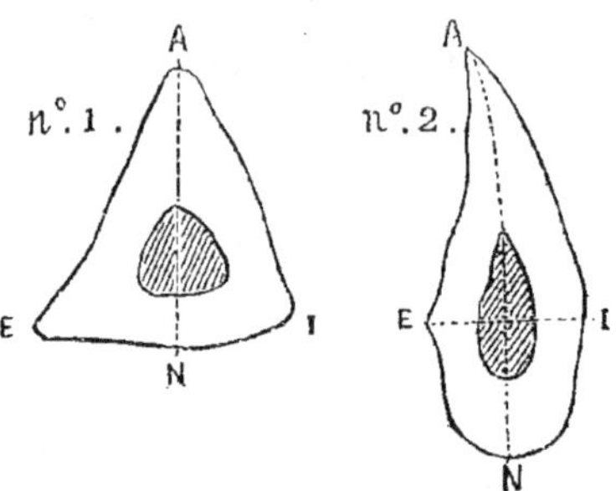

Fig. 22. Coupe transversale du tibia au niveau du trou nourricier.
N° 1, coupe d'un tibia ordinaire. N° 2, coupe d'un tibia aplati.

interne, qui est sous-cutanée ; E I enfin est la face postérieure sur laquelle le point N marque la situation du trou nourricier ; la partie interne de cette face, I N, correspond à la surface du muscle poplité, et sa partie externe, N E, à la surface du muscle jambier postérieur. Sur le numéro 2, qui représente la coupe d'un tibia aplati, les mêmes lettres désignent les mêmes parties, les mêmes surfaces d'insertions musculaires. Mais on voit que la face postérieure a entièrement changé de forme ; sa partie externe E N se trouve reportée sur la surface externe, sa partie interne N I se trouve de même reportée sur la face interne, de sorte que la seule partie de cette face postérieure qui soit réellement dirigée en arrière ne forme plus qu'un bord épais sur lequel vient s'ouvrir le trou nourricier, N. Notre diaphyse aplatie n'a donc ainsi que deux faces et deux bords : 1° un bord anté·rieur A (ou crête du tibia) semblable à celui des tibias triangulaires, à cela près qu'il est plus tranchant ; 2° un bord postérieur N qui est constitué en haut par la partie supérieure de la ligne poplitée (fig. 1, pp'), et plus bas par la ligne jambière (fig. 21, jj') ; 3° une face interne, formée en avant par la face interne des tibias ordinaires, en arrière par la surface du muscle poplité ; 4° une face externe, formée en avant par la face externe des tibias ordinaires et en arrière par la surface du muscle jambier postérieur. En résumé, notre os aplati n'a plus que deux faces, l'une interne, l'autre externe, et deux bords, l'un antérieur, l'autre postérieur. Ayant ainsi établi la correspondance anatomique des parties sur les tibias des deux types, nous pourrons plus aisément décrire la conformation des tibias aplatis.

Leur face externe (voir fig. 23) ne présente dans sa moitié inférieure qu'une largeur ordinaire; mais, dans sa moitié supérieure, elle s'élargit considérablement. Dans cette partie élargie, elle est parcourue en haut par une ligne saillante verticale (E E), qui est exactement parallèle à la crête du tibia (A A), et qui en bas, là où la diaphyse commence à devenir triangulaire, se continue directement avec le bord externe; celui-ci donne insertion, comme on sait, à l'aponévrose interosseuse; la ligne en question, qui fait suite à ce bord, donne donc insertion à la même aponévrose; d'où il résulte que la partie située en avant de la ligne interosseuse donne insertion au jambier antérieur et correspond à la face externe des tibias triangulaires; tandis que la partie située en arrière (E E, $p p'$, $j j'$) donne insertion au muscle jambier postérieur et correspond, par conséquent, à la partie externe de la face postérieure des tibias triangulaires.

En examinant de même la face interne des tibias aplatis, on trouve également que, dans toute la partie aplatie, cette face interne est élargie. Dans la partie inférieure, on reconnaît nettement le bord interne, qui n'est pas moins évident que sur les tibias ordinaires; mais, lorsqu'on suit ce bord interne de bas en haut, on voit, en arrivant au niveau de la partie aplatie, qu'il s'efface et disparaît entièrement; c'est à peine si quelques légères rugosités dessinent une ligne longitudinale qui lui fait suite, et qui se comporte, sur la face interne de la partie aplatie et élargie,

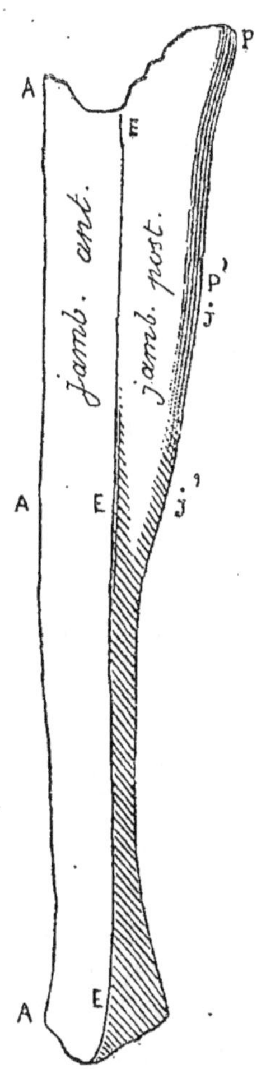

Fig. 23. — Face externe des tibias aplatis (Eyzies).

comme la ligne interosseuse sur la face opposée. Cette ligne divise la face interne en deux parties : l'une antérieure, qui représente la face interne des tibias triangulaires ; l'autre postérieure, qui s'étend jusqu'au trou nourricier, et qui représente, par conséquent, la moitié interne de la face postérieure, dont la moitié externe, comme on l'a vu plus haut, est rabattue sur la face externe de l'os. En d'autres termes, tandis que la surface d'insertion du jambier postérieur se trouve reportée sur la face externe, la surface du muscle poplité et celle du fléchisseur commun des orteils se sont ajoutées à la face interne. Une ligne oblique, marquée par des rugosités sur lesquelles s'insérait le muscle soléaire, et correspondant à la ligne $p'\,p''$ de la figure 21, indique la séparation de la surface du muscle poplité et de celle du fléchisseur commun.

Il ne nous reste plus à parler que du bord postérieur, seule partie de la face postérieure qui soit ici dirigée en arrière. Ce bord n'occupe que la moitié supérieure de la diaphyse. En haut, au-dessus du niveau du trou nourricier, il est épais et arrondi ; plus bas, il se dessine davantage et se transforme peu à peu en une ligne saillante, véritable crête osseuse qui s'accentue de plus en plus en descendant, et qui, vers le milieu de la longueur de l'os, va rejoindre, en s'effaçant peu à peu, le bord externe de la diaphyse, devenue triangulaire. Cette crête n'est autre chose que la ligne jambière (fig. 21, jj'). De la sorte, le bord postérieur de la partie élargie et aplatie se trouve constitué, au-dessus du trou nourricier, par la partie supérieure de la ligne poplitée (fig. 21 et 23, pp') et au-dessous de ce trou par la ligne jambière.

La description qui précède, et que j'aurais voulu pouvoir abréger, s'applique surtout aux tibias des Eyzies ; mais elle est applicable aussi à tous les autres tibias aplatis en lame de sabre droit, à celui de l'homme fossile de M. Eug. Bertrand, comme à ceux des dolmens. Elle l'est également, à part quelques légères différences tout à fait secondaires, aux tibias des singes anthropoïdes. Ces différences sont relatives au degré de saillie des lignes poplitée et jambière, et on ne s'en étonnera pas si l'on songe au peu de développement des masses musculaires du mollet des singes ; mais la forme du tibia, la répartition et la situation des lignes et surfaces d'insertions musculaires ne diffèrent en rien du type qui vient d'être décrit et qui se trouve surtout bien caractérisé sur les tibias des Eyzies. Je rappelle que certains tibias de nègres présentent une disposition analogue, et j'ajoute que, sur plusieurs autres nègres, j'ai trouvé une disposition intermédiaire entre celle des tibias triangulaires et celle des tibias aplatis. L'importance morphologique de ce caractère ne peut donc pas être méconnue.

Un péroné presque entier, qui paraît appartenir au squelette n° 1, est remarquable par la grande profondeur des gouttières longitudinales où s'insèrent les muscles, et par la grande saillie de la crête d'insertion du ligament interosseux (fig. 18, p. 173). Cette disposition ne s'accompagne d'ailleurs d'aucune courbure, d'aucune torsion pathologique; elle est en rapport, d'une part, avec la grande puissance des muscles qui s'attachent à cet os ; d'une autre part, avec l'âge avancé du sujet, car on sait que, chez les vieillards robustes du sexe masculin, la crête interosseuse du péroné devient toujours très-saillante.

Rien de particulier sur les trois humérus ou fragments d'humérus. Leurs fosses olécraniennes ne sont pas perforées. Leurs dimensions sont en rapport avec celles du reste du squelette, mais leur forme est à peu près ordinaire. Il en serait de même des os de l'avant-bras, si l'on ne constatait, sur l'extrémité supérieure des trois cubitus d'hommes, le peu de profondeur de la cavité sigmoïde, qui contraste avec le grand volume de l'olécrane et de l'apophyse coronoïde, et, immédiatement au-dessous de cette cavité, une courbure antéro-postérieure assez manifeste, dont la concavité regarde directement en avant, et au-dessous de laquelle le corps de l'os est parfaitement rectiligne. Cette courbure est analogue à celle que présente l'extrémité supérieure du cubitus dè certains singes anthropoïdes. Elle est tout à fait différente des courbures rachitiques, qui sont situées beaucoup plus bas, au niveau de la partie moyenne de l'os, là où le squelette de l'avant-bras offre le moins de résistance, et qui d'ailleurs ne se produisent que très-rarement, dans les cas où le rachitisme, très-avancé, a tordu et déformé presque tous les os.

Les diverses parties de colonne vertébrale qui ont été retrouvées n'offrent rien de particulier, si ce n'est les dimensions considérables des vertèbres, surtout des vertèbres lombaires du sujet n° 3. Il en est de même des diverses parties du bassin. Aucun bassin n'a pu être complété; mais les pièces du sacrum et des os iliaques indiquent que le bassin était grand et large. Un sacrum d'homme, qui paraît appartenir au numéro 3, présente à sa partie supérieure une largeur de 116 millimètres, chiffre considérable et bien supérieur à la moyenne de l'un ou l'autre sexe. Sur cinquante sacrums de toutes races, que j'ai mesurés dans les galeries du Muséum, il n'y en a que quatre dont la largeur dépasse 110 millimètres; ce sont : un Français du Pas-de-Calais (114 millimètres), un Turc d'Alger (113 millimètres), un Turc de Smyrne (123 millimètres) et une Française (123 millimètres). Le sacrum des Eyzies est donc très-large. Il est peu courbé. Je n'ai pu en déterminer la hauteur, parce que son extrémité inférieure fait défaut ; mais cette hauteur est considérable.

§ 4. *Crânes*.

A. Région crânienne.

J'arrive maintenant à la description des crânes. J'ai déjà dit qu'ils sont très-volumineux. Celui du grand vieillard est seul assez complet pour se prêter à l'opération du cubage. En le jaugeant avec le plomb de chasse, j'ai trouvé sa capacité de 1 590 centimètres cubes, et, comme la crainte de briser ce qui reste des lames orbitaires m'a empêché de bourrer le plomb avec force, j'estime que cette mesure n'est qu'un minimum. Les deux autres crânes n'ont pu être jaugés, mais je crois ne pas me tromper beaucoup en disant que celui de la femme dépasse 1 450, et que celui de l'adulte n° 3 est peu inférieur à cette mesure. Nous devons tenir compte sans doute de la haute taille de nos trois individus ; on sait que, toutes choses égales d'ailleurs, le cerveau croît avec la taille, mais non en proportion de la taille, car les sujets très-grands ont ordinairement le cerveau plus petit, *relativement à la masse du corps*, que les sujets de petite stature. Ces règles ne sont vraies d'ailleurs que pour les séries de quelque étendue, car elles souffrent de très-nombreuses exceptions individuelles. La série des Eyzies est trop courte pour se prêter à des conclusions certaines. Si l'on songe toutefois que les trois

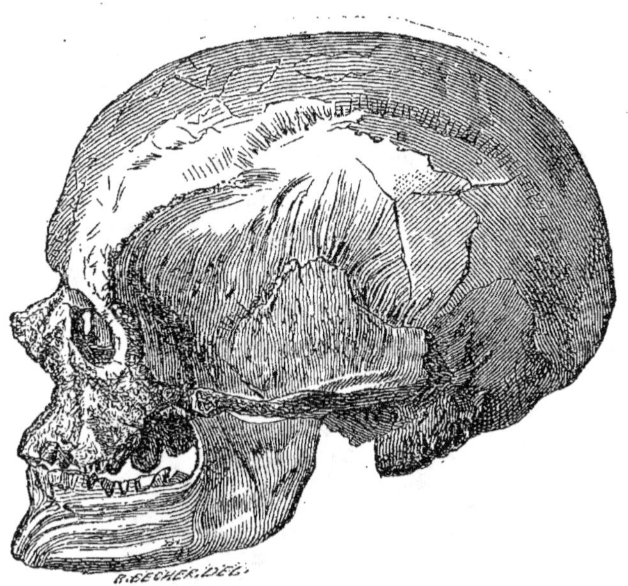

Fig. 24. — Le profil du vieillard.

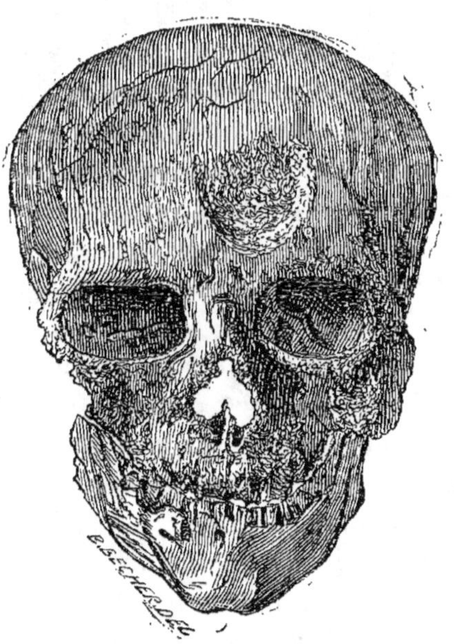

Fig. 25. — La face du vieillard

individus qui la composent ont une capacité crânienne supérieure
à la moyenne de nos jours ; que les crânes de femme sont généralement bien au-dessous de la moyenne des crânes masculins,
et que cependant la capacité crânienne de la *femme* des Eyzies
est au moins égale à la capacité moyenne du crâne des *hommes*
actuels, on est conduit à considérer le grand volume du cerveau comme un des caractères les plus remarquables de la race
des Eyzies. Ce volume me semble même dépasser celui que pourrait faire pressentir aujourd'hui une taille égale à celle de nos
troglodytes, tandis que les crânes des cavernes de Belgique sont

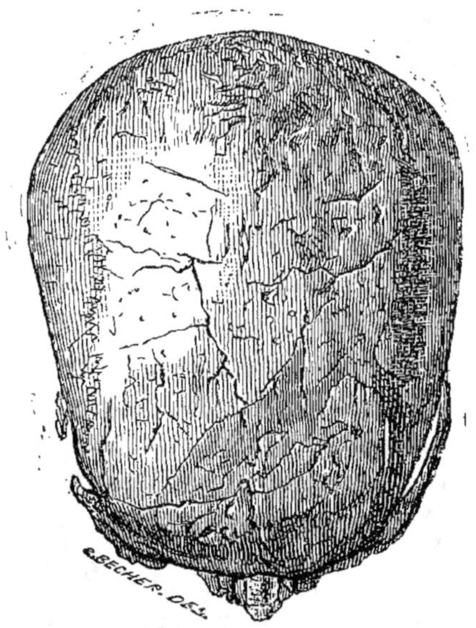

Fig. 26. — *Norma verticalis* du vieillard.

petits, non-seulement d'une manière absolue, mais encore relativement à la taille peu élevée des habitants de ces cavernes.
Nouvelle confirmation de ce qui a été dit plus haut de la différence de ces deux races paléontologiques.

Le grand volume du cerveau nous permet déjà d'augurer favo-
rablement de l'intelligence des habitants des Eyzies ; mais la
forme de cet organe n'est pas moins digne d'attention que son
volume. L'étude des races, comme celle des individus, nous
autorise à attacher une importance particulière au développement de la région frontale. Or l'écaille du coronal présente, sur

les profils de nos trois crânes, une belle courbure elliptique, indice d'un front élevé et d'une loge frontale spacieuse. La longueur de cette courbe ne peut être mesurée exactement sur le

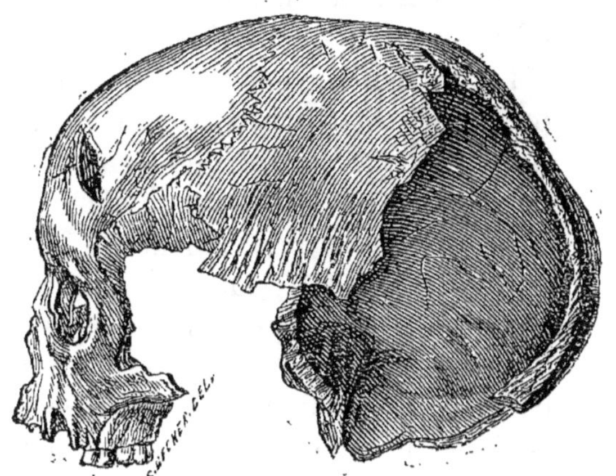

Fig. 27. — Le profil de la femme.

numéro 1, parce que le bregma est effacé ; je puis me tromper de quelques millimètres en l'évaluant à 145, d'après le point où j'ai cru retrouver la trace du bregma. Sur le numéro 2, elle est

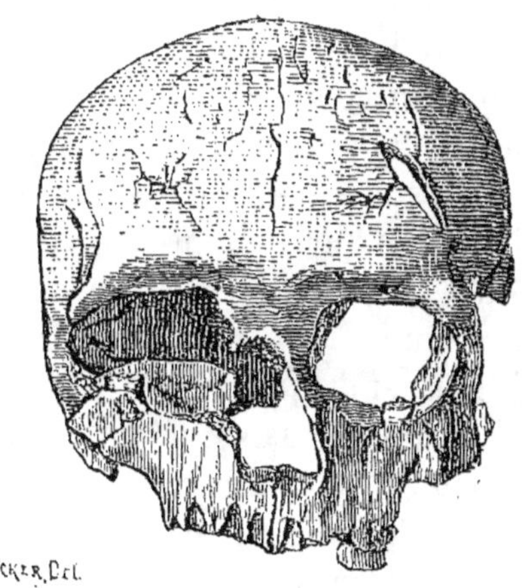

Fig. 28. — La face de la femme.

positivement de 135, et sur le numéro 3 de 148, dimensions supérieures de 2 centimètres à la moyenne actuelle. Dans le sens transversal, la loge frontale est également très-développée.

Le diamètre frontal minimum atteint 103 sur le vieillard, 97 sur la femme et 97 sur l'homme adulte, et cette ampleur est d'autant plus digne de remarque, qu'elle se présente ici, comme on va le voir, sur des crânes dolichocéphales.

Les crânes des Eyzies sont, en effet, très-dolichocéphales, et viennent par là confirmer une opinion que j'ai soutenue, pour ma part, depuis quelques années, contre l'école de Retzius. L'existence d'une race paléontologique dolichocéphale ne peut plus être niée désormais. La dolichocéphalie des crânes des Eyzies n'est pas de celles qui dépendent du peu d'étendue du diamètre transversal, car celui-ci, au contraire, est considérable, surtout sur les numéros 1 et 3, où il l'emporte de beaucoup sur le diamètre transversal moyen des séries les plus brachycéphales. C'est la grande longueur du diamètre antéro-postérieur qui rend les crânes des Eyzies dolichocéphales. Ce diamètre atteint très-rarement aujourd'hui le chiffre de 202, que nous offrent les numéros 1 et 3 ; il est même encore exceptionnel qu'il dépasse les 191 millimètres de notre numéro 2.

Les indices céphaliques de nos trois crânes sont de 73.76 pour le numéro 1, de 71.72 pour le numéro 2, de 74.75 pour le numéro 3 ; la moyenne est de 73.41. Elle est inférieure de plus de trois unités à l'indice céphalique moyen de la grande série mérovingienne du musée de la Société d'anthropologie, et cette série est cependant la plus dolichocéphale de toutes les séries recueillies jusqu'ici sur le sol français.

Sous ce rapport, on peut rapprocher des crânes des Eyzies celui que M. Eug. Bertrand vient d'extraire du terrain quaternaire de Clichy-Montmartre. Ce crâne est malheureusement incomplet ; les fragments qui ont été retrouvés forment la plus grande partie de la voûte, mais quelque soin qu'on ait mis à les recoller, on ne peut être certain de n'avoir pas un peu modifié la forme primitive. Ce qui est bien certain toutefois, c'est que ce crâne est très-dolichocéphale. Il paraît avoir 204 de longueur sur 138 de largeur, ce qui donne un indice céphalique de 67.65 seulement ; s'il y a une erreur, elle ne peut être que de quelques millimètres, et il est incontestable, en tout cas, que le crâne du diluvium de Clichy-Montmartre est plus dolichocéphale, sinon que le numéro 2 des Eyzies, au moins que les numéros 1 et 3.

Ce crâne est remarquable, en outre, comme beaucoup de crânes préhistoriques, par la grande épaisseur de ses parois; elle atteint en certains points jusqu'à 13 et 14 millimètres, ce qui ne se voit guère de nos jours que dans les cas pathologiques. Je me hâte d'ajouter que le crâne de la femme des Eyzies est assez mince et très-léger; celui du numéro 3 l'est un peu moins; celui du numéro 1 est plus épais et en même temps très-lourd. Comme il est entier, l'épaisseur de ses parois n'a pu être exactement déterminée; mais je la crois très-inférieure à celle des parois du crâne de Clichy-Montmartre.

Les trois crânes des Eyzies ont l'occiput très-développé. L'écaille occipitale se prolonge assez loin en arrière du lambda; sur le numéro 2 et surtout sur le numéro 3, elle fait au-dessous et en arrière des pariétaux une saillie bombée. Cette disposition coïncide, chez le numéro 3, avec la présence de cinq ou six os wormiens assez grands, qui forment, dans la suture lambdoïde et sur ses deux branches, une rangée presque continue. Ces os wormiens sont d'ailleurs peu profondément dentelés. Je dirai à cette occasion que, d'une manière générale, les sutures de nos trois crânes sont peu compliquées.

Un autre caractère qui est commun à ces trois crânes, c'est la petitesse ou même l'absence de la protubérance occipitale externe. Quoique le point précis où elle devrait se trouver n'existe pas sur le numéro 3 (homme adulte), l'état des surfaces adjacentes annonce que ce crâne n'avait probablement pas de protubérance occipitale. Sur la femme (n° 2), il y a une saillie très-visible, mais très-légère. Sur le vieillard enfin, quelques rugosités médianes représentent une protubérance rudimentaire, mais la ligne courbe occipitale est très-saillante, très-épaisse, et constitue une sorte de crête demi-circulaire qui s'étend transversalement d'une apophyse mastoïde à l'autre, et au-dessous de laquelle toute la région cérébelleuse est aplatie jusqu'au trou occipital. Sur cette partie aplatie, qui présente une très-grande surface, de fortes empreintes d'insertions musculaires indiquent le développement très-considérable des muscles de la nuque.

Aucun de ces crânes n'offre la forme décrite par Prichard sous le nom de *pyramidale*; aucun d'eux même n'offre dans son ensemble cette variété de la forme pyramidale qui a reçu le nom d'*ogivale*. On sait que, dans la forme pyramidale proprement dite, la largeur du crâne va en diminuant progressivement de bas en haut, tandis que dans la forme ogivale les parois latérales du crâne, parallèles, ou quelquefois même divergentes dans leur moitié inférieure, deviennent convergentes au-dessus du niveau des bosses pariétales, et se réunissent sur la ligne médiane en formant une espèce de toit ; de sorte que la coupe transversale du crâne, au lieu d'être arrondie au niveau de la suture sagittale, comme sur les crânes ordinaires, a plutôt la forme d'une ogive très-surbaissée. Ce n'est pas seulement sur la longueur de la suture sagittale qu'existe cette disposition en forme de toit ; elle se prolonge en outre sur la partie supérieure de l'écaille de l'os frontal. Un très-grand nombre de crânes présentent sur certaines parties de la ligne médiane supérieure un léger degré de voussure ; lorsqu'on les incline de manière à faire passer sur cette voussure le contour apparent de leur courbe transversale, on obtient l'apparence de l'ogive ; mais si on les incline un peu plus ou un peu moins, le contour paraît arrondi. Or une voussure partielle ne suffit nullement pour constituer la forme ogivale ; elle indique une particularité de la conformation d'une région circonscrite et non un type spécial de l'architecture crânienne. Le crâne n'est réellement ogival que lorsque la voussure occupe toute la ligne médiane, depuis le lambda jusqu'au milieu du front, et lorsqu'elle constitue une saillie longitudinale très-manifeste. A ce titre, la forme des crânes des Eyzies ne peut être considérée comme ogivale. Le numéro 1 présente vers le milieu de l'écaille frontale, dans une étendue d'environ 5 centimètres, un certain degré de voussure ; mais la suture sagittale n'est nullement saillante ; elle est plutôt aplatie qu'ogivale. Le numéro 2 est très-légèrement ogival dans la moitié antérieure de la suture sagittale seulement. Quant au numéro 3, il ne l'est nulle part. Ce crâne présente, il est vrai, sur la ligne médiane, en arrière du bregma, une bosselure arrondie, d'ailleurs peu saillante, qui a environ 3 centimètres en long et en large, mais qui n'a absolument rien de commun avec la forme ogivale. D'autres bosselures existent d'ailleurs sur ce crâne, où l'on observe en outre une saillie post-lambdoïdienne considérable, rendue plus manifeste encore par une rangée d'os wormiens qui occupe les deux branches de la suture lambdoïde. Ces divers caractères se produisent lorsque pendant l'enfance le volume du cerveau s'accroît plus rapidement que d'habitude. Le crâne distendu cède dans ses parties les moins résistantes, surtout au niveau des sutures, et il en résulte des modifications de forme semblables à celles qui existent sur notre numéro 3. En résumé, aucun des crânes des Eyzies n'est réellement ogival.

B. Région faciale.

Parlons maintenant de la face et commençons par celle des hommes. On n'a pas oublié que le crâne de l'homme adulte, n° 3, est privé de toute la région faciale ; nous pouvons toutefois tirer quelques indications de l'étude du bord inférieur de l'os frontal. Les arcs sourciliers sont très-développés ; la glabelle l'est un peu moins ; au-dessous d'elle, le frontal recule assez notablement, et on peut en conclure que la racine du nez était assez fortement déprimée. Les apophyses orbitaires externes sont écartées de 112 millimètres, ce qui permet de penser que la face était très-large. Je ne puis rien dire de plus du numéro 3.

Je passe donc à la description de la face du vieillard. Elle présente des caractères tout à fait insolites. Ce qui frappe au premier coup d'œil, c'est la disproportion de la hauteur et de la largeur. La face semble à la fois très-courte et très-large. Mais lorsqu'on prend le compas, on trouve que, de ces deux impressions, la seconde seule est exacte ; que la face en réalité n'est point courte, et que, si elle paraît l'être, c'est un effet de contraste résultant de sa grande largeur. Ce qui rend celle-ci plus apparente encore, c'est le rétrécissement très-brusque et très-considérable qui s'effectue immédiatement au-dessous du bord inférieur de l'os malaire. La région alvéolaire, en effet, ne présente pas plus de largeur que chez un homme ordinaire, de sorte que les os malaires font en dehors d'elle une saillie vraiment excessive.

La distance comprise entre la racine du nez et l'épine nasale inférieure est de 51 millimètres. C'est la hauteur de la région orbito-nasale. A cette hauteur, qui rentre dans la moyenne ordinaire des têtes d'hommes, correspond un développement transversal que je n'ai jamais observé sur les têtes dolichocéphales, et qui est tout à fait exceptionnel même sur les plus grands crânes *brachycéphales*. Ainsi, le diamètre bi-zygomatique atteint 143 millimètres, et, parmi cent vingt-trois crânes brachycéphales que j'ai étudiés comparativement, il n'y en a qu'un (n° 11 de Saint-Jean-de-Luz) où ce diamètre s'élève à 144 millimètres; sur tous les autres, il est au-dessous de 141 millimètres. De même, la distance des deux trous sous-orbitaires est de 63 millimètres chez notre vieillard; et aucun des autres crânes que j'ai mesurés ne dépasse la limite extrême de 62 millimètres.

En établissant le rapport de la hauteur de la région orbito-alvéolaire avec sa largeur, représentée par le diamètre bi-zygo-matique, on trouve le chiffre de 35.6 pour 100. J'ai fait le même calcul pour tous les crânes de la série basque de Saint-Jean-de-Luz, où les brachycéphales sont en grande majorité. Sur aucun de ces 57 crânes basques, le rapport ne descend au dessous de 36. Il s'élève souvent au delà de 39 centièmes et peut atteindre jusqu'à 40 et au delà; et il est en moyenne de 38.3. On comprend, d'après cela, pourquoi la face du vieillard des Eyzies paraît très-basse, quoiqu'elle ait une hauteur ordinaire. C'est sa grande largeur qui a fait diminuer le rapport.

Cette largeur extraordinaire de la face est due exclusivement au développement transversal des orbites; car la largeur du nez, celle de la cloison inter-orbitaire, celle de la partie inférieure des narines, ne sont pas au-dessus de la moyenne générale et restent même au-dessous de la moyenne des têtes d'*hommes*.

La disposition et les dimensions des orbites constituent certainement l'un des caractères les plus remarquables de la face de notre vieillard. Ces ouvertures ont la forme de rectangles très-allongés, dont les angles sont peu arrondis et dont les bases sont inclinées de haut en bas et de dedans en dehors. Elles ont 44 millimètres de largeur sur 27 de hauteur. Pour faire ressortir l'intérêt de ces mesures, je citerai quelques chiffres extraits d'un registre où sont consignées les dimensions des faces de deux cent cinquante crânes. Un seul crâne (Basques de Zaraus, n° 23) donne une largeur orbitaire de 44 millimètres, égale à celle du vieillard des Eyzies; cinq autres donnent une largeur de 43 millimètres; tous les autres restent au-dessous.

Le crâne des Eyzies atteint donc la limite maxima de la largeur orbitaire. Pour la hauteur, au contraire, il descend tout près de la limite minima, car je ne connais jusqu'ici qu'un seul crâne (n° 5 de la deuxième série des Mérovingiens de Chelles) où la hauteur de l'orbite soit réduite à 26 millimètres ; sur trois autres, elle est de 27 millimètres, comme sur le crâne de notre vieillard. Chose remarquable, ces trois derniers crânes proviennent aussi des sépultures mérovingiennes de Chelles ; c'est là seulement que j'ai trouvé des orbites comparables à celles du numéro 1 des Eyzies, c'est-à-dire à la fois très-larges et très-basses ; et, par exemple, sur les quatre crânes mérovingiens que je viens de citer, il en est trois dont la largeur orbitaire s'élève à 42, à 42 et 41 millimètres.

En opérant la réduction en centièmes pour obtenir l'*indice orbitaire*, je trouve que, le diamètre transversal de l'orbite de notre vieillard étant représenté par 100, le diamètre vertical n'est que de 61.36. C'est le plus faible indice orbitaire que j'aie rencontré. Celui du numéro 5 de la deuxième série mérovingienne est à peine plus fort (61.90). Deux autres Mérovingiens donnent 64.28 et 65.85 ; puis je trouve un Basque de Saint-Jean-de-Luz à 67.44. Tous les autres crânes, sur les deux cent cinquante dont j'ai calculé l'indice orbitaire, dépassent 70, et encore n'y en a-t-il que trois dont l'indice soit compris entre 70 et 73, si bien que l'indice orbitaire moyen varie, dans les diverses séries, entre 82 et 84. Ces chiffres comparatifs font ressortir toute la singularité de la conformation des orbites du vieillard des Eyzies.

La vue du profil de cette tête n'est pas moins curieuse que la vue de face. Au-dessous d'une glabelle très-volumineuse, la racine du nez est profondément enfoncée, et cette dépression, déjà très-remarquable en elle-même, est rendue plus frappante encore par la disposition des os nasaux. Le dos du nez, légèrement déprimé à sa base, se relève presque aussitôt et se porte fortement en avant, en décrivant une courbe rapide dont la concavité est dirigée un peu en avant et surtout en haut, de sorte que l'extrémité inférieure des os propres du nez se trouve placée à 18 millimètres en avant d'une ligne abaissée verticalement de la suture fronto-nasale. Au-dessous de cette énorme saillie, la ligne du profil présente une dépression non moins singulière; elle recule très-obliquement jusqu'au niveau de la partie inférieure des narines, où elle se recourbe de nouveau pour se diriger très-obliquement en avant et atteindre, sans nouvelle inflexion, le bord de l'arcade alvéolaire.

Lorsqu'on étudie dans son ensemble cette ligne du profil, et les parties osseuses qui sont groupées autour d'elle, on reconnaît que le squelette de la face est presque vertical du haut de la glabelle au bord inférieur des fosses nasales, et qu'au-dessous de ce dernier point il se porte, au contraire, très-obliquement en avant. En d'autres termes, la partie supérieure de la face est très-orthognathe, tandis que la région alvéolaire est très-prognathe. C'est ce que constate le goniomètre. L'angle facial de Camper, dont le sommet, comme on sait, est placé sur le niveau de l'épine nasale inférieure, nous donne une belle ouverture de 84 degrés; tandis que l'angle facial alvéolaire, dont le sommet est placé sur le bord inférieur de l'arcade alvéolaire, n'est plus que de 75 degrés.

Malgré la grande obliquité qui résulte du prognathisme alvéolaire, la direction des alvéoles des incisives, qui indique celle des dents elles-mêmes, est à peu près verticale; et l'étude de la mâchoire inférieure montre que les incisives d'en bas étaient verticales aussi. Il s'agit donc ici seulement d'un prognathisme partiel, exclusivement limité à l'arcade alvéolaire supérieure.

J'ai parlé du niveau de l'épine nasale inférieure. Il est indiqué par la rencontre du bord supérieur de l'arcade alvéolaire et du bord inférieur de l'ouverture des narines antérieure; mais l'épine nasale elle-même fait entièrement défaut; c'est ce que l'on observe d'ailleurs lorsque le prognathisme alvéolaire est très-prononcé.

Quoique la voûte palatine soit assez ample, sa longueur et sa largeur, à peine supérieures à la moyenne, ne sont nullement en proportion de la grande étendue antéro-postérieure et transversale de la région faciale. Elle est, en outre, très-peu profonde. Mais ce qui la caractérise d'une manière remarquable, c'est la saillie médiane qu'elle présente.

On sait que cette voûte est quelquefois concave dans le sens transversal, qu'elle est le plus souvent tout à fait plate, et que

quelquefois enfin elle est plus ou moins convexe. Dans ce dernier
cas, qui est assez rare, les deux lames palatines s'épaississent en
approchant de la ligne médiane, de sorte que leur suture forme,
sur le milieu de la voûte, une sorte de colline longitudinale. J'ai
trouvé cette disposition plus ou moins prononcée sur quelques-
uns des crânes du musée de la Société, mais il n'y en a que trois
ou quatre où elle soit bien accusée, et aucun ne la présente au
même degré que le crâne des Eyzies. Ici, en effet, le relief médian est tellement considérable, que les parties latérales de la
voûte palatine ne forment plus que deux gouttières assez étroites.
Je ne connais jusqu'ici qu'un seul crâne qui, sous ce rapport,
puisse être comparé à celui de notre vieillard : c'est celui que
j'ai présenté et décrit dans la séance du 6 février 1868, et que
M. le docteur Prunières m'avait remis au nom de M. l'abbé Bois-
sonnade (1). La provenance de ce dernier crâne, que l'on croit
extrait de la caverne de Merrueys, n'est pas malheureusement
suffisamment authentique ; tout permet néanmoins de le considérer comme très-ancien ; il est d'ailleurs brachycéphale et ne
ressemble au crâne des Eyzies que par la conformation de la
voûte palatine.

La mâchoire inférieure du vieillard des Eyzies est intéressante à plus d'un titre. On ne peut en étudier tous les caractères,
parce que les deux condyles et l'une des branches montantes
font défaut ; mais le reste est bien conservé. Toutes les cavités
alvéolaires sont ouvertes, et le sujet avait, par conséquent, toutes
ses dents au moment de la mort. Ces dents, surtout les molaires,
étaient volumineuses, à en juger par l'ampleur des alvéoles qui
recevaient leurs racines. Le corps de l'os, c'est-à-dire la partie
horizontale, n'offre rien d'extraordinaire. L'éminence mentonnière forme une saillie très-prononcée ; les apophyses géni sont
très-développées ; les deux lignes myloïdiennes sont bien marquées. Le volume du corps est assez considérable, mais est d'ailleurs en rapport avec celui de la face. La courbe de l'arcade
alvéolaire est très-divergente, de sorte que les dents de sagesse
sont beaucoup plus distantes l'une de l'autre que les premières
grosses molaires. Cette courbe est plutôt hyperbolique que para-

(1) Voir plus loin, dans ce volume, la notice sur le crâne dit *Merrueys.*

bolique, comme on le voit assez souvent aujourd'hui chez les races dites *germaniques ;* il est rare, toutefois, que la divergence des deux moitiés de la courbe soit aussi forte qu'elle l'est ici. L'ensemble de ces caractères contraste de la manière la plus décisive avec la description bien connue de la mâchoire de la Naulette, où la courbe alvéolaire est plutôt convergente que divergente, où les apophyses géni sont remplacées par un trou, où l'éminence mentonnière fait entièrement défaut, et où l'épaisseur du corps est énorme par rapport à sa hauteur. Par tous ces traits, la mâchoire de la Naulette s'écarte du type humain en se dirigeant vers le type des singes, tandis que la mâchoire du vieillard des Eyzies présente plutôt l'exagération des traits qui distinguent le type de l'homme de celui des anthropomorphes. C'est une nouvelle preuve de la grande différence qui existe entre l'homme quaternaire des Eyzies et celui des cavernes de la Belgique.

La partie la plus curieuse de la mâchoire des Eyzies est sa branche montante ; elle est à peu près perpendiculaire à la direction du corps ; néanmoins l'angle de la mâchoire est très-arrondi. Cette branche présente sur ses deux faces des inégalités très-accusées pour l'insertion des muscles masséters, mais dans son ensemble elle est plane, c'est-à-dire que le bord inféro-postérieur n'est infléchi ni en dedans ni en dehors. Son épaisseur est assez forte, mais elle ne dépasse pas celle que l'on observe sur les mâchoires des hommes robustes. Il n'en est pas de même de sa largeur, qui est vraiment extraordinaire. Cette largeur, mesurée transversalement au niveau de la base de l'apophyse coronoïde, est de 49 millimètres. Le diamètre oblique, mesuré de l'angle de la mâchoire à la partie inférieure du bord antérieur de la branche, est de 44 millimètres ; il est moindre que le diamètre transversal, contrairement à ce que l'on observe d'habitude. Cette différence est due à la forme arrondie de l'angle de la mâchoire.

Il n'y a, dans le musée de la Société d'anthropologie, aucune mâchoire d'Europe dont les dimensions approchent de celles que je viens d'indiquer. Voici le résultat des mensurations que j'ai pratiquées sur quatre de nos séries. Dans la série des Parisiens modernes et dans celle des Mérovingiens de Chelles, je n'ai pris que les mâchoires d'hommes ; le triage a été rendu facile par l'étude des crânes correspondants. Dans la série de Saint-Jean-de-Luz et dans celle de Chamant, les mâchoires étant dépareillées, la séparation des sexes aurait été trop arbitraire ; j'ai donc mesuré toutes ces mâchoires indistinctement et j'ai obtenu les chiffres suivants :

DIMENSIONS DES BRANCHES DU MAXILLAIRE INFÉRIEUR. (EUROPE.)

		Diamètre transversal.	Diamètre oblique.
Le vieillard des Eyzies.		49	44
Parisiens modernes (Hommes seulement).	Maximum	40	41
	Minimum	29	30
	Moyenne.	32.83	35.58
Basques de Saint-Jean-de-Luz (seizième siècle).	Maximum	37	41
	Minimum	27	28
	Moyenne.	30.69	32.77
Mérovingiens de Chelles (septième siècle après J.-C.).	Maximum	38	39
	Minimum	28	28
	Moyenne.	32.57	32.30
Dolmen de Chamant (Oise). Age de la pierre polie.	Maximum	35	37
	Minimum	31	30
	Moyenne	33.37	34.00

Ce tableau montre clairement que la branche de la mâchoire, dont la largeur est en rapport avec le volume des muscles masticateurs, est bien plus développée chez le vieillard des Eyzies que chez tous les Européens, anciens ou modernes, que j'ai pu étudier dans notre musée. Pour apprécier la signification de ce caractère, il est bon de rappeler que le grand volume de la branche montante du maxillaire inférieur s'observe surtout aujordu'hui chez les races sauvages ou barbares. Ainsi, sur sept mâchoires inférieures de l'Océanie qui existent dans notre musée, il y en a trois qui dépassent, sous ce rapport, les maxima observés sur nos séries européennes. Trois mâchoires de Boschisman, de Cafre et de Javanais, représentées en grandeur naturelle sur la planche I du grand ouvrage de M. Barkow (1), donnent également des mesures supérieures à ces maxima, mais toujours inférieures à celles de la mâchoire du vieillard des Eyzies ; c'est

(1) H. Carl Leopold Barkow, *Comparative Morphologie des Menschen und der menschenähnlichen Thiere*, th. II, taf. I, fig. x, xii und xiii.

ce que montre le tableau suivant, auquel je joins les mesures prises sur la tête de *troglodytes aubryi,* que nous devons à Gratiolet, et sur cinq autres têtes de singes anthropomorphes que j'ai déposées moi-même dans le musée de la Société :

DIMENSIONS DES BRANCHES DU MAXILLAIRE INFÉRIEUR.
(OCÉANIE, AFRIQUE. — SINGES.)

	Diamètre transversal.	Diamètre oblique.	
Vieillard des Eyzies.	49	44	
Homme de Taïti.	43	44	
— de l'île des Pins (Nouvelle-Calédonie.	40	44	Musée de la Société d'Anthropologie.
— de la Nouvelle-Calédonie	44	46	
— Boschisman	41	42	Barkow, fig. 13.
— Cafre	41	41	— fig. 21.
— Javanais.	42	42	— fig. 10.
Troglodytes aubryi jeune	40	40	
— niger adulte.	48	52	
— aubryi adulte.	57	53	Musée de la Société d'Anthropologie.
Gorilla tschego adulte mâle.	73	70	
— savagii adulte mâle.	72	68	
— — — femelle.	56	59	

Ainsi, sous le rapport des dimensions de la branche de la mâchoire, le vieillard des Eyzies prend place entre les races peu ou point civilisées et les singes anthropomorphes. Mais il ne faut pas exagérer l'importance de ce fait. D'une part, en effet, l'homme des Eyzies était probablement plus grand et plus robuste que la plupart des individus avec lesquels nous l'avons comparé, et il est naturel, dès lors, que sa mâchoire ait fourni une plus grande surface d'insertion pour les muscles masticateurs ; d'une autre part, nous ne pouvons pas oublier que, si la branche de sa mâchoire présente des dimensions insolites qui rappellent celle des singes, la conformation du corps de cette mâchoire est, au contraire, tout l'opposé de celle qui caractérise le type simien.

Je dois maintenant ajouter quelques mots sur la région faciale de la femme des Eyzies. Au premier abord, elle diffère entièrement de celle du vieillard ; toutefois, en y regardant de plus près, on y retrouve la plupart des caractères que nous venons de décrire, à cela près qu'ils sont fort atténués. Ainsi la partie supérieure de la face est orthognathe (1), tandis que les alvéoles sont prognathes, mais la région alvéolaire est beaucoup moins oblique que chez l'homme. La dépression de la racine du nez est bien moindre, quoiqu'elle soit encore assez notable; l'écartement des pommettes est moins fort, l'orbite a moins de largeur et plus de hauteur, d'où résulte un indice orbitaire beaucoup plus grand, quoique encore bien inférieur à celui des autres races d'Europe. Ajoutons que tous les contours sont plus doux et que les empreintes d'insertions musculaires sont moins prononcées. Ces différences sont considérables, et quelques-unes doivent certainement être attribuées à la différence sexuelle; mais jusqu'à quel point les autres dépendent-elles de cette cause? C'est ce qui restera douteux tant que la comparaison ne reposera que sur un seul individu de chaque sexe. Jusque-là, on pourra se demander si les caractères si remarquables de la face du vieillard sont l'apanage de tous les individus de sa race et de son sexe, ou si le hasard n'a pas voulu que la première face d'homme extraite des cavernes du Périgord fût celle d'un individu plus ou moins exceptionnel, présentant l'exagération des caractères de sa race.

Quoi qu'il en soit, alors même que, faisant abstraction de l'influence sexuelle, nous n'admettrions comme caractères de la race des Eyzies que ceux qui sont communs aux deux têtes n° 1 et n° 2, il nous resterait encore un ensemble de traits suffisants pour distinguer cette race des races actuelles, et pour la distinguer surtout de l'autre race quaternaire dont on a trouvé les débris dans les cavernes de la Belgique.

§ 5. *Résumé et conclusions.*

Si nous jetons en terminant un coup d'œil général sur les divers éléments que nous venons d'étudier, nous trouvons dans la race des Eyzies une réunion remarquable de caractères de supériorité et de caractères d'infériorité. Le grand volume du cerveau, le développement de la région frontale, la belle forme

(1) L'absence du temporal gauche n'a pas permis de mesurer les angles faciaux, mais il n'est pas douteux que ces angles ne soient très-ouverts.

elliptique de la partie antérieure du profil du crâne, la disposition orthognathe de la région faciale supérieure, d'où résulte une ouverture considérable de l'angle facial de Camper, sont d'incontestables caractères de supériorité, qu'on est habitué à ne rencontrer que chez les races civilisées. D'un autre côté, la grande largeur de la face, le prognathisme alvéolaire, l'énorme développement de la branche de la mâchoire, l'étendue et la rudesse des surfaces d'insertion des muscles, et spécialement des muscles masticateurs, feraient naître immédiatement l'idée d'une race violente et brutale, quand même nous ne saurions pas que la femme a été tuée d'un coup de hache, et que le fémur du vieillard porte les traces d'une ancienne et grave blessure. Notons encore la simplicité des sutures et leur soudure probablement assez précoce, qui procède d'avant en arrière, comme chez les peuples barbares ; ajoutons que la conformation athlétique des os, et, en particulier, la saillie extraordinaire de la ligne âpre du fémur, témoignent du grand développement des puissances musculaires ; rappelons enfin que trois caractères — la largeur excessive de la branche de la mâchoire, la courbure sous-coronoïdienne du cubitus, dont la cavité sigmoïde est trèspeu profonde, et surtout l'aplatissement des tibias — sont plus ou moins manifestement simiens ; et nous compléterons ainsi le tableau d'une race qui, par quelques-uns de ses traits, atteignait les degrés les plus élevés et les plus nobles de la morphologie humaine, et qui, par d'autres traits, descendait même au-dessous des types anthropologiques les plus inférieurs de l'époque actuelle.

Cette antithèse, au premier abord, semble paradoxale ; et cependant n'est-ce pas la confirmation anatomique de ce que les découvertes de MM. Lartet père et Christy nous ont déjà appris sur la vie et les mœurs des troglodytes du Périgord ? Les hommes qui, à l'époque quaternaire, furent les initiateurs du progrès et les précurseurs de la civilisation, ceux qui créèrent l'industrie remarquable et les arts surprenants dont nous admirons aujourd'hui les produits, devaient nécessairement allier, à l'intelligence qui invente et perfectionne, la force physique et les habitudes de guerre et de chasse qui seules alors pouvaient assurer la subsistance et la sécurité. Aujourd'hui, avec nos métaux puissants, avec nos armes terribles, avec notre sol depuis longtemps défriché, avec toutes les ressources que nous fournissent l'agriculture et le commerce, nous pouvons vivre paisiblement de la vie des civilisés ; mais lorsque des forêts immenses, que la hache de pierre ne pourrait abattre, couvraient la plus grande partie du sol ; lorsque, à défaut d'agriculture, la chasse seule pouvait subvenir à l'alimentation de l'homme, que les besoins immédiats de l'existence exigeaient une lutte continuelle contre des animaux tels que le mammouth, et lorsque enfin le territoire de chasse, ressource unique d'une tribu, devait encore être sans cesse défendu contre les empiétements et les attaques des tribus voisines, il fallait, sous peine de disparaître, s'accommoder à ce milieu et vivre de la vie violente des barbares. Les troglodytes des Eyzies furent donc barbares, comme tous les hommes de leur temps, et ne nous étonnons pas que ces conditions de leur existence aient laissé de fortes empreintes sur leurs squelettes. Mais ces barbares étaient intelligents et perfectibles, et, tout en continuant leurs luttes contre la nature et contre l'homme lui-même, ils surent se créer des loisirs suffisants pour accroître leurs connaissances, pour développer leur industrie, et, plus encore, pour s'élever jusqu'à la culture des arts. Des aptitudes aussi précieuses, rares à toutes les époques, mais vraiment extraordinaires eu égard au temps où elles se sont manifestées, ne pouvaient éclore qu'à la faveur d'une belle organisation cérébrale, dont nous avons retrouvé l'expression morphologique sur les crânes de la race des Eyzies.

Qu'est devenue cette race si remarquable, qui nous apparaît dans le passé lointain comme un point brillant au milieu des ténèbres ? En cultivant les arts qui embellissent la vie et adoucissent les mœurs, a-t-elle perdu une partie de l'énergie guerrière qui seule pouvait la défendre contre les agressions féroces de la sauvagerie environnante, et a-t-elle succombé comme ces précurseurs qui, venus avant l'heure, disparaissent étouffés par le milieu inclément où ils ont tenté d'introduire un progrès prématuré ? Ou bien, survivant à cette lutte inévitable, où sa civilisation a péri, n'a-t-elle échappé à l'extermination que pour retomber dans la barbarie universelle, et pour perdre ensuite à la longue, sous l'influence isolée ou combinée des croisements, du changement social et de la transformation graduelle de la faune et du climat, les caractères anatomiques qui la distinguaient autrefois? Il est permis d'espérer que les découvertes ultérieures fourniront de nouveaux éléments pour la solution de ces importantes questions; mais aujourd'hui nous ne pouvons constater qu'une seule chose, c'est que la race des Eyzies est entièrement différente de toutes les autres races, anciennes ou modernes, qui sont connues jusqu'ici.

Mesures des crânes des Eyzies.

1er TABLEAU.

1° RÉGION CÉRÉBRALE.		N° 1.	N° 2.	N° 3.
Capacité......................		1590 c.	—	—
DIAMÈTRES { ant. post. maximum.....	A.	202mm	191mm	202mm
— iniaque........	B.	199	184	190?
transv. maximum........	C.	149	137	151
— biauriculaire....	D.	122	—	—
— bitemporal......	E.	141	132?	—
— frontal minimum.	F.	103	97	97
vertical basilo-bregmatique....................	G.	132	—	—
COURBES. Circonférence médiane vertic. { frontale totale...........	H.	145 (1)	135	148
sous-cérébrale antérieure	H'.	24	21	23
pariétale................	I.	133 (1)	133	133 (2)
sus-occipitale.	J.	70	71	76
cérébelleuse.............	K.	57	—	—
longueur du trou occipital	L.	36	—	—
ligne naso-basilaire.....	M.	104	—	—
circonférence médiane totale...................	N.	545	—	—
courbe inio-frontale (H + I + J)...........	O.	348	339	357
courbe occipito-frontale (O + K)...............	P.	405	—	—
Circonférence horizontale totale	Q.	568	540	565
— pré-auriculaire..	R.	272	236	—
— post-auriculaire.	S.	296	304	—
— transvers. totale.	T.	463	—	—
— sus-auriculaire..	U.	330	—	306?
Trou occipital, largeur (pour la longueur, voy. L.)........	V.	29	—	—
Indice céphalique, 100 C : A.	X.	73.76	71.72	74.75
— frontal, 100 F : C.....	Y.	69.11	70.80	64.23
— vertical, 100 G : A....	Z.	65.34	—	—

OBSERVATIONS.

(1) Les mesures H et I du numéro 1 manquent de précision, parce que la position du bregma est un peu incertaine; mais la somme H + I donne exactement 278 millimètres.

(2) Les mesures I et J du numéro 3 donnent ensemble 209 millimètres, mais la présence de plusieurs os wormiens volumineux dans la suture lambdoïde a rendu incertaine la position du lambda. La courbe pariétale I a été mesurée du bregma au sommet de l'écaille occipitale. Mais si l'on plaçait le lambda au milieu de l'os wormien médian, la courbe pariétale I ne serait plus que de 120 millimètres; la sus-occipitale J s'élèverait à 89.

2º TABLEAU.

2º RÉGION FACIALE.		Nº 1.	Nº 2.	Nº 3.	OBSERVATIONS.
LARGEURS DE LA FACE : DISTANCES	Biorbitaire externe.........	116	109	112	L'absence de certaines parties et la présence d'incrustations masquant certains points de repère, n'ont pas permis de prendre toutes les mesures directement. On a marqué d'un point d'interrogation celles qui ont été obtenues approximativement, à un ou deux millimètres près. Les mesures de largeur suivies d'un point d'interrogation ont été obtenues en doublant leur moitié, mesurée d'un seul côté jusqu'à la ligne médiane. Elles seraient donc rigoureuses s'il était certain que la face des sujets fût parfaitement symétrique.
	— interne.........	103	95	100	
	Distance des { sus-orbitaires..	54 ?	53		
	deux trous (sous-orbitaires	63	54		
	Bimaxillaire maxima.......	101 ?	93		
	Bimalaire...............	112 ?	108		
	Bizygomatique.	143 ?	—		
ORBITES :	Largeur.............	44	40		
	Hauteur.·............	27	28.5		
	Profondeur...........	54	—		
RÉGION DU NEZ.	Longueur des { médiane.....	23	—		
	os du nez. (latérale......	26	—		
	Largeur { supérieure........	10	14		
	du nez { minima.	8.5	—		
	(inférieure.........	18	—		
	Epaisseur interorbitaire....	23.5	25 ?		
	Largeur maxima des narines.	23	24		
HAUTEURS DE LA FACE.	De la racine du nez à l'épine nasale	51	49		
	De l'épine nasale au bord alvéolaire...............	19	16		
	Du point sus-orbitaire au bord alvéolaire.	91	82		
	Hauteur de la pommette....	27	26		
	Hauteur orbito-alvéolaire...	51	42		
RÉGION AURICULAIRE.	Distance mastoïdo-sus-auriculaire...............	35	32 ?		
	Distance auriculo-jugale....	67	—		
	— auriculo-orbitaire.	83	73 ?		
VOUTE PALATINE.	Longueur.............	52	—		
	Largeur { en arrière........	37	—		
	{ à la prem. molaire..	36	36 ?		
	(à l'os incisif......	24	26		
	Profondeur.............	11	15		
	Distance au trou occipital..	51	—		

II

Sur le prétendu rachitisme des ossements des Eyzies

(*Bulletins de la Société d'anthropologie*, série II, t. III, p. 432-446, 4 juin 1868).

L'heure est trop avancée pour que je puisse répondre aujourd'hui à M. Pruner-Bey sur les nombreuses questions qu'il a abordées dans son travail ; je le ferai dans la prochaine séance, mais je demande la permission de rectifier, pendant que les pièces sont sous nos yeux, ce qu'il a dit sur le prétendu rachitisme des troglodytes des Eyzies.

Notre collègue a une imagination pleine de ressources, et n'est jamais à court d'hypothèses lorsqu'il rencontre un fait qui ne s'accorde pas parfaitement avec ses théories. Il a, sur les habitants préhistoriques de l'Europe, des opinions qui se sont déjà trouvées plusieurs fois aux prises avec les résultats de l'observation, mais qu'il a toujours su maintenir à l'aide d'interprétations ingénieuses. Le crâne de Néanderthal n'étant pas conformé à sa convenance, il en a fait un crâne d'idiot. L'année dernière, dans la discussion sur la mâchoire de la Naulette, il a donné à entendre encore que ce pouvait bien être la mâchoire d'un idiot ; cette suggestion ne se trouve pas dans les notes qu'il a rédigées pour nos procès-verbaux ; mais je me souviens bien de l'avoir entendue. Il y a eu sans doute des idiots de tout temps, comme il y en a encore aujourd'hui ; mais il ne faudrait pourtant pas abuser de cette ressource. Lorsque j'ai rapporté d'un village du Guipuzcoa une collection sur laquelle on a pu étudier pour la première fois les caractères des crânes basques, il s'est trouvé que ces crânes étaient dolichocéphales, contrairement à ce que j'attendais ; je me suis, moi, rendu à l'évidence, mais notre collègue a préféré supposer que le village en question avait été colonisé par des Celtes ; et comme les crânes de Biscaye étudiés par Virchow, et provenant de plusieurs villages, étaient semblables à ceux du Guipuzcoa, M. Pruner-Bey a envoyé dans ces autres villages d'autres colonies de Celtes. Avec des moyens différents, c'est toujours le même procédé, qui consiste à rejeter dans la classe des exceptions tous les faits embarrassants.

Aujourd'hui, ce qui gêne surtout notre collègue, c'est la forme aplatie des tibias de la caverne des Eyzies, et il s'en débarrasse en disant que ce sont des os rachitiques. Ces tibias sont aplatis transversalement ; ils n'ont plus de face postérieure ; ils n'ont plus de bord interne ni de bord externe, mais seulement un bord postérieur ; et la ligne d'insertion de l'aponévrose interosseuse divise en haut leur face externe, qui est extrêmement large, en deux bandes presque égales. (Voyez plus haut, p. 179.) Personne ne peut méconnaître la ressemblance qui existe entre ces tibias et ceux des singes anthropomorphes ; M. Pruner-Bey lui-même ne la méconnaît pas. Il ajoute, il est vrai, que cette ressemblance ne va pas jusqu'à l'identité, ce qui n'était point nécessaire, car personne n'a parlé d'identité. Il prouve en outre que la conformation des fémurs des Eyzies est entièrement différente de celle des fémurs des singes supérieurs ; tout le monde le voit bien, comme on voit aussi que les crânes ne sont pas des crânes de singes. Mais qui a dit que les hommes des Eyzies fussent des singes? On n'a dit qu'une chose, c'est que leurs tibias ont une forme simienne, et c'est parce que notre collègue ne pouvait le nier qu'il a imaginé son hypothèse du rachitisme.

Il a annoncé que je réfuterais ce diagnostic. Je ne sais ce qui a pu le lui faire pressentir, car je n'ai fait, dans ma communication, aucune allusion à l'hypothèse du rachitisme ; il a donc deviné que je ne partagerais pas son opinion ; et cette fois du moins il a bien deviné.

Notre collègue M. Jules Guérin, qui a fait d'importants travaux sur le rachitisme, et qui a tant d'autorité dans la matière, assistait à la dernière séance ; quelqu'un lui montra les tibias des Eyzies en lui demandant s'il croyait que leur conformation fût due au rachitisme. Il répondit négativement de la manière la plus formelle. Moi aussi j'ai fait de longues recherches sur cette question d'anatomie pathologique, et si je ne la connais pas, ce n'est pas faute de l'avoir étudiée. Or je dois déclarer que lorsque M. Lartet m'a prié d'examiner les os des Eyzies, l'idée d'attribuer au rachitisme la forme des tibias ne m'est même pas venue. C'est qu'en effet il n'y a rien ni dans la structure, ni dans la conformation de ces os, qui ressemble en quoi que ce soit aux lésions rachitiques. Je regrette d'être obligé d'entrer ici dans des détails d'anatomie pathologique, mais il faut bien que je suive sur ce terrain M. Pruner-Bey, qui nous a présenté une description quelque peu hasardée du rachitisme.

J'avais cru comprendre d'abord qu'il ne parlait que d'un rachitisme local, limité à la région des jambes; c'était bien là, si je ne me trompe, le sens de la première partie de son argumentation; mais plus tard il a trouvé le rachitisme sur d'autres os, sur les fémurs, sur les côtes, sur les avant-bras. Il l'a retrouvé sur les os de plusieurs individus, qu'il a peut-être raison, peut-être tort de considérer comme appartenant à une même famille, où le rachitisme aurait pu être héréditaire. C'est donc d'un rachitisme général qu'il s'agit.

Or quel est le trait le plus caractéristique du rachitisme général? c'est l'arrêt de développement du squelette, considéré soit dans son tissu, soit dans les leviers qui le composent. Au point de vue du tissu, j'ai prouvé que les couches rachitiques, savoir le tissu chondroïde, le tissu chondro-spongoïde et le tissu spongoïde, ne sont autre chose que les tissus ostéogéniques normaux arrêtés dans leur évolution. J'ai ainsi donné l'explication histologique d'un fait que M. Jules Guérin avait déjà démontré, savoir, que le rachitisme, en retardant le développement du squelette, tend à maintenir chez les sujets, même après leur guérison, après l'achèvement de leur croissance, le type morphologique du squelette de l'enfant. C'est un fait bien connu que les bras des enfants sont plus longs, par rapport à leur taille totale et par rapport à leurs membres inférieurs, que ne le sont les bras des adultes. Aussi les adultes qui ont été rachitiques dans leur enfance sont-ils remarquables par la longueur relative de leurs bras. Leurs mains descendent quelquefois jusqu'au voisinage du genou. Mais ce résultat est dû au défaut de croissance des membres inférieurs, et non à l'excès de croissance des membres supérieurs; ceux-ci sont plus courts, au contraire, qu'ils ne l'auraient été sans l'intervention du rachitisme. Ce qui est court surtout, par rapport à la taille, ce sont les membres inférieurs. Je parle ici bien entendu de la longueur absolue des os, sans tenir compte du raccourcissement apparent qui peut résulter de leur courbure.

Il est clair, d'après cela, que, lorsqu'on cherche à évaluer la taille du corps d'après la longueur d'un fémur ou d'un tibia rachitique, on n'obtient, en consultant les tableaux de proportions, qu'une taille inférieure à la taille réelle, et inférieure à plus forte raison à celle que l'individu aurait atteinte s'il n'avait pas été frappé de rachitisme. Or le fémur du vieillard des Eyzies, dont la longueur ne peut être inférieure à 493 millimètres, annonce une taille de $1^m,80$ au moins ; c'est ce que M. Pruner-Bey reconnaît, puisqu'il pense que cet individu devait avoir 6 pieds. Mais si le fémur en question est rachitique, il faut ajouter quelque chose de plus à la taille ; et si la forme quelque peu arquée que présente le fémur à sa partie supérieure est due à une courbure rachitique, il faut par la pensée redresser cette courbure, ce qui allongera le fémur, et ce qui nous forcera à augmenter encore la taille. Le sujet aura ainsi beaucoup plus de 6 pieds. Voilà donc un individu que son rachitisme général aurait dû rabougrir et qui a acquis au contraire une taille de géant. C'est simplement impossible. Ce n'est point parmi les rachitiques qu'on recrute aujourd'hui les tambours-majors.

Quant à la voussure qui existe à la partie supérieure du corps du fémur, immédiatement au-dessous des trochanters, elle ne présente pas, M. Pruner-Bey l'a reconnu lui-même, les caractères des courbures rachitiques ; elle n'en a ni la forme ni le siége : il en est de même de la courbe à concavité antérieure que présente la partie supérieure du cubitus. Les os de l'avant-bras se courbent, dans le rachitisme, beaucoup plus rarement, et beaucoup moins que ceux des membres inférieurs. Si la conformation particulière de l'extrémité supérieure du cubitus était due au rachitisme, il y aurait donc, selon toute probabilité, des courbures très-prononcées sur les tibias et sur les fémurs, ce qui n'est pas. J'ajoute maintenant que jamais le rachitisme n'a produit sur le cubitus une courbure analogue à celle-là. Ce n'est pas en ce point, qui correspond à la partie la plus massive et la plus résistante du squelette de l'avant-bras, mais beaucoup plus bas, à la partie moyenne, là ou la résistance est moindre, que s'effectue la courbure rachitique, et elle s'accompagne d'un certain degré de torsion qui n'existe pas ici. Ce cubitus n'a donc rien de commun avec ceux des rachitiques ; mais il faut reconnaître que sa conformation rappelle celle du cubitus des singes anthropomorphes.

Peut-on enfin attribuer au rachitisme la conformation particulière des fragments de côtes qui ont été retrouvés? Pas davantage. Ces côtes, il est vrai, diffèrent notablement de celles des hommes actuels, car leur épaisseur est vraiment extraordinaire et contraste avec leur peu de largeur. Il est certain en outre que le rachitisme amène fréquemment la déformation des côtes; mais cette déformation est précisément l'inverse de la conformation des côtes des Eyzies. Les côtes des sujets rachitiques sont à la fois *élargies* et *amincies,* tandis que les prétendues côtes rachitiques des Eyzies sont au contraire rétrécies et épaissies. Je regrette d'être obligé de rappeler ces notions élémentaires d'anatomie pathologique.

M. Pruner-Bey pense avec quelque raison qu'un rachitisme capable de déformer les os doit laisser dans leur tissu, après la guérison, des traces apparentes de son passage ; et d'après cela, il montre en effet, sur plusieurs points du squelette, principalement sur l'extrémité postérieure des métatarsiens, des aspérités plus ou moins rugueuses qu'il prend pour des restes de rachitisme. Il interprète de la même manière l'exagération de la saillie de certaines lignes qui reçoivent l'insertion des aponévroses ou des tendons aponévrotiques, etc. Or toutes ces prétendues traces de rachitisme, loin de dater de l'enfance, sont au contraire des phénomènes de sénilité. Chez beaucoup de vieillards les muscles et les os s'atrophient; mais chez les vieillards robustes du sexe masculin on observe habituellement, au lieu de cette atrophie du squelette, une tendance manifeste à l'ossification des fibres ligamenteuses, tendineuses ou aponévrotiques, qui s'insèrent directement sur les os. J'ai eu bien des fois, lorsque j'étais chirurgien de l'hospice de la Vieillesse (hommes) l'occasion d'étudier les effets, d'ailleurs bien connus, de ce que tous les anatomistes nomment *l'ossification sénile ;* ils sont souvent bien plus prononcés encore que chez le vieillard des Eyzies, et ne présentent jamais la plus légère ressemblance avec les lésions du rachitisme.

Mais M. Pruner-Bey a raison de croire que le rachitisme, même après la plus complète guérison, laisse dans le tissu osseux une empreinte reconnaissable. Cette guérison peut, suivant l'expression consacrée, se faire *par condensation ;* la substance osseuse réparatrice se dépose alors entre les lamelles, comble tous les interstices, toutes les porosités apparentes ; la surface de l'os devient parfaitement lisse, elle paraît moins vasculaire qu'à l'état normal ; l'os lui-même est plus lourd, plus massif, presque éburné ; les parois sont épaissies, le canal médullaire est rétréci. Rien de pareil sur les tibias des Eyzies dont le poids spécifique, la conformation intérieure, la vascularité sont tout à fait ordinaires. Lorque la guérison du rachitisme n'est pas suivie de ce travail de condensation et d'éburnation, l'os reste plus léger, moins dense, plus vasculaire qu'à l'état normal ; souvent même on trouve par places des porosités comparables à celles de l'ostéite raréfiante. Aucune de ces lésions, aucune lésion quelconque n'existe sur les tibias des Eyzies ; ils n'ont donc jamais été rachitiques.

J'ose dire que l'idée de transformer l'athlétique vieillard des Eyzies en un sujet rachitique n'aurait pu venir à personne, si le besoin ne s'était pas fait sentir d'annuler, par une explication pathologique, l'importance que l'anatomie comparée donne à la forme aplatie des tibias de ce vieillard. Le rachitisme amène souvent l'aplatissement des tibias en leur donnant la forme d'une lame de sabre convexe ou concave ; mais il suffit d'aller dans n'importe quel musée étudier les tibias rachitiques pour constater qu'ils diffèrent bien plus encore des tibias des Eyzies que des tibias triangulaires. La différence est si grande, si caractéristique, si complète, qu'elle frappe l'œil au premier abord.

En premier lieu, les tibias des Eyzies sont parfaitement droits ; ils ne présentent pas la moindre courbure, pas la moindre torsion. Or les tibias aplatis par le rachitisme sont toujours courbés, et ils le sont en proportion de leur degré d'aplatissement. Il est sans exemple qu'un tibia rachitique, resté droit, ait pris la forme aplatie. C'est qu'en effet, *l'aplatissement des tibias rachitiques ne survient jamais que comme une conséquence de leur courbure.* Cet aplatissement résulte de la réunion de deux éléments bien distincts. D'abord le corps de l'os, arrêté dans sa croissance en épaisseur, est plus mince dans tous les sens qu'il ne devrait l'être par rapport à sa longueur. Cette minceur précède et favorise la production de la courbure, et elle persiste encore lorsque l'os est courbé ; mais un travail de réparation ne tarde pas à s'effectuer *dans la concavité de la courbure ;* des couches osseuses, ou du moins destinées à s'ossifier plus tard, s'y déposent entre le périoste et l'os. La présence de ces couches, qui comblent en partie la concavité de la courbure, augmente donc le diamètre de l'os dans le sens de la courbure, et comme l'épaisseur de l'os au contraire diminue dans le sens perpendiculaire au plan de la courbure, la diaphyse prend une forme aplatie. Ce mécanisme est bien connu, et je suis sûr qu'aucun homme compétent ne me contredira lorsque j'affirme que la disposition rectiligne des tibias des Eyzies prouve qu'ils n'ont pas été aplatis par le rachitisme.

En second lieu, la déformation rachitique du tibia *n'est jamais limitée à la partie supérieure de cet os.* C'est à la partie moyenne, quelquefois même plus bas, qu'elle atteint son maximum, et elle s'étend toujours jusqu'au voisinage du cou-de-pied. Or les tibias des Eyzies offrent, dans toute leur moitié inférieure, la conformation ordinaire ; c'est seulement leur moitié supérieure qui présente un type spécial. Ils diffèrent donc radicalement des tibias rachitiques.

En troisième lieu, le tibia n'est jamais aplati par le rachitisme *sans que le péroné le soit aussi ;* l'élargissement et l'aplatissement sont même ordinairement *beaucoup plus prononcés sur le péroné que sur le tibia.* Or le péroné qui accompagne l'un des tibias des Eyzies n'est pas seulement exempt de courbure, il a de plus conservé sa forme triangulaire ; il n'est ni aplati ni élargi ; si les crêtes longitudinales qui le parcourent sont plus saillantes que d'habitude, c'est parce que le sujet était très-robuste et très-vieux ; mais cet os diffère de la manière la plus complète des péronés rachitiques, et sa conformation est absolument incompatible avec l'idée que le tibia adjacent ait été déformé par le rachitisme.

Enfin, et cet argument est plus décisif encore que les précédents, la nature de l'aplatissement des tibias des Eyzies, la situation et les rapports des diverses parties de ces os, la disposition des surfaces destinées à l'insertion de l'aponévrose interosseuse et des muscles, n'ont absolument rien de commun avec les conditions que présentent les tibias rachitiques.

Le rachitisme produit quelquefois sur le tibia une courbure antéro-postérieure. Alors, la largeur de l'os est diminuée, son épaisseur d'avant en arrière est augmentée ; son bord antérieur (ou crête du tibia) devient plus tranchant, et l'os prend la forme d'une lame de sabre *convexe ;* mais il n'a pas cessé pour cela d'être triangulaire ; la situation et les rapports anatomiques de ses trois faces et de ses trois bords n'ont subi aucune modification. Les deux faces latérales sont plus larges ; la face postérieure est plus étroite, voilà toute la différence ; et la ligne poplitée, la ligne jambière continuent à marquer sur cette face postérieure la position tout à fait normale des surfaces destinées à l'insertion des muscles postérieurs. Cette disposition est représentée sur la figure schématique n° 3, et on peut voir qu'elle n'a rien de commun avec celle des tibias des Eyzies, puisque la forme triangulaire de la diaphyse est conservée, et que d'ailleurs l'os n'est réellement pas aplati.

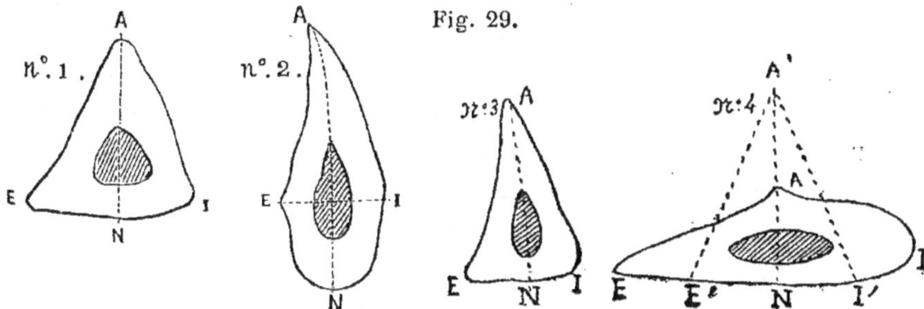

Coupes schématiques des tibias sains ou rachitiques au niveau du conduit nourricier, fig. 29.

N° 1. Tibia triangulaire normal.

N° 2. Tibia aplati des Eyzies.

N° 3. Tibia rachitique à courbure antéro-postérieure.

N° 4. Tibia rachitique à courbure latérale.

A, crête du tibia ou bord antérieur. E, bord externe, donnant insertion à l'aponévrose interosseuse. I, bord interne. N, situation du trou nourricier. EN, surface du jambier postérieur. IN, surface du muscle poplité.

L'aplatissement des tibias ne s'observe que lorsque le rachitisme produit une courbure latérale, ce qui est de beaucoup le cas le plus commun. La convexité de la courbure est toujours alors tournée en dedans ; cette convexité est constituée par le bord interne de l'os, tandis que la concavité de la courbure est constituée par le bord externe. Celui-ci étant plus mince que l'interne, le tibia prend encore la forme d'une lame de sabre ;

mais ce n'est pas, comme dans le cas précédent, une lame *convexe*, ni comme aux Eyzies une lame *droite :* c'est une lame à tranchant *concave*, comme celle d'un yatagan. Le tibia d'ailleurs n'est pas aplati transversalement, mais d'avant en arrière. Des deux faces qu'il présente (fig. 29, n° 4), l'une est postérieure, ENI : c'est la face postérieure de l'os normal ; elle est élargie en proportion du degré d'aplatissement, mais n'est pas autrement modifiée. L'autre face est antérieure, EAI ; elle est formée par la réunion de la face externe EA et de la face interne AI. Il n'y a plus de bord antérieur : la crête du tibia A ne forme plus qu'une saillie légère, et elle est quelquefois tellement affaissée, qu'on pourrait la méconnaître, si l'on ne voyait pas qu'elle va aboutir supérieurement à la tubérosité antérieure, sur laquelle s'insère le tendon rotulien. En comparant les lignes ponctuées E'A', I'A', qui représentent les deux faces antérieures du tibia telles qu'elles étaient avant la déformation, avec les deux lignes pleines AE, AI, qui représentent maintenant ces deux faces, on comprend aisément de quelle manière la crête du tibia s'est affaissée, et comment, au lieu de former un angle aigu, elle ne forme plus qu'un angle très-obtus, dont le sommet, du reste, n'a pas cessé d'être situé vis-à-vis du trou nourricier N.

Il est clair maintenant que, de toutes les formes représentées sur nos figures schématiques, celle-là est la seule qui offre une certaine ressemblance avec celle des tibias des Eyzies ; mais en réalité c'est celle qui s'en écarte le plus. Le bord tranchant du sabre qui, aux Eyzies, répond à la crête tibiale, répond ici au bord externe, c'est-à-dire à l'insertion de l'aponévrose interosseuse. Le bord épais de la lame de sabre des Eyzies tombe sur le trou nourricier, et est situé directement en arrière ; celui du tibia aplati par le rachitisme tombe sur le bord interne et est tourné en dedans. Il est inutile de pousser plus loin ce parallèle ; le lecteur le complétera en comparant les détails du numéro 2 avec ceux du numéro 4, et il reconnaîtra que la conformation des tibias des Eyzies est de *tous points le contraire des déformations rachitiques.*

Enfin, si l'aplatissement transversal de l'extrémité supérieure des tibias n'avait été observé jusqu'ici qu'aux Eyzies, on pourrait à la rigueur se demander si la forme spéciale de ces os ne serait pas liée à quelque maladie encore inconnue, à quelque maladie fossile, rayée de la pathologie des temps modernes. On pourrait même, en rejetant aveuglément les données acquises à la science, dire que cette maladie était le rachitisme; mais un rachitisme *sui generis*, qui aplatissait les tibias sans les courber, qui ne déformait que la moitié supérieure de ces os, qui ne déformait pas les péronés en même temps que les tibias, qui guérissait sans raréfaction ni éburnation, qui épaississait les côtes, qui courbait les cubitus et les fémurs dans leurs parties les plus résistantes et non dans leurs parties les plus faibles, et qui enfin laissait prendre au squelette un accroissement gigantesque. Cette interprétation serait une erreur de pathologie et rien de plus. Mais il y a aujourd'hui toute une série de faits qui prouvent que cette conformation du tibia était typique chez plusieurs races préhistoriques. Vous venez de voir le tibia exhumé par M. Bertrand (Eugène) du diluvium de Clichy-Montmartre. Il est un peu moins volumineux que ceux des Eyzies, mais il leur est du reste absolument pareil. Cette même forme, déjà un peu atténuée sans doute, mais encore très-caractérisée, s'est retrouvée sur tous les tibias du dolmen de Chamant, puis sur ceux du dolmen de Maintenon ; elle avait déjà été constatée par M. Busk sur ceux qui ont été extraits d'une caverne près de Gibraltar, etc. Je ne prétends pas que cette conformation en lame de sabre (de sabre droit, bien entendu) fût générale chez tous les peuples préhistoriques de l'Europe. Il y avait alors plusieurs races qui différaient les unes des autres par leur taille, par leurs caractères craniologiques, et qui différaient sans doute aussi par les caractères tirés de l'ostéologie du tronc et des membres. Que certains peuples de ces temps-là, ceux des bords de la Meuse, par exemple, aient eu les tibias triangulaires comme les nôtres, cela n'est pas douteux ; mais ce qui me paraît certain, c'est que la forme aplatie était de beaucoup la plus répandue.

Ces peuples n'étaient sans doute pas exempts de nos maladies actuelles. Le rachitisme ne devait pas leur être étranger. Si donc la forme des tibias en lame de sabre ne s'observait que çà et là, comme une exception plus ou moins rare, dans les dolmens, dans les cavernes et dans le diluvium, on pourrait, en faisant violence à l'anatomie pathologique, se demander si ces cas sporadiques ne sont pas la conséquence du rachitisme. Mais ce qui

pourrait à la rigueur suffire à expliquer quelques exceptions ne
peut servir à expliquer la règle même. Pourtant, par une suite
inévitable de l'hypothèse qu'il a émise à l'occasion des tibias des
Eyzies, M. Pruner-Bey a été logiquement conduit à étendre cette
hypothèse à toute la série des tibias préhistoriques. C'est pousser
la logique jusqu'aux plus extrêmes conséquences ; mais il eût
été plus raisonnable de reconnaître qu'une hypothèse qui conduisait à de pareilles conclusions était par là même condamnée.
C'est ce que nous avons fait nous-mêmes, il y a quelques années,
lorsque nous allâmes, au nombre d'une dizaine, fouiller le dolmen de Chamant. Notre collègue M. Lagneau déterra le premier un fragment de tibia long de quelques centimètres. Ce
fragment était aplati en forme de lame de sabre ; il était trop
court pour qu'on pût savoir si l'aplatissement ne coïncidait pas
avec un certain degré de courbure de l'os, et M. Lagneau put
se demander tout d'abord si ce n'était pas un os rachitique.
Nous acceptâmes avec lui cette supposition, d'autant mieux que
le fait était sans importance, et que nous n'avions pas le temps
d'étudier les détails de la conformation de l'os. Mais bientôt
nous trouvâmes un second fragment semblable, puis plusieurs
autres, et dès lors nous n'attendîmes pas d'avoir terminé la
fouille pour revenir d'une interprétation qui nous eût conduits à
faire de ce dolmen un ossuaire de rachitiques.

Depuis lors, d'autres fouilles ont fourni également un grand
nombre de tibias en lame de sabre. Ces pièces, comme celles de
Chamant, ont passé sous les yeux de la Société. L'idée du rachitisme n'a été émise par personne, pas même par M. Pruner-
Bey. Que s'est-il donc passé pour que notre collègue ait entrepris aujourd'hui de vouer au rachitisme la plupart des hommes
préhistoriques ? Pourquoi a-t-il eu besoin de cette hypothèse ?
Parce que la forme en lame de sabre s'est trouvée réalisée au
maximum sur les tibias des Eyzies, qui sont au nombre des plus
anciens débris de l'homme ; parce que l'analogie de cette forme
avec celle des tibias simiens est ainsi devenue évidente ; et parce
que notre collègue a cru que ce fait pouvait, comme celui de
Néanderthal, comme celui de la Naulette, fournir un argument
en faveur d'une doctrine générale qu'il repousse. Il a, suivant
son habitude, cherché et trouvé une interprétation qui le met

plus à l'aise par rapport à cette doctrine, mais qu'il a été contraint d'appliquer ensuite, par voie rétrospective, à toute une longue série de faits qui lui avaient jusqu'alors paru inoffensifs.

Écartons donc cette hypothèse qui a dû le jour à des préoccupations doctrinales. Peu importe que la forme aplatie des tibias des Eyzies et d'un grand nombre de tibias préhistoriques fournisse des arguments aux transformistes, ou que leurs adversaires trouvent des arguments tout contraires dans le grand volume et la belle conformation frontale des crânes des Eyzies ; la possibilité de ces conséquences ne doit pas nous empêcher de procéder d'abord à la constatation des faits. Observons d'abord avant d'interpréter. Quant à moi, je ne puis m'empêcher de considérer l'aplatissement transversal de l'extrémité supérieure du tibia comme un caractère anthropologique lié très-probablement, comme la plupart, sinon tous les détails morphologiques, à des conditions fonctionnelles. J'ai lieu de croire, mais je suis loin pourtant de l'affirmer, que cette conformation est en rapport avec la puissance relative des muscles de la jambe, et spécialement des muscles de la région postérieure, et que la forme triangulaire de la moitié supérieure des tibias s'observe surtout chez les peuples qui ont le mollet bien développé.

III

Les crânes des Eyzies et la théorie esthonienne

(*Bulletins de la Société d'anthropologie*, 2e série, t. III, 18 juin 1868, p. 454-510).

En vous présentant, dans une précédente séance, la description des ossements des Eyzies, dont la date paléontologique venait d'être déterminée avec tant de sûreté par M. Lartet fils, je me suis abstenu de toute controverse, de toute allusion à nos discussions antérieures, et je me suis restreint, autant que possible, à la constatation des faits. Quelques-uns de ces faits venaient cependant à l'appui des opinions que j'ai longtemps soutenues, et il m'eût été facile de le montrer ; mais j'avais préféré laisser à chacun de vous le soin de tirer des conclusions.

Aujourd'hui cette réserve ne m'est plus permise. M. Pruner-

Bey, comprenant que les caractères des ossements des Eyzies pouvaient porter atteinte à certaines doctrines qui lui sont chères, a éprouvé le besoin d'ouvrir une discussion que je dois à mon tour accepter.

Parmi les faits que je vous ai soumis, il y en avait surtout deux qui étaient de nature à émouvoir notre savant collègue. D'une part, en effet, quelques-uns des os des Eyzies présentent des caractères qui les rapprochent du type simien, et qui, diminuant l'intervalle morphologique compris entre l'homme et les singes, peuvent fournir des arguments aux adversaires de la doctrine du règne humain ; et, d'une autre part, la dolichocéphalie prononcée des crânes est en contradiction flagrante avec la théorie ethnogénique que M. Pruner-Bey a soutenue jusqu'ici avec tant de persévérance. C'est sur ces deux points qu'il a en quelque sorte concentré son argumentation.

Pour ce qui concerne le premier point, il s'est plu à croire que la conformation des tibias et des cubitus était pathologique, qu'elle était la conséquence du rachitisme. J'ai montré à la fin de la dernière séance que cette hypothèse est entièrement contraire aux notions de l'anatomie pathologique. Je n'aurai donc aujourd'hui à m'occuper que du second point, c'est-à-dire de la question craniologique.

Ici notre collègue a effectué un mouvement de conversion tellement ingénieux, que je vais être obligé, pour lui répondre, de résumer l'historique de la question et de la ramener à ses véritables termes.

Quel est, depuis six ans, le principal et continuel sujet de discussion entre M. Pruner-Bey et moi ? C'est la théorie de Retzius. Fidèle à cette théorie, que son auteur aurait probablement abandonnée s'il eût vécu quelques années de plus, M. Pruner-Bey soutenait que tous les peuples préaryens de l'Europe étaient brachycéphales, et que la dolichocéphalie avait été introduite pour la première fois dans cette partie du monde par les immigrants asiatiques. Telle était chez lui la force de cette idée, qu'il attribuait sans hésitation à la race aryenne, et spécialement au rameau celtique, tous les crânes préhistoriques dont le type était dolichocéphale. Je soutenais, au contraire, que la multiplicité des types était antérieure à l'arrivée des Indo-Européens ; que la dolichocéphalie avait été prédominante dans une grande partie de l'Europe pendant toute l'époque de la pierre polie ; qu'elle remontait même à l'époque de la pierre taillée et aux temps paléontologiques ; et j'ajoutais enfin, mais non sans réserve, que, loin d'être le résultat d'une importation relativement très-récente, elle avait été, selon toute probabilité, le type de nos premiers autochthones, c'est-à-dire qu'elle avait précédé l'apparition de la brachycéphalie, dont j'admettais d'ailleurs la très-haute antiquité.

Tels étaient les termes de cette discussion, qui se reproduisait plusieurs fois chaque année. M. Pruner-Bey semble aujourd'hui l'avoir oublié, mais il n'est aucun de vous qui ne s'en souvienne. Et le sujet d'ailleurs n'était pas de ceux qui peuvent laisser l'esprit indifférent, car il tenait sous sa dépendance un grand nombre de questions importantes, et se trouvait même lié à quelques-uns des problèmes les plus graves de l'anthropologie générale. Voilà pourquoi les occasions qui faisaient renaître le débat étaient continuelles. Elles se renouvelaient si souvent que, plus d'une fois, pour ne pas fatiguer la Société, j'ai cru devoir laisser passer sans critique des assertions et des interprétations relatives à des faits dont l'importance n'était que secondaire.

On peut se demander comment une discussion relative à une simple question de fait a pu durer si longtemps. Etant donné un crâne dont le gisement et le degré d'antiquité ont été constatés par des hommes compétents, il ne s'agit plus que de le mesurer, et il semble qu'il n'y ait pas là matière à discourir. Il est dolichocéphale ou il ne l'est pas. S'il est dolichocéphale et qu'il provienne d'une couche ou d'une sépulture antérieure à l'ère indo-européenne, la question est résolue — et je pense qu'elle l'est en effet depuis longtemps. Comment se fait-il donc que jusqu'ici M. Pruner-Bey et moi, nous n'ayons pas pu nous mettre d'accord? C'est parce que nous n'avons pas la même méthode. Il a eu soin de le dire lui-même, il y a quelques semaines, dans une séance du congrès des sociétés savantes, à la Sorbonne. Et voici en quoi nos méthodes diffèrent : je subordonne les théories aux faits, et mon savant collègue subordonne les faits aux théories. Je constate les faits pour eux-mêmes, et s'ils renversent une opinion que j'avais jusqu'alors acceptée, cette opinion, je l'aban-

donne ou je la modifie suivant les exigences de l'observation.
M. Pruner-Bey, au contraire, est tellement sûr de ses doctrines
qu'il domine entièrement les faits, qu'il les supprime ou les modifie systématiquement suivant les exigences de la théorie.

C'est bien là la véritable cause de l'écart qui s'est produit entre nous, car, dans l'origine, nos premiers *Bulletins* en font foi,
j'ai admis comme lui la théorie de Retzius. Je n'ai pas été moins
désappointé que lui lorsque j'ai constaté que les Basques du
Guipuzcoa étaient dolichocéphales, et non point brachycéphales
comme il convenait aux descendants des peuples préaryens. J'ai
néanmoins accepté le fait, puisqu'il était démontré ; mais M. Pruner-Bey a préféré faire de ces Basques une colonie de Celtes.
Plus tard, de nouveaux crânes, provenant de trois localités différentes des environs de Bilbao, ont été donnés à M. Virchow,
qui a constaté, d'une part, qu'ils étaient dolichocéphales ; d'une
autre part, qu'ils étaient tout à fait semblables aux crânes du
Guipuzcoa. C'était la confirmation éclatante des observations que
j'avais faites sur ces derniers ; mais M. Pruner-Bey n'a pas cédé
pour si peu, et il a expliqué la dolichocéphalie des crânes décrits
par M. Virchow à l'aide de trois nouvelles colonies de Celtes
qu'il a envoyées dans la Biscaye. — Et si on lui demande pourquoi tous ces Basques, qui parlent basque, dans des pays basques, sont des Celtes, en dépit de toutes les apparences, il répond qu'ils doivent l'être parce qu'ils sont dolichocéphales et
parce qu'il ne pouvait pas y avoir de dolichocéphales dans l'Europe occidentale avant l'arrivée des Celtes. Il ferait mieux de
dire tout simplement que sa théorie est supérieure aux faits.

J'avais admis encore, sur la foi de Retzius et de son école,
que tous les crânes de l'âge de pierre étaient brachycéphales ; les
dolichocéphales indo-européens, ayant apporté avec eux l'usage
des métaux, avaient mis fin à l'âge de pierre ; par conséquent,
les sépultures antérieures à l'introduction des métaux ne pouvaient pas renfermer de crânes dolichocéphales. Ne pouvant
supposer que cette théorie reposât sur autre chose que sur l'observation, je l'avais acceptée de si bonne foi, que je cherchai, moi
aussi, je l'avoue, à la défendre contre les premiers faits qui vinrent la contredire. J'espérai d'abord que ces faits n'étaient que
des exceptions. Par exemple, il m'arriva de me demander si le

crâne féminin dolichocéphale trouvé dans le dolmen de Meudon, à côté d'un crâne masculin brachycéphale, n'était pas celui d'une femme de race indo-européenne devenue la captive d'un chef autochthone et enterrée dans sa sépulture. Il m'arriva encore de dire, dans le compte rendu des travaux de la Société, en 1863, que la théorie de Retzius, quoique infirmée par quelques exceptions, paraissait encore vraie dans sa généralité. Mais lorsque les faits se furent multipliés, lorsque des fouilles pratiquées dans plusieurs dolmens m'eurent prouvé que la dolichocéphalie avait été non-seulement très-fréquente, mais encore tout à fait prédominante dans la France septentrionale pendant toute l'époque de la pierre polie, je me rendis à l'évidence et je renonçai définitivement à la théorie de Retzius. Depuis lors, les recherches de M. Thurnam sur les anciens crânes de la Grande-Bretagne, celles de MM. van Duben et Retzius fils sur les crânes préhistoriques de la Suède ont pleinement confirmé les conclusions auxquelles m'avaient conduit mes propres recherches ; et je n'ai eu qu'à me féliciter d'avoir suivi ce que M. Pruner-Bey appelle *ma méthode*, c'est-à-dire d'avoir obéi à la voix des faits. Pendant ce temps, que faisait notre savant collègue ? Il appliquait aussi sa méthode, qui consiste, comme je l'ai déjà dit, à rendre les faits esclaves de ses théories. Toutes les fois qu'on lui présentait un crâne dolichocéphale de l'âge de pierre, il répondait invariablement que c'était un crâne celtique. Pourquoi celtique ? Parce qu'il était dolichocéphale. Mais les Celtes, disions-nous, ne peuvent se trouver en majorité dans des sépultures préceltiques. — Je l'accorde, répondait-il ; seulement vos monuments ne sont pas préceltiques, puisqu'on y trouve des Celtes. — Et quand nous ajoutions que ces monuments, fouillés par nous avec le plus grand soin, ne renfermaient que des objets en pierre ou en os, sans aucune trace de métal, qu'ils étaient antérieurs, par conséquent, à l'époque où les Celtes avaient apporté le bronze, il nous répliquait que cela ne prouvait rien, qu'il n'y avait pas de bronze dans les sépultures parce qu'on n'y en avait pas mis, mais qu'on aurait pu y en mettre si on avait voulu. — Nous étions obligés de rappeler alors que les dolmens d'où provenaient nos crânes dolichocéphales n'étaient pas seuls de leur espèce ; qu'ils faisaient partie d'un groupe de monuments bien connu des archéologues ;

que jamais, *dans notre région du moins*, on n'avait trouvé le moindre objet métallique dans les monuments de ce groupe, de sorte que les sépultures de l'âge de la pierre polie pouvaient se reconnaître à leur forme extérieure, et que l'absence du bronze pouvait être prédite avant les fouilles intérieures ; nous prouvions ainsi que ce n'était point par suite d'un hasard local, mais par la force des choses, et à cause de leur date même, que nos crânes dolichocéphales n'étaient accompagnés d'aucun vestige d'objets en bronze. Mais c'est en vain que nous invoquions ces principes, sur lesquels la science archéologique a fait reposer si solidement la distinction des époques : notre savant adversaire puisait dans ses convictions assez de force pour résister au témoignage de cette science. Et lorsqu'enfin l'opinion unanime de tous ceux de nos collègues qui ont fait de l'archéologie l'objet spécial de leurs études eut rendu la résistance impossible, lorsqu'il n'y eut plus moyen de nier l'existence et la prédominance des crânes dolichocéphales dans les sépultures de l'époque de la pierre polie, alors M. Pruner-Bey eut recours à un nouveau système de défense, en déclarant que la question des métaux n'avait plus d'importance : que les Indo-Européens avaient quitté l'Asie avant de connaître les métaux; qu'ils n'avaient connu le bronze que longtemps, bien longtemps après leur migration, et que la présence des Celtes dans l'Europe occidentale remontait jusqu'au début de l'ancienne période de la pierre polie.

Cette fois, ce n'était plus seulement l'archéologie, c'était la linguistique qui protestait, puisque cette science a établi que les Aryas primitifs, avant d'envoyer leurs essaims vers l'Inde et vers l'Europe, connaissaient déjà l'or, l'argent et le bronze, ou tout au moins le cuivre. L'histoire elle-même, invoquant sinon les preuves, du moins les nombreux indices qui concourent à faire admettre que les premières migrations asiatiques ne précédèrent que d'un nombre assez limité de siècles le début des temps historiques, l'histoire, dis-je, se refusait à faire remonter l'ère indo-européenne jusqu'au commencement de l'époque de la pierre polie, c'est-à-dire jusqu'au voisinage immédiat des temps paléontologiques. Mais il faut bien reconnaître qu'en se mettant au-dessus de ces objections, en se décidant à reculer immensément l'époque où arrivèrent dans l'Europe occidentale ceux qu'il appelle des *Celtes*, M. Pruner-Bey a mis sa théorie ethnogénique à l'abri du danger le plus pressant. Il est même arrivé à cet heureux résultat de pouvoir maintenant utiliser à son profit, comme une preuve de l'introduction de la dolichocéphalie par les Celtes, les crânes, naguère suspects, de l'époque de la pierre polie. Le temps n'est plus où il argumentait l'authenticité de ceux de ces crânes qui étaient dolichocéphales (vous savez qu'ils le sont presque tous), et où il leur opposait, à défaut de crânes brachycéphales, d'humbles débris trouvés dans des gisements de la même époque, tels que de petits fragments d'os frontaux ou d'os maxillaires, sur lesquels il se plaisait à retrouver l'empreinte d'une brachycéphalie indémontrable. Il n'a pas renoncé à ce procédé d'argumentation et d'interprétation ; mais il n'a plus besoin de l'appliquer maintenant aux crânes de l'âge de la pierre polie, et il le réserve désormais pour ceux qui remontent aux temps de la pierre taillée, c'est-à-dire à une époque où il est décidément impossible de faire intervenir l'élément celtique.

La question, ainsi reculée, devenait plus difficile à résoudre, car les débris humains deviennent de plus en plus rares à mesure qu'on remonte la succession des âges. Les faits relatifs à l'homme paléontologique sont donc jusqu'ici en assez petit nombre, et ils se réduisent bien plus encore si l'on ne considère, comme nous le faisons ici, que les cas où les crânes sont assez complets pour conserver nettement leur type. Toutefois, même avant la découverte des crânes des Eyzies, il y avait dans la science plus de faits qu'il n'en fallait pour démontrer l'existence des dolichocéphales contemporains du renne et du mammouth. Parmi ces faits je citerai les suivants :

Le crâne de Lahr, trouvé par Ami-Boué dans le lœss de la vallée du Rhin ;

Le crâne d'Engis, extrait par Schmerling d'une caverne de l'âge du mammouth ;

Le crâne d'Eguisheim, qui provient du lehm de la vallée du Rhin, et dont M. Faudel a publié la description ;

Le célèbre crâne de Néanderthal ;

Le crâne de l'Olmo (vallée de l'Arno), dont on doit la détermination à M. Cocchi, et qui est bien dolichocéphale (nous en avons le moule), quoique M. Pruner-Bey, trompé par une faute d'impression, nous en ait parlé comme d'un crâne brachycéphale (1) ;

Le crâne de Clichy-Montmartre, qui nous a été présenté récemment par M. Eugène Bertrand, et qui était accompagné d'un tibia semblable à ceux des Eyzies.

Il faut y joindre très-probablement le crâne de Lafaye, près Bruniquel (Tarn-et-Garonne), extrait par M. Brun d'une caverne de l'âge du renne. Plus sévère pour ce fait que je ne l'aurais été peut-être s'il n'eût pas été favorable à mes opinions, j'ai fait remarquer, en le communiquant à la Société, que le crâne, situé tout près de la paroi de la caverne, avait pu, à la rigueur, glisser le long de cette paroi, à travers une fissure, et pénétrer après coup dans la couche paléontologique ; et, quoiqu'il ne restât aucune trace de cette pénétration, quoique rien ne pût faire supposer l'existence d'une ancienne fissure, j'avais cru devoir laisser planer un très-léger degré de doute sur la date du crâne de Lafaye ; cela a suffi à M. Pruner-Bey pour déclarer résolûment que ce fait était absolument sans valeur ; mais il n'en reste pas moins très-probable, presque certain, que le crâne dolichocéphale de Lafaye est contemporain du renne.

N'oublions pas, d'ailleurs, que l'existence des dolichocéphales à la même époque est suffisamment établie par les autres faits qui viennent d'être cités.

Il est digne de remarque que la plupart de ces crânes dolichocéphales datent de l'époque du mammouth (crânes de Lahr, d'Eguisheim, d'Engis, de Clichy-Montmartre, de l'Olmo). Quant aux brachycéphales paléontologiques — dont personne, à ma connaissance, n'a jamais mis l'existence en doute — tous ceux qu'on a découverts jusqu'ici remontent seulement à l'époque du renne. D'après cela, je me suis cru autorisé à dire que le type dolichocéphale était probablement plus ancien que l'autre. Mais ce qui était pour moi plus qu'une probabilité, ce qui était une certitude, c'était l'existence des dolichocéphales dans l'occi-

____

(1) Voir *Bulletins de la Société d'anthropologie*, 1867, p. 672-675, et 1868, p. 40-42.

dent de l'Europe pendant toute la durée de l'époque quaternaire.

Ainsi, même sur le terrain choisi par M. Pruner-Bey, l'observation venait démentir sa théorie. Il suffisait d'un seul cas de dolichocéphalie paléontologique pour que cette théorie fût renversée, et notre collègue le comprenait si bien, qu'il avait pris le parti de nier l'authenticité de tous les faits susmentionnés. Tous ces individus, trouvés soit dans des terrains quaternaires, soit dans des cavernes de l'époque du renne ou du mammouth, n'étaient pour lui que des Celtes (1), introduits consécutivement, par accident ou par inhumation, dans les gisements où ils avaient été découverts — à l'exception, bien entendu, de ceux du trou du Frontal, que leur tendance à la brachycéphalie mettait à l'abri de tout soupçon ; à l'exception aussi de ceux qui n'étaient plus représentés que par de petits fragments, et qui, ne pouvant pas être recomposés en nature, revêtaient du moins, dans l'imagination complaisante de M. Pruner-Bey, les attributs du type brachycéphale. Aucun crâne dolichocéphale paléontologique n'a trouvé grâce devant notre savant collègue, pas même celui d'Engis, dont M. Vogt a dit avec raison qu'il n'y avait pas de fait plus authentique dans la science ; pas même celui d'Eguisheim, qui n'a été contesté par personne, et à qui il n'a manqué que d'être un peu brachycéphale pour recevoir l'approbation de M. Pruner-Bey.

Ces négations systématiques devaient pourtant avoir une fin. Plus elles se multipliaient, plus elles devenaient étranges ; c'était bon de faire enterrer un Celte mâle dans le lehm d'Eguisheim, une femme celtique dans le lœss de Lahr, puis un autre Celte dans cette caverne d'Engis, où le courageux explorateur Schmerling ne pénétra qu'avec d'énormes difficultés, dont on trouve la

---

(1) Il est juste de dire pourtant que M. Pruner-Bey a accepté résolûment comme quaternaire, et par conséquent préceltique, le crâne de l'Olmo ; c'est même lui qui en a le premier entretenu la Société, le 19 décembre dernier. Mais il croyait alors que ce crâne était très-brachycéphale, tandis que l'étude du dessin et celle du moulé ont prouvé au contraire qu'il est très-dolichocéphale (voir *Bulletins* de 1867, p. 672-675 ; *Bulletins* de 1868, p. 40). Voir aussi plus loin, dans ce volume, la partie intitulée : *Faits et Discussions relatifs à l'homme préhistorique.* Aussi notre collègue n'a-t-il plus reparlé de ce fait, dont il ne lui était plus possible de nier l'authenticité.

description dramatique dans l'ouvrage de sir Charles Lyell ; puis un idiot, toujours celte, dans la célèbre caverne de Néanderthal, et ainsi de suite ; mais il n'était décidément plus possible de transformer en une sépulture celtique la sépulture évidemment paléontologique d'où ont été extraits les trois crânes très-dolichocéphales des Eyzies, et dont l'irréfutable description nous a été donnée par M. Lartet fils. Nier ce nouveau fait, c'eût été perdre toute créance ; aussi M. Pruner-Bey, et je l'en félicite, l'a-t-il accepté.

C'était le cas de dire : Je me suis trompé ; je suis resté fidèle jusqu'à la fin à la vieille théorie de Retzius. Je l'ai défendue courageusement, pied à pied, crâne à crâne ; mais je me rends aujourd'hui à l'évidence. La dolichocéphalie est beaucoup plus ancienne en Europe que je ne l'avais cru jusqu'ici ; je reconnais qu'elle est antérieure à l'arrivée des Celtes ou de tout autre peuple indo-européen, antérieure même à l'époque du renne, et qu'elle est le plus ancien type connu de l'homme d'Europe.

Voilà ce qu'aurait dû dire M. Pruner-Bey, et il avait sous les yeux l'exemple que lui a donné, il y a quelques jours, dans une séance solennelle de la Sorbonne, notre éminent collègue M. de Quatrefages ; mais il a de telles ressources dans l'esprit, qu'il a trouvé le moyen de transformer sa défaite en triomphe, et de nous prouver que les crânes des Eyzies confirmaient pleinement sa doctrine. Il y est parvenu à l'aide d'une équivoque qu'il me sera facile de dissiper.

La théorie de Retzius n'était pas purement imaginaire. Elle reposait sur un fait tiré de l'étude des Finnois modernes. Les Finnois descendent d'une population qui s'étendait autrefois jusqu'au Niémen, peut-être jusqu'à la Vistule, et qui a été depuis refoulée vers le Nord. Par leur langue et par leur type brachycéphale ils se rattachent aux races mongoliques, avec lesquelles ils sont en continuité géographique, et Retzius a eu raison de les considérer comme les représentants actuels d'une race préaryenne ; mais il a eu le tort de croire que cette race brachycéphale avait occupé, et occupé à elle seule, tout le reste de l'Europe pendant toute la durée des temps qui précédèrent l'arrivée des Indo-Européens. Sa théorie conduisait donc à cette conséquence, que toutes les populations préaryennes de l'Europe étaient, comme les Finnois, affiliées aux races mongoliques, et M. Pruner-Bey n'a rien dit de nouveau lorsqu'il a désigné les habitants primitifs de l'Europe sous le nom de *brachycéphales mongoloïdes*. Croyant qu'ils étaient brachycéphales, il leur donnait l'épithète de *mongoloïdes*, pour les distinguer des brachycéphales plus modernes, qu'il appelait les *brachycéphales aryens*, — car ces mêmes Aryens, qui ont, suivant lui, importé la dolichocéphalie en Europe, y ont aussi importé, il le croit du moins, une brachycéphalie particulière. Quoi qu'il en soit, ces deux mots, *brachycéphales mongoloïdes*, revenaient fréquemment dans la bouche de notre collègue ; mais brachycéphale était le substantif, mongoloïde n'était que l'épithète ; l'idée dominante, l'idée a solue, était celle de la brachycéphalie.

Or, aujourd'hui, en présence des crânes des Eyzies, qui sont évidemment dolichocéphales, M. Pruner-Bey laisse tomber son substantif ; il ne garde que l'épithète et il nous dit : « Les crânes des Eyzies sont mongoloïdes ; ils sont bien tels que je les attendais ; j'avais donc raison de soutenir que nos populations préaryennes étaient mongoloïdes. » — Eh bien, non ; je suis obligé de dire à mon tour que ce n'était point là ce que notre savant collègue attendait. Il attendait des crânes brachycéphales, et cet n'est pas en équivoquant sur les mots qu'il réussira à nous faire oublier les termes d'une discussion qui dure déjà depuis six ans.

Remarquez cependant combien ce mouvement de conversion est ingénieux. La brachycéphalie et la dolichocéphalie se prêtent à une détermination rigoureuse, et s'expriment par des chiffres lorsque le crâne est complet ; alors même que certaines pertes de substance empêchent de mesurer les diamètres avec précision, il suffit que la calotte du crâne soit entière, ou presque entière, pour que le premier venu puisse, à la simple vue, apprécier approximativement le type céphalique, dans les cas du moins où ce type est bien accentué. A discuter sur la dolichocéphalie ou la brachycéphalie, on risque donc de se trouver aux prises avec des faits inexorables. Les caractères que M. Pruner-Bey appelle *mongoloïdes* sont bien autrement élastiques. Il existe, il est vrai, un type mongolique qui est assez bien déterminé, assez distinct de celui qu'à tort ou à raison on a appelé *caucasique*, pour qu'une discussion engagée sur le diagnostic de ces deux types puisse aboutir à une solution ; et, par exemple, si l'on nous disait que les crânes des Eyzies sont *mongoliques*, il suffirait de quelques mots pour prouver le contraire. Mais *mongoloïde* est vague et incertain ; il n'indique qu'une analogie, aussi éloignée qu'on voudra, avec le type mongolique ; c'est comme un parfum de ressemblance, qui se sent plutôt qu'il ne se dépeint. Etant donnés deux crânes quelconques, la somme de leurs caractères communs l'emportera toujours sur celle de leurs différences ; et si l'on a pu donner aux singes supérieurs l'épithète d'*anthropoïdes*, quel sera le crâne humain qui, vu d'une certaine façon, ne pourra pas être appelé *mongoloïde* ? On peut donc, toutes les fois qu'on en éprouve le besoin, appliquer cette qualification sans courir grand risque sinon d'être réfuté, du moins d'être réduit au silence par un argument décisif. Ainsi, vous savez que l'un des principaux caractères du type mongolique est la brachycéphalie ; et cependant les crânes très-dolichocéphales des Eyzies nous sont présentés comme mongoloïdes, sans qu'aucune démonstration, aucune discussion puisse empêcher M. Pruner-Bey de trouver qu'ils ont une certaine ressemblance avec d'autres crânes qui ressemblent à des crânes de Mongols. Si je nie cette ressemblance, si je parviens à vous convaincre qu'elle est illusoire, mon savant collègue maintiendra de très-bonne foi qu'elle est évidente pour lui, et rien ne pourra clore ce débat. Il a donc fait une évolution fort habile en transportant la discussion sur ce nouveau terrain, où le fait disparaît sous l'interprétation arbitraire. Sa théorie deviendrait ainsi presque insaisissable, s'il avait eu la prudence de rester dans les généralités. Mais, entraîné par une conviction à laquelle je rends hommage, il a donné prise à la discussion en désignant catégoriquement le peuple mongolique ou du moins mongoloïde, avec lequel était affiliée, suivant lui, l'ancienne race des Eyzies. Ce peuple est celui qui habite aujourd'hui l'Esthonie. Les Esthoniens ont donc pris, dans la théorie actuelle de M. Pruner-Bey, la position qu'avaient jusqu'ici occupée les Finnois dans la théorie de Retzius. Pourquoi cette substitution ? Parce que les Esthoniens sont moins brachycéphales que les Finnois. Mon savant collègue espère même qu'ils sont dolichocéphales, et c'est pour cela qu'il les a choisis. Je crains qu'ici encore il ne se fasse illusion ; c'est ce que nous verrons tout à l'heure.

Mais constatons d'abord que l'intervention de l'hypothèse esthonienne engage la question dans une nouvelle phase. Désormais les crânes dolichocéphales, quelque anciens qu'ils soient, n'embarrasseront plus M. Pruner-Bey; il ne se verra plus contraint de les déclarer apocryphes : ceux qui ne remonteront qu'à l'époque de la pierre polie continueront à être celtiques, et ceux qui dateront de l'époque de la pierre taillée, qu'ils soient contemporains du renne ou du mammouth, seront esthoniens.

Et comme les faits connus montrent que la plupart des crânes paléontologiques sont dolichocéphales, il en résultera que la plus grande partie de la population primitive de l'Europe occidentale deviendra esthonienne.

Je ferai à ce propos une petite remarque. Il y a deux ans, en présentant à la Société trois crânes esthoniens envoyés au Muséum par M. de Baer, M. de Quatrefages signala le prognathisme alvéolaire de l'un de ces crânes ; rappelant que la même forme de prognathisme s'observe souvent chez nous, surtout parmi les femmes, il se demanda si la fréquence de ce caractère n'était pas un phénomène d'atavisme et n'indiquait pas une certaine affinité de races entre l'un des peuples qui furent nos ancêtres et l'un de ceux d'où descendent les Esthoniens. Il n'émit d'ailleurs cette idée qu'avec réserve, comprenant bien qu'elle reposait sur une base trop restreinte. M. Pruner-Bey n'hésite pas à considérer le fait comme certain ; et l'on conçoit effectivement que, si la race esthonienne a autrefois constitué une grande partie de la population de l'Europe occidentale, elle puisse avoir laissé une forte empreinte sur la population actuelle. Mais, puisqu'on admet qu'elle est encore représentée aujourd'hui dans notre région, à plus forte raison devait-elle l'être dans les temps qui suivirent immédiatement l'époque paléontologique, où elle prédominait. Elle n'a pu disparaître tout d'un coup et complétement à la fin de cette époque, pour renaître ensuite, de rien, dans les temps modernes. Elle devait donc nécessairement exister à l'époque de la pierre polie, mêlée sans doute à d'autres races moins anciennes, mais encore bien reconnaissable ; ses représentants devaient même être alors beaucoup plus nombreux et beaucoup mieux caractérisés qu'ils ne peuvent l'être aujourd'hui. Je me demande maintenant comment il a pu se faire que M. Pruner-Bey, qui a étudié et argumenté un si grand nombre de crânes dolichocéphales provenant de nos dolmens, n'ait reconnu sur aucun d'eux les caractères de la race esthonienne? Il a eu soin de nous dire que tous ceux qui sont brachycéphales sont mongoloïdes ; mais les dolichocéphales, qui sont de beaucoup les plus nombreux, il nous les a invariablement donnés comme celtiques. Je me hasarde même à supposer que, si les crânes des Eyzies avaient été trouvés dans un dolmen, ils auraient été déclarés celtiques, ni plus ni moins que tous les crânes dolichocéphales préhistoriques qui ont été présentés avant eux à notre savant collègue. En tous cas, il est malheureux pour sa théorie actuelle qu'il n'ait pas songé plus tôt à reconnaître les caractères esthoniens sur quelques-uns, ne fût-ce que sur un seul, de nos dolichocéphales préhistoriques. Cette ressemblance lui a échappé aussi longtemps qu'il a cru possible de remanier les faits et de les plier à sa théorie celtique. Elle ne l'a frappé que lorsqu'il s'est trouvé acculé contre un fait décidément impossible à argumenter. N'est-ce pas un peu trop tard?

Mais il est temps de passer à l'examen de la théorie esthonienne ; cherchons donc s'il est vrai qu'il y ait quelque affinité de race entre les antiques habitants des Eyzies et ceux de l'Esthonie actuelle. Ce n'est point une tâche facile que nous allons aborder, car les caractères anatomiques de la race esthonienne — si c'est réellement une race particulière — sont encore bien peu connus. La première condition d'un parallèle scientifique serait pourtant la détermination rigoureuse du type que l'on prend pour terme de comparaison ; sans cela, on s'expose à passer de l'obscurité dans les ténèbres : *obscurum, per obscurius.* Or vous allez voir que les notions fournies par les auteurs qui ont écrit jusqu'ici sur les Esthoniens sont loin d'avoir le degré de clarté et de précision dont nous aurions besoin ; ce qu'il nous importerait de connaître surtout, c'est l'indice céphalique des crânes de ce peuple, et c'est précisément le point sur lequel nous avons le moins de renseignements.

Le premier travail, et aussi le plus détaillé, qui ait été fait sur l'anthropologie de l'Esthonie, est la dissertation de Hueck, dont

M. Pruner-Bey nous a donné un extrait dans la dernière séance (1). Cet ouvrage, que je n'ai pu me procurer, mais dont Prichard a donné une analyse étendue, est antérieur à la distinction des brachycéphales et des dolichocéphales et ne renferme par conséquent aucune mensuration, aucune indication relative à l'indice céphalique. Parmi les figures qui l'accompagnent, une seule a été reproduite par Prichard (2) ; c'est une vue de face, dont l'aspect fait naître l'idée de la brachycéphalie ; cette impression peut être trompeuse, puisque le diamètre antéro-postérieur du crâne reste indéterminé. Mais ce qui est bien certain, c'est que la courbe transversale du crâne n'est nullement ogivale, qu'elle est plutôt aplatie. Il résulte, du reste, du texte de Prichard que Hueck, tout en rangeant les Esthoniens au nombre des nations finnoises, les différencie entièrement des Mongols. Il termine sa description par cette phrase significative : « Ainsi, nous ne trouvons rien de commun entre le type mongolique et la conformation du crâne esthonien, excepté une certaine forme carrée qui n'est pas constante. »

La question qui se posait alors était celle du degré de parenté qui pouvait exister entre les Esthoniens et les Finnois ; les langues de ces deux peuples, comme on sait, se tiennent de fort près, mais leurs caractères physiques extérieurs sont assez différents pour qu'on ait pu se demander s'ils étaient de même race. Keyser, de Christiania, cité par Retzius (3), crut établir en 1839 que Finnois et Esthoniens étaient les descendants des anciens Scythes. Sans se prononcer sur cette question de descendance, Retzius, à son tour, admit que les deux peuples avaient une commune origine, révélée par la similitude de leurs traits, aussi

____

(1) Hueck, *De craniis Esthonum dissertatio anthropologica*. Dorpat, 1838. In-4°. Déjà, en 1814, Baer avait donné quelques renseignements sur les caractères physiques extérieurs des Esthoniens dans sa dissertation inaugurale intitulée : *De morbis inter Esthones endemicis* (Dorpat). Je ne connais pas ce travail, mais il paraît résulter de l'extrait qui en a été donné par Prichard, que l'auteur n'avait pas étudié les Esthoniens sous le point de vue craniologique. Prichard, *Researches into the Physical History of Mankind*, dernière édition, t. III, p. 302.

(2) Prichard, *loc. cit.*, t. III, p. 302-308, et pl. III, fig. 2. L'auteur annonce à la page 8, en note, qu'il a reproduit deux figures empruntées à Hueck ; mais en réalité il n'en a donné qu'une seule.

(3) Retzius, *Uber die Schädelformen der Nordbewohner*, 1845, reproduit dans ses *Ethnologische Schriften*. Stockholm, 1864, in-folio, p. 15.

bien que par la similitude de leurs langues ; les Esthoniens, suivant lui, n'étaient que des Finnois modifiés par l'influence du milieu physique et surtout du milieu social, les premiers ayant été depuis longtemps envahis et asservis par les Slaves, les derniers ayant, au contraire, conservé leur indépendance jusqu'à une époque toute récente. Cela avait suffi pour faire subir aux caractères physiques des Esthoniens des modifications d'abord légères et superficielles, qui n'avaient nullement effacé leur type primitif.

Cette théorie paraît assez probable, abstraction faite toutefois de l'hypothèse des milieux, qui n'a ici aucune vraisemblance. Les conditions climatériques ne sont pas assez différentes, au nord et au sud du golfe de Finlande, pour qu'on puisse leur attribuer une influence sérieuse. Quant à la domination des Slaves sur les Esthoniens, elle a eu pour conséquence certaine le croisement des races, qui suffit amplement à l'explication des faits, et qui est d'ailleurs indiqué par la diversité des caractères extérieurs des Esthoniens.

Il ne paraît pas que Retzius ait eu à sa disposition des crânes d'Esthoniens pour les comparer avec ceux des Finnois, dont il avait constaté la brachycéphalie. Mais il a reconnu, dit-il, que le crâne esthonien figuré dans la dissertation de Hueck est pareil aux crânes finnois. Si l'on songe à l'importance considérable que Retzius accordait au caractère de la brachycéphalie, qui était pour lui l'élément fondamental de la classification des races, on est conduit à considérer comme probable que les crânes esthoniens représentés sur les dessins de Hueck sont brachycéphales ; s'il en était autrement, Retzius aurait commis une grave erreur de logique ; néanmoins la question reste indécise pour moi, puisque je n'ai pu étudier moi-même les planches de Hueck.

Au témoignage de Retzius on peut joindre encore celui de M. van der Hœven, et peut-être même celui de M. Pruner-Bey. Le premier, après avoir décrit et figuré un crâne esthonien brachycéphale, a ajouté que ses observations s'accordaient très-bien avec les figures de Hueck (1) ; le second, après avoir décrit

(1) Van der Hœven, *Description d'un crâne hongrois et d'un crâne esthonien* ; traduit du hollandais, par M. Pruner-Bey, dans *Mémoires de la Société d'anthropologie*, t. II, p. 209. Paris, 1865. Gr. in-8°.

et mesuré le crâne esthonien de Réval, dont je parlerai tout à l'heure, et qui est brachycéphale, a ajouté : « Ce crâne correspond, *dans toutes ses particularités*, à la description du type esthonien par M. Hueck (1). » Il est vrai que M. Pruner-Bey, ayant mal mesuré, ou peut-être seulement mal imprimé, le diamètre transversal du crâne de Réval, a pu croire que ce crâne était dolichocéphale ; mais, comme il n'avait pas les mesures du crâne esthonien de Hueck, ce n'est pas sur les chiffres qu'il a pu faire reposer son parallèle ; l'erreur de chiffre que je signale n'a donc pu influer sur son jugement ; et, s'il a trouvé que le crâne de Réval correspondait « dans toutes ses particularités » à celui qui a été décrit et figuré par Hueck, cela semble indiquer que ce dernier crâne est brachycéphale comme l'autre.

Le mémoire de M. van der Hœven a le double avantage d'être le premier travail où la description d'un crâne esthonien soit accompagnée d'un tableau de mensurations, et d'avoir été apprécié par M. Pruner-Bey dans les termes suivants : « Je reconnais l'exactitude des observations de M. van der Hœven, et je me félicite avec lui de l'heureux événement qui a mis en ses mains habiles des pièces *dont l'authenticité est indubitable*, et qui me paraissent représenter la moyenne du type national. » M. Pruner-Bey pensait donc alors que le crâne brachycéphale des environs de Dorpat, donné à M. van der Hœven par le célèbre professeur Rathke, représentait la moyenne du type des Esthoniens.

Mais je m'empresse de reconnaître qu'il était bien difficile alors de se faire, à Paris, une idée de type ; car il n'y avait dans la galerie anthropologique du Muséum qu'un seul et unique crâne esthonien, provenant de la collection de Cuvier. C'était une grave lacune, et si je ne puis dire qu'elle soit entièrement comblée aujourd'hui, elle est du moins amoindrie depuis que notre illustre collègue de Saint-Pétersbourg, M. de Baer, a envoyé à M. de Quatrefages trois autres crânes esthoniens, qui sont actuellement déposés au Muséum, dans le laboratoire d'anthropologie. Ces trois crânes ont été présentés à la Société, il y

(1) Pruner-Bey, *Sur les origines hongroises*, à l'occasion d'un mémoire de M. van der Hœven, dans *Mémoires de la Société d'anthropologie*, t. II, p. 217.

a deux ans, par l'éminent professeur d'anthropologie, qui nous en a donné une description sommaire suivie de remarques fort intéressantes (1). Mais il est devenu nécessaire de les étudier plus complétement, et surtout de les mesurer, puisque nous sommes obligés aujourd'hui de les mettre en parallèle avec les crânes des Eyzies.

En ajoutant à ces trois crânes celui qui provient de la collection de Cuvier (crâne de Réval) et celui dont la description, accompagnée d'une planche et d'un petit tableau de mensurations, a été publiée par M. van der Hœven, nous arrivons au chiffre de cinq crânes esthoniens, chiffre trop faible sans doute, et qui serait tout à fait insuffisant si nous avions la prétention de décrire la race esthonienne (2), mais qui nous suffira cependant pour montrer que cette race est entièrement différente de celle des Eyzies.

Avant d'analyser les résultats craniométriques consignés sur nos tableaux de mensuration, il ne sera pas inutile de donner quelques indications sur les crânes dont nous avons à parler.

Le numéro 1 porte l'inscription suivante : *Vetula esthonica de Schultz.* C'est, en effet, le crâne d'une vieille femme. La mâchoire inférieure, dont le menton est assez saillant, est presque entièrement édentée et notablement atrophiée ; la mâchoire supérieure n'a guère perdu que les dents molaires droites ; la partie sus-alvéolaire de la face n'est que légèrement prognathe, mais le prognathisme est plus prononcé sur les alvéoles. *Ce*

---

(1) De Quatrefages, *Sur trois têtes d'Esthoniens et sur le prognathisme chez les Français*, dans *Bulletins de la Société d'anthropologie*, 1866, 2ᵉ série, t. I, p. 284.

(2) J'ignore de quelle manière ont été choisis les trois crânes envoyés par M. de Baer. Ils sont très-différents les uns des autres. Le numéro 1 est dolichocéphale ; les numéros 2 et 3 sont brachycéphales. Le numéro 2 offre un ensemble de caractères assez singulier pour qu'on ait pu se demander s'il était normal. Le numéro 3, qui est très-différent des deux premiers, ressemble au contraire beaucoup à l'Esthonien de la collection Cuvier et à celui qui a été figuré par M. van der Hœven. Il serait possible que, pour nous donner une idée des variétés que le mélange des races a pu produire dans la population esthonienne, M. de Baer eût choisi à dessein trois crânes de types différents. C'est ainsi que moi-même, pour distribuer dans les principaux musées des spécimens des crânes basques de Zaraus, j'ai fait mouler trois de ces crânes, dont l'un est le plus dolichocéphale de toute la série et l'autre le plus brachycéphale, le troisième seul représentant le type moyen. Il me paraît assez probable que c'est le numéro 3 de M. de Baer qui représente le type le plus répandu en Esthonie. En tous cas, la comparaison des numéros 1 et 3 prouve que la population esthonienne a subi des mélanges, et ce n'est pas avec une aussi courte série qu'on peut décrire une race mêlée.

crâne est dolichocéphale (indice céphalique, 75.82). Il n'est nullement gival ; la région pariétale est relativement développée.

N° 2. *Homme âgé. Esthe* (prof. Reiner). Une inscription supplémentaire ajoutée à la plume, d'après l'avis de M. Pruner-Bey, porte que ce crâne a été déformé par synostose prématurée. Le fait est que les sutures antérieures de la voûte sont entièrement soudées, tandis que la suture lambdoïde est seulement en voie d'ossification. Mais cela ne suffit peut-être pas pour prouver l'existence d'une déformation synostosique. Je pense, en tous cas, que M. de Quatrefages a agi prudemment en ajoutant un point d'interrogation à la suite de l'inscription supplémentaire.

Ce crâne a toutes ses dents, qui sont très-fortes et un peu usées. Prognathisme léger sur le maxillaire, très-prononcé sur les alvéoles et surtout sur les dents supérieures ; dents inférieures verticales ; mâchoire inférieure parabolique. Front très-fuyant, crêtes frontales très-saillantes. Le bregma, effacé, rendu presque invisible par la soudure, est surmonté d'une légère saillie arrondie, qui, dans une certaine attitude du crâne, donne à la courbe transversale une apparence ogivale ; mais ce n'est qu'une apparence, qui disparaît lorsqu'on incline le crâne en avant ou en arrière. *Ce crâne est brachycéphale* ; néanmoins l'écaille occipitale fait en arrière une saillie assez prononcée.

N° 3. *Esthonien de Parma* (M. de Baer). Homme adulte, de quarante à quarante-cinq ans. *Crâne brachycéphale* ; n'est pas sensiblement prognathe ; n'est nullement ogival ; saillie occipitale assez forte : plusieurs os wormiens dans le lambda.

Il n'y a pas de mâchoire inférieure.

N° 4. *Esthonien d'un ancien tombeau de Réval* (collection Cuvier, au Muséum, salle du rez-de-chaussée, près de la baleine). Homme de cinquante à soixante ans. Léger prognathisme, exclusivement limité aux alvéoles. Toutes les dents sont en place ; les postérieures sont en mauvais état. Léger degré de forme ogivale, limitée à la suture sagittale et ne se prolongeant nullement sur la partie supérieure du front.

Il n'y a pas de mâchoire inférieure.

Ce crâne est brachycéphale (diamètre antéro-postérieur, 181 millimètres ; diamètre transversal, 146 : indice céphalique, 80.66). D'après le tableau de mensurations publié par M. Pruner-Bey (*Mémoires de la Société d'anthropologie*, t. II, p. 219), le diamètre transversal ne serait que de 140 millimètres ; l'indice céphalique descendrait ainsi à 77.34, et le crâne serait légèrement dolichocéphale ; mais je puis affirmer que le diamètre transversal est bien réellement de 146 millimètres.

N° 5. *Esthonien des environs de Dorpat* (crâne donné en 1860 à M. van der Hœven par M. Rathke). Sujet encore assez jeune. Dents bien conservées. Nous donnons ici, d'après la description publiée par M. van der Hœven, les indications qui ne sont pas consignées sur le tableau des mensurations. Le frontal, peu développé en largeur, présente, sur la ligne médiane, une légère saillie longitudinale. La courbe horizontale a par conséquent la forme d'un ovale, dont le petit bout correspond au frontal. Le diamètre transversal est plus grand au niveau des bosses pariétales qu'au niveau des os temporaux. Vu par le sommet, le crâne paraît plat ; les pariétaux sont plats en haut (cela veut dire que la région de la suture sagittale est aplatie, qu'elle n'est par conséquent pas ogivale). La face externe de la branche montante du maxillaire inférieur présente une dépression peu profonde pour l'insertion du masséter, et le bord inférieur de cette branche est un peu tourné en dedans.

La glabelle est très-développée.

Ce crâne est brachycéphale, et très-semblable, d'après l'auteur, à un crâne de Madgyar avec lequel il l'a comparé (1).

Les indications qui précèdent sont nécessairement abrégées ; il eût été superflu de donner une description complète de chacun de ces crânes. Je me suis donc borné à signaler quelques-uns des caractères dont j'aurai besoin dans la discussion, me réservant d'ailleurs d'en indiquer plus loin quelques autres.

Quant aux crânes des Eyzies, je les ai déjà décrits dans ma communication précédente, à laquelle vous voudrez bien vous reporter. Je rappellerai seulement que le numéro 1 désigne le grand vieillard, le numéro 2 la femme, et le numéro 3 l'homme adulte. (Voir plus haut, p. 165-170.)

Je puis maintenant procéder à la comparaison de ces deux groupes de crânes.

Constatons d'abord que la série esthonienne comprend quatre crânes brachycéphales et un seul crâne dolichocéphale, qui est aussi le seul crâne féminin. Les indices céphaliques des quatre hommes (voir plus loin, 1ᵉʳ tabl.) varient entre 80.66 et 82.77 ; celui de la femme n'est que de 75.82, inférieur de 5 pour 100 au plus faible indice des hommes. On sait que dans beaucoup de races les femmes sont plus dolichocéphales que les hommes ; mais il est bien difficile d'attribuer à la seule influence du sexe cette différence de 5 pour 100 ; j'ai lieu de croire par conséquent qu'elle est le résultat d'un croisement de races ; et, dans le fait, les conditions au milieu desquelles les Esthoniens ont vécu depuis bon nombre de siècles ne permettent guère de supposer que leur race soit restée pure. Il est clair en tous cas que les Esthoniens ne peuvent pas être considérés comme dolichocéphales. L'indice céphalique moyen des cinq crânes est de 80.59 ; celui

(1) Voir *Mémoires de la Société d'anthropologie*, t. II, p. 208.

des quatre crânes d'hommes est de 81.82. C'est une brachycéphalie modérée, moindre que celle de la plupart des peuples mongoliques, mais cependant très-bien caractérisée encore. Ainsi, les crânes esthoniens, que l'on est allé chercher à cause de leur prétendue dolichocéphalie, et parce qu'il fallait à toute force trouver un peuple mongolique dolichocéphale pour le rapprocher de la race des Eyzies, les crânes esthoniens, dis-je, ne sont même pas dolichocéphales. Loin que l'indice céphalique établisse une ressemblance quelconque entre nos deux séries, il en fait au contraire ressortir toute la dissemblance.

Comme, dans l'une et l'autre série, l'indice céphalique des hommes est plus grand que celui des femmes, il est bon de comparer séparément les deux sexes. On voit sur le tableau que l'indice céphalique de la femme esthonienne est de 75.82, et celui de la femme des Eyzies de 71.72 seulement. La différence est plus grande encore pour les hommes, car l'indice céphalique moyen des quatre Esthoniens s'élève à 81.82, et l'emporte de 7 1/2 pour 100 sur celui des deux hommes des Eyzies. Quiconque a eu l'occasion de comparer entre eux les indices céphaliques moyens d'un certain nombre de séries, trouvera que cette différence de 7 1/2 pour 100 est excessive, qu'elle suffit à elle seule pour démontrer la différence des races. Mais ce qui est peut-être plus significatif encore, c'est que les écarts produits dans chaque série par les variations individuelles n'arrivent même pas à faire monter le maximum de l'une jusqu'au minimum de l'autre. Ainsi le minimum des hommes esthoniens est de 80.66 et se trouve supérieur de près de 6 pour 100 au chiffre de 74.75, qui est le maximum des Eyzies. Si nous ne faisons pas de distinction entre les sexes, la distance diminue, mais ne s'efface pas, car l'indice le plus fort des hommes des Eyzies est encore inférieur de plus d'une unité à celui de la femme esthonienne. Il est rare que la comparaison de deux groupes anthropologiques fournisse des résultats différentiels aussi marqués. Je suis convaincu que si ces séries étaient plus étendues, elles présenteraient des variations individuelles plus considérables, et que le maximum de l'une pourrait atteindre et même dépasser le minimum de l'autre ; mais cela n'atténuerait que bien faiblement la signification du fait que je signale.

Nous pouvons donc conclure que l'étude des indices céphaliques établit une distinction absolue entre les deux groupes que nous comparons.

M. Pruner-Bey nous dit, il est vrai, que le caractère de la brachycéphalie ou de la dolichocéphalie n'a plus maintenant beaucoup d'importance. Que Retzius ait exagéré la valeur de ce caractère en le plaçant au-dessus de tous les autres ; qu'il ait eu tort de s'en servir comme de l'élément fondamental d'une classification dichotomique des races humaines, c'est ce que j'ai dit pour ma part depuis longtemps. Mais l'indice céphalique n'en conserve pas moins une très-grande valeur anthropologique, puisqu'il exprime le rapport des deux principaux diamètres et qu'il fait connaître l'un des traits les plus importants de l'architecture du crâne. Deux races très-différentes peuvent avoir le même indice céphalique ; ce caractère pourrait donc conduire à des rapprochements trompeurs, comme le prouvent quelques-uns des groupes établis par Retzius ; mais les différences qu'il accuse sont parfaitement valables, et lorsqu'elles sont considérables, elles excluent entièrement l'idée de l'unité de race. C'est ce que Retzius a eu le mérite de découvrir ; et voilà pourquoi la distinction de la dolichocéphalie et de la brachycéphalie a survécu et survivra aux applications trop systématiques qu'il a faites de sa découverte. Ces deux mots, je le sais, manquent de précision ; mais il suffit d'y joindre la formule des indices céphaliques pour dissiper toute incertitude et pour obtenir l'un des caractères les plus rigoureux et les plus décisifs de la craniologie. Ce caractère, M. Pruner-Bey paraît n'en faire aucun cas aujourd'hui ; mais il ne l'a pas toujours méprisé, bien loin de là. Est-ce que ces longues discussions, toujours renaissantes, dont je vous ai rappelé l'histoire, auraient seulement commencé, si notre savant collègue n'avait pas accordé une importance prépondérante à la question des dolichocéphales et des brachycéphales ? Après avoir lutté pendant six ans, avec une persistance rare, pour nier l'existence des dolichocéphales proceltiques, il est enfin obligé de renoncer à sa négation ; alors il change tout à coup de langage, et ce caractère de la dolichocéphalie, qui l'avait tant préoccupé jusqu'ici, il l'écarte maintenant avec dédain.

De la sorte il se met à l'aise ; mais il eût mieux valu pour sa cause que sa conversion eût été effectuée dans un autre moment.

Ayant relégué dans l'ombre le fait de la dolichocéphalie, M. Pruner-Bey a concentré toute son argumentation sur un caractère qui, d'après lui, prime tous les autres; je veux parler de la forme ogivale. J'ai dit plus haut en quoi elle diffère de la forme pyramidale, qui a été décrite par Prichard comme un des traits principaux des races mongoliques (1). D'après M. Pruner-Bey, les crânes des Eyzies seraient ogivaux comme ceux des Esthoniens, et ce caractère commun suffirait pour établir la communauté de race. La conclusion ne découlerait nullement des prémisses; mais les prémisses elles-mêmes sont plus que contestables. La forme ogivale complète n'existe sur aucun des crânes des Eyzies, sur aucun des crânes esthoniens qui me sont connus. On observe, il est vrai, sur le numéro 2 des Eyzies une disposition très-légèrement ogivale limitée à la moitié antérieure de la suture sagittale; sur le numéro 4 des Esthoniens, la même disposition s'étend à toute la longueur de cette suture, mais ne se prolonge pas sur la partie supérieure du frontal. Or, ainsi que je l'ai déjà dit (p. 188), le crâne n'est réellement ogival que lorsque la voussure longitudinale occupe toute la longueur de la ligne médiane, depuis le lambda jusqu'au haut du front; cette disposition indique alors un mode particulier d'architecture crânienne, qui correspond à l'étroitesse de la partie supérieure du cerveau, et dont l'étude est vraiment importante. Mais les voussures partielles, qu'elles se manifestent sous la forme d'une bosselure arrondie ou sous la forme d'un soulèvement plus allongé, situé sur le trajet d'une suture, qu'elles occupent une suture longitudinale ou une suture transversale, qu'elles portent ou non atteinte à la symétrie du crâne, les voussures partielles, dis-je, n'offrent qu'un intérêt tout à fait secondaire; ce sont des particularités individuelles, indépendantes du type anthropologique; et toutes les séries de notre musée en offrent de nombreux exemples. Cette disposition ogivale partielle fait d'ailleurs complétement défaut sur deux des trois crânes des Eyzies, sur trois des quatre crânes esthoniens du Muséum, et enfin sur le crâne

(1) Voir plus haut, p. 187-88.

esthonien de M. van der Hœven (p. 231, n° 5). Je concevrais d'après cela qu'on rapprochât les crânes esthoniens de ceux des Eyzies en disant qu'ils n'ont ni les uns ni les autres le type ogival ; mais ce rapprochement, tout négatif, ne serait sans doute point du goût de M. Pruner-Bey. Je me bornerai donc à dire que l'étude des voussures crâniennes ne dépose ni pour ni contre l'opinion de notre savant collègue, attendu qu'elle ne prouve absolument rien.

La prétendue forme ogivale est le seul trait de ressemblance que M. Pruner-Bey ait cru trouver entre la région crânienne des Esthoniens et celle des habitants des Eyzies. Les autres analogies qu'il a signalées se rapportent à la région faciale. Je vais y arriver tout à l'heure ; mais il est bon de constater auparavant que l'œil complaisant de notre collègue n'a pu découvrir sur les boîtes crâniennes des Eyzies d'autre caractère esthonien, ou soi-disant tel, que cette ogive, non moins problématique dans la seconde de nos deux séries que dans la première ; c'est dire que les autres caractères lui ont paru, comme à moi-même, entièrement différents dans les deux séries. Et, en effet, les crânes des Eyzies sont bien plus grands ; ils ont la région frontale plus bombée et relativement plus spacieuse, la région temporale plus aplatie ; toutes leurs parties sont bien plus développées dans le sens de la longueur, et la région cérébelleuse nous fournirait des différences bien plus frappantes encore s'il nous était permis de considérer comme typique la disposition qui existe sur le crâne n° 1 ; mais cette région fait défaut sur les deux autres crânes des Eyzies ; nous ne pouvons savoir par conséquent si la conformation particulière qu'elle présente chez le numéro 1 est un caractère individuel ou un caractère de race ; tout ce que nous pouvons dire, c'est qu'elle différencie absolument ce crâne de nos crânes esthoniens. Elle consiste en une énorme saillie de la ligne semi-circulaire supérieure de l'occipital, qui forme une véritable crête étendue transversalement d'une apophyse mastoïde à l'autre ; le crâne se recourbe brusquement au niveau de cette crête, et au-dessous d'elle la région cérébelleuse, d'ailleurs très-ample, est aplatie jusqu'au trou occipital. J'ai vu sur plusieurs crânes de diverses races une disposition analogue, mais il n'en existe aucune trace sur nos crânes esthoniens.

Ceux-ci, en revanche, présentent un caractère remarquable, dont les crânes des Eyzies sont entièrement privés. On sait que, sur la plupart des crânes, l'écaille du temporal est séparée de la face externe de la portion mastoïdienne de cet os par une ligne à peu près horizontale, qui passe au-dessus du conduit auditif en faisant suite au bord supérieur de l'arcade zygomatique, et qui se prolonge en arrière jusqu'à la rencontre du pariétal. Cette ligne, qui n'a pas reçu jusqu'ici de nom particulier et que j'appellerai la *ligne sus-mastoïdienne*, donne insertion à l'aponévrose temporale et indique la limite inférieure de l'insertion du muscle temporal. Elle est plus apparente chez les hommes que chez les femmes; ordinairement elle ne fait presque aucune saillie; quelquefois cependant elle est assez saillante pour constituer une crête. Cette dernière disposition ne s'observe guère que sur les crânes masculins; elle est liée sans doute, jusqu'à un certain point, au développement du muscle temporal, mais elle n'en dépend pas exclusivement, car elle manque dans beaucoup de cas où ce muscle est très-volumineux, tandis qu'elle peut exister chez des individus peu robustes. En tous cas, il est assez rare que la ligne sus-mastoïdienne constitue une véritable *crête*, plus rare encore que cette crête repose sur une *saillie* à large base. Mais ce qui est une exception dans notre race, et aussi dans la plupart des autres races, paraît être au contraire la règle chez les Esthoniens. La *saillie sus-mastoïdienne*, surmontée d'une crête très-prononcée, existe à un degré remarquable sur les crânes esthoniens n° 1 et n° 3; elle est un peu moins forte, quoique encore très-manifeste, sur le numéro 4. Il n'en est pas question dans la description que M. van der Hœven a donnée du crâne n° 5; mais il suffit de jeter un coup d'œil sur la figure 1 de la seconde planche annexée au mémoire de ce savant (1) pour reconnaître que, chez son Esthonien comme chez ceux du Muséum, la ligne sus-mastoïdienne est constituée par une crête très-saillante.

Ainsi les quatre crânes d'hommes esthoniens que nous avons pu étudier présentent la saillie sus-mastoïdienne, et ce caractère,

____

(1) Van der Hœven, *Beschrijving van eenen Magyaren en van eenen Esthlander-schedel*, dans *Mémoires de l'Académie royale des Pays-Bas, Histoire naturelle*, p. 83 et suiv. 1861.

atténué, il est vrai, se retrouve jusque sur le crâne n° 1, quoique ce soit un crâne de femme. Tout permet donc de considérer la saillie sus-mastoïdienne comme un trait à peu près constant du type des Esthoniens actuels. Or elle fait entièrement défaut sur le crâne de l'athlétique vieillard des Eyzies, quoique toutes les insertions et empreintes musculaires y soient extrêmement prononcées, et que, toutes choses égales d'ailleurs, cette disposition soit très-favorable à la production du caractère en question. La ligne d'insertion de l'aponévrose temporale est très-apparente sur ce crâne, comme elle l'est sur les crânes de la plupart des hommes robustes; mais la saillie qui, chez les Esthoniens, supporte cette ligne ne s'y retrouve pas. L'autre crâne masculin des Eyzies (n° 3) est privé de ses os temporaux et ne peut par conséquent nous servir ici. Il est très-probable toutefois que, si la saillie sus-mastoïdienne manque chez le grand vieillard, elle devait manquer aussi chez la plupart des individus de sa race, tandis qu'elle existe au contraire chez la plupart des Esthoniens. Ce caractère distinctif m'a paru digne de vous être signalé.

Parlons maintenant de la région faciale, et d'abord de la vue de profil. Aucune description ne peut exprimer la différence énorme, extraordinaire, qui existe entre le profil du vieillard des Eyzies et celui des Esthoniens. S'il m'avait été possible de placer sous vos yeux, à côté de la tête de ce vieillard, celles de nos Esthoniens, toute discussion aurait été superflue. Mais vous savez que les règlements ne permettent pas de faire sortir les pièces du Muséum. Je me borne donc à vous montrer des croquis que j'ai faits rapidement ce matin même, et qui représentent la ligne du profil de la face des quatre Esthoniens du Muséum. J'y joins la planche sur laquelle M. van der Hœven a figuré le profil de son crâne esthonien (n° 5 de notre tableau). Vous pourrez voir qu'aucun de ces dessins n'offre la moindre ressemblance avec le profil du vieillard des Eyzies. Aucun ne nous montre cette énorme glabelle, au-dessous de laquelle le nez, profondément enfoncé à sa racine, se relève ensuite et se porte fortement en avant, en décrivant une courbe rapide et en faisant une saillie extraordinaire. Cette disposition étrange se retrouve, quoique fort atténuée, sur l'un des crânes mérovingiens de notre musée ; mais on ne la retrouve, à aucun degré, sur les crânes esthoniens. Cette différence n'a pu échapper à M. Pruner-Bey ; s'il ne l'a pas signalée, c'est qu'il cherchait surtout les ressemblances ; et c'est pour cela qu'il a invoqué le caractère du prognathisme, dont je dois maintenant dire quelques mots.

Le mot *prognathisme* indique l'obliquité des mâchoires, tant supérieure qu'inférieure. Si on le prenait au pied de la lettre, tous les crânes normaux seraient prognathes, puisque la ligne faciale fait toujours avec l'horizon un angle plus petit que 90 degrés. Ce terme ne peut donc avoir qu'un sens relatif ; on l'emploie dans les descriptions lorsqu'on veut indiquer que la face est plus oblique qu'elle ne l'est ordinairement chez les individus de notre race.

Cela posé, le prognathisme peut être général ou partiel, uniforme ou inégal. Laissons de côté le prognathisme de la mâchoire inférieure ; il n'est pas en cause ici, puisque les maxillaires inférieurs des Eyzies ont, ainsi que leurs alvéoles, une direction parfaitement verticale : nous n'aurons donc à nous occuper que du prognathisme supérieur. De la racine du nez au bord des dents incisives, le profil de la face se compose de trois parties : la partie supérieure ou maxillaire proprement dite, qui descend jusqu'au niveau du bord inférieur des narines ; la partie alvéolaire, qui comprend toute la hauteur de l'arcade alvéolaire, et la partie dentaire, qui comprend les dents elles-mêmes.

De là les expressions de prognathisme *maxillaire, alvéolaire, dentaire*. Le prognathisme maxillaire n'existe jamais seul ; la région maxillaire ne peut être notablement oblique sans que la région alvéolaire le soit en même temps. Mais la réciproque n'est pas vraie ; un prognathisme alvéolaire très-prononcé peut s'observer en l'absence de tout prognathisme maxillaire. En outre, un prognathisme maxillaire léger peut marcher de front avec un prognathisme alvéolaire très-fort. Enfin la direction des dents incisives, c'est-à-dire des alvéoles dans lesquelles elles s'implantent, n'est pas toujours déterminée par celle de l'arcade alvéolaire correspondante. Les dents peuvent être plus obliques ou moins obliques que cette arcade. Des dents tout à fait verticales peuvent même s'insérer dans une arcade alvéolaire très-oblique.

Ces diverses dispositions donnent lieu, suivant qu'elles sont isolées ou combinées, à des détails de conformation fort variés, qui sont loin d'avoir la même signification, la même portée anthropologiques. La plus importante, celle qui influe le plus sur le type général de la face, c'est le prognathisme maxillaire, que mesure l'angle facial de Camper. Le prognathisme alvéolaire, isolé ou accompagné du prognathisme dentaire, s'observe fréquemment dans toutes les races ; il constitue sans aucun doute un caractère intéressant, mais il n'atteint qu'une région fort circonscrite, et n'imprime pas à l'ensemble de la face une modification générale et typique, tandis que le prognathisme maxillaire, entraînant nécessairement le prognathisme alvéolaire, tient sous sa dépendance toute l'architecture de la région faciale et acquiert ainsi une valeur morphologique considérable. Voilà pourquoi Camper plaçait le sommet de son angle facial au niveau de l'épine nasale, et non pas sur le bord inférieur des alvéoles ou des dents ; il lui suffisait de déterminer l'obliquité de la région sus-alvéolaire pour juger du type général de la face, et, s'il négligeait ainsi des détails particuliers d'un intérêt réel, on ne saurait méconnaître ni la réalité ni l'importance des conclusions qu'il a tirées de sa méthode, relativement à la supériorité ou à l'infériorité des types humains et des types simiens.

Or les deux crânes des Eyzies dont la face existe encore (n° 1 et n° 2) ne présentent à aucun degré le prognathisme maxillaire. L'angle facial de Camper atteint, chez le vieillard (n° 1), une ouverture de 84 degrés, supérieure de 6 à 7 degrés à la moyenne des crânes parisiens modernes. Chez la femme (n° 2) l'absence de l'un des temporaux n'a pas permis de mesurer cet angle, mais la simple vue indique qu'il n'est pas sensiblement différent de celui du vieillard. On ne saurait donc, sous le rapport du type général, attribuer qu'une importance secondaire au prognathisme *exclusivement alvéolaire* qui existe sur ces deux crânes, à un faible degré chez le numéro 2, à un degré excessif chez le numéro 1. Il est d'ailleurs digne de remarque que, malgré l'obliquité des arcades alvéolaires, les alvéoles mêmes ont une direction verticale, d'où il résulte que les dents étaient verticales aussi.

Comparons maintenant ces deux crânes avec ceux de nos Esthoniens : n° 1, léger prognathisme maxillaire, prognathisme alvéolaire et dentaire un peu plus prononcé ; n° 2, prognathisme maxillaire modéré, très-prononcé sur l'arcade alvéolaire et surtout sur les dents ; n° 3, aucun prognathisme ; n° 4, léger prognathisme alvéolaire et dentaire ; aucun prognathisme maxillaire ; n° 5 (figuré par M. van der Hœven), aucun prognathisme.

Ainsi, aucun de ces crânes ne reproduit le type du prognathisme des Eyzies et ne nous présente ce contraste remarquable de l'obliquité des arcades alvéolaires et de la verticalité du reste de la face. Seul le numéro 4, qui est un *homme*, se rapproche un peu de la conformation de la *femme* des Eyzies, dont il diffère d'ailleurs totalement par l'obliquité des dents. Mais si, comme on doit le faire, on compare séparément les deux sexes, on trouve qu'aucun de nos crânes esthoniens n'approche du type de prognathisme du vieillard des Eyzies.

Ceci dit sur la conformation du profil des régions faciales, je ne crois pas devoir insister ici sur l'aspect de leur face antérieure. Les caractères qu'elle présente, et qui résultent principalement de la comparaison des largeurs et des hauteurs, sont exprimés par les chiffres de mensuration de mon second tableau, bien mieux qu'ils ne pourraient l'être par une description. J'y reviendrai tout à l'heure ; mais je dois en finir auparavant avec les caractères purement descriptifs.

M. Pruner-Bey s'est arrêté avec complaisance sur un caractère fort singulier de la voûte palatine du vieillard des Eyzies. Cette voûte, que j'ai décrite plus haut (p. 192) présente sur la ligne médiane une saillie longitudinale des plus remarquables ; et notre savant collègue a une telle connaissance de la nature des langues et du mécanisme de la prononciation, qu'il lui a suffi de jeter un coup d'œil sur le palais de notre vieillard pour faire une découverte des plus surprenantes. Avec un pareil palais les hommes des Eyzies, suivant lui, ne pouvaient parler une langue indo-européenne et devaient parler une langue affiliée au groupe mongolique. Je me doutais bien déjà que les habitants des Eyzies, contemporains du mammouth et antérieurs de je ne sais combien de centaines de siècles à l'ère des migrations aryennes, n'avaient pas eu l'occasion de s'exercer à la prononciation indo-européenne ; mais j'avoue que je ne m'étais pas douté que l'anatomie pût faire découvrir la nature de leur langage. Pourtant je suis si habitué à accepter, en matière de linguistique, l'autorité de

M. Pruner-Bey, que j'ai eu hâte d'aller inspecter les voûtes palatines des quatre Esthoniens du Muséum, et je suis obligé de dire qu'elles sont complétement plates. De deux choses l'une, par conséquent : ou bien le rapport que M. Pruner-Bey établit entre la saillie médio-palatine et le type linguistique est réel, et alors il faut déclarer que les Esthoniens et les habitants des Eyzies ne peuvent pas même être affiliés par le langage ; ou bien ce rapport est purement imaginaire, et alors la saillie médio-palatine n'est plus qu'un caractère anatomique ; mais elle continue à distinguer le vieillard des Eyzies qui la possède, des Esthoniens qui ne la possèdent pas. Mon savant collègue pourra choisir entre ces deux alternatives. En attendant, je passe à l'étude des mâchoires inférieures.

Le numéro 1 des Eyzies, le seul qui ait une mâchoire inférieure à peu près complète, présente une courbe alvéolaire très-divergente, plutôt hyperbolique que parabolique ; les deux moitiés de la courbe se réunissent en avant en interceptant un angle aigu, dont le sommet arrondi correspond aux dents incisives. Cette disposition s'observe quelquefois de nos jours, mais rarement au même degré, chez les individus qui ont, comme on dit, le menton pointu ; elle est tantôt primitive, plus souvent elle n'est que la conséquence de l'atrophie qui se produit lorsque toutes les dents sont tombées à l'exception des incisives ; mais il est évident que chez l'homme des Eyzies elle n'est pas due à cette dernière cause, puisque toutes les dents étaient encore en place au moment de la mort ; elle doit donc être considérée comme primitive. Retrouvons-nous la même disposition chez les Esthoniens ? Elle n'est pas mentionnée dans la description que M. van der Hœven a donnée du crâne n° 5. Les numéros 3 et 4 n'ont pas de mâchoires inférieures. Restent donc les numéros 1 et 2. Sur le numéro 2 (homme âgé, mais encore pourvu de toutes ses dents), la courbe de l'arcade alvéolaire inférieure est nettement parabolique ; elle est large et bien arrondie en avant, et diffère entièrement de celle du vieillard des Eyzies ; sur le numéro 1 (vieille femme), la courbe est plutôt hyperbolique, et elle est presque aussi angulaire en avant que sur la mâchoire des Eyzies ; mais toutes les dents sont depuis longtemps tombées, *à l'exception d'une seule incisive médiane ;* la cicatrisation des alvéoles est complète ; le bord alvéolaire est presque entièrement effacé, et ce sont là précisement les conditions qui amènent le redressement graduel des deux moitiés latérales de la courbe maxillaire et qui donnent la forme angulaire à la partie antérieure de cette courbe. Il n'y a donc aucun rapprochement à établir entre cette déformation pathologique et la conformation normale de la mâchoire des Eyzies.

Pour l'étude de la branche de la mâchoire, le dessin de profil publié par M. van der Hœven porte à trois le nombre des Esthoniens que nous pouvons comparer au vieillard des Eyzies. Or, sur ces trois Esthoniens, la largeur de la branche montante de la mâchoire est simplement ordinaire, tandis qu'elle est tout à fait extraordinaire chez l'homme des Eyzies. J'ai fait ressortir plus haut (p. 194-196) l'importance de ce caractère remarquable, qui différencie entièrement la mâchoire des Eyzies des mâchoires modernes. M. Pruner-Bey, pour en atténuer la gravité, nous a montré une mâchoire dont la branche montante, je le reconnais, est aussi large que celle de notre grand vieillard. Mais d'où vient cette mâchoire ? Est-ce, comme il le faudrait pour la thèse de notre collègue, une mâchoire d'Esthonien ? Nullement, puisqu'il nous dit que c'est la mâchoire d'un Celte, c'est-à-dire d'un dolichocéphale préhistorique, car telle est pour lui l'acception de nom de *Celte*. Il n'est pas inutile de remarquer que, pour trouver une branche maxillaire analogue à celle des Eyzies, il a dû remonter aux temps préhistoriques ; mais c'est ici une question accessoire. L'essentiel est de constater que ce n'est pas chez les Esthoniens qu'il a retrouvé ce caractère.

Je passe sous silence plusieurs autres traits distinctifs moins apparents que ceux qui précèdent, car je ne dois pas prolonger indéfiniment ce parallèle. Mais il m'est déjà permis de conclure que l'étude des détails de la conformation extérieure, telle qu'on peut la faire sans le secours des instruments, ne permet d'établir aucun rapprochement entre les Esthoniens et les habitants des Eyzies. Dans cette première partie de mon exposé, relative à des détails descriptifs qui reposent sur des impressions visuelles, j'ai dû souvent me borner à opposer mes impressions à celles de M. Pruner-Bey, et ceux-là seuls pourront être juges entre nous, qui voudront bien prendre la peine d'aller étudier les crânes esthoniens du Muséum. Mais la craniométrie, qui d'ailleurs n'a pas la prétention de se substituer à l'observation pure et simple, permet d'inscrire sur le papier des chiffres, dont la signification peut être appréciée sans qu'il soit nécessaire d'avoir les pièces sous les yeux. J'appellerai donc maintenant votre attention sur les deux tableaux de mensurations où j'ai consigné les éléments craniométriques des deux séries de crânes que je compare. Le premier tableau comprend les mesures du crâne cérébral, le second comprend celles de la région faciale. Ici, je l'espère, je pourrai être court sans cesser d'être clair, car les chiffres parlent d'eux-mêmes .

Premier tableau. Crâne cérébral. — Ce qui frappe tout d'abord dans la comparaison des diamètres des crânes , c'est la brièveté relative du diamètre antéro-postérieur des Esthoniens (A), dont le maximum, observé, par hasard sans doute, sur la seule femme de la série, est encore inférieur de 9 millimètres au minimum des Eyzies. Si l'on compare seulement les crânes masculins, on trouve que le maximum esthonien est inférieur de 21 millimètres au chiffre de 202 millimètres, qui est commun aux deux hommes des Eyzies, et qui l'emporte de 26 millimètres sur la moyenne esthonienne.

Quant au diamètre transversal (B), on pourrait s'attendre à le trouver beaucoup plus grand chez les Esthoniens, qui sont brachycéphales, que chez les habitants dolichocéphales des Eyzies ; il n'en est rien cependant, car si la femme des Eyzies a 1 millimètre de moins que la femme esthonienne, les hommes des Eyzies ont au contraire, en moyenne, 6 millimètres de plus que les hommes esthoniens. Pour qu'un crâne dolichocéphale ait le diamètre transversal plus grand qu'un crâne brachycéphale, il faut qu'il ait une capacité beaucoup plus grande. C'est ce qui a évidemment lieu ici. Je n'ai pas trouvé au Muséum les appareils de cubage ; je n'ai donc pas pu mesurer la capacité des crânes esthoniens ; et, d'une autre part, deux des crânes des Eyzies sont trop incomplets pour pouvoir se prêter à l'opération du cubage. La comparaison directe des deux séries n'est donc pas possible sous ce rapport. Le procédé d'évaluation approximative qui repose sur la comparaison des produits des trois diamètres principaux, n'est pas applicable non plus, puisque le diamètre vertical des numéros 2 et 3 des Eyzies n'a pu être ni mesuré ni même deviné. Mais, si l'on suppose que les diamètres verticaux soient à peu près les mêmes, en moyenne, dans les deux séries, et si, dès lors, on cherche à apprécier les volumes relatifs en comparant les produits des deux autres diamètres, on trouve que la capacité moyenne des crânes des Eyzies doit être supérieure d'environ 15 pour 100 à celle des crânes esthoniens, différence plus grande que celle qui existe entre les Européens et les nègres. Si l'on admet au contraire, et je n'en suis pas éloigné, que le diamètre vertical des crânes des Eyzies soit un peu plus petit que celui des crânes esthoniens, la différence de capacité sera moins énorme, quoique encore très-considérable ; mais il en découlera une autre différence plus grave peut-être, tirée de l'*indice vertical*, c'est-à-dire du rapport du diamètre vertical au diamètre antéro-postérieur. Par cela seul que le diamètre verti-cal des crânes des Eyzies est tout au plus égal à celui des Estho-niens, l'indice vertical est nécessairement bien plus petit chez les premiers que chez les autres (ligne Z du tableau), et il est clair que ce caractère différentiel important s'aggraverait encore, s'il était certain que la hauteur des crânes des Eyzies fût infé-rieure à celle de l'autre groupe.

Le contraste n'est pas moindre pour les courbes que pour les diamètres. Toutes celles qui ont pu être mesurées sont notable-ment plus grandes aux Eyzies que chez les Esthoniens. Cela ne saurait nous surprendre, puisque nous savons déjà que les crânes des Eyzies sont plus volumineux ; mais ce qui est plus important, ce qui accuse bien nettement la dissemblance des types, c'est l'inégale répartition des différences de longueur sur les divers éléments des courbes. Par exemple, la courbe inio-frontale (O), considérée chez les hommes, présente aux Eyzies un excès de longueur de plus de 3 centimètres en moyenne, et le maximum des *hommes* esthoniens est encore inférieur de 7 millimètres au chiffre que donne cette mesure chez la *femme* des Eyzies ; mais, chose digne de remarque, la partie de cette courbe qui corres-pond à l'écaille occipitale (J) est un peu plus grande chez les Esthoniens, quoique la courbe entière soit beaucoup plus pe-tite. La partie pariétale (I), qui est uniformément de 133 milli-mètres aux Eyzies, oscille, dans l'autre série, entre 121 et 125, avec une moyenne de 122ᵐᵐ,75, qui descendrait même encore si l'on tenait compte de la femme. Ici, la différence est d'environ 1 centimètre en faveur des Eyzies. Sur la partie frontale enfin (H), la différence s'élève à environ 2 centimètres.

L'inégalité des trois parties de la courbe n'est donc pas proportionnelle et uniforme. Pour mieux apprécier la signification de ce fait, il convient de faire abstraction des différences de longueur absolue et de tout réduire en centièmes. L'Esthonien n° 5, mesuré par M. van der Hœven, doit être mis de côté, puisque la longueur de l'écaille occipitale et la longueur totale de la courbe inio-frontale n'ont pas été indiquées par l'auteur. Je ne puis donc comparer aux deux crânes masculins des Eyzies que les trois Esthoniens mâles du Muséum (nos 2, 3 et 4), dont la courbe frontale offre une longueur moyenne de 123^{mm},66. En représentant par 100 la courbe inio-frontale totale, je trouve, pour les trois parties de cette courbe, les rapports suivants :

	COURBE INIO-FRONTALE.			
	Frontale.	Pariét.	Occipit.	Totale.
Les trois hommes esthoniens du Muséum.	38.4	38.1	23.4	100
— — des Eyzies.	41.5	37.7	20.7	100
Différence en faveur des Eyzies.	+ 3.1	— 0.4	— 2.7	

Ce petit tableau montre que le développement des trois régions que traverse la courbe inio-frontale ne suit pas la même loi dans les deux séries. Les crânes des Eyzies se distinguent par la prédominance considérable de la région frontale, ceux des Esthoniens par une prédominance légère de la région pariétale et par une prédominance très-marquée de la région de l'écaille occipitale. En d'autres termes, ceux-ci ont le *type occipital*, et ceux-là le *type frontal*, différence profonde, d'autant plus remarquable que les Esthoniens sont brachycéphales, et que la brachycéphalie, toutes choses égales d'ailleurs, coïncide en général avec un occiput peu saillant.

Je ne pousserai pas plus loin la comparaison des courbes crâniennes. L'absence de la base du crâne chez les numéros 2 et 3 des Eyzies a rendu impossible la mensuration de quelques-unes de ces courbes. La liste n'est complète que pour le numéro 1. La comparaison de ce crâne unique avec les crânes esthoniens se fera facilement à l'aide de mon premier tableau.

Second tableau. Région faciale.—La région faciale du numéro 3 des Eyzies est absente, et M. van der Hœven n'a pas publié les mesures de la face de son Esthonien ; je ne pourrai donc mettre en ligne que les deux premiers numéros des Eyzies et les quatre crânes esthoniens du Muséum. J'ajoute que, malheureusement, les crânes des Eyzies ont la face en assez mauvais état. Chez l'homme, l'une des arcades zygomatiques et toute la partie inférieure de l'os malaire correspondant font défaut ; quelques-unes des dimensions transversales n'ont donc pas pu être mesurées directement ; pour les évaluer, il a fallu les mesurer de chaque côté jusqu'à la ligne médiane et doubler le chiffre ainsi obtenu, ce qui expose presque toujours à une certaine erreur, les deux moitiés de la face étant rarement tout à fait symétriques. Chez la femme, on ne trouve ni les arcades zygomatiques, ni les os du nez, ni la partie orbito-nasale de l'un des maxillaires supérieurs, et ici encore plusieurs mensurations ont dû être faites par le même procédé approximatif. Enfin, sur plusieurs points, les os de la face de l'homme sont couverts d'une couche stalagmitique, qui, bien qu'assez mince, a rendu incertaine la position de quelques points de repère. Il y a donc sur l'un et l'autre crâne bon nombre de mesures dont l'exactitude n'est pas rigoureuse ; elles sont marquées sur le tableau d'un point d'interrogation. Il ne faut pas exagérer ces causes d'erreur, qui n'ont pas pu faire varier nos chiffres de plus de 1 à 2 millimètres. Mais ce qui est plus grave, c'est l'impossibilité où je me suis trouvé de mesurer chez la femme des Eyzies la largeur de la face au niveau des arcades zygomatiques, qui sont absentes. Or, le diamètre bizygomatique, qui exprime la plus grande dimension transversale de la région faciale, sert ordinairement de terme de comparaison pour les autres mesures ; c'est à lui que l'on rapporte, par des réductions en centièmes, les mesures de hauteur, et ce terme nous fait entièrement défaut. Je n'aurai donc que bien peu de choses à dire relativement à la comparaison de la femme des Eyzies avec la femme esthonienne. Je me bornerai à laisser parler les chiffres inscrits sur le tableau de mensuration. Les quelques remarques que je pourrais y ajouter trouveront incidemment leur place dans le parallèle que je vais établir entre la face des trois hommes esthoniens du Muséum et celle du vieillard des Eyzies.

Disons tout de suite que le grand développement transversal des mesures faciales constitue un trait commun à ces quatre individus. En d'autres termes, ils sont *eurygnathes*, et on trouve par conséquent entre eux, au premier abord, une certaine ressemblance ; mais cette ressemblance s'atténue et fait même place à des différences fort importantes lorsqu'on pénètre dans les détails. La largeur de la face des Esthoniens est en harmonie avec leur brachycéphalie. On devait s'attendre à rencontrer ce caractère dans un groupe d'individus appartenant au type mongolique, lequel se distingue principalement des autres types par l'association d'un crâne brachycéphale et d'une face eurygnathe. Chez l'homme des Eyzies, au contraire, par une association de caractères qui est vraiment disharmonique et qui ne se retrouve guère que dans le type hottentot, la face est eurygnathe en même temps que le crâne est dolichocéphale (1). Il est aisé de prévoir d'après cela que, dans des conditions morphologiques aussi différentes, le développement relatif et la conformation des diverses parties de la face doivent présenter des divergences notables. C'est ce qui a lieu en effet.

Comparons d'abord la plus grande largeur de la face, c'est-à-dire le diamètre transversal bizygomatique (H du deuxième tableau) avec le plus grand diamètre du crâne, c'est-à-dire avec le diamètre antéro-postérieur (A du premier tableau). En représentant celui-ci par 100, nous trouvons que le diamètre bizygomatique des hommes esthoniens est 76.1 pour le numéro 2, 76.6 pour le numéro 3, 76.8 pour le numéro 4. Nous pouvons même calculer ce rapport pour le numéro 5, les deux mesures en question ayant été publiées par M. van der Hœven. Il est de 76.0. Chez le vieillard des Eyzies il descend à 70.7, différence énorme, que fait ressortir encore la grande similitude des résultats obtenus sur les Esthoniens.

Mais, quoique les arcades zygomatiques fassent réellement partie du squelette de la face, elles s'en détachent cependant assez pour que leur degré de courbure ne soit pas en rapport né-

---

(1) Je ne parle, bien entendu, que des types purs et non des races croisées. Car dans toute population issue du mélange des dolichocéphales et des brachycéphales on trouve des individus qui ont à la fois la face large des brachycéphales et le crâne étroit des dolichocéphales.

cessaire avec la constitution générale de cette région. Mesurons donc la largeur de la face au *point jugal*, qui est situé à l'extrémité antérieure du bord supérieur de l'arcade zygomatique, et qui forme la limite externe de la région de la pommette. En comparant le diamètre bijugal (G du deuxième tableau) avec le plus grand diamètre du crâne (A du premier tableau), nous trouvons, pour les trois Esthoniens du Muséum, les rapports de 67.8, 66.6 et 66.8 ; et pour le vieillard des Eyzies, le rapport de 63.3. La différence est moindre que dans le premier cas, mais elle est cependant considérable encore.

De pareilles différences dans la constitution générale de la face par rapport au crâne font pressentir que l'architecture de la face, considérée en elle-même, doit présenter de notables divergences. Si l'on compare sur le deuxième tableau la colonne n° 4 des Eyzies avec la colonne précédente, qui donne les moyennes des trois hommes esthoniens du Muséum, on voit que presque toujours les chiffres de cette dernière colonne sont les plus petits, mais que les différences ne sont nullement proportionnelles ; il en est qui vont jusqu'à 10, 12 et 14 millimètres (H, G, Z, α), tandis que d'autres sont à peine de 1 ou 2 millimètres ; et quelquefois enfin, c'est le chiffre esthonien qui l'emporte sur l'autre (C, J, N, O, R). Rien ne montre mieux la divergence des types que cette irrégulière répartition des inégalités ; mais on pourrait objecter que sur d'aussi courtes séries la méthode des moyennes peut manquer de sûreté. Je le reconnais volontiers. Je vais donc pour un moment me borner à un parallèle individuel. De nos trois crânes esthoniens, celui qui, par l'ensemble de sa physionomie comme par ses principales mesures faciales, s'écarte le moins du vieillard des Eyzies, c'est le numéro 4 (Esthonien de Réval). Les chiffres qui expriment la hauteur médiane de la face (S, T, U) sont les mêmes que chez ce vieillard, et le diamètre biorbitaire interne (B), qui correspond à peu-près à l'écartement des angles externes des yeux, ne donne qu'une différence de 1 millimètre en faveur des Eyzies. Même différence et dans le même sens pour la distance des deux trous sous-orbitaires (D).

Et cependant la forme des pommettes est si différente, que les deux diamètres bimaxillaires maximun (E) et bimalaire (F) l'emportent, chez l'Esthonien, de 5 et de 4 millimètres (1). Si nous prenons maintenant le diamètre bijugal (G), qui est situé à peu près au même niveau, l'Esthonien se trouve distancé de 7 millimètres. Que signifient ces irrégularités entre-croisées, sinon que la conformation des pommettes est essentiellement différente ? Chez l'Esthonien, le diamètre bimalaire est peu inférieur au diamètre bijugal, c'est-à-dire que le point malaire est presque aussi excentrique que le point jugal, et que par conséquent la face externe de l'os malaire regarde presque directement en dehors ; tandis que, chez l'homme des Eyzies, le diamètre bijugal l'emporte de 16 millimètres sur le diamètre bimalaire, d'où il résulte que le point jugal est beaucoup plus exentrique que le point malaire, et que par conséquent la face externe de l'os malaire regarde à la fois en dehors *et en avant*. En d'autres termes, si sur l'un et l'autre crâne on fait passer par les points malaires deux lignes verticales qui divisent la région faciale en deux parties, l'une interne, l'autre externe, on trouve que la partie interne est plus développée chez l'Esthonien, et que la partie externe est plus développée chez l'homme des Eyzies.

Mais nous pouvons pousser plus loin l'analyse en comparant un plus grand nombre de mesures transversales. Sur le petit tableau qui suit j'ai inscrit à côté des mesures millimétriques les rapports obtenus par des réductions en centièmes ; chacune des mesures de l'Esthonien étant représentée par 100, les mesures correspondantes du crâne des Eyzies sont exprimées par les chiffres suivants :

		EN MILLIMÈT.		EN CENTIÈMES.		
	Lettres du tableau.	Esthon. n° 4.	Vieillard des Eyzies.	Esthon. n° 4.	Vieillard des Eyzies.	Différence en faveur de l'Esth.
Largeur du nez à sa racine.	N	14	10	100	71.42	+28.58
— maxima des narines.	R	26	23	100	88.45	+11.55
Epaisseur inter-orbitaire . .	Q	25	23.5	100	94.00	+ 6.00
Largeur bimaxillaire max. .	E	106	101	100	95.28	+ 4.72
— bimalaire	F	116	112	100	96.55	+ 3.45
— bijugale.	G	121	128	100	105.78	— 5.78
— totale de la face (bi-zygomatique).	H	139	143	100	102.87	— 2.87

(1) Le diamètre bimaxillaire maximum aboutit au point le plus externe de la suture comprise entre l'os malaire et l'os maxillaire supérieur. Le diamètre bimalaire aboutit au point malaire, qui est le point le plus saillant de la pommette.

Ce tableau montre clairement que la prédominance des lignes transversales du crâne esthonien est à son maximum sur les parties les plus rapprochées de la ligne médiane; qu'elle s'atténue peu à peu à mesure qu'on s'en éloigne, et qu'enfin elle fait place à une prédominance inverse lorsqu'on arrive en dehors du point malaire. La largeur de la région nasale donne en haut une différence de plus de 28 pour 100, en bas une différence de plus de 11 pour 100. Si l'on ajoute au squelette du nez la largeur des apophyses montantes, qui sont situées plus en dehors, on obtient l'épaisseur inter-orbitaire, et la différence n'est plus que de 6 pour 100. Si l'on ajoute encore à la mesure précédente le reste de la largeur de l'os maxillaire, pour obtenir la largeur bimaxillaire maxima, la différence descend à 4 pour 100, puis à 3 pour 100, lorsqu'on arrive au point malaire ; enfin, lorsqu'on passe à la mesure suivante, la progression décroissante continuant toujours, la différence devient négative et donne 5.78 pour 100 d'excédant au crâne des Eyzies. En dehors du point jugal, l'équilibre tend à se rétablir, puisque le diamètre bizygomatique ne montre plus que 2.87 pour 100 de différence, mais en laissant cependant toujours l'avantage au crâne des Eyzies.

Je viens de comparer la face du vieillard des Eyzies avec celle du crâne esthonien n° 4, qui paraît s'en rapprocher le plus, et on a pu voir que, malgré la similitude de certains chiffres d'ensemble, l'étude des mesures transversales partielles révèle des différences profondes dans la constitution et dans le type même de ces deux faces. Les deux autres crânes esthoniens pourraient être étudiés de la même manière et donneraient des résultats analogues, en général cependant moins accentués, quoique ces deux crânes, au premier coup d'œil, paraissent plus éloignés que le numéro 4 de ressembler au crâne des Eyzies.

Parlons maintenant des hauteurs de la face. Sous ce rapport, comme sous plusieurs autres, les Esthoniens n° 3 et n° 4 donnent des mesures à peu près égales ; toutes les mesures du numéro 2 sont plus petites, mais, quoique leur réduction ne soit toujours pas exactement proportionnelle, le type général est évidemment le même. On pourra donc comparer si l'on veut le vieillard des Eyzies avec la moyenne de ces trois Esthoniens. Mais, pour éviter le calcul des réductions en centièmes, nous remarquerons que les principales mesures médianes des Esthoniens n° 3 et n° 4 diffèrent à peine de celles de l'homme des Eyzies (S, T, U). Or il en est tout autrement des mesures latérales. La hauteur de la pommette du vieillard (V) l'emporte de 2 millimètres sur celle de l'Esthonien n° 4, de 3 millimètres sur celle du numéro 3, différence légère en apparence, mais qui paraîtra plus grave si l'on songe qu'elle porte sur une hauteur de 24 à 25 millimètres seulement, qu'elle s'élève par conséquent à 8 et 12 pour 100. La hauteur orbito-alvéolaire (X) donne à son tour une différence de 3 et de 8 millimètres en faveur du crâne des Eyzies. Ainsi, là où les hauteurs médianes sont égales, les hauteurs latérales sont, au contraire, très-inégales. Nous pouvons en conclure que l'homme des Eyzies se distingue des Esthoniens par la hauteur plus grande de toute la région orbito-alvéolaire et spécialement de la pommette, et il n'est pas sans intérêt de remarquer que cette dernière différence se retrouve aussi chez les femmes. La femme des Eyzies a la pommette plus haute non-seulement que la femme esthonienne, mais même que les hommes esthoniens.

J'arrive maintenant aux orbites. J'ai déjà fait ressortir (p. 190-191) les caractères vraiment extraordinaires que présentent les ouvertures orbitaires chez le vieillard des Eyzies. Tandis que leur largeur (I) s'élève à 44 millimètres, leur hauteur (J) n'est que de 27 millimètres. La première mesure atteint le maximum de celles que j'ai pu jusqu'ici recueillir chez l'homme, et la seconde au contraire descendrait au minimum, si je n'avais trouvé sur un crâne mérovingien la hauteur orbitaire réduite à 26 millimètres. Il résulte de ce contraste excessif des deux diamètres de l'orbite, que le rapport de la hauteur à la largeur, c'est-à-dire *l'indice orbitaire*, n'est que de 61.36, chiffre inférieur à tous ceux connus jusqu'ici. Retrouvons-nous chez nos Esthoniens quelque chose d'approchant ? Les mesures consignées sur le tableau suffisent déjà pour nous dicter une réponse négative. Ici nous pourrons nous servir de la série entière, puisque M. van der Hœven a mesuré et publié les diamètres orbitaires de son Esthonien. La plus grande largeur orbitaire des crânes esthoniens, celle du numéro 3, est inférieure de 3 millimètres et demi à celle du crâne des Eyzies ; et la hauteur orbitaire de ce dernier est encore inférieure de 3 millimètres au minimum de la série des crânes esthoniens. Entre la femme des Eyzies et la femme esthonienne la différence est moins accusée, mais toujours cependant bien apparente. Pour donner à ce fait toute sa signification, il est bon de calculer les indices orbitaires de ces divers crânes. Nous trouvons ainsi les chiffres suivants :

Hommes esthoniens : n° 2, indice orbitaire, 78.95; n° 3, 80.24; n° 4, 78.95 ; n° 5, 84.21 ; moyenne des quatre, 80.58. Vieillard des Eyzies, 61.36.

Femme esthonienne, 74.68. Femme des Eyzies, 71.25.

Il est impossible de ne pas être frappé de la différence que révèle l'étude de ce caractère. La conformation des orbites distingue les crânes des Eyzies de ceux de la race esthonienne autant que de ceux des autres races.

Occupons-nous enfin de la profondeur de la région faciale, c'est-à-dire de son étendue dans le sens antéro-postérieur. La région faciale, comme on sait, s'étend en arrière jusqu'au pharynx, qui repose sur la face antérieure des vertèbres du cou, et jusqu'aux conduits auditifs, où vont aboutir les arcades zygomatiques. Déjà, sur le premier tableau , on a pu voir que la ligne naso-basilaire (P) qui mesure la distance comprise entre la racine du nez et le bord antérieur du trou occipital, donne au vieillard des Eyzies une prédominance de 7 à 10 millimètres. La distance du trou occipital aux dents incisives présente la même différence, mais elle se décompose en deux parties qu'il est utile de comparer séparément. La première, ou partie antérieure, s'étend des dents incisives à l'extrémité postérieure de la voûte palatine, et représente la longueur de cette voûte (P); elle est un peu plus longue chez les Esthoniens que chez l'homme des Eyzies. La partie postérieure, qui s'étend de la voûte palatine au trou occipital et qui représente la profondeur du pharynx, est au contraire beaucoup plus longue chez ce dernier (λ). La première différence est seulement de 1 millimètre et demi en moyenne; la seconde est de 9 millimètres en moyenne. Chez le vieillard des Eyzies, la partie palatine est à peu près égale à la partie pharyngienne, tandis que chez les Esthoniens la première l'emporte sur la seconde de 11 millimètres et demi en moyenne, avec un minimum de 9 millimètres et un maximum de 15 millimètres.

Nous retrouvons donc encore ici ce défaut de proportion qui accuse l'inégal développement des parties et qui témoigne de la différence des types.

Les mesures qui nous ont permis d'étudier la profondeur de la région faciale ont été prises sur la ligne médiane ; les mesures latérales donnent des résultats plus frappants encore. La distance auriculo-jugale (Z), comprise entre le point jugal et le bord antérieur du conduit auditif, mesure 67 millimètres chez le vieillard des Eyzies, et ne dépasse pas 56 millimètres chez les Esthoniens, où elle oscille entre 54 et 56. Cette différence de 11 à 15 millimètres est vraiment énorme, car elle équivaut en moyenne à plus de 25 pour 100. La distance auriculo-orbitaire (α et δ) comprise entre le bord antérieur du trou auditif et le bord externe de l'orbite est tout aussi significative. J'ai l'habitude de mesurer à la fois cette distance à droite et à gauche, parce que c'est la plus longue et la plus rigoureuse des mesures latérales de la face, celle qui permet le mieux par conséquent de constater un fait généralement peu connu et qui échapperait presque toujours à l'œil sans le secours du compas, savoir : que les crânes les mieux conformés sont rarement symétriques dans toutes leurs parties. La distance auriculo-orbitaire peut présenter jusqu'à 6 millimètres de différence sur les deux côtés d'un même crâne, alors même qu'il n'existe aucune déformation apparente. Sur l'Esthonien n° 2, la différence s'élève à 5 millimètres et demi ; elle n'atteint pas le maximum que j'ai observé sur des crânes normaux ; n'oublions pas toutefois que le développement de ce crâne n° 2 a peut-être été troublé par une synostose prématurée (voir plus haut p. 231, n° 2). Mais cette cause ne peut être invoquée pour l'Esthonien n° 4, où la différence du côté droit au côté gauche est encore de 4 millimètres. Quoi qu'il en soit, la distance auriculo-orbitaire maxima des Esthoniens ne dépasse pas 71 millimètres, tandis qu'elle est de 82 et de 83 millimètres chez le vieillard des Eyzies ; et si au lieu du maximum on prend les moyennes, on trouve que les différences sont de 14.17 pour le côté droit, et de 18 millimètres pour le côté gauche, chiffres d'autant plus frappants que le maximum et le minimum des Esthoniens ne diffèrent que de 9 millimètres.

Ainsi, messieurs, de quelque manière que l'on établisse la

comparaison entre la série des Eyzies et la série esthonienne, soit que l'on considère le crâne proprement dit ou que l'on étudie la région faciale, soit que l'on procède par l'inspection à la simple vue ou que l'on ait recours à la méthode plus rigoureuse de la mensuration et des réductions proportionnelles, soit enfin que l'on se borne à des parallèles individuels ou que l'on compare les moyennes, on ne trouve que des différences entre ces deux groupes, que M. Pruner-Bey éprouve le besoin de rattacher à une seule et même race. Je ne puis dire jusqu'à quel point les crânes que j'ai étudiés représentent les types de leurs races respectives. Je suis de ceux qui pensent que la détermination rigoureuse des types ne peut être faite qu'au moyen de séries beaucoup plus nombreuses, seules capables de mettre en garde contre le hasard des variations individuelles, surtout dans les populations qui, comme celles de l'Esthonie, ont subi des mélanges plus ou moins intenses. Ce n'est donc pas avec trois crânes, dont un seul est complet, que je me permettrai de donner une description applicable à toute la race des Eyzies ; et de même, je ne puis avoir la prétention de connaître les Esthoniens pour avoir étudié les quatre crânes du Muséum et la planche publiée par M. van der Hœven. Mais M. Pruner-Bey n'a pas eu plus de matériaux que moi à sa disposition. Il n'a pas vu d'autres crânes esthoniens que ceux que j'ai examinés moi-même, et si, plus réservé que lui, je déclare n'avoir qu'une connaissance insuffisante de la race esthonienne, cet aveu n'ôte rien à la légitimité de mes objections lorsque je lui démontre qu'il n'y a que des différences entre les Esthoniens dont il nous a parlé et les habitants des Eyzies. Le contraste est si complet sous tous les rapports, quelquefois même si violent, qu'on peut se demander comment notre savant collègue a pu être conduit à établir un rapprochement entre ces deux groupes de crânes. Ce serait pour moi un problème, si je n'avais assisté à l'évolution de ses idées. Ne pouvant plus nier l'existence des dolichocéphales préaryens, il a essayé de sauver le reste de sa théorie ethnogénique en prouvant que la dolichocéphalie des habitants des Eyzies pouvait se concilier avec l'origine mongolique ou mongoloïde que Retzius attribuait à tous les autochthones. Il a donc cherché s'il n'y avait pas parmi les peuples mongoliques un peuple dolichocéphale, et il a trouvé, ou plutôt il a cru trouver les Esthoniens. Il se souvenait, en effet, que l'un des trois crânes de M. Baër (n° 1) était un peu dolichocéphale. En outre, une faute de mensuration, de transcription ou d'impression qui s'était glissée, il y a quelques années, dans son *Mémoire sur les origines hongroises* (1) avait réduit de 146 à 140 millimètres le diamètre transversal du crâne esthonien de Réval (n° 4) et fait descendre l'indice céphalique de ce crâne de 80.66, chiffre réel qui exprime la brachycéphalie, à 77.34, chiffre erroné qui exprime une dolichocéphalie illusoire.

Il a donc pu croire que deux crânes esthoniens, sur les quatre qu'il avait vus, étaient dolichocéphales, et c'est probablement ce qui l'a conduit à chercher, parmi les Esthoniens dolichocéphales, les frères de race des dolichocéphales des Eyzies. A partir de ce moment, son choix était fait ; son imagination ingénieuse lui a permis à la fois de découvrir entre les crânes esthoniens et ceux des Eyzies quelques traits de ressemblance au moins subtils qui lui ont révélé la parenté de ces deux races, et de négliger les caractères différentiels vraiment excessifs qui établissent entre elles une séparation profonde et radicale. C'est ainsi seulement que je puis m'expliquer comment un observateur aussi distingué a pu se laisser entraîner à une semblable illusion, car je ne crois pas qu'il existe dans la craniologie de groupes plus nettement distincts que ceux qu'il s'est efforcé de fusionner.

Quant à moi, messieurs, ce n'est pas sans regret que je me suis vu contraint à discuter si longuement les opinions émises par notre savant collègue à l'occasion des crânes des Eyzies; mais il ne s'agissait pas seulement d'un fait particulier, c'était toute l'ethnogénie primitive de l'Europe qui était en question. D'ailleurs ce fait particulier tirait de sa rareté et des circonstances qui l'ont précédé une importance exceptionnelle. Entre les fouilles de Schmerling dans la caverne d'Engis et celles de M. Louis Lartet dans le Cros-Magnon des Eyzies, il s'est écoulé trente-quatre ans; pendant ce long intervalle, on a plusieurs fois découvert des débris humains contemporains du mam-

---

(1) *Mémoires de la Société d'anthropologie*, t. II, p. 219. Paris, 1865. Gr. in-8°. Voir la quatrième colonne du tableau de M. Pruner-Bey et comparer avec la quatrième colonne de mon premier tableau.

mouth, mais tantôt la détermination de la date géologique était sinon discutable, du moins discutée, et tantôt les ossements étaient trop peu complets ou trop peu nombreux pour se prêter à une étude d'ensemble. Aujourd'hui, pour la première fois, l'abondance des pièces recueillies coïncide avec l'authenticité incontestée du gisement et nous permet dès lors de procéder avec sécurité à la recherche des caractères d'une population dont l'antiquité n'a pas encore été dépassée. Nul ne peut prévoir combien d'années s'écouleront avant que le hasard reproduise un pareil concours de circonstances favorables, et la rareté même de ce fait m'imposait le devoir de ne pas le laisser dénaturer par une interprétation arbitraire.

L'histoire nous apprend que dans les sciences en voie d'évolution il est difficile de réprimer l'impatience des esprits, qui préfèrent à la froide et lente analyse des faits les brillantes généralisations de la théorie. Celui qui se présente avec un système précis, assez simple pour être compris de tout le monde, assez complet pour satisfaire à toutes les curiosités, trouve en général la majorité disposée à le suivre, et c'est une tâche ingrate de lutter contre cette tendance, lorsqu'on n'apporte pas soi-même un nouveau système, lorsqu'on se borne à ramener à l'état de problèmes des questions qu'une théorie prématurée se flattait d'avoir résolues. Mais si le nombre est grand de ceux qui aiment la science toute faite, facile et attrayante, ici du moins, dans cette réunion d'hommes qui connaissent les exigences de la preuve scientifique et qui sont depuis longtemps habitués à distinguer une hypothèse d'une vérité démontrée, j'espère qu'on me pardonnera d'avoir consacré tant de temps à la réfutation d'un système ethnogénique, sans essayer de le remplacer par un autre, et pour arriver seulement à cette conclusion négative : que la population des Eyzies, contemporaine du mammouth, ne paraît jusqu'ici se rattacher à aucune race connue.

Mesures comparatives des crânes des Eyzies et des crânes esthoniens.

RÉGION CÉRÉBRALE.		ESTHONIENS.						EYZIES.			
		N° 1 F.	N° 2 H.	N° 3 H.	N° 4 H.	N° 5 H.	MOYENNE des HOMMES.	N° 1 H. V.	N° 2 F.	N° 3 H. ad.	MOYENNE des HOMMES.
DIAMÈTRES.											
Ant. post.-maximum	A	182	168	180	181	175	176	202	191	202	202
Ant. post. iniaque.	B	173	163	170	172		168.33	199	184	190?	494.5
Transv. maximum	C	138	138	149	146	143	144	149	137	151	150
— biauriculaire..	D	116	118	128	124		123.33	122	—	—	—
Trans. bitemporal.	E	125	131	144	140		138	141	132?		
— frontal minimum.	F	94	93	105	98		98.66	103	97	97	100
Vertical basilo-bregmatique...	G	128	135	132	134	135	134	132			
COURBES.											
CIRCONFÉRENCE MÉDIANE VERTICALE											
Frontale totale...	H	128	110?	133	128	130	125.25	145	135	148	146.5
Sous-cérébrale antérieure...	H'	19	19	22	22		21	24	21	23	23.5
Pariétale...	I	119	122?	121	125	123	122.75	133	133	133	133
Sus-occipitale...	J	76	72	75	79		75.33	70	71	76	73
Cérébelleuse...	K	41	40	44	41		41.66	57			
Longueur du trou occipital...	L	38	35.5	36	38	37	36.62	36			
Ligne naso-basilaire...	M	95	95	94	97		95.33	104			
Circonférence médiane totale...	N	497	474	503	508		495	545			
Courbe inio-frontale (H+I+J)	O	323	304	329	332		321.66	348	339	357	352.50
Courbe occipito-frontale (O+K)	P	364	344	373	373	360	362.50	405			
Circonférence horizontale totale.	Q	509	480	520	512	507	504.75	568	540	565	566 5
Circonférence préauriculaire....	R	224	?	240	233			272	236		
Circonférence post-auriculaire....	S	285	?	280	279			296	304		
Circonférence transversale totale...	T	423	442	447	441		443.33	463			
Circonférence sus-auriculaire ...	U	297	310	314	311		311.66	330		306?	
Trou occipital, largeur (pour la long., voy. L.).	V	28	30	30	32	31	30.75	29			
Indice céph., 100 C : A...	X	75.82	82.14	82.77	80.66	81.74	81.82	73.76	71.72	74.75	74.25
Indice front., 100 F : C...	Y	68.11	67.39	70.47	67.12		68.32	69.11	70.80	64.23	66.66
Indice vert., 100 G : A...	Z	70.33	80.35	73.33	74.03	77.14	76.13	65.34			

N. B. Dans la colonne intitulée *moyenne des hommes esthoniens*, on a mis en gros caractères les chiffres qui donnent la moyenne des quatre hommes. Les autres chiffres, correspondant aux mesures que M. van der Hœven n'a pas prises sur le numéro 5, n'expriment que la moyenne des trois Esthoniens du Muséum.

MESURES DE LA FACE.		ESTHONIENS.						EYZIES.		
		MUSÉUM.				N° 5 Van der Hœven.	MOYENNES des 3 HOMMES.	N° 1 H.	N° 2 F.	N° 3 H.
		N° 1 F.	N° 2 H.	N° 3 H.	N° 4 H.					
LARGEUR DE LA FACE.										
DISTANCES :										
Biorbitaire externe	A	103	103	113	109	»	108.33	116	109	112
Biorbitaire interne	B	95	92.5	101	102	»	98.50	103	95	100
Distance des { sus-orbitaire	C	56	53	56	52	»	53.66	54 ?	53	»
deux trous { sous-orbitaire	D	58.5	54	57	62	»	57.66	63	54 ?	»
Bimaxillaire maxima	E	95	86.5	99	106	»	97.16	101 ?	93	»
Bimalaire	F	102	103	108	116	»	109	112 ?	108	»
Bijugale	G	111	114	120	121	»	118.33	128 ?	112 ?	»
Bizygomatique	H	127	128	138	139	133	135	143 ?	?	»
ORBITES.										
Largeur	I	39.5	38	40.5	38	38	38.83	44	40	»
Hauteur	J	29.5	30	32.5	30	32	30.83	27	28.5	»
Profondeur	K	54	50	52	54	»	52	54	?	»
RÉGION DU NEZ.										
Longueur des { médiane	L	17	14.5	23	17.5	»	18.33	23	?	»
os nasaux { latérale	M	26.5	22	24.5	26	»	24.16	26 ?	?	»
{ supérieure	N	9	10	14	14	»	12.66	10	14	»
Leur largeur { minima	O	8	9	12.5	13.5	»	11.66	8.5	?	»
{ inférieure	P	19	18	16	18	»	17.33	18	?	»
Epaisseur inter-orbitaire	Q	23	21.5	24	25	»	23.50	23.5	25 ?	»
Largeur maxima des narines	R	26	24	25	26	»	25	23	24	»
HAUTEUR DE LA FACE.										
De la racine du nez à l'épine nasale	S	45	45.5	51	51	»	49.16	51	49	»
De l'épine nasale au bord alvéolaire	T	20	16	20	19	»	18.33	19	16	»
Du point sus-orbitaire au point alvéolaire	U	82	76	90	90	»	85.33	91	82	»
Hauteur de la pommette	V	21	20	24	25	»	23	27	26	»
Hauteur orbito-alvéolaire	X	40	38	43	48	»	43	51	42	»
RÉGION AURICULAIRE.										
Distance mastoïdo-sus-auriculaire	Y	32	33	30.5	35	»	32.83	35	32 ?	»
Distance auriculo-jugale	Z	51	51	54	56	»	53.66	67	?	»
Distance auriculo-orbitaire { gauche	α	67	62	66	67	»	65	83	73 ?	»
{ droite	ϐ	67	67.5	65	71	»	67.83	82	?	»
Profondeur de la fosse zygomatique	γ	28	26	25	27	»	26	28	?	»
VOUTE PALATINE.										
Longueur.. { totale	δ	50	54	54	52.5	»	53.50	52	?	»
{ maxillaire	ε	34	41	39	37	»	39	?	?	»
{ en arrière	θ	38	35.5	34.5	37	»	35.66	27	?	»
Largeur... { à la première molaire	η	38	35	34.5	37	»	35.50	36	36 ?	»
{ à l'os incisif	ζ	19.5	21.5	23	22	»	22.16	24	26	»
Profondeur	κ	12	10	14	14	»	12.66	11	15	»
Distance du trou occipital	λ	45	45	39	42	»	42	51 ?	?	»

N. B. Les mesures de largeur suivies d'un point d'interrogation sont celles qui n'ont pu être mesurées directement et qui ont été obtenues en doublant leur moitié, mesurée d'un seul côté jusqu'à la ligne médiane.

IV

Les Troglodytes de la Vézère

Conférence faite à la session de l'Association française pour l'avancement des sciences
tenue à Bordeaux.

(Comptes rendus de la session de 1872, p. 1199-1237.)

MESDAMES, MESSIEURS,

A l'aspect de ces locaux splendides, à la vue de ce nombreux
auditoire, j'éprouve avant tout le besoin de rendre hommage à
la belle et intelligente cité qui a préparé pour l'Association française un si brillant accueil. Les membres du conseil peuvent se
féliciter d'avoir choisi Bordeaux pour leur première session.

Notre institution est de celles qui répondent à un intérêt général; quoique née exclusivement de l'initiative privée, elle est
assise sur des bases qui assurent sa durée, et elle n'aurait pas
péri pour avoir eu à lutter pendant quelques années contre l'indifférence publique. Oui, quand même nos débuts n'auraient
rencontré que la froideur ou le dédain, quand même nous aurions dû commencer par prêcher dans le désert, nous aurions
persévéré, parce que nous sommes convaincus de l'utilité de
notre œuvre, parce que nous considérons la diffusion des sciences comme l'un des principaux éléments de la grandeur des
nations, et parce que la nécessité de cette diffusion est devenue
palpable depuis que de récents désastres ont montré tout le danger d'une centralisation intellectuelle poussée à l'extrême. Avec
un pareil but devant les yeux, aucun obstacle ne pouvait nous
arrêter. Un premier insuccès ne nous aurait pas découragés.
Nous aurions renouvelé nos sessions chaque année, nous aurions
recruté peu à peu de nouvelles adhésions, nous aurions grandi
lentement. Nous étions certains que, dans un pays comme le
nôtre, le succès viendrait tôt ou tard couronner nos efforts; mais
ce succès pouvait se faire longtemps attendre.

Grâce à vous, mes chers compatriotes, l'*Association pour l'a-
vancement des sciences* n'a pas eu à traverser cette période d'obscurité et de tâtonnement. Les difficultés du début lui ont été
épargnées, et le succès de sa première session dépasse toutes les
espérances. Laissez-moi en remercier ici la municipalité borde-

laise, qui a fait à l'Association une réception grandiose. Laissez-moi en remercier encore les hommes distingués qui ont bien voulu constituer votre comité local, et surtout l'infatigable secrétaire de ce comité, M. le professeur Azam, qui a organisé la session avec tant d'intelligence, d'activité et de dévouement, et qui, on peut le dire, a donné à cette affaire toute sa tête et tout son cœur.

Je viens vous parler des Troglodytes de la Vézère, de cette population fossile dont nous irons bientôt visiter les demeures souterraines.

Leur existence remonte à une antiquité effrayante. Nous ne savons pas leur nom ; aucun historien ne les a mentionnés ; il y a huit ans seulement qu'on a découvert pour la première fois leurs vestiges ; — et cependant ils nous sont mieux connus, à beaucoup d'égards, que certains peuples célèbres dans l'histoire classique. Nous connaissons leur mode d'existence, leur industrie, leurs arts et tous les détails de leur vie. N'est-ce pas là la vraie histoire des peuples, et une histoire plus intéressante que celle de leurs combats, de leurs conquêtes et même de leurs dynasties ?

Comment pouvons-nous connaître si bien des populations qui n'ont laissé aucune trace dans les souvenirs des hommes, et dont l'existence même aurait été, il y a vingt ans, déclarée impossible ? Sont-elles filles du rêve comme les célèbres Troglodytes de Montesquieu ? Non. Rien n'est plus réel que nos Troglodytes ; rien n'est plus authentique que leurs annales. Dans les cavernes où ils habitaient, dans celles où ils déposaient leurs morts, on a retrouvé les restes de leurs repas, les produits de leurs industries et de leurs arts, et les débris de leurs corps. C'est dans ce livre qu'on a lu leur histoire ; c'est avec ces documents qu'on a ressuscité leur passé.

Plusieurs savants ont pris part à ces recherches. Parmi eux, Christy, le marquis de Vibraye, M. Falconer et nos deux collègues MM. Louis Lartet et Elie Massénat, méritent d'être cités avec honneur ; mais il est un nom qui éclipse tous les autres, c'est celui du fondateur de la paléontologie humaine : Edouard Lartet.

On admire avec raison Cuvier, qui, en étudiant les ossements fossiles, est parvenu à reconstituer les faunes successives des temps géologiques.

On admire Champollion, qui, avec tant de sagacité et de patience, a su déchiffrer les inscriptions hiéroglyphiques des monuments de l'Egypte.

Non moins admirables sont les travaux d'Edouard Lartet. Son œuvre prend place entre celle de Cuvier et celle de Champollion, et participe à la fois de toutes deux. — Dans ces temps paléontologiques, où Cuvier n'avait étudié que les animaux éteints, il a fait revivre les sociétés humaines ; et cet homme antique, contemporain du mammouth, il a retrouvé son histoire et sa chronologie, comme Champollion a retrouvé celle des architectes de la grande pyramide.

Ces trois hommes sont l'honneur de la science française. Ils ont été des initiateurs, ils ont fait école. Leurs disciples, leurs continuateurs ont élargi les voies qu'ils avaient ouvertes, et les savants étrangers ont pris une part considérable à ces progrès incessants, mais n'oublions pas que la France a eu la gloire de leur montrer le chemin.

I. *Détermination des époques*. — Avant de parler d'un peuple il est bon de lui assigner d'abord une place dans le temps. Mais la chronologie ordinaire n'est pas applicable ici. Nous abordons des périodes d'une longueur incalculable. Depuis l'époque où vécurent nos Troglodytes, le climat et la faune ont subi de grandes modifications, qui se sont produites lentement, sans révolution, sans actions violentes, sous l'influence des causes insensibles qui agissent encore aujourd'hui ; et, lorsqu'on songe que ces causes, pendant le cours des siècles qui nous sont connus, n'ont amené, dans les milieux qui nous entourent, que des changements presque inappréciables, on peut se faire une idée de la prodigieuse durée de ce qu'on appelle une époque géologique.

Ce n'est ni par années, ni par siècles, ni par milliers d'années qu'on peut mesurer ces périodes immenses ; ce n'est pas en chiffres qu'on peut en exprimer les dates ; mais on peut déterminer l'ordre suivant lequel se sont succédé les époques géologiques, et les périodes dont chacune d'elles se compose. Ce sont là les dates de l'histoire de la planète et les éléments de ce qu'Edouard Lartet a appelé la *chronologie paléontologique*.

Je n'aurai pas à vous parler des époques primaire et secondaire ; elles sont étrangères à la chronologie de l'homme, qui n'existait pas encore alors. L'époque tertiaire ne m'arrêtera pas non plus ; les découvertes faites par M. Desnoyers, dans les gisements pliocènes de Saint-Prest, nous ont appris, il est vrai, que l'homme vivait déjà à la fin des temps tertiaires, en compagnie de l'*éléphant méridional*, du *rhinoceros leptorhinus* et du *grand hippopotame* ; il aurait même vécu, suivant M. l'abbé Bourgeois, pendant la période miocène, en même temps que les *mastodontes*, prédécesseurs des éléphants ; mais ce dernier fait est encore douteux, et, quant à l'homme tertiaire de Saint-Prest, il est tellement antérieur à nos Troglodytes, qu'il n'y a pas lieu de le faire figurer dans notre chronologie. Il nous suffira de déterminer nos dates à partir du commencement de l'*époque quaternaire*.

La fin de l'époque tertiaire avait été signalée par un phénomène remarquable, dont les causes ne sont pas encore parfaitement connues. L'hémisphère boréal s'était graduellement refroidi. D'immenses calottes de glace, descendant des flancs des montagnes dans les vallées et dans les plaines, avaient couvert une grande partie de l'Europe, de l'Asie et de l'Amérique septentrionale, et la température de notre zone, jusqu'alors torride, était peu à peu devenue glaciale. La durée de cette période de refroidissement, qu'on appelle la *période glaciaire*, fut excessivement longue. Après avoir pris leur plus grande extension, les glaciers avaient considérablement reculé, puis ils avaient avancé de nouveau, sans atteindre toutefois leurs premières limites. Ce fut la dernière phase de l'époque tertiaire. La période glaciaire touchait à sa fin. L'adoucissement graduel de la température amena peu à peu la fusion des glaces, et l'époque quaternaire commença.

Les glaciers, ces immenses amas de neige durcie par le temps et accumulée pendant des milliers de siècles, produisirent par leur fusion des cours d'eau gigantesques, roulant dans leurs flots puissants les débris des montagnes, inondant les plaines, labourant le sol, creusant les vallées et laissant sur leur passage de grands dépôts de sable, d'argile et de cailloux. De cette époque, appelée *diluvienne*, datent nos rivières actuelles, mais elles ne nous donnent aujourd'hui qu'une faible idée de ce qu'elles étaient alors. Dans leurs lits rétrécis et presque stables, elles ne transportent plus que l'eau descendue au jour le jour des nuages, et les débordements qui suivent souvent la fonte des neiges sont bien peu de chose auprès de ceux qui se produisaient autrefois, lorsque la saison d'été faisait fondre à la fois les neiges de l'année et une partie de l'antique glacier.

Cette puissance extraordinaire des cours d'eau fut remarquable surtout pendant les premiers temps de l'époque quaternaire; elle s'amoindrit ensuite peu à peu, mais ce fut seulement lorsque les glaciers furent rentrés dans leurs limites actuelles, lorsque la température fut devenue à peu près égale à celle de nos jours, ce fut alors, dis-je, que cessèrent les phénomènes des grandes crues, et que l'époque quaternaire prit fin.

Depuis lors, les torrents n'ont pas cessé de rouler du sable et des cailloux, et parfois même d'arracher aux flancs des vallées des blocs plus ou moins volumineux, mais les rivières et les fleuves ne charrient plus au loin que des molécules terreuses ou limoneuses, dont les dépôts ont formé des terrains d'alluvion.

Toute la période qui s'est écoulée depuis la fin de l'époque quaternaire porte le nom d'*époque actuelle*, et les terrains qui se sont formés pendant sa durée portent le nom de *terrains récents*. Ils sont récents, en effet, eu égard aux terrains quaternaires, mais ils ne le sont pas par rapport à notre chronologie ordinaire, car il en est dont la formation a exigé plusieurs centaines de siècles.

Ces notions nous permettront de comprendre les faits les plus essentiels qui ont servi à établir les dates de la paléontologie humaine. Ces dates sont déterminées en premier lieu par la géologie pure, en second lieu par la paléontologie, et en troisième lieu par l'archéologie préhistorique.

Les dates géologiques sont inscrites principalement dans les vallées et dans les plaines, où les grands courants d'eau de l'époque quaternaire ont laissé leurs dépôts, sous forme de couches plus ou moins régulièrement stratifiées. A moins qu'un événement quelconque n'ait remanié ou creusé le sol, les couches sont superposées par ordre d'ancienneté (1). Les plus anciennes sont

____

(1) Cette règle souffre beaucoup d'exceptions. Lorsqu'une rivière a creusé profon-

les plus inférieures et portent le nom de *bas niveaux*; au-dessus d'elles s'étalent les *moyens niveaux*, qui leur sont postérieurs, et qui sont recouverts à leur tour par les couches des *niveaux supérieurs*, provenant des derniers temps de l'époque quaternaire. Enfin une couche plus ou moins épaisse de terrains récents, formée d'alluvions, de tourbes, de terre végétale, etc., recouvre presque partout les terrains quaternaires.

Les dépôts de ces diverses couches ne se retrouvent pas nécessairement partout en série complète, et la nature des éléments dont ils se composent varient plus ou moins suivant les lieux; mais je ne puis entrer ici dans les détails; il me suffit de dire d'une manière générale comment l'étude de la superposition des couches, c'est-à-dire la *stratigraphie*, permet de déterminer l'âge relatif des divers dépôts récents ou quaternaires.

Cette première détermination est purement géologique. Grâce aux données qu'elle fournit, on peut connaître le degré d'ancienneté des animaux dont les ossements se trouvent mêlés aux diverses couches; ces animaux servent à leur tour à caractériser les périodes, et peuvent ainsi établir les dates des terrains ou des dépôts partiels qui ne font pas partie d'une stratification complète et régulière.

1° Parmi les animaux qui vivaient sur notre sol au commencement de l'époque quaternaire, les uns, comme le mammouth, n'existent plus qu'à l'état de fossiles : ce sont les animaux *éteints*; d'autres, comme le renne, ont disparu de nos climats, mais vivent encore en d'autres lieux : ce sont les animaux *émigrés*; d'autres enfin, comme le cheval, se sont maintenus jusqu'à nos jours sur notre sol : ce sont les animaux *actuels*.

Les animaux éteints abondaient dans les premiers temps quaternaires. Plusieurs étaient de grands et puissants mammifères, porteurs d'armes terribles, et, au milieu d'eux, l'homme faible et nu semblait bien peu de chose. C'étaient, entre autres, le grand ours des cavernes (*ursus spelœus*), le grand lion des cavernes (*felis spelœa*), l'hippopotame amphibie (*hipopotamus amphibius*), le rhinocéros aux narines cloisonnées (*rhinoceros*

---

dément le sol, et surtout lorsqu'elle a en même temps changé son cours, les dépôts les plus anciens peuvent être situés à un niveau plus élevé que ceux qu'elle a déposés plus tard sur ses berges abaissées.

tichorhinus), l'éléphant antique (*elephas antiquus*), enfin et surtout le géant et pour ainsi dire le roi de cette faune, le mammouth (*elephas primigenius*).

Il serait superflu d'énumérer les autres espèces *éteintes* qui vivaient à la même époque. Le renne et plusieurs animaux, maintenant *émigrés* comme lui, se trouvaient aussi dans cette faune, mais ils étaient encore peu communs ; enfin bon nombre d'espèces *actuelles* avaient déjà fait leur apparition.

De tous ces animaux, le plus remarquable, le plus puissant par la force et par le nombre, c'était le mammouth. Protégé contre le froid par une épaisse fourrure laineuse, pourvu de défenses formidables, et n'ayant à craindre aucun ennemi, il avait prospéré et multiplié ; il s'était répandu partout ; il était en quelque sorte le maître du sol. C'est donc à bon droit que la première période de l'époque quaternaire, celle qui correspond aux bas niveaux des vallées, a été appelée l'*âge du mammouth*.

Toutes les conditions favorables à la prospérité de cette espèce étaient alors réunies. Mais peu à peu survinrent des changements qui devaient à la longue amener sa décadence. La température était devenue moins rigoureuse, et un grand nombre d'espèces d'herbivores, jusque-là restreintes dans leur développement par l'inclémence du milieu, avaient pu prendre une plus grande extension. Les rennes, et plusieurs autres cerfs, les chevaux, les bœufs, les bisons s'étaient multipliés. Ces nombreux rivaux, plus féconds que le mammouth, lui disputaient sa nourriture végétale. Déjà pour lui, la lutte pour l'existence avait commencé. Déjà, il voyait se dresser contre lui la puissance de l'homme, qui, sous ce climat quelque peu adouci, pouvait former des tribus assez fortes pour lui déclarer la guerre. Enfin, et surtout, ce même climat, qui favorisait ses ennemis et ses rivaux, était devenu directement nuisible à son organisation, faite pour des températures boréales.

Le mammouth, si commun dans la première période quaternaire, commença donc à décliner. Il cessa d'être l'espèce prédominante de la faune. Parmi les espèces qui avaient formé son ancien cortége, plusieurs subirent comme lui l'influence nuisible de la lente modification des milieux. On les vit diminuer peu à peu et s'éteindre insensiblement l'une après l'autre. Il leur survécut encore, et tout permet même de croire qu'il prolongea son existence jusqu'à la fin des temps paléontologiques ; mais il y avait longtemps déjà que son règne était fini.

2° Il y eut ainsi, vers le milieu de l'époque quaternaire, un *âge intermédiaire*, correspondant aux moyens niveaux des vallées : âge où plusieurs espèces contemporaines du mammouth étaient déjà éteintes, où d'autres, représentées seulement par de rares individus, étaient sur le point de disparaître à leur tour, tandis que prospéraient au contraire les espèces mieux adaptées aux conditions ambiantes. Parmi ces dernières, le renne (*cervus tarandus*) occupait déjà une place importante, mais ce fut seulement dans la période suivante qu'il prit toute son extension.

Le faune de l'âge intermédiaire n'a pas, en paléontologie, de caractéristique propre. Ce qui la distingue, c'est moins la nature des espèces que la proportion relative de leurs représentants. Certaines espèces de l'âge du mammouth n'existent plus, mais d'autres se retrouvent encore çà et là. Le mammouth, quoique déjà bien réduit en nombre, n'est pas encore devenu rare. Le renne, au contraire, est devenu plus commun ainsi que les cerfs, les chevaux et les bœufs.

3° Cet âge intermédiaire fit place peu à peu au troisième et dernier âge de l'époque quaternaire. Lorsque les couches des hauts niveaux commencèrent à se former, les espèces que nous appelons *éteintes* avaient presque entièrement disparu. Quelques rares mammouths survivaient pourtant. Plus rares encore étaient le grand cerf d'Irlande (*megaceros hibernicus*) et le grand lion des cavernes. Le reste de la faune avait peu changé, mais le renne avait pullulé d'une façon extraordinaire. C'était lui qui constituait alors la principale nourriture de l'homme. La troisième période de l'époque quaternaire mérite donc d'être appelée l'*âge du renne*.

Ce n'est pas seulement par la présence du renne que la faune de ce temps-là différait de celle de nos jours ; à côté du renne, vivaient sur notre sol encore froid bon nombre d'espèces amies des frimas, et qui ne peuvent se maintenir dans les climats tempérés. Lorsque les conditions de la température se rapprochèrent des conditions actuelles, les individus qui, sur nos plateaux et dans nos plaines, représentaient ces espèces, durent disparaître; mais les espèces elles-mêmes ne périrent pas pour cela. Dans les régions plus froides où elles s'étaient répandues, elles trouvèrent un milieu plus favorable, et elles ont pu ainsi se perpétuer jusqu'à nos jours. Parmi ces espèces, qu'on appelle *émigrées*, les unes, telles que le renne, le glouton, le bœuf musqué, se sont retirées vers le nord; d'autres, telles que le chamois, le bouquetin, la marmotte, n'ont pas quitté notre zone, mais ont émigré en altitude, et se sont réfugiées sur les hautes cimes des Alpes et des Pyrénées.

4° La disparition du renne et des autres espèces dites *émigrées*, marqua la fin de l'époque quaternaire et des temps paléontologiques. Alors commença l'*époque moderne*. Notre climat était probablement encore un peu plus froid qu'il ne l'est aujourd'hui, mais il était déjà tempéré, et les changements faibles qu'il a subis depuis lors n'ont pas modifié les conditions de la vie à un degré suffisant pour porter atteinte à l'existence des espèces. Si l'urus (*bos primigenius*) et l'aurochs (*bison europœus*) ont disparu de notre sol, il faut attribuer ces résultats à l'action destructive de l'homme bien plus qu'à celle du climat (1), et c'est à l'homme encore qu'est due l'introduction de plusieurs espèces nouvelles, pour la plupart domestiques. A ces réserves près, on peut dire que, depuis la fin de l'époque quaternaire, notre faune n'a pas changé, et que les terrains récents ne renferment plus que des espèces actuelles.

Les dates que nous cherchons à établir sont donc déterminées à la fois par la stratigraphie et par la paléontologie. Elles reposent encore sur des données d'un autre ordre, dont l'ensemble constitue aujourd'hui une véritable science, l'archéologie préhistorique.

L'homme a vécu à toutes les époques dont nous venons de parler. Peu nous importe ici qu'il ait assisté ou non aux dernières périodes de l'époque tertiaire. Cet homme tertiaire ne rentre pas dans notre cadre; il est d'ailleurs encore en contestation.

____

(1) L'urus est aujourd'hui éteint, mais il existait il y a trois ou quatre siècles en Allemagne et en Grande-Bretagne. L'aurochs n'existe plus que dans une forêt de la Lithuanie, sous la protection d'une loi spéciale de l'empire russe. On en a signalé aussi un troupeau dans le Caucase.

Mais ce qui est certain, ce qui a été démontré irrévocablement par Boucher de Perthes, c'est que les anciens gisements de l'époque quaternaire renferment les débris de l'industrie humaine. La connaissance des métaux ne date, pour ainsi dire, que d'hier; avant de posséder ces puissants auxiliaires, l'homme n'était pas désarmé. Pour fabriquer ses outils et ses armes, il avait employé diverses matières dures, les os, les dents des grands animaux, les cornes, les bois des ruminants, mais surtout la pierre et plus particulièrement le silex; c'est pourquoi on a donné dans l'histoire de l'homme le nom d'*âge de pierre* à toute la période qui a précédé l'usage des métaux.

Cet âge de pierre dure encore chez certaines peuplades sauvages, et il n'a pris fin, chez les peuples les plus anciennement civilisés, qu'à une époque peu antérieure aux temps historiques. Il embrasse donc presque toute la durée de l'existence de l'humanité. Or le mode de fabrication des instruments, leur forme, leur nature ont dû nécessairement varier pendant cette immense période, comme variaient les besoins, le genre de vie et l'état social de l'homme qui les employait; et, si nous songeons maintenant que les pierres dures se conservent indéfiniment dans le sol, nous comprendrons que les débris de cette industrie primitive constituent des médailles ineffaçables et des documents chronologiques d'une haute importance.

Les dates établies par l'archéologie préhistorique s'accordent assez bien et coïncident même quelquefois d'une manière remarquable avec celles de la paléontologie et de la stratigraphie. De même que certaines espèces animales se sont maintenues depuis les premiers temps quaternaires, certaines formes de silex taillés se sont perpétuées presque sans changement à travers plusieurs âges archéologiques. Telles sont ces lames allongées, tranchantes sur leurs deux bords, taillées à deux pans sur l'une de leurs faces, d'un seul éclat sur l'autre face, et désignées sous le nom de *couteaux*. Les petits couteaux d'obsidienne qu'emploient quelquefois encore les indigènes du Mexique, et dont je vous présente quelques échantillons, et les couteaux de silex que nos ancêtres de l'âge de bronze déposaient souvent dans leurs sépultures, ont une forme très-semblable à celle des lames de l'âge du mammouth. Mais cet exemple est exceptionnel, et, d'une manière générale, l'outillage préhistorique a subi, d'âge en âge, des modifications notables.

Je ne puis songer à examiner, encore moins à décrire ici les nombreux instruments de chaque époque : haches, couteaux, pointes de lance ou de flèche, grattoirs, racloirs, perçoirs, marteaux, etc. Pour le but que je me propose, la question peut être ramenée à des termes beaucoup plus simples. Vous venez de voir que les géologues ont pu, plus d'une fois, déterminer et désigner toute une faune, d'après une seule espèce caractéristique; comme eux, les archéologues ont choisi, pour distinguer les unes des autres les diverses périodes de l'âge de pierre, l'instrument le plus caractéristique de chacune d'elles.

La détermination de ces périodes et de leur nombre ne peut être absolument rigoureuse, car l'industrie du silex a pu souvent subir à la même époque, mais en des lieux différents, des modifications différentes. Toutefois, lorsqu'on étudie la question dans son ensemble, on peut, à l'exemple de M. de Mortillet, réduire à trois le nombre des périodes archéologiques de l'époque quaternaire.

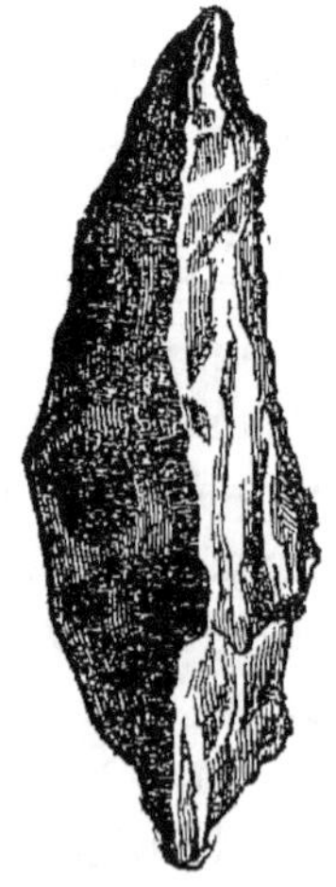
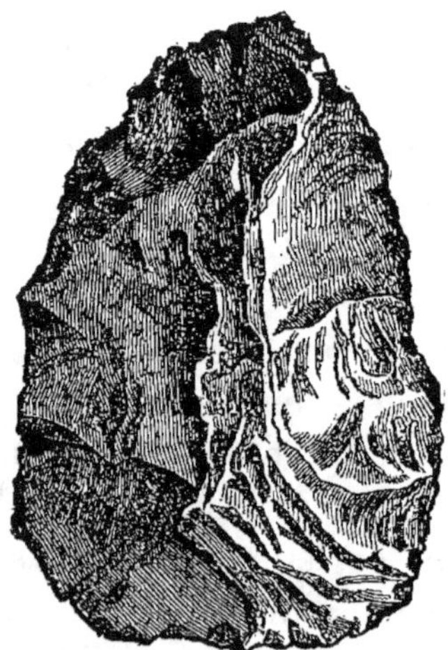
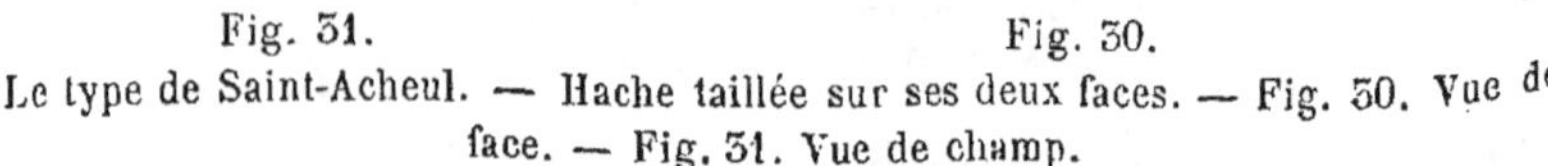

Fig. 31.   Fig. 30.

Le type de Saint-Acheul. — Hache taillée sur ses deux faces. — Fig. 30. Vue de face. — Fig. 31. Vue de champ.

1° Le type le plus remarquable des premiers temps quaternaire est la *hache* dite *de Saint-Acheul* (voir fig. 30 et 31). C'est un silex de volume variable, toujours assez gros, plus long que large, épais à sa partie moyenne, aminci sur ses bords, présentant une extrémité pointue ou plutôt ogivale, tandis que l'autre extrémité est plutôt arrondie; — et ce qui le caractérise surtout, c'est qu'*il est taillé sur ses deux faces*, qui sont plus ou moins convexes l'une et l'autre et plus ou moins symétriques. Ce type abonde à Saint-Acheul, près Amiens, dans la vallée de la Somme, et de là est venu son nom; mais on l'a retrouvé dans la plupart des gisements de l'âge du mammouth. Il se rencontre aussi quelquefois dans des gisements moins anciens, mais il y est beaucoup plus rare.

2° Une seconde époque de l'âge de pierre est caractérisée par la *pointe du Moustier* (voir fig. 32, 33 et 34). Cet instrument,

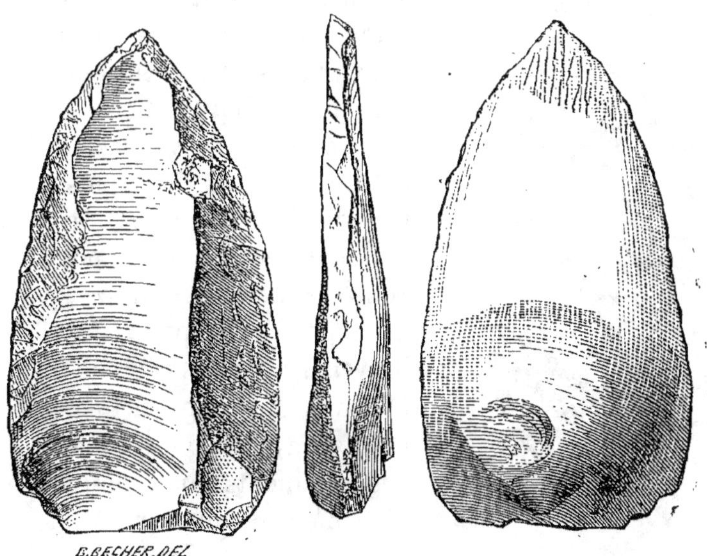

Fig. 33.   Fig. 34.   Fig. 32.

Le type du Moustier. — Pointe de lance taillée sur une seule face. — Fig. 32. La face non taillée, détachée d'un seul éclat; on aperçoit vers la base la saillie du *bulbe de percussion.* — Fig. 33. La face taillée. — Fig. 34. Vue de champ.

qu'on fixait au bout d'une grosse lance, présente un contour extérieur peu différent de celui de la hache de Saint-Acheul, si ce n'est qu'il est généralement un peu plus pointu ; mais ce qui le distingue tout à fait, c'est qu'*il n'est taillé que sur une de ses faces;* l'autre face a été enlevée d'un seul éclat, et n'a pas été retouchée. Il n'est donc pas biconvexe, comme le précédent, mais plano-convexe et par conséquent deux fois moins épais.

Le type du Moustier tire son nom de la caverne du Moustier, où il est très-commun et où il a été étudié pour la première fois par Edouard Lartet et Christy. On en a retrouvé quelques spécimens dans les gisements plus anciens, correspondant à la première période quaternaire, et aussi dans des gisements plus récents, correspondant à la dernière ; mais il n'a été vraiment usuel que dans la période intermédiaire.

3º Dans une troisième époque, qui correspond à l'âge du renne, la taille du silex s'est perfectionnée. Les armes pointues ou tranchantes sont moins massives. Les contours et les faces en sont plus réguliers, plus symétriques, et une retouche fine, faite à petits éclats, en a délicatement aminci les bords. Cette période de l'âge de pierre est caractérisée par la nature du travail bien plus que la nature des instruments. On est convenu toutefois de prendre pour type la *pointe de lance de Solutré*, parce que, il y a peu de temps encore, les lances provenant de la station de Solutré, en Mâconnais, étaient les instruments les mieux travaillés que l'on eût extraits des gisements quaternaires (voir fig. 35); mais depuis lors M. le docteur Jules Parrot et son frère M. Philippe Parrot ont trouvé à Saint-Martin d'Excideuil (Dordogne), dans une caverne de l'âge du renne, de nombreux silex d'une taille bien plus perfectionnée encore.

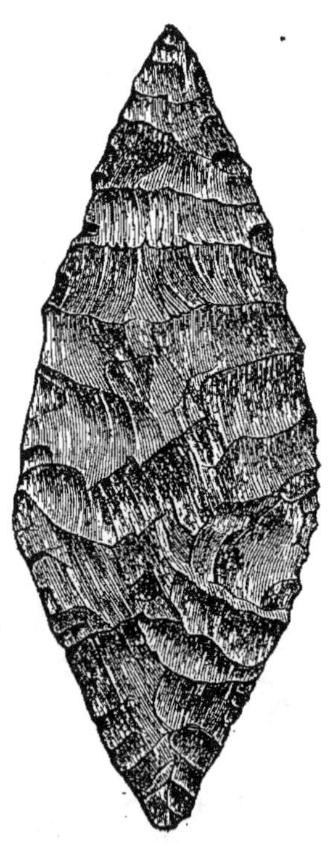

Fig. 55.

Le type de Solutré. — Pointe de lance de Solutré (Hamy, *Paléontologie humaine*).

4º Nous voici parvenus à la fin de l'âge du renne. Au moment où s'ouvre l'époque actuelle, nous voyons apparaître, dans l'industrie du silex, un dernier perfectionnement qui marque le début d'une nouvelle ère archéologique. Jusqu'alors on n'avait façonné le silex que par la percussion ou par la pression. On avait appris, il est vrai, à arrondir par le frottement quelques objets de pierre d'un usage tout à fait secondaire, mais les armes et les outils de silex étaient toujours taillés. Dans l'ère nouvelle où nous entrons, on continua à fabriquer encore de nombreux instruments de silex taillé, mais désormais on savait polir le silex, et la *hache polie*, trop connue pour qu'il soit utile de la décrire, devint le principal auxiliaire de l'homme (voir fig. 36).

Cette hache caractérise l'*époque de la pierre polie* ou l'*époque néolithique*, qui termine l'âge de pierre, et qui dure par conséquent jusqu'à l'introduction des métaux.

L'ensemble des périodes qui ont précédé l'apparition de la hache polie constitue l'*époque de la pierre taillée*, qu'on appelle encore l'époque archéolithique, ou mieux *paléolithique*.

Les diverses phases de l'époque de la pierre taillée s'étaient succédé progressivement et par transitions presque insensibles, comme les périodes géologiques correspondantes ; l'époque de la pierre polie, au contraire, se distingue nettement, et presque brusquement, de celle qui l'a précédée. Son début coïncide exactement

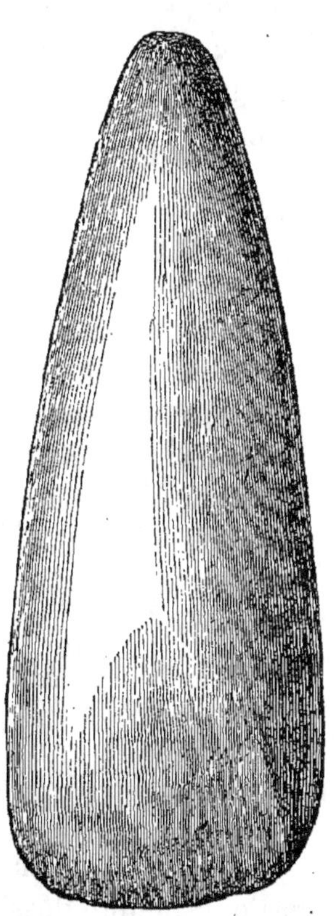

Fig. 56. — La hache polie.

avec la disparition du renne, c'est-à-dire avec la fin des temps paléontologiques, et avec le commencement de l'époque actuelle des géologues. Il coïncide encore avec un changement complet de l'état social de l'homme, avec la domestication du chien, avec la vie pastorale, marquée par la domestication de plusieurs espèces d'herbivores, bientôt enfin avec l'agriculture. Une longue suite de siècles s'écoula ensuite jusqu'à l'apparition du bronze, qui mit fin à l'âge de pierre. La durée de l'époque de la pierre polie fut donc très-grande ; auprès d'elle toute la période des temps historiques n'est que bien peu de chose, et cependant cette période de la pierre polie, quelque longue quelle puisse nous paraître, a été incomparablement plus courte qu'aucune de celles dont se compose l'époque de la pierre taillée.

Nous venons d'examiner la succession des périodes préhistoriques à partir du commencement de l'époque quaternaire, sous le triple point de vue de la stratigraphie, de la paléontologie et de l'archéologie. Nous avons obtenu ainsi trois séries de dates, dont la concordance n'est pas toujours rigoureuse. Elle l'est seulement pour la dernière date, qui marque le commencement de l'époque moderne ; elle n'est qu'approximative par les dates plus anciennes ; mais elle suffit toutefois pour permettre de dresser le tableau suivant, qui nous servira de résumé.

	DATES stratigraphiques.	DATES paléontologiques.	DATES archéologiques.
ÉPOQUE QUATERNAIRE.	Bas niveaux des vallées non remaniées.	Age du mammouth.	La hache de St-Acheul.
	Moyens niveaux.	Age intermédiaire.	La pointe du Moustier.
	Hauts niveaux.	Age du renne.	La pointe de Solutré.
ÉPOQUE MODERNE	Terrains récents..	Faune actuelle.	La hache polie.

II. *Stations successives des Troglodytes de la Vézère.* — Nous possédons maintenant les notions nécessaires pour assigner une place dans le temps aux Troglodytes de la vallée de la Vézère. On n'a pas trouvé dans leurs nombreuses stations une seule hache polie ; toute leur industrie se rapporte à l'époque de la pierre taillée. Ils sont donc antérieurs à l'époque moderne.

Ils ont connu le mammouth, ils l'ont combattu, ils l'ont mangé, ils l'ont même dessiné ; ils ont connu aussi le grand lion des cavernes et l'hyène des cavernes. Néanmoins, dans leur plus ancienne station, la plus ancienne du moins que l'on connaisse, celle du Moustier, les espèces éteintes sont déjà assez rares. Nos Troglodytes ne datent donc pas de la première période quaternaire ou âge du mammouth ; mais leur station du Moustier appartient incontestablement à l'âge que nous avons appelé intermédiaire, et qui précéda l'âge du renne.

Leurs autres stations s'échelonnent d'époque en époque jusqu'à la fin de l'âge du renne ; ils ont donc assisté à l'extinction de l'ancienne faune ; ils n'en ont pas vu, il est vrai, disparaître le dernier survivant, le mammouth, car de rares débris de cet animal se rencontrent dans les cavernes les plus récentes de la Vézère; mais, à quelques lieues de là, à Excideuil, MM. Jules et Philippe Parrot ont découvert une caverne paléolithique où ils n'ont trouvé aucune trace des espèces éteintes, et où le renne lui-même était déjà rare.

Ainsi les Troglodytes du Périgord ont traversé les deux dernières périodes de l'époque quaternaire, depuis la décadence du mammouth jusqu'à la disparition du renne; il nous est impossible de mesurer le nombre immense des siècles pendant lesquels ils ont vécu, mais nous pouvons nous en faire une idée en étudiant les rapports de leurs stations avec le niveau de la Vézère.

Depuis que la caverne du Moustier a cessé d'être habitée, elle a été si souvent inondée par la Vézère, qu'elle a été *entièrement* remplie par la terre d'alluvion. Cette couche de terre, dont l'épaisseur atteint près de 2 mètres, ne renferme ni ossements, ni silex. Elle a recouvert la couche qui formait le sol de l'habitation, celle où l'homme a laissé les débris de son industrie et les restes de ses festins. Cela prouve que l'ouverture de la caverne était à la portée des grandes crues, qu'elle était par conséquent à un niveau peu supérieur à celui de la rivière. Or, elle est située à 27 mètres au-dessus de l'étiage; la profondeur de la vallée s'est donc considérablement accrue depuis l'époque des Troglodytes du Moustier.

D'un autre côté, la station de la Madelaine, qui est l'une des plus récentes et peut-être la plus récente de la vallée, est peu supérieure au niveau des plus grandes crues actuelles. On peut en conclure que la vallée de la Vézère différait fort peu alors de ce qu'elle est aujourd'hui, et que, depuis l'époque de la Madelaine, le niveau a tout au plus baissé de quelques mètres.

Ainsi ce creusement de 27 mètres, dû à l'action des eaux, s'est effectué presque tout entier sous les yeux de nos Troglodytes, et depuis lors, pendant toute la durée de l'époque moderne, c'est-à-dire pendant des centaines de siècles, il n'a fait que très-peu de progrès. Jugez d'après cela combien de générations humaines ont dû s'écouler entre l'époque du Moustier et celle de la Madelaine.

Il est aisé de prévoir que, dans un immense laps de temps, les mœurs et l'industrie de ces peuplades ont dû subir des modification notables. C'est ce que nous constaterons sans peine en étudiant successivement leurs diverses stations.

Toutes celles de ces stations qui sont connues jusqu'ici sont groupées, sur les deux rives de la Vézère, dans une région très-

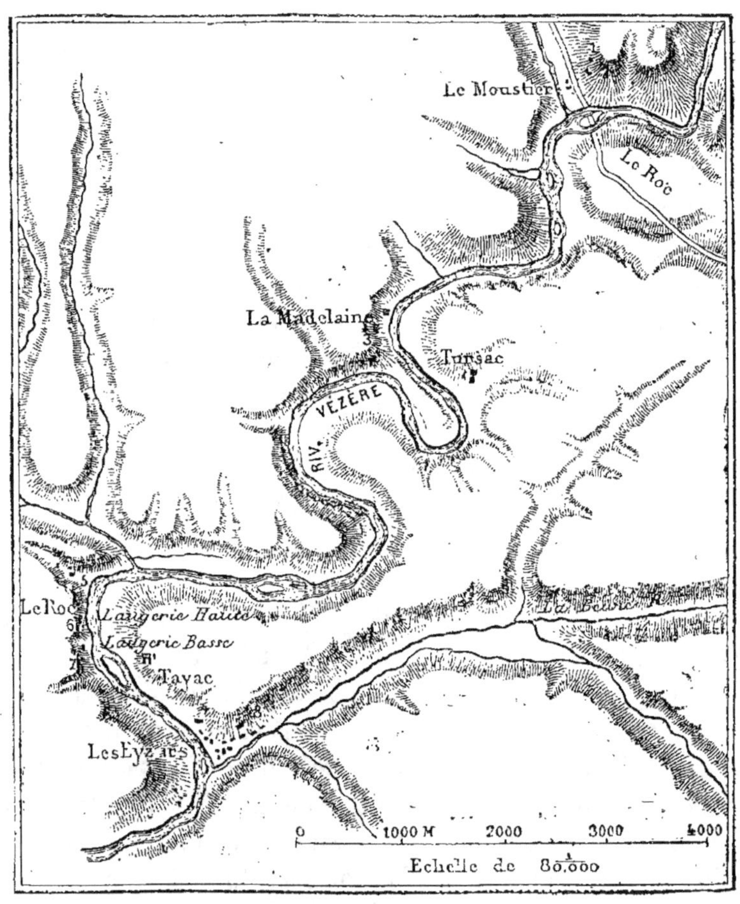

Fig. 37. — Carte des stations quaternaires de la Vézère.

1. Caverne du Moustier. — 2. Abri du Moustier. — 3. Abri de la Madelaine. — 4. Abri et sépulture de Cro-Magnon. — 5. Abri de Laugerie-Haute. — 6. Abri de Laugerie-Basse. — 7. Caverne de la Gorge d'Enfer. — Caverne des Eyzies.

circonscrite. Du Moustier, qui est en amont, aux Eyzies, qui sont en aval, la distance n'est que de 8 kilomètres à vol d'oiseau ; elle est à peu près double lorsqu'on suit les sinuosités de la vallée. Entre ces stations extrêmes on voit se succéder, sur la rive droite, celles de la Madelaine, de Laugerie-Haute, de Laugerie-Basse, de la Gorge d'Enfer; puis, sur la rive gauche, celle de Cro-Magnon, très-voisine des Eyzies (voir la carte).

Les unes sont de véritables cavernes d'habitation, les autres ne sont que des abris sous roches, largement ouverts sur la vallée. Il y a au Moustier une caverne et un abri; la Gorge d'Enfer et les Eyzies sont des cavernes; la Madelaine, les deux Laugeries et Cro-Magnon sont des abris. Mais ces distinctions n'ont aucune importance chronologique. Les plus anciens Troglodytes, comme les plus modernes, usaient à la fois de la caverne et de l'abri. Ce n'est pas d'après la nature des habitations, c'est d'après la nature des débris qu'elles recèlent que nous pourrons reconnaître leur ancienneté relative.

Les stations du Moustier ont évidemment précédé toutes les autres; celle de Cro-Magnon est moins ancienne, mais appartient encore, comme la précédente, à l'âge intermédiaire. Laugerie-Haute, la Gorge d'Enfer sont déjà de l'âge du renne; enfin Laugerie-Basse, les Eyzies, la Madelaine forment un dernier groupe, et nous conduisent jusqu'à la fin de l'époque quaternaire.

Les Troglodytes du *Moustier* sont encore tout à fait sauvages. Ils ne savent pas façonner l'os et la corne; ils ne connaissent que la pierre. Les silex taillés abondent dans leurs stations; mais, à l'exception d'une seule pointe de flèche dont la taille est assez soignée, tous ces silex sont grossièrement travaillés. Point d'objets délicats, point de petits outils; quelques rares haches du type de Saint-Acheul, tranchantes sur leurs deux bords; quelques lames pouvant plus ou moins servir de couteaux, et un grand nombre de hachettes massives, à un seul tranchant convexe, tenues à la main, tels sont les seuls instruments de la vie domestique. Tous les autres instruments sont des armes. Quelques pointes de flèche prouvent qu'on n'ignorait pas l'usage de l'arc, mais ce n'était évidemment pas l'arme usuelle. Le véritable engin des Troglodytes du Moustier, celui qui caractérise cette station et cette époque, c'est la pointe de lance ou d'épieu que nous avons déjà décrite (voir plus haut, fig. 32-34).

Ce silex robuste, en pointe ogivale, tranchant sur ses deux

bords, assez large pour faire de grandes blessures, assez mince pour pénétrer aisément dans les chairs, constituait une arme bien plus terrible que la hache de Saint-Acheul. Emmanché au bout d'un épieu, il pouvait mettre à mort les plus grands mammifères. Jusque-là l'homme, mal armé, aux prises avec les puissants animaux quaternaires, leur avait fait une guerre plutôt défensive qu'offensive. Mais désormais il prend l'offensive. Il ne les craint plus : sa lance à la main, il peut les attendre de pied ferme, il peut organiser contre eux une guerre à outrance. Il a trouvé sa voie : il marche à la conquête du monde.

On a recueilli au Moustier les débris du mammouth, du grand lion des cavernes, de l'hyène des cavernes. Mais la principale nourriture de l'homme, à cette époque, c'était le cheval, puis l'aurochs ; le renne ne venait qu'en troisième ligne. Le matériel de chasse était fait pour attaquer l'ennemi qui résiste, plutôt que le gibier qui fuit. On négligeait les armes de trait, qui atteignent les petits quadrupèdes et les oiseaux. On négligeait aussi la pêche et peut-être ne la connaissait-on pas. Il n'y a, dans les stations du Moustier, aucun os d'oiseau, aucun os de poisson. Ces rudes chasseurs ne connaissaient que la grande lutte ; ils y dépensaient toute leur énergie, toute leur intelligence ; ils déblayaient le sol ; ils préparaient les territoires de chasse pour leurs descendants.

Les hommes de *Cro-Magnon*, moins anciens que ceux du Moustier, ont déjà fait quelques progrès notables. Leurs outils sont moins massifs, plus nombreux, plus variés et surtout beaucoup mieux travaillés. Ils n'ont plus la pointe du Moustier, mais ils ont une espèce de poignard en silex. Ils portent des ornements en coquillage, et leurs nombreux racloirs semblent indiquer qu'ils préparent des peaux pour se vêtir. Leur nourriture principale est toujours le cheval, mais leur cuisine est déjà trèsvariée. On trouve dans les débris de leurs repas, outre le renne, qui commence à devenir commun, des os ou des dents d'aurochs, de sanglier, de cerf, de bouquetin, de loup, de renard, de spermopile, de lièvre, et même d'un oiseau appartenant au genre *Crane*. Ils chassent donc le gibier aussi bien que la grosse bête ; mais ils ne savent pas encore atteindre le poisson.

Parmi ces débris d'animaux figurent toujours le mammouth et le grand lion des cavernes. Il y a aussi un grand ours, qui pourrait bien être l'*ursus spelœus*. Rappelons en outre que le renne ne pullule pas encore, qu'il est moins abondant que le cheval. Nous ne sommes donc pas encore sortis de l'âge intermédiaire ; mais, en arrivant aux stations suivantes, nous entrons définitivement dans l'âge du renne ; désormais les débris de cet animal seront, à eux seuls, beaucoup plus abondants que tous les autres ensemble.

Nous avons déjà constaté à Cro-Magnon un progrès évident dans l'art de tailler le silex. Dans les générations suivantes, cet art fait de nouveaux progrès, et à *Laugerie-Haute* il atteint tout son développement.

Les plus beaux ouvrages en silex de la vallée de la Vézère sont ceux de Laugerie-Haute. Tous les outils, toutes les armes de cette station sont en silex. Ils sont innombrables ; leurs formes et leurs dimensions sont très-variées. Beaucoup n'ont rien de remarquable ; quelques-uns sont même grossiers ; parmi ces derniers figurent des pointes de lance, ou plutôt d'épieu, assez semblables à la large pointe du Moustier. Mais, à côté de ces objets imparfaitement travaillés, on en trouve d'autres dont la forme élégante et les contours finement retouchés décèlent des ouvriers habiles.

Ces beaux silex de Laugerie-Haute se rattachent au type dit *de Solutré*. Leur forme est lancéolée aiguë ; ils ont peu d'épaisseur ; leurs bords amincis, retouchés à petits coups, sont symétriques et réguliers ; leur base est souvent façonnée de manière à faciliter l'emmanchement. Ils sont évidemment destinés à s'adapter à l'extrémité d'une tige de bois. Leurs dimensions varient beaucoup ; mais, qu'ils soient grands, moyens ou petits, leur type reste à peu près le même. Il est aisé de reconnaître que les petits sont des pointes de flèche ; les moyens armaient sans doute des dards qu'on lançait à la main ; les grands enfin sont des pointes de lance, mais leur peu de largeur indique que ces lances étaient assez légères.

S'il s'agissait de combattre le mammouth ou le grand lion des cavernes, de pareilles armes ne vaudraient pas la pointe du Moustier. Mais les animaux dangereux sont devenus rares ; la bête ne résiste plus à l'homme, elle fuit devant lui ; pour l'atteindre, il faut des armes légères, il faut surtout des armes de trait. Si le renne évite la lance, le dard pourra l'atteindre, et s'il est hors de la portée du dard, la flèche rapide le gagnera de vitesse. Mais la flèche et le dard manqueront leur but, s'ils sont grossièrement travaillés. Une pointe trop lourde, irrégulière, asymétrique, fera dévier le trait. C'est ce que les hommes de Laugerie-Haute ont compris ; ils ont perfectionné la taille du silex pour perfectionner leur armement ; ce n'est pas une idée artistique qui les a guidés ; l'art leur est étranger encore ; ils ne connaissent que l'utilité. S'ils donnent à leur pointe de silex une forme élégante, c'est seulement pour frapper plus juste, et ils n'ont garde de perdre leur temps à façonner leurs autres outils avec le même soin.

Ces pointes finement travaillées, si communes à Laugerie-Haute, ne se retrouvent plus dans les stations ultérieures de la vallée de la Vézère. On a cru, d'après cela, que l'industrie du silex, après avoir progressé jusqu'à l'époque de Laugerie-Haute, était ensuite tombée en décadence. On s'en est étonné, et il se-rait étonnant, en effet, que des peuples, aussi perfectibles que se montrèrent les Troglodytes de l'âge du renne, eussent laissé dépérir leur industrie fondamentale. Mais plusieurs objets pro-venant de leurs stations les plus récentes prouvent qu'ils n'avaient pas perdu les secrets de la taille délicate, et que, s'ils ne façon-naient plus les pointes de Laugerie-Haute, c'est parce qu'ils n'en avaient plus besoin.

Un grand progrès s'était accompli. On avait appris à travailler le bois de renne et les os d'animaux. C'est avec ces substances, plus maniables que le silex, moins dures que lui sans doute, mais d'une solidité bien suffisante, qu'on fabriquait des armes de trait d'une portée plus longue et d'une précision plus grande. Puis, ces procédés de fabrication une fois connus, on s'était servi de l'os et du bois de renne pour confectionner un grand nombre d'ustensiles et d'objets de toute sorte.

Mais le règne du silex n'était pas fini pour cela. Jamais au contraire on n'avait vu un assortiment aussi varié de silex taillés : à ceux qui servaient eux-mêmes d'armes ou d'ustensiles étaient venus se joindre une multitude de petits outils destinés à travail-ler le bois de renne.

Nous assistons ici à une évolution importante de l'industrie.

On n'avait jusqu'alors que l'industrie simple ou de première main, qui utilise directement la matière première. Voici maintenant l'industrie de seconde main. On fabrique des outils qui ne servent qu'à en fabriquer d'autres.

De tout temps, il est vrai, le silex avait été employé comme instrument de fabrication. Depuis le début de l'âge de pierre on s'en était servi pour travailler le bois, pour faire des pieux, des massues, des bois de lance ou de flèche. L'idée d'exploiter de la même manière les parties dures du corps des animaux n'était pas nouvelle non plus, car il y avait déjà, dans l'antique station de Cro-Magnon, quelques pointes de dard en bois de renne et même quelques plaques d'ivoire. Mais ce qui caractérise l'époque où nous entrons, c'est la création d'un outillage spécial, qui ne sert pas directement aux besoins de la vie, et qui n'est destiné qu'à faciliter et à perfectionner la fabrication des instruments usuels. De ce jour commence cette division du travail, qui doit plus tard centupler la puissance de l'homme et lui assujettir la nature.

L'exploitation du bois de renne est déjà assez avancée dans la station de la *Gorge d'Enfer*. On y trouve tout un assortiment d'objets en bois de renne : lances, dards, flèches, poinçons, aiguilles, marques de chasse, registres de compte, etc. Ces objets sont assez bien travaillés, mais sans ornements, et les armes de trait ont la forme la plus simple. Ce sont des pointes coniques, dépourvues de barbelures (voir fig. 40).

L'invention des barbelures est digne d'attention. Ces pointes récurrentes rendaient le coup plus dangereux sans doute ; le projectile restait fixé dans les chairs, et l'animal blessé ne pouvait s'en débarrasser en fuyant à travers les buissons. Mais ce n'était probablement pas le but principal des barbelures. Disposées en séries sur les deux côtés de la flèche (voir fig. 38), elles la soutenaient dans l'air comme des ailes ; elles augmentaient la portée et la précision du tir, et cette innovation supposait une certaine connaissance de la physique expérimentale.

Les barbelures présentent généralement sur une de leurs faces une ou plusieurs rigoles que l'on suppose destinées à recevoir du poison.

La barbelure des armes de trait et l'ornementation plus ou

moins artistique sont les deux grands caractères des stations de la dernière époque. Celles-ci sont au nombre de trois : les *Eyzies*, *Laugerie-Basse* et *la Madelaine*. Elles sont très-semblables entre elles, et il est probable qu'elles ont été à peu près contemporaines. A quelques égards, l'art est plus parfait à la Madelaine, mais la différence n'est pas assez grande pour établir une distinction chronologique.

Les trois stations de ce groupe, remarquables par le nombre et la variété des produits de l'art et de l'industrie, ont fourni la plupart des notions qui vont nous permettre d'étudier maintenant la vie et les mœurs des Troglodytes de la Vézère.

III. *La société des Troglodytes.* — Les cavernes des Troglodytes étaient situées à peu de distance de la Vézère, sans orientation particulière, si ce n'est qu'elles n'étaient jamais ouvertes vers le nord.

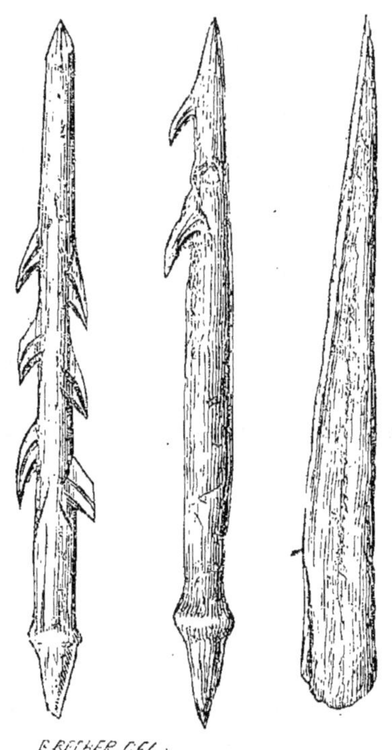

Fig. 58.   Fig. 59   Fig. 40.

Fig. 58. Harpon à barbelures unilatérales. — Fig. 59. Flèche à barbelures bilatérales. — Fig. 40. Pointe de bois de renne, sans barbelure (gorge d'Enfer).

Ils y vivaient toute l'année. On en trouve la preuve dans les restes de leurs repas, car ils mangeaient des faons de renne de tout âge. L'étude des dents de ces jeunes animaux, de leurs os, de leurs bois en voie de croissance, permet de déterminer le nombre des mois de leur vie, et de savoir par conséquent dans quelle saison de l'année ils ont été tués. On a pu constater ainsi que nos Troglodytes avaient une résidence fixe, qu'en d'autres termes ils n'étaient pas nomades.

Lorsqu'ils partaient pour la pêche ou pour la chasse, ils fermaient l'ouverture de leurs cavernes, pour en interdire l'accès aux animaux carnassiers. Un seul os, trouvé à la Madelaine, porte la trace des dents d'une hyène. Une fois, par hasard, cet animal avait pu franchir la clôture. L'hyène était rare à cette époque; mais les loups, les renards étaient nombreux, et s'ils ne venaient pas ronger les os épars de tous côtés sur le sol de la caverne, c'est parce que celle-ci était soigneusement fermée.

De quelle nature était cette clôture? En d'autres lieux, on a trouvé des cavernes sépulcrales dont l'ouverture était bouchée par une dalle de pierre. C'était bon pour des morts, mais les vivants ont besoin d'une porte plus mobile. Il n'y a d'ailleurs, aux abords de nos cavernes, aucun vestige d'une clôture en pierre; c'était donc sans doute avec des palissades que les Troglodytes fermaient leurs demeures.

Ils vivaient de chasse et de pêche. Ajoutaient-ils à leur régime quelque nourriture végétale? Il n'en existe aucune preuve.

On a trouvé, il est vrai, dans les trois stations de la dernière époque, un certain nombre de pierres, en granite, en grès ou en quartzite, arrondies et presque polies par le frottement, présentant sur une de leurs faces une dépression bien régulière, en forme de cupule, et ressemblant à de petits mortiers. On s'est demandé si cette cupule n'était pas destinée à recevoir l'extrémité d'un morceau de bois sec, qu'on aurait fait tourner rapidement avec les mains pour allumer le feu, suivant le célèbre procédé des anciens Aryas, procédé encore usité chez les sauvages; mais elle est trop peu profonde, eu égard à sa largeur, pour avoir servi à cet usage. Ces pierres creusées étaient donc des mortiers, et certaines pierres arrondies, de la dimension des cupules, semblent avoir servi de pilons. De là est venue la supposition que les Troglodytes broyaient des grains pour les manger; mais tout concourt à prouver qu'ils ne connaissaient pas l'agriculture. Il est bien plus probable qu'ils se servaient de leurs mortiers pour délayer des poisons ou des couleurs.

Leur principale occupation et leur ressource principale, c'était la chasse. Les débris d'ossements accumulés dans le sol de leurs cavernes prouvent qu'ils chassaient des animaux de toute taille, depuis l'oiseau léger jusqu'au mammouth. Ce vieux géant des premiers temps quaternaires survivait encore, mais il était devenu bien rare. Longtemps on a cru qu'il s'était éteint vers le milieu de l'époque quaternaire, et, lorsqu'on apprit que plusieurs

dents de cet animal et diverses pièces d'ivoire travaillé avaient
été trouvées dans les plus récentes stations troglodytiques de la
Vézère, quelques personnes supposèrent que ces débris pouvaient
provenir d'une époque antérieure, que l'homme avait pu, longtemps après l'extinction du mammouth, recueillir et exploiter
l'ivoire fossile, comme le font encore aujourd'hui les peuplades
de la Sibérie. Dans cette région polaire, le soleil de l'été ne dé-
gèle que la couche superficielle du sol. Les couches plus ;pro-
fondes n'ont pas dégelé depuis un nombre infini de siècles, et
des corps entiers de mammouths s'y sont conservés si parfaitement, que leur chair est encore bonne à manger (ou plutôt mauvaise à manger, car un de mes amis qui en a goûté l'a trouvée
bien coriace). Il est tout naturel dès lors que l'ivoire de Sibérie
puisse être utilisé aujourd'hui dans l'industrie ; mais l'ivoire
fossile ordinaire n'est bon que pour les musées ; les alternatives
de température et d'humidité auxquelles il a été soumis l'ont
altéré, fendillé et feuilleté à tel point qu'il ne peut être d'aucun
usage.

. Or le climat de nos contrées, à l'âge du renne, quoique froid
encore, avait depuis longtemps cessé d'être glacial, et quand
même les hommes de ce temps-là auraient fouillé le sol — ce
qu'ils ne faisaient pas — l'ivoire fossile qu'ils y auraient trouvé
aurait été impropre à la fabrication. Les mammouths dont ils
ont travaillé l'ivoire étaient donc leurs contemporains. Nous en
avons d'ailleurs une preuve décisive. Voici le moule d'une plaque
d'ivoire découverte en 1864 à la Madelaine, par MM. Ed. Lartet, de Verneuil et Falconer. Sur cette plaque, un dessin gravé
au trait représente le mammouth, avec son crâne élevé, son
front concave, ses grandes défenses recourbées, son petit œil, sa
longue trompe, sa queue retroussée, enfin, avec sa longue crinière — tout à fait semblable, en un mot, aux mammouths en
chair et en os qu'une gelée perpétuelle a conservés jusqu'à nos
jours sur les bords de la Léna (voir fig. 41).

Les Troglodytes de l'âge du renne avaient rarement l'occasion
de se mesurer avec le mammouth. Ils chassaient plus souvent
l'aurochs, le cheval, le bœuf, et c'était sans doute pour combattre ces grands animaux qu'ils avaient encore quelques grosses
lances, armées de silex peu différents de ceux du Moustier. Mais

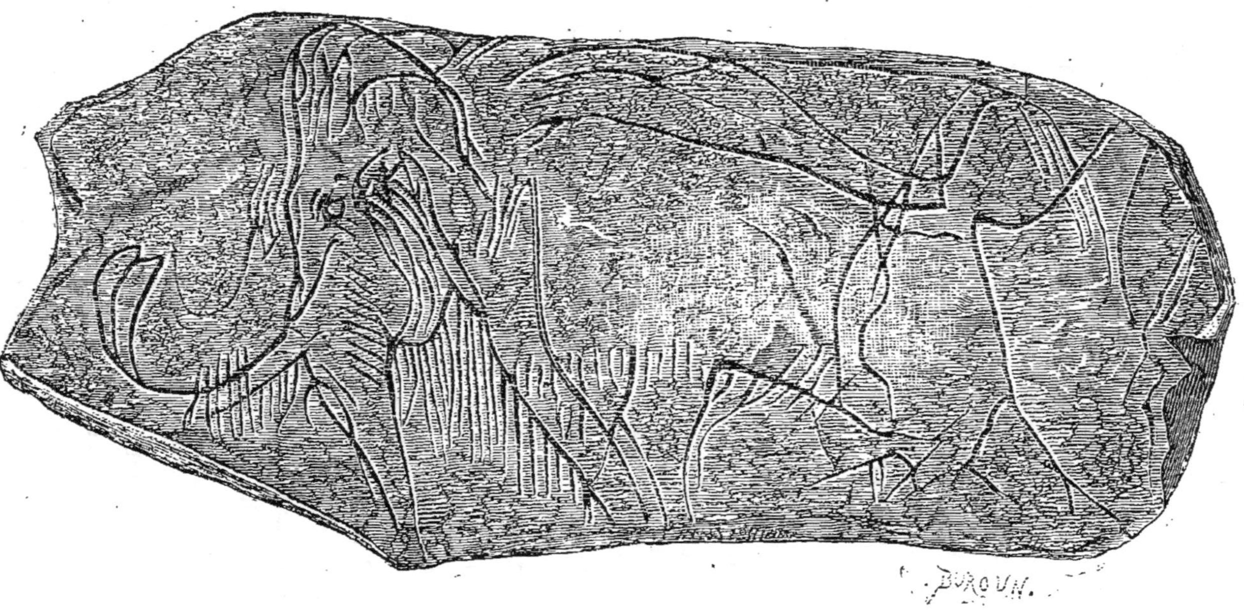

Fig. 41. — Le mammouth, figuré sur une plaque d'ivoire (dessin gravé de la Madelaine).

presque toutes leurs armes étaient légères, et les armatures en bois de renne y remplaçaient les pointes de silex usitées aux époques antérieures.

L'arc était devenu l'arme prédominante, car désormais rien ne résistait à l'homme ; tout fuyait devant lui, et la chasse n'était plus un combat, mais une poursuite. Il y avait deux sortes de flèches : la petite flèche pointue, non barbelée, pour la petite bête et pour l'oiseau, et la grosse flèche à deux rangs de barbelures, qui servait principalement à chasser le renne. Des lances légères terminées en pointe aplatie, des dards à pointe conique, et des poignards longs et aigus qui donnaient au besoin le coup de grâce, complétaient l'équipage de chasse.

J'allais oublier le sifflet de ralliement. C'était une phalange de renne, percée, près d'une de ses extrémités, d'un trou oblique qui ne la traversait pas d'outre en outre, et qui pénétrait seulement jusqu'au canal médullaire. En soufflant sur ce trou comme sur une clef forée, on peut encore aujourd'hui en tirer des sons retentissants.

La pêche fournissait à nos Troglodytes de la dernière époque une autre ressource, inconnue à leurs devanciers. Leurs diverses stations renferment un grand nombre d'os de poissons ; mais, chose digne de remarque, tous ces poissons sont des saumons. Or les saumons aujourd'hui ne remontent plus dans la Vézère, ni dans la partie de la Dordogne où cette rivière va se jeter. A quelques lieues au-dessous du confluent, non loin de Lalinde, existe, dans le lit de la Dordogne, un banc de rochers qui, dans les hautes eaux, forme un rapide, et qui, dans les eaux basses, produit une véritable chute appelée *le Saut de la Gratusse*. Les saumons ne franchissent pas cette limite, et, puisqu'elle ne les arrêtait pas à l'époque des Troglodytes, il faut en conclure que depuis lors le niveau de la Dordogne a baissé, soit qu'elle ait creusé son lit de manière à dénuder le banc de rochers, soit qu'elle ait perdu une partie de son volume d'eau.

Tout permet de croire que les pêcheurs de ce temps ne se servaient pas du filet, car le filet prend des poissons de toute espèce. Nous ne leur connaissons d'autre instrument de pêche que le harpon. Nous comprenons ainsi pourquoi ils ne pouvaient atteindre que les gros poissons, et pourquoi ils choisissaient parmi ceux-ci l'espèce dont ils préféraient la chair. Avaient-ils des barques pour pêcher ? Il n'en existe jusqu'ici aucune preuve. La Vézère d'ailleurs est suffisamment encaissée pour que les gros poissons puissent longer les berges à la portée du harpon.

Le harpon de nos Troglodytes était un petit dard en bois de renne, très-semblable aux grandes flèches barbelées, à cela près qu'il ne portait de barbelures que sur un seul côté. Un petit renflement placé à la base permettait d'y fixer la corde que le pêcheur retenait dans sa main (voir plus haut, fig. 39). On a souvent confondu, et quelques personnes confondent encore, ce harpon avec les flèches. Il est clair cependant qu'une flèche barbelée d'un seul côté rend le tir très-défectueux ; décrivant une longue courbe, elle est nécessairement déviée par la résistance de l'air qui la soutient. Mais, à la faible portée du harpon, cet inconvénient est beaucoup moindre, et le harpon d'ailleurs, toujours dirigé vers le bas, n'a pas besoin d'être soutenu par l'air. L'instrument barbelé d'un seul côté n'est donc pas une flèche, et ne peut dès lors être qu'un harpon. Les barbelures qu'il porte ne sont destinées qu'à ramener le poisson qu'il a frappé. Pourquoi ces barbelures sont-elles toutes placées du même côté ? Est-ce pour diminuer la largeur du dard et le rendre plus pénétrant ? C'est ce que je n'oserais affirmer (1).

Après la chasse et la pêche, on venait faire les repas dans la caverne. On y apportait en entier les corps des rennes et des animaux plus petits. Mais les grands animaux, tels que les chevaux et les bœufs, étaient trop lourds pour être transportés ; on les dépeçait sur place, on emportait avec soi les membres et la tête, et on laissait la carcasse sur le terrain. Voilà pourquoi on ne trouve dans les restes des repas presque aucun os du tronc des grands mammifères,

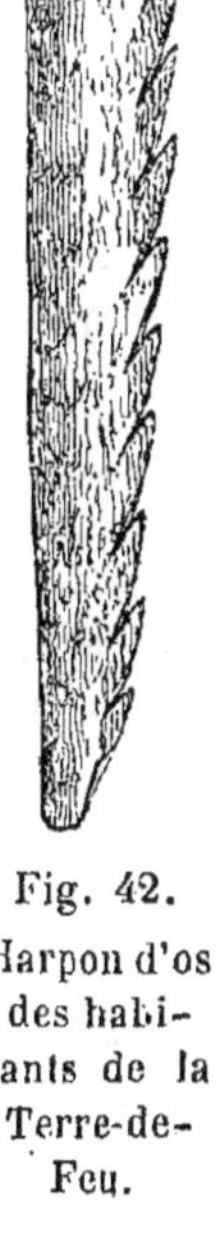

Fig. 42.
Harpon d'os des habitants de la Terre-de-Feu.

(1) Un de mes collègues de l'Association française, M. Lecoq de Boisbaudran, qui m'avait fait l'honneur d'assister à cette conférence, a communiqué dès le lendemain

tandis qu'on y trouve indistinctement les débris de tout le squelette du renne et des petits animaux.

Dans toute l'étendue du sol des cavernes, à tous les niveaux,
la couche qui recèle les ossements brisés renferme une énorme
quantité des parcelles de charbon. Ce mélange est si général, si
uniforme, qu'il est difficile de croire que les Troglodytes fissent
du feu seulement pour se chauffer. Ils devaient allumer leurs
foyers tous les jours, en toute saison, et il est plus que probable
dès lors qu'ils s'en servaient pour cuire leurs aliments.

Nous ne savons comment ils faisaient le feu, s'ils le tiraient
du silex ou du bois échauffé par le frottement. Nous ne savons
pas davantage comment ils faisaient la cuisine. Ils n'avaient pas
de poteries et ne pouvaient faire bouillir leur viande sur le feu.
Ils ne la faisaient pas rôtir non plus, car c'est à peine si l'on
trouve çà et là quelques os calcinés, et calcinés évidemment par
hasard. Peut-être la faisaient-ils bouillir dans des vases en bois,
où l'on peut porter l'eau à l'ébullition en y éteignant des cailloux
rougis au feu. Mais il me paraît plus probable qu'ils la cuisaient
sous la cendre, comme le font encore aujourd'hui beaucoup de
peuples sauvages.

Ils mangeaient avec délices la cervelle des animaux et la moelle
des os longs, car toutes les têtes sont cassées et tous les os à
moelle (à l'exclusion des autres) sont brisés méthodiquement.
La moelle des os est un mets dont tous les sauvages sont friands.
Ils cassent l'os long d'une certaine manière, et le chef suce la

à la section d'anthropologie une note fort intéressante sur le mode d'action des barbelures unilatérales du harpon. Tant que le harpon traverse l'air, ces barbelures
ne peuvent pas le faire dévier d'une manière sensible, mais dès qu'il entre dans
l'eau, la résistance inégale qu'il y rencontre doit nécessairement changer sa direction. Il semble donc que le pêcheur qui vise droit devrait le plus souvent manquer
son but. Mais M. Lecoq de Boisbaudran rappelle l'expérience si connue du bâton
droit qui paraît brisé lorsqu'on le plonge obliquement dans l'eau. Par suite de la ré-
fraction des rayons lumineux, l'image du poisson est déplacée, et, en visant droit sur
cette image, on manquerait encore le but. Voici donc deux causes d'erreur. Or il est
clair que, si elles agissent en sens inverse, elles peuvent se compenser, et M. Lecoq
de Boisbaudran montre que, lorsque la barbelure unilatérale est tournée vers le haut,
elle ramène le harpon vers le but. Cette disposition du harpon serait donc destinée à
rectifier le tir, et cela supposerait chez nos Troglodytes une grande sagacité d'observation.

Les habitants de la Terre-de-Feu se servent encore d'un harpon barbelé d'un
seul côté (voir fig. 42).

moelle le premier. Nos Troglodytes avaient de petites masses de silex à tranchant cunéiforme, sortes de hachettes destinées à briser les os. Voici en outre un autre instrument en bois de renne qui servait probablement à retirer la moelle (voir fig. 43). Tous les archéologues ne sont pas d'accord sur la nature de cet instrument. L'une de ses extrémités étant sinon pointue, du moins à peu près conique, on s'est demandé si ce n'était pas un dard et si la cavité creusée sur l'autre extrémité n'était pas faite pour recevoir la hampe du dard. Mais, s'il en était ainsi, on n'aurait pas taillé cette dernière extrémité en bec de flûte très-oblique, avant de la creuser; on aurait évité au contraire d'amincir et d'affaiblir la partie du dard qui sert à l'emmanchement et qui exige le plus de solidité. D'ailleurs l'ornementation élégante de toute la surface extérieure caractérise un objet de luxe. On n'aurait pas dépensé tant de temps à ciseler une arme de trait, qui peut se perdre dans le premier buisson. Je pense donc, avec Édouard Lartet et Christy, que cet instrument était une *cuiller à la moelle*, à l'usage des personnages de distinction.

Les Troglodytes, après le repas, laissaient les os épars sur le sol de la caverne. Dans un climat chaud, ces débris auraient exhalé une odeur insupportable, mais n'oublions pas que la température était alors plus basse qu'aujourd'hui et avouons toutefois que la propreté n'était pas la vertu dominante des hommes de ce temps-là.

Grâce à cette habitude peu délicate, le sol de leurs cavernes nous donne des renseignements complets sur leur alimentation. La chair du renne était leur nourriture principale; ils mangeaient en outre le cheval, l'aurochs, plusieurs espèces de bœufs, le chamois, le bouquetin, et même quelques carnassiers; leurs prédécesseurs en avaient fait autant; mais, de plus qu'eux, ils avaient le produit de la pêche, et le perfectionnement de l'arc leur permettait d'atteindre le gibier aérien. On trouve dans les restes de leurs repas une grande variété d'oiseaux.

Parmi ces innombrables débris d'ossements, il n'existe pas un seul fragment d'os humain. Nos bons Troglodytes n'étaient donc pas anthropophages. Ils ne connaissaient pas cette joie suprême du sauvage : manger son ennemi vaincu. Je le constate avec satisfaction, quoique je ne sois pas de ceux qui attachent une grande importance à la question de l'anthropophagie. Aux yeux du philosophe, le crime n'est pas de manger l'homme, c'est de le tuer.

Sous ce dernier rapport, nous sommes probablement plus barbares qu'eux, car notre civilisation, qui devrait supprimer la guerre, n'a réussi jusqu'ici qu'à la rendre plus meurtrière. —

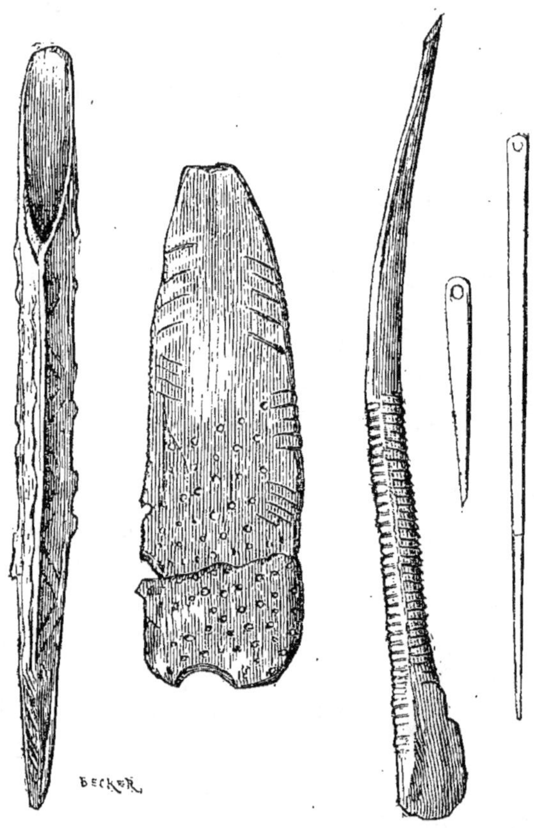

Fig. 43.   Fig. 47.   Fig. 46 . Fig. 44. Fig. 45.

Fig. 43. La cuiller à la moelle. — Fig. 44 et 45. Aiguilles. — Fig. 46. Marque de chasse. — Fig. 47. Registre de comptes.

Je n'ai pas l'illusion de croire qu'ils aient toujours vécu en paix. Ils devaient combattre quelquefois pour défendre ou agrandir leurs territoires de chasse. Pourtant, leur équipement était celui des chasseurs bien plutôt que celui des guerriers. Lorsqu'on passe leur panoplie en revue, on reconnaît que les armes les plus dangereuses, celles qui pouvaient servir dans un combat corps à corps, sont les plus rares, et l'on reste convaincu que leurs mœurs étaient pacifiques.

On a pu croire qu'ils ne portaient pas de vêtements, parce que tous les hommes figurés par leurs artistes sont complétement nus. Mais cela ne prouve absolument rien : ne savons-nous pas que les Grecs représentaient souvent leurs dieux ou leurs héros à l'état de nudité? On a trouvé dans les cavernes des Troglodytes tout l'atelier de la couture. Ils avaient des aiguilles en os et en bois de renne. Les unes n'étaient que des poinçons comparables à l'alène de nos cordonniers, d'autres étaient pourvues d'un chas pour passer le fil (voir fig. 44 et 45). Il y en avait de très-délicates. On a trouvé un étui en os d'oiseau, qui pouvait en contenir plusieurs. Lartet et Christy ont découvert le procédé de fabrication de ces aiguilles. Ils ont figuré un métacarpien de cheval sur lequel plusieurs incisions longitudinales et parallèles, faites avec une scie fine, ont isolé des colonnettes d'os longues, étroites et régulières. Le travail n'était pas achevé ; mais il est évident que ces colonnettes effilées ne pouvaient servir qu'à fabriquer des aiguilles.

Les fils qui servaient à la couture étaient sans doute de diverse nature. Employait-on pour cela des fibres végétales, ou de fines lanières de cuir? C'est possible, et même probable. Ce qui est à peu près certain, c'est que nos Troglodytes faisaient des fils ou au moins des liens avec la substance des tendons. Plusieurs peuples sauvages emploient encore pour la couture de minces lanières tendineuses. Le grand ligament postérieur des herbivores fournit aisément des fils ou des cordes d'une solidité remarquable. C'est ce *nerf de bœuf* avec lequel j'ai vu autrefois d'honnêtes pères de famille civiliser leurs enfants !

Je ne sais si les Troglodytes utilisaient ainsi le nerf du renne, mais ils détachaient avec soin les longs tendons des membres par un petit coup particulier qui produisait à la surface de l'os une abrasion superficielle assez régulière. On a trouvé cette abrasion, toujours la même, sur divers os, mais les points où elle existe ont toujours cela de commun qu'ils donnent insertion à un long tendon. Elle est donc l'indice d'une opération méthodique, que l'on pratiquait sans doute avant de livrer au cuisinier le membre de l'animal, et qui était destinée, selon toutes probabilités, à préparer des fils pour la couture.

La couture prouve le vêtement, et non pas seulement ce vêtement primitif qui consiste en une peau de bête jetée sur les épaules, mais un vêtement plus complet, formé par l'assemblage de plusieurs peaux. L'abondance des aiguilles et des poinçons, et celle des racloirs à l'aide desquels on préparait les peaux, prouvent que l'usage des vêtements devait être général.

On portait en outre des ornements, qui peut-être servaient de marques de distinction. C'étaient des colliers ou des bracelets, formés de coquillages perforés et enfilés. On a trouvé ces coquillages perforés dans la plupart des stations; il y en avait un très-grand nombre dans l'antique sépulture de Cro-Magnon. Quelques plaques d'ivoire, préparées avec soin et percées de deux trous, semblent avoir servi à fixer le nœud du collier.

Ce n'était point là sans doute la seule manifestation de ce sentiment de gloriole qui porte l'homme à se parer.

La plupart des sauvages ont l'habitude de se peindre et de se tatouer ; nous n'avons pas le droit de les en mépriser, car le tatouage est encore en honneur dans les classes populaires des pays les plus civilisés, et l'on prétend même que les dames du beau monde n'ont pas entièrement oublié l'art du maquillage. Il ne faudrait donc pas s'étonner de trouver de pareilles modes chez les Troglodytes. Leurs cavernes recèlent de nombreux fragments de l'espèce de pierre rouge que nous appelons la *sanguine* ; les rayures qu'on observe souvent sur ces fragments prouvent qu'ils ont été raclés. On préparait donc une couleur rouge, dont on faisait un usage continuel, et qui servait probablement à orner le corps de peintures. La mode du tatouage existait probablement aussi. Parmi les dessins gravés au trait sur divers objets en bois de renne, plusieurs représentent la main et l'avant-bras d'un homme, et l'on voit, sur la partie inférieure de l'avant-bras, un dessin quadrillé assez régulier qui ne peut guère représenter autre chose qu'un tatouage.

J'ai déjà dit que nos Troglodytes n'étaient pas nomades. Quelques individus pouvaient sans doute entreprendre des voyages, mais la tribu elle-même ne s'éloignait jamais beaucoup de la caverne. C'était donc par voie d'échange ou de commerce qu'on se procurait certains objets de provenance plus ou moins éloignée. Les nombreuses coquilles perforées dont on faisait des colliers ou des bracelets étaient toutes étrangères à la localité. La plupart se rapportaient à l'espèce *Littorina littorea* et venaient du rivage de l'Atlantique, où cette espèce est encore abondante. Elles venaient à l'état frais, car elles avaient encore leurs couleurs, qui se sont conservées jusqu'à nos jours dans le sol des cavernes. D'autres coquilles, percées également d'un trou de suspension, appartiennent à cinq espèces éteintes qui ne se trouvent que dans les *faluns*, et qui datent de l'époque miocène. Elles sont entièrement décolorées; leur état moléculaire, et les traces de roulement qu'elles présentent quelquefois, prouvent qu'elles étaient depuis très-longtemps fossiles lorsque l'homme les a extraites de leurs gisements tertiaires pour s'en faire une parure. Or les faluns qui recèlent ces cinq espèces ne se trouvent pas dans la région de la Vézère. Les plus rapprochés sont ceux de la Touraine, et c'était de là, selon toutes probabilités, que nos Troglodytes faisaient venir cet article de toilette. Enfin on a trouvé dans trois stations, et surtout à Laugerie-Haute, de petits objets en cristal de roche; cette substance ne pouvait venir que des Pyrénées, des Alpes ou des montagnes d'Auvergne. Les relations extérieures des Troglodytes s'étendaient donc assez loin.

Avaient-ils des croyances religieuses? On n'a trouvé dans leurs demeures aucun objet qui puisse se rapporter à la pratique d'un culte. Mais ils portaient des talismans ou des amulettes. C'était une dent, canine ou incisive, de loup, de renne, de bœuf ou de cheval. Un trou, pratiqué avec soin sur l'une des extrémités de la dent, servait à passer le cordon de suspension. Les peuples chasseurs portent encore de pareils talismans, qui ont la propriété de rendre la chasse heureuse. M. de Mortillet a vu dans l'Italie centrale une coutume qui n'est pas sans analogie avec celle-là. Pour écarter l'influence des mauvais esprits, on attache sur les langes du nouveau-né une canine de porc montée en argent, et plus tard, lorsque commence l'éruption des dents, ce corps dur, suspendu au cou de l'enfant, lui sert de hochet.

Les dents perforées que portaient les Troglodytes n'étaient sans doute pas des hochets; c'étaient peut-être des amulettes protectrices, mais, plus probablement, des talismans de chasse. Dans l'un et l'autre cas ils y attachaient une idée superstitieuse. Cela suffit-il pour dire qu'ils avaient une religion ? Je n'ai pas de compétence théologique, mais je me suis laissé dire qu'il est souvent difficile de savoir où finit la superstition et où commence la religion.

A la même époque, mais dans d'autres lieux, certains rites funéraires étaient en usage. On déposait les morts dans une caverne, dont l'ouverture étroite était fermée par une dalle de pierre. En avant de la dalle était une petite esplanade sur laquelle les parents affligés se consolaient dans un festin. Ce genre de consolation s'est perpétué d'âge en âge et n'a pas encore disparu de nos mœurs.

On ne connaît jusqu'ici qu'une seule sépulture des Troglodytes de la Vézère : c'est celle de Cro-Magnon. Elle est sous un abri et non dans une caverne ; on a déposé auprès des corps des silex taillés et des ornements en coquillages, mais il n'y a aucune trace d'une clôture en pierre.

La société des Troglodytes était nombreuse et organisée hiérarchiquement. Il y avait des dignitaires de plusieurs ordres. Les preuves de cette organisation ne se trouvent que dans les trois stations de la dernière époque : les Eyzies, Laugerie-Basse et la Madelaine. Ce sont de grandes pièces en bois de renne, travaillées avec art et généralement désignées sous le nom de *bâtons de commandement*. Ces bâtons sont nombreux. En voici plusieurs, et vous pouvez voir qu'elles ont un type uniforme. Toute leur surface est richement ornée de dessins variés représentant des figures d'animaux ou des scènes de chasse. Ils sont moins épais que larges, et le soin qu'on a pris d'en diminuer l'épaisseur prouve qu'on cherchait la légèreté et non pas la solidité. Enfin la plupart, mais non tous, sont percés, vers l'une de leurs extrémités, de grands trous ronds dont le nombre varie de un à quatre (voir fig. 48 et 49).

On a discuté et l'on discute encore sur la destination de ces objets remarquables. On s'est demandé si ce n'étaient pas des instruments ou des armes. Leur forme, il faut l'avouer, est assez semblable à celle du *pogamagan* que les Esquimaux des bords du fleuve Mackenzie emploient comme casse-tête, et dont une extrémité, taillée en ciseau mousse, sert en outre à casser la glace. Mais le pogamagan est plus long, plus gros, et beaucoup plus solide que les bâtons de nos Troglodytes. On n'a garde de l'amincir, on lui laisse sa forme cylindrique; de la sorte, ayant la même résistance dans tous les sens, il peut servir à frapper des coups violents. Et le pogamagan, surtout, n'est pas percé de ces

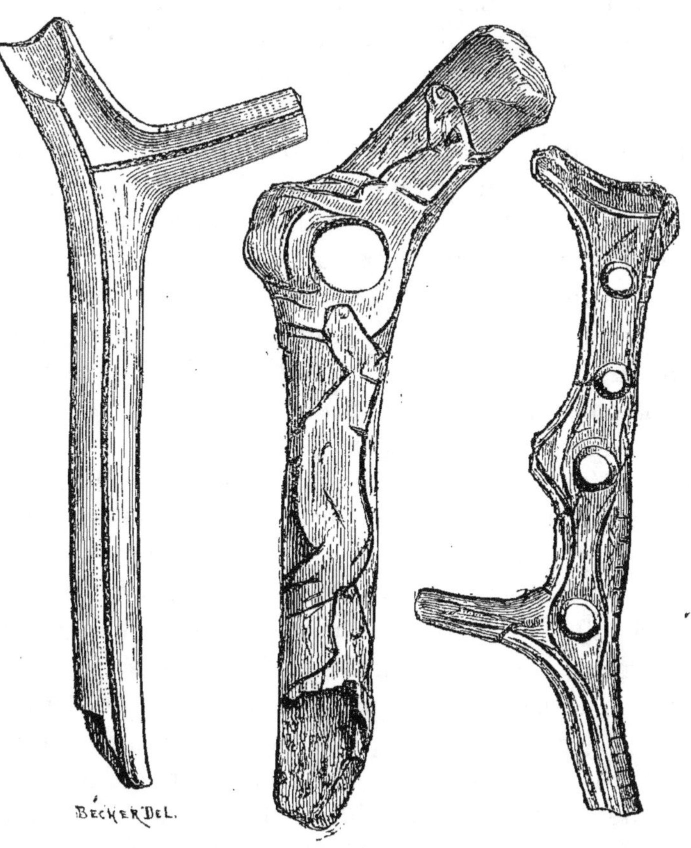

Fig. 48. Bâton de commandement à un seul trou (réduit au tiers). — Fig. 49. Bâton de commandement à quatre trous (réduit au tiers). — Fig. 50. Le pogamagan des Esquimaux (réduit au quart).

grands trous qui rendent les bâtons des Troglodytes trop fragiles pour servir à un usage mécanique quelconque (voir fig. 50).

Ces bâtons ne peuvent donc être que des insignes. Ils rappellent le sceptre que portaient, chez les anciens, non-seulement les rois, mais les chefs d'un rang moins élevé. La dignité de maréchal est encore aujourd'hui caractérisée par un bâton.

Les bâtons de commandement sont trop nombreux pour qu'on puisse les considérer comme le signe de la royauté. Ce sont seulement des signes de distinctions hiérarchiques. Les trous indiquent le grade, comme les galons de nos officiers. Le bâton sans trou marque le premier degré d'honneur ou de pouvoir. Les degrés suivants donnent droit à un trou, puis à deux et à trois trous ; enfin, la série de quatre trous correspond au rang le plus élevé.

L'ornementation et les dessins contournent en général les trous, montrant ainsi que le bâton a été fabriqué pour un personnage déjà revêtu de sa dignité. Mais quelquefois aussi le trou a été évidemment ajouté après coup. Il traverse les lignes et mutile les dessins. Voici par exemple un bâton sur lequel on avait d'abord représenté un cheval. Plus tard, on a percé un trou qui a coupé le cheval en deux (voir fig. 46). L'heureux possesseur de ce bâton avait obtenu de l'avancement.

Cette superposition des grades ou des rangs, signe certain d'une société nombreuse, pouvait sans doute être utilisée en temps de guerre, mais il est fort probable qu'elle se rapportait principalement à l'organisation des expéditions de chasse, car la chasse était l'élément essentiel de la prospérité publique, et il fallait qu'elle fût régularisée pour subvenir à l'alimentation de tous. Sous ce climat, plus froid que le nôtre, la chair du gibier pouvait se conserver quelque temps, surtout pendant les mois d'hiver. Il y avait donc dans la caverne des provisions plus ou moins abondantes et l'intervention d'un économe était nécessaire pour éviter à la fois le gaspillage et l'injuste répartition de ces provisions. Certaines baguettes en bois de renne, sur lesquelles on a entaillé un grand nombre de petites encoches transversales, disposées en séries régulières, semblent avoir servi de livres de comptes à l'économe. Ces objets, connus sous le nom de *marques de chasse* (voir plus haut, fig. 46), sont très-semblables aux *marques* dont les boulangers des petites villes et des campagnes se servent encore, pour établir les comptes des individus si nombreux, hélas ! qui ne savent pas lire mieux que les Troglodytes.

Une plaque large et mince, en os ou en ivoire, dont les deux bords portent deux rangées d'encoches, et dont les deux faces sont couvertes de plusieurs séries de points formant des rangées transversales, semble être également un registre de comptes (voir plus haut, fig. 47).

Grâce à l'organisation et à l'administration dont nous venons de reconnaître les indices, la société des Troglodytes, quoique nombreuse, vivait dans l'aisance. La nourriture était assez abondante pour qu'on pût choisir les meilleurs morceaux, et rejeter les parties d'une qualité inférieure. Ainsi, on dédaignait les pieds des animaux, qui renferment pourtant, au milieu de leurs os et de leurs tendons, une quantité notable de matière alimentaire. On trouve souvent, dans le sol des cavernes, des pieds entiers de renne, dont tous les os sont encore en place, comme sur les squelettes de nos musées, et il est évident que ces pieds ont été jetés comme indignes d'être mangés. Ce fait prouve que les subsistances étaient supérieures aux besoins. La destruction des animaux dangereux avait donné la sécurité ; le perfectionnement de la chasse donnait maintenant l'abondance. Il n'était plus nécessaire que la tribu tout entière consacrât toute son activité, toute son intelligence et tout son temps aux nécessités les plus urgentes de la vie matérielle. On pouvait se reposer quelquefois. On pouvait se réserver des heures de loisir, et le loisir, fécondé par l'intelligence, engendre les arts.

IV. *Les arts des Troglodytes.* — L'Egypte n'a plus la gloire d'avoir été la première initiatrice des arts. Ce fut avec un grand étonnement qu'on apprit, il y a quelques années, que longtemps, bien longtemps avant les artistes égyptiens, les hommes de l'âge du renne avaient cultivé le dessin, la ciselure et même la sculpture. On n'eut d'abord pour leurs œuvres que les yeux de l'admiration. Aujourd'hui, revenus de cette première impression, nous devons avouer qu'ils avaient, comme nous, beaucoup de mauvais artistes ; mais, au milieu d'un grand nombre de dessins grossiers, comparables à ceux que nos gamins charbonnent sur les murs, il en est de vraiment remarquables, qui dénotent à la fois une main habile et un œil exercé à l'observation de la nature.

Le dessin a incontestablement, chez eux, précédé la sculpture.

Les figures en relief sont partout beaucoup plus rares et beaucoup plus imparfaites que les figures au trait. Celles-ci sont assez communes aux Eyzies et à Laugerie-Basse, mais elles abondent surtout à la Madelaine, où elles sont en même temps beaucoup plus correctes.

Tous les dessins sont gravés au trait. La plupart ornent la surface de divers objets en bois de renne, tels que les bâtons de commandement ou les manches de poignards; mais quelques-uns aussi sont gravés sur des plaques de pierre, d'ivoire ou de bois de renne, qui ne servaient à aucun autre usage et qui étaient préparées uniquement pour recevoir le travail de l'artiste (voir fig. 40 et fig. 50).

Presque tous ces dessins figurent des objets naturels. Quelques-uns cependant ne sont que de simples lignes d'ornementation, formant des zigzags, des festons, des sinuosités plus ou moins élégantes.

Trois petites rosaces, gravées sur un manche en bois de renne, semblent représenter une fleur polypétale. Toutes les autres figures sont des figures d'animaux.

Les plus nombreuses sont celles du renne; puis celles du cheval : le bœuf et l'aurochs sont moins nombreux. Ces divers animaux sont parfaitement reconnaissables; leurs allures, leurs mouvements sont quelquefois reproduits avec beaucoup d'exactitude et d'élégance; souvent ils sont isolés, dispersés sans aucun ordre et en grand nombre sur toute la surface d'un même instrument; d'autres fois ils forment des groupes; on les voit combattre entre eux (voir fig. 50) ou fuir devant l'homme.

De toutes ces gravures, la plus importante et aussi la plus rare, car elle est unique jusqu'ici, est celle qui représente le mammouth et dont j'ai déjà parlé. Elle a été trouvée à la Madelaine en 1864. L'exécution de la tête est d'une exactitude remarquable (voir plus haut, fig. 40). Depuis lors, M. le marquis de Vibraye a découvert à Laugerie-Basse un fragment de bâton de commandement sur lequel la tête du mammouth est reproduite par la sculpture. Ces deux pièces sont tout ce que les artistes de la Vézère nous ont transmis relativement au mammouth; mais elles suffisent amplement pour prouver que cet animal n'était pas encore complétement éteint.

Les figures de poisson sont assez communes. A l'exception
d'une seule, qui représente une anguille ou une lamproie (si ce
n'est un serpent), elles ont une forme qui, bien que caractéristique, peut se rapporter au saumon.

M. Elie Massénat a découvert à Laugerie-Basse, sur un frag-

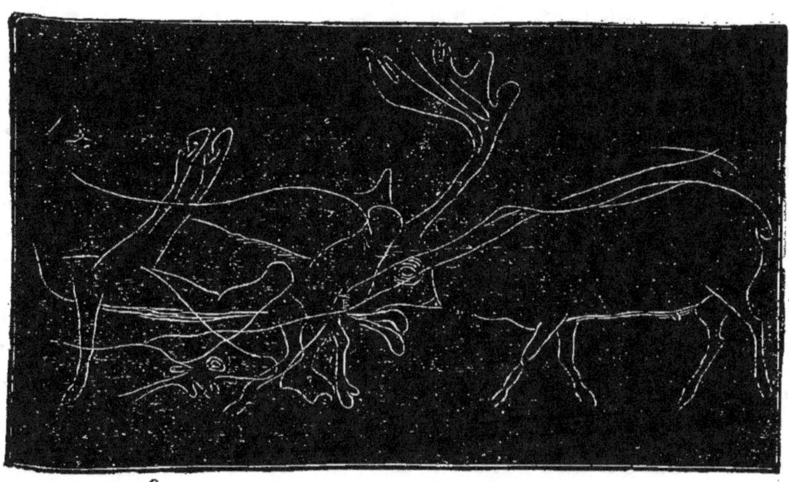

Fig. 51. — Combat de rennes.

ment d'omoplate de bœuf, un dessin grossier qui représente une
scène de pêche. C'est un homme qui lance un harpon sur un
animal aquatique. Bien que celui-ci ait la forme d'un poisson, il
est beaucoup plus gros que l'homme. On en a conclu que ce
n'était pas un poisson, mais un cétacé, probablement une baleine, et que le dessinateur avait dû, par conséquent, voyager
jusque sur les bords du golfe de Gascogne. Je me sens peu disposé à admettre cette interprétation. Il est permis de douter que
les hommes de ce temps-là fussent assez bons navigateurs pour
aller harponner la baleine sur l'Océan. On ajoute, il est vrai,
que la queue et le dos de l'animal rappellent la forme d'un cétacé.
Quand même cela serait exact, il y aurait encore lieu de se demander si ce cétacé n'est pas plutôt un marsouin qu'une baleine.
Les marsouins s'engagent quelquefois étourdiment dans la Gironde. J'ai vu, dans mon enfance, le corps d'un de ces animaux
que le flot avait porté jusque dans la Dordogne, et qui était venu
échouer entre Libourne et Castillon. Les pêcheurs, qui l'avaient

tué à coups de gaffe, le montraient de ville en ville. Si, comme il en existe quelque probabilité, la marée remontait plus haut autrefois qu'aujourd'hui, si surtout la Dordogne était plus large et plus profonde, on concevrait qu'un marsouin eût pu remonter jusqu'à la portée des harpons de nos Troglodytes, et que cet événement extraordinaire eût inspiré le burin d'un artiste, d'ailleurs fort malhabile.

Mais je suis tenté de croire que ce prétendu cétacé n'est qu'un poisson mal dessiné. La petitesse relative de l'homme qui l'attaque ne prouve rien, car le dessinateur a montré le plus profond mépris des proportions. Ce tout petit homme a un bras gigantesque, et le harpon qu'il lance est proportionné au volume du poisson. C'est ainsi qu'aujourd'hui les dessinateurs de charges placent quelquefois une énorme tête sur des jambes minuscules.

Le grand intérêt du dessin dont je viens de parler, c'est qu'il est venu prouver sans réplique que les Troglodytes pêchaient à l'aide du harpon. Je vous ai déjà montré que les dards barbelés d'un seul côté ne pouvaient servir que de harpons, mais ce n'était qu'une preuve indirecte. Le dessin découvert par M. Elie Massénat confirme pleinement cette conclusion.

Les Troglodytes, quelquefois si habiles à représenter les animaux, dessinaient mal la forme humaine; ils s'y exerçaient d'ailleurs rarement. On n'a trouvé qu'une seule tête d'étude; c'est un tout petit dessin figurant un profil grotesque. Deux autres dessins, assez semblables entre eux, représentent l'avant-bras terminé par une main à quatre doigts, le pouce étant caché. Ajoutez à cela le pêcheur au harpon, puis deux scènes de chasse, où un homme nu et armé d'un dard ou d'un bâton montre sa forme grossièrement rendue au milieu d'animaux dessinés avec art, et vous aurez, je crois, la liste complète de ce qui concerne l'homme dans le musée des Troglodytes.

Je vous ai déjà dit que les sculptures sont beaucoup plus rares que les dessins. On n'en connaît qu'une demi-douzaine, et toutes proviennent de Laugerie-Basse. L'une d'elles, appartenant au marquis de Vibraye, représente une femme. Les autres représentent les animaux suivants : un renne (voir fig. 51)une tête de renne, la tête de mammouth déjà signalée plus haut, et la tête d'un animal indéterminé; enfin, sur une dernière pièce, découverte par M. Elie Massénat et appelée *les bœufs jumeaux*, on voit deux animaux qui sont peut-être des bœufs, peut-être des aurochs.

Ces sculptures sont quelquefois inachevées et toujours mal exécutées ; elles étaient taillées, il est vrai, dans le manche des poignards ou des bâtons de commandement, et, pour donner à l'animal la forme d'une poignée, l'artiste était obligé d'imaginer des poses allongées et fantastiques (voir fig. 51). Malgré cette circonstance atténuante, on peut dire que les Troglodytes n'ont été que de très-médiocres sculpteurs.

Ils ont montré, au contraire, dans l'art du dessin une habileté bien faite pour nous surprendre. Ils ont mal figuré l'homme ; je ne sais quel motif les a empêchés de s'y appliquer ; mais ils ont étudié avec soin les formes et les allures des animaux, et ils les ont quelquefois reproduites avec une exactitude, une élégance et un entrain qui dénotent un véritable sentiment artistique.

V. *La race.* — Pour compléter l'étude de cette population intéressante, je voudrais maintenant pouvoir caractériser la race à

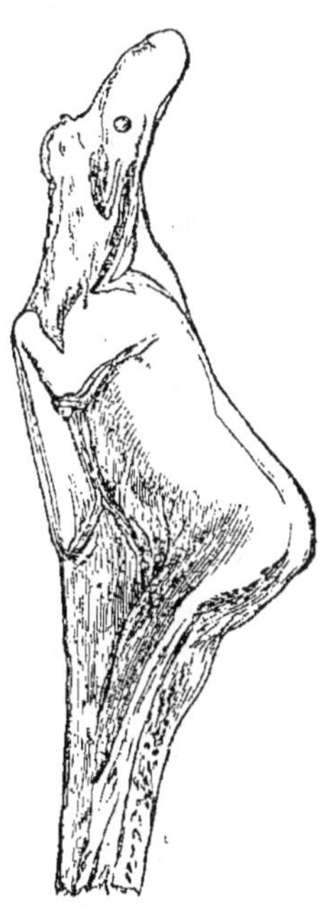

Fig. 52. — Manche de poignard sculpté, représentant un renne allongé.

laquelle elle appartenait. Les ossements humains que l'on a recueillis jusqu'ici ne sont malheureusement pas assez nombreux pour satisfaire entièrement notre curiosité. Ils suffisent néanmoins pour prouver que cette race était bien différente de celles qui lui ont succédé, et pour prouver surtout combien le savant anthropologiste Retzius et ses disciples s'étaient trompés, en prétendant que toutes les populations de l'Europe occidentale, avant l'époque presque récente des migrations indo-européennes, appartenaient au type des *têtes courtes* ou *brachycéphales*.

M. Elie Massénat a découvert, il y a quelques mois, à Laugerie-Basse, le squelette d'un homme qui paraît avoir été enseveli sous un éboulement. Mais la description anatomique de ce squelette précieux n'a pas encore été publiée, et je le regrette d'autant plus que c'est jusqu'ici le seul débris des Troglodytes de la dernière époque.

C'est à une date beaucoup plus ancienne que se rapportent les crânes et les ossements dont je vous présente les moules. Ils proviennent de l'antique sépulture de la station de Cro-Magnon, dont M. Louis Lartet, digne fils d'un illustre père, a déterminé avec la plus grande rigueur les caractères géologiques, paléontologiques et archéologiques.

Cette sépulture, désormais célèbre, renfermait les restes de cinq individus au moins. Mais trois crânes seulement, deux masculins, un féminin, étaient assez conservés pour se prêter à l'étude. L'un des hommes était parvenu à une vieillesse assez avancée; l'autre homme était adulte ainsi que la femme; auprès d'eux était un jeune enfant.

Leur stature était très-élevée, et bien supérieure à la nôtre. La longueur du fémur du vieillard indique une taille de plus de 1^m,80. Le volume des os, l'étendue et la rudesse des surfaces d'insertion musculaire, le développement extraordinaire de la branche de la mâchoire, où s'insèrent les muscles masticateurs, annoncent une constitution athlétique.

Les tibias, au lieu d'être triangulaires et prismatiques comme les nôtres, sont aplatis comme ceux du gorille (voir fig. 52). La partie supérieure du cubitus, très-volumineuse et arquée, supporte une cavité sigmoïde très-petite, et ces caractères rappellent encore la forme du cubitus du gorille. Mais la conformation du fémur diffère radicalement de celle que l'on observe chez les singes. Le corps du fémur des singes anthropomorphes est aplati d'avant en arrière, c'est-à-dire beaucoup plus large qu'épais, et ne présente pas, sur sa face postérieure, cette crête longitudinale qui, chez l'homme, porte le nom de *ligne âpre*. Dans les races humaines actuelles, l'épaisseur du corps du fémur est, en général, un peu supérieure à sa largeur, mais la différence est peu considérable. A Cro-Magnon enfin, ce corps est beaucoup plus épais que large (voir fig. 53). La ligne âpre, énormément développée, n'est plus une simple crête; c'est une véritable colonne osseuse, épaisse et saillante, qui augmente considérablement la solidité de l'os et l'étendue des insertions musculaires. Sous ce rapport, par conséquent, la race de Cro-

Magnon diffère beaucoup plus du type simien que les races actuelles.

Le squelette de ces robustes Troglodytes porte les traces de leurs mœurs violentes. L'un des fémurs du vieillard présente, vers son extrémité inférieure, un enfoncement comparable à celui que produisent quelquefois nos balles mortes. C'est évidemment le résultat d'une ancienne blessure, qui a pu être reçue à la chasse, aussi bien qu'à la guerre ; mais c'est une main humaine, armée d'un instrument de silex, qui a produit sur le crâne de la femme une longue plaie pénétrante. La largeur de l'ouverture indique que l'instrument a dû blesser le cerveau ; la femme néanmoins n'est pas morte sur le coup ; la vascularisation des os, à la face interne du crâne, prouve qu'elle a survécu une quinzaine de jours (voir fig. 55 et 56).

Ce meurtre inglorieux d'une femme ne fait guère honneur aux gens de Cro-Magnon. L'étude de leur industrie nous a déjà prouvé que leur état social n'était pas au-dessus de celui des peuples sauvages. L'examen de leurs crânes confirme cette notion. Chez eux, les sutures de la région crânienne antérieure sont très-simples, tandis que celles de la région postérieure sont assez compliquées ; en outre, les premières ont une tendance manifeste à se souder longtemps avant les dernières. Ces deux caractères s'observent chez les peuples et chez les individus qui vivent surtout de la vie matérielle. Les Troglodytes de Cro-Magnon étaient donc sauvages. Mais ces sauvages étaient intelligents et perfectibles ; à côté des caractères d'infériorité que je viens de signaler, nous trouvons chez eux les signes certains d'une puissante organisation cérébrale. Les crânes sont grands. Leurs diamètres, leurs courbes, leur capacité, atteignent et dépassent même nos moyennes actuelles. Leur forme est très-allongée, ce qu'on exprime en disant qu'ils sont *dolichocéphales* (le mot *dolichocéphale* signifie *tête longue*), mais cette dolichocéphalie n'est pas due, comme celle des nègres et des Australiens, au peu de largeur du crâne ; les dimensions transversales sont au contraire très-développées ; c'est l'augmentation du diamètre antéro-postérieur qui a produit la forme allongée du crâne. L'arcade alvéolaire du vieillard est oblique, mais la partie supérieure de la face est verticale, et l'angle facial est très-ouvert. Le front est large, il n'est nullement fuyant, et décrit une belle courbe; l'ampleur de la loge frontale dénote un grand développement des lobes cérébraux antérieurs, qui sont le siége des plus nobles facultés de l'intelligence.

Si les Troglodytes de Cro-Magnon sont encore sauvages, c'est parce que les conditions qui les entourent ne leur ont pas permis de prendre leur essor; mais ils ne sont pas voués à une sauvagerie éternelle. Le développement et la conformation de leur cerveau témoignent de la perfectibilité de leur race. Vienne l'occasion propice, et ils seront capables de concevoir et d'enfanter le progrès. Ces rudes chasseurs du mammouth, du lion et de l'ours sont bien tels que devaient être les ancêtres des artistes de la Madelaine.

Je viens de résumer les principaux faits de l'histoire des Troglodytes de la Vézère. J'ai dû, faute de temps, en écourter plusieurs et en omettre un grand nombre. J'espère néanmoins que vous avez pu suivre avec moi, du Moustier à Cro-Magnon, de Cro-Magnon à Laugerie-Haute et à la Gorge d'Enfer, et de là enfin aux trois stations des Eyzies, de Laugerie-Basse et de la Madelaine, l'évolution progressive d'une race intelligente, qui s'est avancée peu à peu, de l'état le plus sauvage, jusque sur le seuil de la civilisation. Les Troglodytes de la dernière époque n'avaient plus, pour ainsi dire, qu'un pas à faire pour fonder une civilisation véritable, car leur société était déjà organisée, et ils possédaient l'industrie et les arts qui sont les deux grands leviers du progrès.

Cette société a disparu pourtant, sans laisser aucune trace dans les traditions des hommes. Elle ne s'est pas effacée peu à peu, après avoir traversé une période de décadence. Non, elle a péri sans transition, rapidement, peut-être subitement, et avec elle le flambeau des arts s'est éteint tout à coup. Alors commence une période ténébreuse, une sorte de moyen âge dont la durée est inconnue. La chaîne des temps est brisée, et lorsque nous pouvons la ressaisir, nous trouvons, à la place des chasseurs de renne, une société nouvelle, une industrie nouvelle, une race nouvelle. On commence à connaître l'agriculture, on a quelques animaux domestiques, on élève des monuments mégalithiques, on possède la hache de silex poli. C'est l'aurore d'un jour nouveau, mais on a perdu jusqu'au souvenir des arts. La sculpture, le dessin, l'ornementation elle-même, ont disparu, et il faut descendre jusqu'aux derniers temps de la pierre polie pour trouver çà et là, sur les dalles de quelques rarissimes monuments, des lignes d'ornementation qui n'ont absolument rien de commun avec les produits remarquables de l'art des Troglodytes.

L'extinction de la société des Troglodytes a été si complète et si brusque, qu'elle a fait naître l'idée d'un cataclysme; mais la géologie proteste aussitôt, et il n'est pas nécessaire, pour expliquer ce phénomène, de faire intervenir d'autre influence que celle de l'homme lui-même. Nos paisibles chasseurs de renne, avec leurs mœurs adoucies, avec leurs armes légères, qui n'étaient plus faites pour le combat, n'étaient pas en état de résister à l'invasion des barbares, et leur civilisation naissante succomba au premier choc, lorsque de grossiers conquérants, mieux armés pour la guerre, et déjà pourvus sans doute de la hache polie, vinrent envahir leurs vallées. On vit alors, comme on l'a vu depuis, que la force prime le droit.

FAITS ET DISCUSSIONS

RELATIFS

A L'HOMME PRÉHISTORIQUE

LES SILEX TAILLÉS DU DILUVIUM.
LES BRACHYCÉPHALES ET LES DOLICHOCÉPHALES DE L'AGE DE PIERRE.

Les fragments réunis dans cet article ne figurent ici qu'à titre de pièces justificatives des mémoires précédents sur l'homme préhistorique. Par eux-mêmes, ils ne mériteraient pas d'être réimprimés, puisque les questions auxquelles ils se rapportent sont résolues aujourd'hui. Ils n'ont d'autre intérêt que de montrer quelques-unes des phases de l'évolution de ces questions. Le lecteur est prié de vouloir bien tenir compte des dates de ces divers fragments. Il comprendra que les opinions de l'auteur ont dû plus d'une fois se modifier au contact de faits nouveaux qui ont surgi en si grand nombre depuis quinze ans.

Lorsque la Société d'anthropologie commença ses travaux, en 1859, la doctrine de Retzius sur les autochthones brachycéphales de l'Europe régnait sans conteste. Je l'acceptai d'abord comme tout le monde, et je m'en montrai partisan dans mes communications personnelles, aussi bien que dans mon premier compte rendu général des travaux de la Société. Peu à peu cependant des doutes m'étaient venus en étudiant successivement les divers ordres d'arguments invoqués par Retzius et son école. J'avais été frappé du peu de place qu'y tenait l'observation directe des faits. Ces arguments se soutenaient mutuellement et formaient, par leur ensemble, un faisceau qui paraissait solide; mais, lorsqu'on les examinait un à un, on trouvait que chacun d'eux manquait de base expérimentale. Ainsi, on affirmait que les crânes de l'âge de pierre étaient brachycéphales, sans dire où, comment, combien de fois cette brachycéphalie avait été constatée, par quels chiffres de mensuration elle avait été formulée. On affirmait encore que les Basques, derniers survivants des autochthones de l'Europe occidentale, étaient brachycéphales, sans avoir jamais vérifié le fait, car les deux crânes, non authentiques d'ailleurs, déposés dans le musée de Stockholm n'avaient que bien peu de poids dans une question de cette importance. Je pus donc me demander si la célèbre doctrine de Retzius ne devait pas son succès à sa simplicité séduisante plutôt qu'à la valeur de ses preuves; je n'osai pas toutefois m'en séparer tout de suite; je me pris même à con-

sidérer comme des exceptions plus ou moins explicables les premiers faits
contradictoires que me fournit l'étude des crânes de l'âge de pierre, et ce
fut seulement après ma première expédition dans le Guipuzcoa, après avoir
constaté que les Basques de Zaraus sont dolichocéphales, que je reconnus
enfin la nécessité de rompre ouvertement avec l'hypothèse de Retzius.

Si donc, dans les fragments qui vont suivre ou dans les autres mémoires
de ce recueil, on me voit soutenir une opinion que j'ai ensuite combattue,
on voudra bien ne pas m'imputer à contradiction ces divergences, que la
différence des dates expliquera suffisamment.

Les deux premiers fragments, relatifs aux silex taillés découverts par
Boucher de Perthes dans le diluvium de la Somme, sont aujourd'hui bien
arriérés et ne mériteraient plus par eux-mêmes aucune attention. J'aurais
peut-être mieux fait de les supprimer ; je me décide toutefois à les reproduire ici, parce qu'ils se rattachent à une discussion dont je tiens à signaler l'utilité. La grande découverte de Boucher de Perthes avait été
jusqu'alors rejetée avec dédain. Comme elle contrariait la doctrine classique en reportant jusqu'à l'époque quaternaire l'apparition de l'homme, on
s'en débarrassait en disant que l'auteur des *Antiquités celtiques et antédiluviennes* n'était qu'un visionnaire, que ses prétendus silex taillés n'étaient
que des cailloux cassés par des chocs fortuits. Cela durait depuis vingt ans,
lorsque la fondation de la Société d'anthropologie, en 1859, offrit enfin à
ceux qui s'intéressaient à l'étude de l'homme, une tribune où toutes les opinions pouvaient subir le contrôle d'une discussion publique. Dès sa septième séance, la Société aborda résolûment l'étude de l'antiquité de
l'homme. Un certain nombre de silex taillés envoyés par M. Boucher de
Perthes furent soumis à l'examen de tous les membres. Les arguments
pour et contre se produisirent en toute liberté; les objections furent exa-
minées et refutées une à une, et le résultat fut absolument décisif. En
quatre séances, l'existence de l'homme quaternaire fut scientifiquement
démontrée, et la Société d'anthropologie avait eu le mérite de faire triompher définitivement une découverte qui n'avait été jusqu'alors qu'un sujet
de risée.

En reproduisant ici les deux fragments qui vont suivre, j'ai voulu faire
naître l'occasion de rappeler la part si importante et trop oubliée depuis,
qui revient à la Société d'anthropologie dans la démonstration d'une vérité
de premier ordre, qui a été glorieuse pour la France et qui a ouvert à la
science de l'homme un nouvel et immense horizon.

Août 1873.

I

Sur les haches du diluvium de la Somme.

(*Bulletins de la Société d'anthropologie*, série I, t. I, p. 70-76, 17 novembre 1859.)

Je répondrai d'abord à l'objection de M. Verneuil. Je suis moins surpris que lui du grand nombre de haches que M. Boucher de Perthes a pu rassembler. Ce n'est pas, comme on a pu le croire, dans un espace très-restreint que ces haches ont été trouvées. Il y a vingt ans que M. Boucher de Perthes a commencé sa collection. Il a exploré spécialement les environs d'Abbeville; mais il ne s'en est pas tenu là. Il a suivi les travaux du génie civil dans tout le département de la Somme et dans plusieurs départements voisins; il a exploré les tranchées des chemins de fer; il a fait faire à ses frais des fouilles nombreuses et très-étendues. Ce renseignement donne une tout autre face à la question. J'ajoute, comme M. Lagneau et comme M. Pouchet, qu'il y a dans la collection de M. Boucher de Perthes beaucoup d'objets d'origine contestable; si on les en retranchait, cela diminuerait d'autant la difficulté. Mais il y a un motif qui me porte à croire que beaucoup de ces objets, dont la forme est peu caractéristique, ont pu être néanmoins taillés par la main de l'homme. Il y a, à l'origine de toutes les races et de toutes les nations, une longue et ténébreuse période, antérieure aux temps historiques, et qu'on a appelée avec juste raison *l'âge de pierre*. A cette époque, où, faute d'instruments et faute de connaissances, on n'avait pu défricher le sol, la terre était couverte de forêts peuplées d'animaux malfaisants et terribles. L'usage des métaux était inconnu. Obligés de lutter sans cesse pour se défendre contre les bêtes féroces et pour conquérir leur proie, les hommes ne pouvaient se procurer d'autres armes que des bâtons et des massues; c'était avec des branches d'arbres qu'ils construisaient leurs cabanes. Enfin, lorsqu'ils combattaient les uns contre les autres, c'était encore avec des armes de bois. Mais, pour couper de grosses branches d'arbres, pour les façonner de manière à en tirer le meilleur parti possible, il fallait une matière tranchante plus dure que le bois: ce fut le silex. C'était probablement le principal usage des haches du diluvium ; elles servaient sans doute aussi à une foule de petits usages journaliers, comme les couteaux que chacun de nous porte dans sa poche ; mais, à proprement parler, ce n'étaient pas des armes ; ce n'était pas avec cela qu'on pouvait combattre, et on ne doit pas s'attendre à trouver à ces premiers instruments de pierre les formes fixes et régulières des engins de chasse ou de guerre. Quand un sauvage de ce temps-là voulait couper une branche, il heurtait deux silex l'un contre l'autre, jusqu'à ce que l'un d'eux eût un bord plus ou moins tranchant ; puis, quand ce tranchant était émoussé, il jetait son silex et en taillait un autre, parce qu'il ne possédait aucun moyen capable d'aviver le premier tranchant. Il ne fallait pas faire beaucoup d'ouvrage pour user ainsi plusieurs haches en quelques heures, et quand une famille ou une tribu avait achevé la construction d'une cabane ou les préparatifs d'une chasse, le sol était jonché d'un grand nombre de haches ou de couteaux désormais inutiles. Les haches elliptiques et lenticulaires, tranchantes sur toute leur circonférence, comme la hache n° 1, sont le résultat d'un art déjà moins imparfait. Cette forme était probablement destinée à donner plus d'étendue au tranchant, ce qui permettait de frapper avec efficacité un plus grand nombre de coups sans changer d'instrument. Mais même à cette époque plus avancée, où quelques hommes, les chefs peut-être, possédaient des haches ainsi perfectionnées, il est fort probable que l'usage des premières haches plus irrégulières, et beaucoup plus faciles à fabriquer, ne fut pas abandonné. J'ajoute que les haches elliptiques, malgré l'étendue de leur tranchant, ne pouvaient pas servir longtemps, et que chaque homme dans sa vie en devait user un très-grand nombre. Tout ceci est extrêmement hypothétique ; mais je ne le donne que comme une hypothèse, pour montrer qu'il n'est pas impossible d'expliquer d'une part la grande variété de forme des objets du diluvium, d'autre part le nombre très-considérable des objets qu'on peut trouver dans un espace donné.

D'ailleurs, il ne faut pas croire que le nombre de ces haches soit aussi considérable qu'a paru le penser M. Verneuil. On en a sans doute découvert beaucoup, notamment dans les graviers de Saint-Acheul et dans les environs d'Abbeville ; mais les ou-

vriers mineurs qui les ont recueillies ont remué depuis vingt
ans d'énormes masses de terrain. M. Pouchet nous a dit que,
malgré l'appât d'une bonne récompense, les ouvriers de Saint-
Acheul ne purent lui montrer qu'au bout de cinq jours une hache
encore engagée dans le diluvium. Or, en cinq jours, dans une
gravière en pleine activité, on enlève une quantité considérable de
matériaux. MM. Preswich et Flower ont été obligés aussi, comme
M. Pouchet, d'attendre plusieurs jours dans le même but.

Je suis disposé à admettre, comme M. de Castelnau, que la
race antéhistorique dont M. Boucher de Perthes a découvert
les traces, était bien inférieure à celles qui lui ont succédé, et
peut-être même inférieure à toutes les races actuelles, quoiqu'il
soit difficile de concevoir une race humaine inférieure aux Tasmaniens, aux Australiens et aux Aëtas des Philippines. Il est
digne de remarque, en effet, que les crânes humains plus ou
moins fossiles qu'on a trouvés en Europe, dans les terrains déjà
anciens, au-dessous de l'étage moderne, appartiennent pour la
plupart à des races prognathes, bien inférieures à celles qui ont
occupé l'Europe depuis l'âge historique. Le crâne fossile trouvé
en 1844, par M. Aymard, sur le mont Denise, près du Puy-en-
Velay, présente, il est vrai, des formes caucasiques ; mais les
crânes découverts aux environs de Baden, dans l'archiduché
d'Autriche, offrent les caractères du type africain, et ceux qu'on
a trouvés sur les bords du Rhin et du Danube se rapprochent des
crânes des Caraïbes. Les hommes fossiles de M. Spring, dont
M. Lagneau nous parlait tout à l'heure, n'ont pu être comparés
à aucune des races actuelles. Je rappelle que ces ossements humains ont été découverts dans le mont Chauveau, province de
Namur, à 40 mètres au-dessus du lit de la Meuse. Voici la description de ces débris, telle que M. Spring l'a donnée : crâne
très-petit d'une manière absolue ; très-petit également lorsqu'on
le compare au développement considérable des mâchoires ; front
fuyant, temporaux aplatis, narines larges, arcades dentaires très-
volumineuses, inclinées en avant, et supportant des dents obliques ; angle facial d'environ 70 degrés. Les os des membres sont
peu développés en longueur et paraissent indiquer une taille
égale tout au plus à celle des Lapons. J'ajoute que cette race ne
peut être comparée à la race des hyperboréens actuels, qui ont

la tête grosse, globuleuse, et les dents verticales. C'est donc une race aujourd'hui éteinte, selon toutes probabilités, et la petitesse du crâne, le développement des mâchoires, le prognathisme, sont des caractères évidents d'infériorité. Il est donc probable que les hommes contemporains du diluvium, plus anciens sans doute que ceux dont M. Spring a trouvé les ossements, étaient d'une race au moins aussi inférieure, et cette considération s'ajoute à plusieurs autres pour me faire admettre l'opinion de M. de Castelnau sur la grande infériorité de ces hommes primitifs; mais j'avoue que, si j'en étais réduit à la seule inspection des haches du diluvium, je ne me croirais pas autorisé à adopter cette manière de voir. Je trouve, au contraire, comme M. Bertillon, que la hache n° 1 est aussi parfaite qu'on puisse l'attendre de l'homme le plus intelligent privé du secours des métaux.

L'art de tailler et surtout de polir la pierre est un art beaucoup plus avancé que ne paraît le croire M. de Castelnau. Il faut une longue suite de siècles pour qu'une race, quelque intelligente qu'on la suppose, parvienne à ce degré d'industrie.

Si l'on débarquait dans une île déserte une troupe d'Européens nus et sans armes, quand même ces hommes connaîtraient toutes nos sciences d'application, ils seraient fort embarrassés pour construire des objets plus parfaits que ceux du diluvium. Le Robinson de la légende finit par bâtir une forteresse en bois et creuser un canot; mais il avait des armes à feu et tous les instruments du charpentier. Le véritable Robinson, Alexandre Selkirk, avait aussi des instruments de fer et des armes à feu, puis il les perdit et ne sut même pas se faire d'autres armes avec des instruments de pierre.

***

II

Sur l'industrie primitive. — L'âge de bois. — La pierre taillée et la pierre polie.

(*Bulletins de la Société d'anthropologie*, série I, t. I, p. 86-92, 15 décembre 1859.)

Les objets qui nous sont présentés aujourd'hui, notamment les haches elliptiques n°ˢ 6 et 7, me paraissent de nature à dissiper

en grande partie les doutes que pouvaient conserver quelques-
uns de nos collègues sur l'origine des objets examinés dans
l'avant-dernière séance. Il est évident, en effet, qu'il y a identité presque complète entre les haches n° 2, n°ˢ 6 et 7, trouvées
toutes les trois dans le diluvium de la Somme. Or, s'il est à la rigueur possible que les chocs fortuits donnent naissance à un
fragment de silex d'une forme un peu régulière, cette interprétation n'est plus possible lorsqu'on voit la même forme se reproduire
sur d'autres silex trouvés dans le même terrain. Il est certain
d'ailleurs que l'absence de poli ne peut être considérée comme une
preuve négative, puisque la hache n° 4, qui provient d'une sépulture celtique et qui est parfaitement authentique, a été également taillée par percussion et n'a été nullement polie. Je ferai
la même remarque sur les couteaux. Le couteau n° 1, qui nous
a déjà été présenté, m'avait laissé quelques doutes ; mais ces
doutes se dissipent aujourd'hui lorsque je trouve la même forme,
la même disposition, le même genre de travail sur l'objet dilu-
vien n° 9 et sur l'objet n° 8, trouvé dans une sépulture celtique.

J'arrive maintenant à la question qui a été soulevée par M. de
Castelnau relativement au degré d'intelligence de la race humaine qui a façonné ces instruments rudimentaires. Je répète
d'abord que je n'ai aucun doute sur l'infériorité des races primitives de l'Europe, et je me base sur plusieurs raisons qui me
paraissent également concluantes. En premier lieu ces races ont
disparu, détruites ou chassées par d'autres races ; c'est un caractère relatif d'infériorité. En second lieu, partout où l'on a retrouvé
soit à l'état plus ou moins fossile, soit dans l'étage profond du
terrain moderne, les ossements de ces anciennes races, on a
constaté que leurs crânes appartenaient à des types inférieurs.
J'ai déjà parlé de la race prognathe et à crânes très-petits, dont
M. Spring a recueilli les ossements dans une caverne du mont
Chauveau, près Namur, des crânes négroïdes trouvés à Baden, en
Autriche, et de ces crânes trouvés sur les bords du Rhin dont
les formes rappellent celles des crânes caraïbes. J'ajoute que
M. J.-S. Steenstrup, de Copenhague, a constaté que dans l'étage
inférieur du Danemark tous les crânes sont *brachycéphales*, et
la brachycéphalie est encore un caractère relatif d'infériorité (1).

(1) Quoique brachycéphale moi-même, j'avais accepté humblement le jugement

Ces peuples brachycéphales de l'ancien Danemark n'avaient pas dépassé l'âge de pierre. Je suis donc pleinement convaincu que la race plus ancienne encore à laquelle il faut rapporter les silex taillés du diluvium était fort inférieure à celles qui lui ont succédé sur le sol de l'Europe occidentale. L'examen de ces silex n'infirme pas cette assertion, mais elle ne la confirme pas non plus. Je trouve dans ces objets la première phase d'une industrie qui s'est lentement régularisée et perfectionnée, et, en les comparant aux objets fabriqués dans des époques ultérieures, je trouve que leurs formes se sont succédé dans un ordre parfaitement logique.

Remontons d'abord, par la pensée, à l'époque initiale où l'homme n'avait encore aucune industrie. Privé d'armes naturelles, il n'est pas douteux qu'il dut d'abord se faire des armes de bois. Une branche d'arbre lui servait de bâton ; mais, n'ayant que la force de ses mains pour séparer cette branche du tronc et lui donner la longueur convenable, il ne pouvait se procurer que des bâtons d'assez petit volume, avec lesquels il ne pouvait attaquer les grands animaux. Cette période initiale, qu'on pourrait appeler *l'âge de bois*, et où l'industrie ne dépassait pas celle des orangs et des gorilles, cette période fut courte sans doute ; cependant, elle se trouve implicitement mentionnée dans la fable d'Hercule, de Thésée, de Persée et autres héros armés de la *massue*, qui délivrèrent la terre des monstres, c'est-à-dire qui commencèrent la destruction des grands animaux sauvages. Cette arme nouvelle, la massue, marque le début de l'âge de pierre, car, trop volumineuse pour être façonnée avec les mains, elle ne pouvait se couper qu'au moyen d'un instrument tranchant. On comprend que la nature des localités, la situation plus ou moins superficielle des couches qui renferment des pierres assez dures pour donner des éclats tranchants, durent influer beaucoup sur l'avénement plus ou moins rapide de cette période où l'homme, armé de la massue, commença à détruire les bêtes féroces, et où la possibilité de tailler de grosses

qui accordait la supériorité aux dolichocéphales ; mais les observations que j'ai faites depuis sur la capacité relative du crâne chez les brachycéphales et les dolichocéphales du douzième siècle ont montré que le plus grand cerveau est celui des brachycéphales (voir plus haut, t. I, p. 542-544.) (*Note de 1875.*)

pièces de bois dur lui permit de creuser le sol, de faire des palissades, de construire des huttes et de vivre en société. On demandait dans une précédente séance à quel usage guerrier pouvaient
servir les silex taillés du diluvium ; on faisait remarquer que
c'étaient des armes illusoires ; c'est parfaitement vrai, mais ces
instruments impuissants, contre les grands animaux, servaient à
couper dans le bois des armes solides et dangereuses. Dans l'origine, on n'employait sans doute à cet usage que de simples
éclats de silex ; plus tard on acquit assez d'habileté pour donner
à ces éclats des formes encore mal caractérisées, mais reconnaissables cependant, et voilà pourquoi il y a dans la
collection de M. Boucher de Perthes tant d'objets dont les formes irrégulières et peu constantes ont fait contester l'authenticité. Plus tard l'industrie se régularisa davantage, et tout en
continuant, selon toutes probabilités, à faire un usage très-
fréquent des espèces de couteaux constitués par de simples
éclats de silex, on commença à fabriquer des haches elliptiques
tranchantes sur toute leur circonférence, dont quelques spécimens remarquables sont aujourd'hui sous nos yeux. Ces instruments, dont la fabrication demandait beaucoup de travail, sont
moins nombreux que les autres ; c'étaient peut-être des instruments de luxe destinés à l'usage des chefs ou des principaux personnages de la tribu. En considérant leur forme si incommode à
manier puisque l'un de leurs bords tranchants était toujours dirigé
vers la paume de la main, on a dit que ceux qui avaient inventé cette
forme avaient montré peu d'invention et peu d'intelligence. Cela
n'est exact peut-être que jusqu'à un certain point. Il y avait une
raison pour qu'on donnât un tranchant aussi long que possible à
ces instruments portatifs, qui étaient destinés, comme nos couteaux de poche, à une foule d'usages journaliers ; il ne faut pas
oublier que l'art d'aiguiser le silex était inconnu, qu'un tranchant
une fois émoussé était à jamais hors de service, et qu'il y avait
avantage par conséquent à posséder un instrument qui présentât
sous le plus petit volume possible un tranchant aussi étendu que
possible. Or la forme elliptique répondait à ce besoin. On objecte
encore que, si ces haches elliptiques étaient des instruments de
luxe, on aurait au moins dû prendre la peine d'en polir les surfaces. Mais polir le silex sans le secours des métaux est chose

très-difficile ; j'ai même pu croire d'abord que c'était à peu près impossible ; toutefois je tiens de M. Steenstrup, qui a fait dans le sol du Danemark tant de découvertes précieuses, que les hommes de l'âge de pierre étaient parvenus dans cette localité à polir le silex. Il a découvert de grandes excavations régulières en forme de verre de montre, creusées dans le grès par frottement, sortes de meules immobiles, dans lesquelles on polissait le silex par des frottements répétés. Mais une pareille industrie suppose la division du travail, des manufactures organisées, une nombreuse nation, et ces autochthones du Danemark dont M. Streenstrup a découvert l'existence vivaient à une époque bien plus récente que ceux dont M. Boucher de Perthes a trouvé les haches dans le diluvium. Que si l'on reprochait à ces derniers de n'avoir pas imaginé ce même perfectionnement, je demanderais avant tout si, pour l'usage qu'on faisait des haches elliptiques, le poli de la surface n'aurait pas été plus nuisible qu'utile. L'instrument, tranchant sur tous les bords, aurait nécessairement coupé la paume de la main si les aspérités des deux faces n'avaient donné prise aux doigts. On n'avait donc aucun intérêt à obtenir un résultat purement artistique, qui, sans perfectionner le tranchant, aurait rendu le maniement de l'instrument presque impossible. Ce ne fut pas le sens artistique, ce furent les besoins de la pratique qui amenèrent peu à peu les hommes primitifs à changer la forme de leurs haches. Dès le début de l'époque dite *celtique* (quoique bien antérieure à l'arrivée des Celtes), nous trouvons des tranchants obtenus non plus par simple fracture, mais par le frottement et l'usure. Ces tranchants sont moins effilés que les précédents, mais incomparablement plus solides. Au lieu d'être biconcaves, comme les lames de nos rasoirs, ils sont biconvexes ; leur épaisseur plus grande leur permet de supporter des chocs plus violents, de fournir un plus long service ; en outre, le moyen qui a servi à les établir permet encore de les aviver lorsqu'ils sont émoussés par l'usage. Dès lors, l'instrument, pour fournir un long service, n'a plus besoin de posséder un tranchant très-étendu ; il suffit qu'un seul de ses bords soit avivé, et on abandonne par conséquent la forme elliptique, qui n'a plus de raison d'être, pour adopter la forme de coin, qui permet de déployer une force bien supérieure. Ces deux modifications dans la nature du tranchant et dans la forme de la hache ont nécessairement dû marcher de front. Dès lors encore, il devient possible de songer à polir la surface des haches, mais ce travail de pur luxe artistique n'est nullement nécessaire. Sur bon nombre d'objets en silex trouvés dans les plus anciennes sépultures dites *celtiques*, nous voyons des tranchants taillés avec plus ou moins de soin, tandis que le corps même des haches, couvert de rugosités et d'inégalités, a été simplement taillé par percussion, comme les objets en silex du diluvium. Quant aux haches d'un travail achevé et d'un poli parfait, comme celle que M. Geoffroy Saint-Hilaire a trouvée à la surface du sol, elles sont d'une époque plus récente, et postérieure peut-être à l'invention des instruments de métal. Pour me résumer, je trouve que l'industrie grossière des instruments informes qui marquent le début de l'âge de pierre se rattache, par des nuances graduelles et par une succession logique de perfectionnements, à l'industrie plus avancée de l'époque celtique proprement dite ; que la hache elliptique a été la transition entre le simple éclat de silex et la hache cunéiforme de l'époque dite *celtique* ; qu'enfin, chacune de ces formes a eu dans son temps sa raison d'être.

Si je n'envisageais que ce côté de la question, je considérerais comme possible que ces progrès lents, mais continus, de l'industrie primitive eussent été accomplis par une seule et même race d'hommes. Mais je dois ajouter que le siége des haches de la première période au sein de la couche du diluvium indique que cette période a été séparée de la suivante, sinon par une révolution géologique générale, du moins par un cataclysme local, dans lequel il est fort possible que la race humaine primitive ait péri, comme les éléphants et les rhinocéros qui vivaient à côté d'elle. L'homme toutefois a pu échapper par son intelligence à cette subversion passagère, et, jusqu'à ce qu'on ait trouvé dans le diluvium les ossements des hommes qui furent contemporains du mammouth, ce sera une question douteuse de savoir si la race brachycéphale qui a précédé dans l'Europe occidentale l'arrivée des Celtes et des autres races dolichocéphales descendait ou non de celle dont M. Boucher de Perthes a découvert les vestiges.

III

Sur les crânes du dolmen de Meudon.

(*Bulletins de la Société d'anthropologie*, série I, t. III, p. 320-522, 19 juin 1862.)

J'offre à la Société le moule en plâtre de deux crânes qui ont été trouvés en 1846 par M. Robert, sous le dolmen de Meudon. M. Robert conserve les originaux dans sa collection, mais il a bien voulu m'autoriser à faire mouler pour la Société un exemplaire en plâtre de ces deux crânes.

L'un d'eux est dolichocéphale (longueur, 181 millimètres ; largeur, 128 millimètres ; indice céphalique = 70.7), peu volumineux, et paraît être un crâne de femme. L'autre est brachycéphale (longueur, 177 millimètres ; largeur, 150 millimètres ; indice céphalique = 84.7), grand, très-beau, et provient évidemment d'un homme. Le premier crâne était si fragile, qu'on a dû, pour le conserver, le remplir de ciment. Je n'ai donc pas pu en mesurer la capacité. Mais j'ai pu cuber par le procédé de Morton le crâne brachycéphale, dont la capacité est de 1 540 centimètres cubes.

La date de ces crânes est indéterminée, mais leur situation sous un dolmen prouve qu'ils sont antérieurs à l'époque romaine, et antérieurs à plus forte raison à l'invasion des barbares. Ils datent donc au moins de l'époque dite *celtique*, et il est permis de croire que le crâne dolichocéphale est un crâne celtique, tandis que le crâne brachycéphale appartient à la race autochthone, antérieure à l'arrivée des Celtes. Or ce crâne brachycéphale est très-grand, il est tout à fait semblable à ceux que j'ai présentés l'année dernière à la Société sous le nom d'*eurycéphales*, et qui provenaient d'un caveau de la Cité, antérieure au douzième siècle (1). A cette occasion, M. Pruner-Bey, se basant sur l'examen des crânes qu'on a trouvés sous le dolmen de Marly (2), et qui sont à la fois petits et brachycéphales, a émis la conjecture que les grands crânes brachycéphales du caveau de la Cité provenaient, non de la race autochthone, mais d'un peuple germanique, pro-

(1) Voir plus haut, t. I, p. 346.
(2) A la page 645 du volume de 1861, on imprimé *Meudon* au lieu de *Marly*.

bablement des Franks. Or la grande capacité du crâne brachycéphale de Meudon prouve que le type des grands crânes brachy-
eurycéphales existait en France, bien longtemps avant l'arrivée
des peuples germaniques. Cette capacité, en effet, est considérable. Elle est supérieure de 114 centimètres cubes à la capacité
moyenne des 115 crânes du caveau de la Cité ; elle est même
supérieure de 25 centimètres cubes à celle des 12 crânes les plus
brachycéphales de ce même caveau.

———

IV

Sur les dolichocéphales préceltiques. — Antériorité des dolichocéphales.

(Bulletins de la Société d'anthropologie, série I, t. IV, p. 304-306. 21 mai 1863.)

D'une manière générale, je partage l'opinion de M. Pruner-
Bey sur l'antiquité des races brachycéphales en Europe ; je pense
que celles-ci existaient avant l'arrivée des premières invasions
venues de l'Asie. Mais s'ensuit-il nécessairement qu'il n'y avait
en même temps aucun individu, ou aucune race dolichocéphale ?
Je ne le crois pas. On s'accorde à considérer les crânes de Néanderthal et d'Engis comme les plus anciens crânes d'Europe connus ; l'un et l'autre sont dolichocéphales et le premier beaucoup
plus que le second. Ainsi, en remontant à cette époque reculée,
antérieure à l'arrivée des Celtes en Europe, on reconnaît la trace
d'individus dolichocéphales et brachycéphales, mais les crânes
dolichocéphales sont plus anciens que les autres. Sans doute on
a trouvé dans le Danemark des crânes brachycéphales fort anciens, mais leur séjour dans des couches de terrain relativement
modernes, puisque les animaux et végétaux dont on y trouve les
traces sont encore vivants, ce séjour leur assigne une date plus
récente que celle des crânes d'Engis et de Néanderthal. Ces
races brachycéphales et dolichocéphales ont-elles coexisté ou
se sont-elles succédé sur le sol de l'Europe ? c'est ce qu'il me
paraît difficile de décider absolument et je serais plutôt porté à
croire qu'elles vivaient à la même époque sur différents points
du territoire avant l'arrivée des races asiatiques.

Je trouve que M. Pruner-Bey prodigue bien facilement le nom des Celtes. Que leur arrivée remonte à une haute antiquité, cela ne paraît pas douteux, mais nous n'avons pas à discuter ici ce côté de la question.

Je ne saurais partager l'opinion de notre collègue sur la valeur des recherches de M. Schmerling. Lorsque ce savant les entreprit, bien peu de personnes croyaient l'homme plus ancien que ne l'avait dit Cuvier. M. Schmerling fit ses fouilles pour ainsi dire seul; il a décrit et figuré dans un bel atlas les terrains, les cavernes explorées et les os qui y ont été trouvés. L'exactitude de ces faits a été ensuite confirmée par M. Spring et on peut dire que ces deux savants ont apporté une large part à la démonstration de l'antiquité de l'homme. Aussi, en m'appuyant sur ces données et sur d'autres ultérieurement établies, je crois que le crâne d'Engis est contemporain du mammouth et du rhinocéros fossile.

Avec un certain nombre de savants allemands, M. Pruner-Bey regarde le crâne de Néanderthal comme un crâne d'idiot. Cette hypothèse peut séduire au premier abord, mais elle ne soutient pas l'examen. Il n'y a aucun rapport de capacité entre le crâne de Néanderthal et celui d'un idiot microcéphale analogue, par exemple, à celui que j'ai montré récemment à la Société. Dans la microcéphalie de l'idiot il y a une diminution considérable des extrémités antérieure et postérieure de la tête, ce qui n'existe pas sur le crâne dont nous parlons. Tout au plus pourrait-on le comparer, pour le volume, au crâne de l'Australien ou du Tasmanien.

———

V

Fouilles du dolmen de Chamant (Oise).

Crânes dolichocéphales. — Humérus perforés. — Tibias aplatis en lame de sabre.

Au mois d'août 1863, pendant mon séjour à Pierrefonds, d'où je dirigeais les fouilles du cimetière mérovingien de Chelles, avec le concours de M. de Roucy, de Compiègne, ce savant archéologue voulut bien me signaler les trouvailles faites à Chamant, près Senlis, par M. le comte de Lavaulx, dans une sépulture de l'âge de la pierre polie. Je m'empressai d'aller visiter cette sépulture, qui n'avait été fouillée qu'en partie, et d'où M. de Lavaulx avait déjà extrait un grand nombre d'ossements et d'objets en silex.

M. de Lavaulx eut l'extrême bonté de me donner les renseignements les plus précis sur les fouilles qu'il avait faites. Il voulut bien me permettre d'offrir en son nom au musée de la Société les ossements qu'il avait recueillis. Enfin, il m'annonça qu'il se proposait de compléter ultérieurement ses recherches, et qu'il se ferait un plaisir de m'en avertir, afin que les fouilles fussent terminées en ma présence.

Parmi les ossements qu'il me remit le jour de ma première visite, se trouvaient de nombreux débris de crânes humains, dans un tel état de fragmentation, qu'il était difficile d'en tirer une conclusion. Plus tard, toutefois, je réussis à reconstituer trois crânes qui sont aujourd'hui déposés dans le musée de la Société.

J'ai consigné dans les trois notes suivantes les principaux résultats des fouilles de Chamant.

§ 1. *Description de la sépulture.*

(*Bulletins de la Société d'anthropologie*, 1ʳᵉ série, t. IV, p. 652-656, 17 décembre 1863.)

Le 3 octobre 1863, en voulant enlever des pierres qui gênaient la culture d'un champ situé au nord de l'habitation de M. de Lavaulx, sur le penchant méridional d'une colline, on a trouvé un monument funéraire formé de murs en pierres très-grandes, plantées verticalement et mises les unes au bout des autres sur deux rangs parallèles. Ces pierres verticales hautes d'environ un mètre et demi et épaisses de 30 à 40 centimètres, supportaient dans l'origine des pierres horizontales placées, transversalement sur les deux murs, et formant ainsi avec ces derniers une allée couverte. Mais le poids des terres qui recouvraient ce monument avait fini par briser les pierres horizontales, dont les débris se sont affaissés et ont été retrouvés dans l'intérieur du monument.

Cette sépulture a 14ᵐ,50 de longueur intérieure, sur 2ᵐ,30 de large. Elle est exactement dirigée du sud au nord. L'entrée, qui est rétrécie, regarde vers le sud. L'extrémité opposée est fermée par deux grandes pierres verticales qui forment la paroi septentrionale de la sépulture, et qui ont 45 centimètres d'épaisseur. Toutes ces pierres sont maintenues extérieurement par d'autres pierres beaucoup plus petites et placées debout. Celles-ci forment derrière les grandes pierres du fond un massif de 1ᵐ,50 d'épaisseur. Plusieurs des grandes pierres d'enceinte sont percées à jour par un certain nombre de trous de dimensions très-inégales et d'une forme peu régulière, quoique en général arrondie. Les plus grands trous ont jusqu'à 12 et 15 centimètres de diamètre, d'autres sont beaucoup plus petits. On trouve dans les terrains environnants beaucoup de grandes pierres de même nature que celles du monument, mais aucune ne présente de trous comparables à ceux qu'on vient d'indiquer. Ces trous paraissent donc avoir été creusés artificiellement. La pierre verticale du fond est remarquable par le nombre et les dimensions des trous qui y sont creusés.

Les deux murs latéraux sont exactement parallèles, à partir du fond, dans une étendue de 10ᵐ,50, puis ils convergent graduellement, dans une étendue de 4 mètres, jusqu'à l'entrée, qui n'a guère plus de 1 mètre de large.

A 4 mètres de l'entrée existe une cloison transversale incomplète, formée par deux pierres verticales de même hauteur que les pierres d'enceinte, et laissant entre elles, dans l'axe du monument, une sorte de porte large d'environ 60 centimètres. Entre cette cloison transversale et l'entrée, se trouve interceptée une première chambre, qui a la forme d'un trapèze régulier, étroit et long. Entre cette même cloison et le mur septentrional, le monument a la forme d'un rectangle bien régulier, long de 10 mètres et large de 2ᵐ,30. Ce rectangle se trouve subdivisé en trois chambres par deux cloisons beaucoup plus incomplètes que la précédente et constituées chacune par une seule pierre verticale adossée à la paroi occidentale. Dans la chambre du milieu, et toujours vers la paroi occidentale, se trouvent plusieurs pierres moins hautes que les autres, qui paraissent constituer une espèce d'autel.

L'intérieur de cette sépulture était entièrement rempli, au moment où les fouilles ont été faites, de terre, de pierres et d'ossements. La couche supérieure, continue avec la terre végétale qui recouvrait le monument, avait une épaisseur de 80 centimètres environ. Dans cette couche, on a trouvé superposés les débris des grandes dalles horizontales qui formaient autrefois le plafond de la sépulture, et, plus bas, des pierres plus petites avec des débris de rognons de silex, qui n'entrent pas dans la composition des terrains environnants, et qui ont dû même être apportés d'une grande distance.

La présence de ces rognons, au milieu desquels existaient quelques débris de coquillages terrestres, indique le niveau du plan qui formait le sol de la sépulture avant que les terres supérieures y eussent fait irruption. A partir de ce niveau jusqu'en bas, existe une seconde couche principalement composée d'ossements humains, parmi lesquels se trouvent des débris de poterie très-grossière, des objets en os, en silex, en pierres taillées; cette couche d'ossements présente une épaisseur qui varie entre 25 à 50 centimètres. Elle repose inférieurement sur une espèce de dallage très-grossier en pierres plates assez minces, qui reposent elle-mêmes directement sur le tuf. On a évalué à cent ou cent cinquante le nombre des individus qui ont été inhumés dans cette sépulture. La couche d'ossements existe partout, aussi bien dans la chambre d'entrée que dans les autres.

Quoique les os fussent fort altérés et que la plupart fussent même réduits en fragments très-petits, on a pu constater que les squelettes étaient en général couchés sur le dos. Plusieurs étaient superposés et séparés par des pierres plates. On a trouvé quelques os humains calcinés, beaucoup de pierres qui ont également subi l'action du feu, une grande quantité de cendres et de charbons, des fragments nombreux de poterie grossière, et des ossements de divers animaux tels que le cheval, le renard, le mouton ou le chevreuil.

Une dent carnassière, provenant de la mâchoire supérieure d'un *canis*, a été soumise à l'examen de M. Lartet, qui est disposé à la rapporter à un loup de petite taille. Elle pourrait à la rigueur provenir d'un chien de grande taille, mais M. Lartet fait remarquer que tous les ossements de chiens qui ont été trouvés dans des sépultures de la même époque étaient peu volumineux et provenaient de chiens de petite race.

On a trouvé aussi, dans la couche d'ossements, une défense de sanglier notablement plus grosse et plus longue que toutes celles avec lesquelles on l'a comparée.

Il n'y avait dans cette sépulture aucun objet métallique, aucune trace de métal. Mais on y a recueilli des haches en silex poli très-bien conservées; une belle hache en jade de Saussure; une très-grande hache en pierre calcaire à demi polie; des têtes de flèches en silex, dont l'une est ovalaire et légèrement dentelée sur les bords; plusieurs couteaux en silex, les uns grands, les autres très-petits; une toute petite hache en silex non poli, et une pointe de lance ovalaire en silex, très-régulière, quoique in-complétement polie, et finement dentelée sur les bords. Ce dernier objet a 8 centimètres de long.

Le seul objet en os travaillé qu'on ait trouvé jusqu'ici est un poinçon, formé de l'un des métatarsiens avortés qui se trouvent derrière la partie supérieure du canon du cheval. On sait que ces os se terminent naturellement en pointe; il suffit d'un léger travail pour les transformer en poinçon; aussi en trouve-t-on fréquemment dans les sépultures de l'âge de pierre.

Les nombreux fragments de poterie sont d'une composition très-grossière. Ils ont été faits avec une terre qui renfermait beaucoup de petites coquilles. Ils présentent des traces de l'action du feu, mais seulement sur la surface extérieure. Il est probable que ces poteries étaient d'abord séchées au soleil et cuites seulement dans un feu peu intense.

§ 2. Les trois crânes de Chamant.

(Bulletins de la Société d'anthropologie, 1re série, t. V, p. 5-6. 7 janvier 1864.)

Je dépose sur le bureau, au nom de M. le comte de Lavaulx, trois crânes provenant de la sépulture de Chamant (Oise). Ces crânes n'ont pu être étudiés dans la dernière séance, parce qu'ils étaient trop morcelés. Mais M. de Lavaulx ayant eu soin de ne faire aucune confusion entre les nombreux fragments des divers crânes, j'ai pu reconstruire ces crânes qui, bien qu'incomplets, peuvent maintenant être étudiés dans leurs principaux caractères. Voici le tableau des diamètres transverses et antéro-postérieurs.

	DIAMÈTRE antéro-postérieur.	DIAMÈTRE traverse.	INDICE céphalique.
N° 1 . . .	178 millimètres	140 millimètres	78.65 pour 100.
N° 2 . . .	189 —	135 —	71.42 —
N° 3 . . .	184 —	144 —	78.26 —

Le numéro 2 est très-dolichocéphale. Les deux autres sont

mésaticéphales, mais se rapprochent beaucoup plus de la dolichocéphalie que de la brachycéphalie.

§ 3. *Rapport sur les dernières fouilles de Chamant.*

(*Bulletins de la Société d'anthropologie*, 1ʳᵉ série, t. V, p. 636-642. 4 août 1864.)

Les fouilles de la sépulture de Chamant, interrompues par l'hiver, ont été reprises le 16 mai et terminées le jour même en présence de M. le comte de Lavaulx, propriétaire de la sépulture, de M. le docteur Challand, de Senlis, et de MM. Bertillon, Bertrand, Broca, Girard de Rialle, Lagneau, de Montblanc et Simonot, membres de la Société d'anthropologie.

Il restait encore dans les deux dernières chambres (3ᵉ et 4ᵉ), deux grands amas de terre qui ont été entièrement retournés. On en a extrait : 1° une magnifique hache de silex, merveilleusement polie, dont le tranchant était encore parfaitement affilé ; 2° plusieurs os de ruminants domestiques, très-incomplets ; 3° un fragment de mâchoire de blaireau ; 4° des fragments de poteries très-grossières, séchées au soleil, quelques-unes ayant subi sur leur face extérieure l'action du feu ; 5° une grande quantité de cendres et de charbon de bois ; 6° quelques os de mammifères carbonisés ; 7° quelques fragments de silex taillés en flèche, et un grand nombre de rognons et d'éclats de silex, tout à fait informes, mais qui ont été évidemment déposés à dessein dans la sépulture, car on n'en trouve point de pareils dans les terrains environnants, et ils ont dû être apportés d'une grande distance ; 8° un grand nombre de fragments d'une pierre d'un gris verdâtre, qui exhale lorsqu'on la frotte et surtout lorsqu'on la casse, une forte odeur d'acide sulfhydrique. Il n'existe aucune pierre semblable dans les environs. Quelques-uns de ces fragments sont assez petits, d'autres pèsent plus d'un kilogramme (Les dents de loup, de sanglier, de cheval, de renard, les flèches, couteaux, etc., provenant des premières fouilles ont déjà été mentionnés plus haut, p. 322.)

On a retourné le sol de la sépulture jusqu'aux dalles horizontales qui en formaient le plancher. On n'y a trouvé aucune trace de métal.

Il y avait dans la deuxième chambre, contre la paroi occidentale, un amas à peu près cubique de grandes pierres, qui avait passé au premier abord pour une espèce d'autel (voir p. 321); mais après l'avoir déblayé, on a reconnu que cet amas de pierre avait été produit fortuitement par la chute des débris de dalles horizontales supérieures. Sous ces débris de dalles existait une grande quantité de terre remplie d'ossements humains, comme le reste du sol de la sépulture.

On a étudié avec beaucoup d'attention les grands trous creusés dans les grandes pierres d'enceinte, et surtout dans l'énorme pierre verticale qui formait le fond de la sépulture. Ces trous, pour la plupart parfaitement réguliers et horizontaux, situés à des hauteurs très-diverses, très-variables d'ailleurs sous le rapport de la largeur, paraissaient, au premier abord, avoir été creusés par la main de l'homme, d'autant mieux que les roches environnantes ne présentent point de perforations semblables (p. 321). Mais en étudiant de plus près la disposition de ces trous, on a reconnu qu'ils formaient des séries parallèles comme les trous creusés par des pholades dans les falaises au niveau de l'eau. Et ce qui a confirmé cette opinion, c'est qu'on a découvert plusieurs trous dont la direction était sinueuse et dont le fond ne pouvait être atteint par un instrument rectiligne. Ceux-là n'auraient pas pu évidemment être creusés par la main de l'homme. La circonstance qu'il n'y a pas de pierres trouées dans les environs de Chamant prouve seulement que ces pierres trouées ont été apportées de loin.

Les *ossements humains* que l'on a recueillis, et qui vont être déposés aujourd'hui même dans le musée, sont très-nombreux. Il y avait un grand nombre de fragments d'os du crâne, mais deux crânes seulement avaient conservé leur forme, et encore étaient-ils extrêmement délabrés. L'un, provenant d'un enfant d'environ sept ans, était presque à moitié détruit. Il n'en restait que les deux maxillaires supérieurs, le frontal et une partie des pariétaux et du sphénoïde. Ces os, très-minces, n'ont pu être remis en rapport les uns avec les autres qu'avec beaucoup de difficulté. Le second crâne, provenant d'un homme adulte qui paraît âgé d'environ quarante ans, avait perdu sa face, une partie de sa base, et l'un de ses temporaux. Ce qui en restait était réduit en une cinquantaine de fragments pour la plupart très-petits. Mais il a été possible de remettre tous ces fragments en place et de reconstituer un crâne assez complet pour qu'on puisse en étudier les principaux caractères. La mâchoire inférieure volumineuse, massive, à branches carrées et verticales, est pourvue de toutes ses dents, dont la couronne est assez fortement usée. La voûte du crâne présente un ovale assez régulier, la région frontale est très-développée, la région occipitale l'est davantage encore. Les apophyses mastoïdes sont volumineuses et longues, la protubérance occipitale peu saillante, le trou occipital, qui est complet, est grand et ovalaire. Diamètre antéro-postérieur, maximum 190 ; diamètre transversal, maximum 142. Indice céphalique, 74.73. Diamètre vertical basilo-bregmatique, 137. Indice vertical du crâne, 72.22 Diamètre frontal, minimum 90.

On voit que ce crâne est dolichocéphale. Parmi les trois autres crânes provenant de la sépulture de Chamant et déjà mentionnés dans les *Bulletins* (voir plus haut, p. 323), l'un, n° 2, est encore plus dolichocéphale (indice céphalique, 74.42). Les deux autres sont mésaticéphales (78.26 et 78.65). En résumé, sur les quatre crânes de Chamant, deux sont nettement dolichocéphales, deux sont mésaticéphales. L'absence probable des brachycéphales dans cette sépulture de l'âge de pierre mérite d'être signalée.

Une trentaine de mâchoires inférieures plus ou moins complètes ont été conservées.

Les os longs sont en général d'une petite dimension. Tout permet de croire que ce peuple était d'une taille inférieure à la nôtre.

On a recueilli avec soin tous les humérus, pour étudier la question du trou olécranien. Je rappellerai que sur les trente-quatre humérus provenant de la caverne sépulcrale d'Orrouy (âge de bronze), huit présentaient une perforation naturelle dans la fosse olécranienne (*Bulletins*, t. IV, p. 513). Pour apprécier toute la singularité de ce fait, il suffira de rappeler que dans la sépulture mérovingienne de Chelles, sur environ mille tombes qui ont été ouvertes, on n'a trouvé que cinq humérus perforés (quatre de ces humérus ont été donnés au musée de la Société par M. Bourgeois ; voir *Bulletins*, t. IV, p. 586). Il était naturel de se demander si ce caractère, si rare aujourd'hui, et si rare au sixième siècle, n'aurait pas prévalu à une époque plus reculée chez l'une des races autochthones. On a donc recueilli et déposé dans le musée de la Société tous les humérus qu'on a trouvés dans la sépulture de Chamant et sur lesquels la fosse olécranienne pouvait être étudiée. Ils sont au nombre de vingt-sept. Deux d'entre eux, provenant d'individus différents, sont percés naturellement dans la fosse olécranienne d'un grand trou parfaitement régulier. Les bords des trous, examinés à la loupe, ne présentent ni dentelures ni fêlures. Cette portion de 2 sur 27 est très-forte, eu égard à ce qu'on observe aujourd'hui, puisqu'elle s'élève à plus de 7 pour 100 ; mais elle est peu considérable, si on la compare au rapport de 8 à 34 ou de 24 pour 100 qu'on a trouvé à Orrouy, dans une sépulture beaucoup moins ancienne. La distance de Chamant à Orrouy n'est que de six à sept lieues.

Les faits connus jusqu'ici ne permettent pas de conclure qu'il y ait eu dans cette région une race caractérisée par la perforation de la fosse olécranienne. Mais il est probable que, parmi les races qui s'y sont fixées autrefois, il y en avait une où ce caractère, qui constitue aujourd'hui en Europe une anomalie assez rare, se présentait assez fréquemment. Pour expliquer la fréquence extraordinaire observée à Orrouy, je suis porté à croire que la caverne d'Orrouy était la sépulture d'une famille ou d'une petite tribu dans laquelle, par suite des alliances consanguines, cette anomalie était devenue héréditaire.

On n'a pu obtenir à Chamant qu'un seul tibia complet ; mais on a trouvé des diaphyses tibiales en assez grand nombre. M. Lagneau, à cette occasion, a fait une remarque intéressante : c'est que la crête du tibia est en général beaucoup plus tranchante qu'elle ne l'est sur les squelettes modernes. La face interne et la face externe du corps se réunissent en avant sous un angle très-aigu ; la diaphyse, très-épaisse d'avant en arrière, est au contraire très-mince dans le sens transversal, et présente ainsi une forme fréquente chez les sujets qui ont été rachitiques dans leur enfance. Cette forme est désignée, comme on sait, sous le nom de *lame de sabre*. Mais les tibias de Chamant ne sont pas des tibias rachitiques. En effet, on n'a trouvé aucune déformation rachitique sur les os autres que les tibias. Les ti-

bias eux-mêmes ne sont nullement arqués. Les courbures produites par le rachitisme se redressent quelquefois en grande partie lorsque la maladie est guérie ; mais il en reste presque toujours des traces manifestes qu'on n'a retrouvées sur aucun des
tibias de Chamant. Enfin, les os qui ont été autrefois rachitiques conservent, après la guérison de la maladie, une structure
particulière, tandis que les tibias de Chamant ont la structure
la plus normale. Leur conformation remarquable n'est donc pas
pathologique.

Cette observation a acquis une grande importance depuis que
les fouilles pratiquées dans les cavernes et les brèches osseuses
de Gibraltar ont fourni des tibias humains semblables à ceux de
Chamant. C'est ce qui résulte d'un article publié il y a quelques
jours dans *the Reader* par M. Busk. Les os de Gibraltar paraissent avoir été contemporains du rhinocéros, et sont en tous cas
bien plus anciens que ceux de Chamant, qui datent seulement
de l'époque de la pierre polie. Il n'en est pas moins intéressant
de constater l'existence d'un caractère commun entre les tibias
de ces deux pays et de ces deux époques.

<hr>

VI

Sur les crânes dolichocéphales préceltiques
de la Grande-Bretagne.

(*Bulletins de la Société d'anthropologie*, 1re série, t. V, p. 395-412. 5 mai 1864.)

M. Thurnam, ayant pris connaissance des discussions de la Société
d'anthropologie de Paris sur les dolichocéphales antérieurs à l'époque
indo-européenne, voulut bien me communiquer le résultat de ses recherches
sur les anciennes sépultures de la Grande-Bretagne, et me confier son manuscrit, qui a été publié intégralement depuis dans le tome I des *Mémoires
de la Société d'anthropologie de Londres*. L'importance des faits consignés
dans ce travail me décida à en faire l'extrait suivant, dont je donnai lecture dans la séance du 5 mai 1864 :

M. Thurnam expose d'abord en abrégé la doctrine qu'il se
propose de développer dans le cours de son mémoire.

« Les sépultures de l'époque préromaine de la Grande-Bretagne se présentent sous deux formes bien distinctes : 1° les *long-barrows*, désignés encore sous le nom de tombes mégalithiques, d'allées couvertes, de galeries couvertes, de chambres souterraines, et ayant le plus souvent la forme de rectangles très-allongés (1) ; 2° les *round-barrows* ou *circular-barrows*, de dimensions beaucoup plus restreintes, de forme plus ou moins arrondie, recouverts d'un monticule de terre et désignés spécialement sous le nom de *tumuli*.

On ne trouve dans les long-barrows que des instruments en pierre ou en os d'animaux. Les round-barrows renferment en outre, pour la plupart, des objets en bronze. Les premiers datent donc d'une époque plus ancienne que les derniers.

Les crânes et squelettes trouvés dans les long-barrows de la Grande-Bretagne proviennent d'une race très-dolichocéphale, de taille moyenne ou petite ; au contraire, les crânes des round-barrows sont pour la plupart brachycéphales ou sous-brachycéphales (2) ; et la dimension des os longs accuse une race de haute taille.

Le sol de la Grande-Bretagne a donc été occupé d'abord par une race petite et dolichocéphale, et conquis ultérieurement par une race grande et brachycéphale. Cette dernière race est probablement celle qui, d'après Jules César, venant de la Gaule belgique, avait franchi le Pas-de-Calais et introduit, dans la partie méridionale de l'île de Bretagne, la langue et les mœurs belges.

Après cet exposé sommaire de ses opinions, M. Thurnam résume celles des auteurs qui ont écrit sur le même sujet.

William Edwards, qui avait en vue surtout les populations des Gaules, admettait l'existence de deux races gauloises, l'une gaélique, l'autre kymrique. Le *type gall* était caractérisé, suivant lui, par une tête ronde (brachycéphale) et par une stature moyenne ; le *type kymri*, par une tête longue (dolichocéphale), et une haute stature.

---

(1) La sépulture de Chamant, décrite dans le quatrième volume des *Bulletins de la Société d'anthropologie*, p. 652 et suiv., rentre dans la catégorie des sépultures désignées sous le nom de *long-barrows* (voir l'article ci-dessus).

(2) Pour la définition des crânes brachycéphales et des crânes sous-brachycéphales, voyez *Bulletins de la Société d'anthropologie*, 1861, t. II, p. 507, et plus haut, dans le présent recueil, t. I, p. 339.

M. de Belloguet combat la dualité de la race gauloise. Il admet :
1° une race autochthone préceltique, plutôt ligurienne qu'ibérienne, caractérisée par une tête ronde, une taille petite, des
yeux et des cheveux bruns ; 2° une race conquérante, blonde,
grande, à tête longue : c'ést la race des Celtes, qui, trop peu
nombreuse, finit par se fondre dans la race préceltique. Tous
les Celtes de la Gaule, y compris les Belges, étaient de la même
race et présentaient les mêmes caractères.

Cette opinion se rapproche de celle de Retzius, qui, d'une
manière générale, rapportait tous les habitants primitifs de l'Europe à une race brachycéphale, probablement touranienne, dont
les Basques, brachycéphales, suivant lui, seraient les représentants actuels. Les Celtes dolichocéphales se seraient superposés
et substitués à cette race autochthone en Scandinavie et dans
l'Europe occidentale.

Les vues de M. Retzius, continue M. Thurnam, sont soutenues
par M. Pruner-Bey, et jusqu'à un certain point par M. Broca.
Mais celui-ci pense néanmoins qu'avant l'arrivée des premiers immigrants asiatiques, l'Europe occidentale recélait déjà au moins
deux races, l'une dolichocéphale, l'autre brachycéphale ; et il se
demande même si la première n'était pas antérieure à la seconde.

M. Bateman, en 1852 et en 1861, a divisé les sépultures pré-
romaines de la Grande-Bretagne en deux groupes : 1° les long-
barrows renfermant un grand nombre de corps et datant exclusivement de l'âge de pierre ; ces long-barrows, souvent divisés
en chambres (*chambered-barrows*), ont été construits par un
peuple au crâne long et étroit, c'est-à-dire dolichocéphale ; 2° les
barrows plus petits, renfermant seulement un ou deux corps, et
datant de l'âge de bronze. Les crânes de ces petits barrows, associés au silex et au bronze, sont petits et brachycéphales. On
voit que l'opinion de M. Bateman coïncide assez bien avec celle
de M. Thurnam. M. Wilson (1863) se basant également sur
l'étude des sépultures, admet qu'avant l'époque romaine la
Grande-Bretagne a été occupée successivement par trois races :
1° une race autochthone, dont le crâne est dolichocéphale, et
présente en outre, en arrière du bregma, la dépression transversale qui caractérise les crânes *cymbocéphales* ou en *bateau*. C'est
la race de l'âge de pierre et des long-barrows ; 2° une première

race étrangère, peut-être touranienne, dont le crâne brachycéphale présente un aplatissement dans la région de l'écaille occipitale. Les sépultures de cette race sont les petits barrows et renferment, avec beaucoup d'instruments de silex, un petit nombre d'objets en bronze ; 3° enfin une deuxième race étrangère, indo-européenne et dolichocéphale, la race celtique, est venue après cette race brachycéphale.

Pour ce qui concerne spécialement les anciennes populations de l'Irlande, M. Wilde a admis en 1844 l'existence d'une race autochthone dolichocéphale, aux cheveux probablement bruns ou noirs ; c'est la race des grands tombeaux. Une race conquérante, blonde et brachycéphale aurait construit ensuite les petits tombeaux ou *cysts* correspondant à ceux que M. Thurnam appelle round-barrows.

Après avoir ainsi montré que la doctrine de Retzius a trouvé plusieurs opposants très-autorisés parmi les savants qui ont étudié l'ethnologie primitive de la Grande-Bretagne, M. Thurnam expose les faits sur lesquels repose sa propre doctrine. Il parle d'abord de l'état actuel des populations. En Angleterre, on trouve aujourd'hui deux types principaux : l'un dolichocéphale, avec une taille au-dessus de la moyenne, une peau blanche, des yeux et des cheveux clairs ; l'autre brachycéphale, associé en général à une taille plus petite, avec un teint brun, des yeux et des cheveux de couleur foncée. Le premier est prédominant et est, suivant l'auteur, d'origine teutonique ; il a été importé par les invasions scandinave et anglo-saxonne. Le second, beaucoup moins répandu, est celui des ancêtres bretons ou celtiques. En France, les deux types existent également, mais la prédominance appartient au second. Comme en Angleterre, le type dolichocéphale y est d'origine teutonique, et l'auteur le rapporte aux invasions des Goths, des Burgondes, des Franks et des Scandinaves (Normands). Suivant lui, le type brachycéphale provient, dans les deux pays, des conquérants celtiques et non de la race préceltique, qui était dolichocéphale. Il ne conteste pas que la race préceltique dolichocéphale ait pu se maintenir jusqu'à nos jours dans certaines régions circonscrites, comme les Hébrides, l'Irlande occidentale et la Basse-Bretagne, mais il pense d'une manière générale que la dolichocéphalie actuelle ne date que d'une époque relativement moderne ; qu'elle ne remonte ni à l'invasion celtique, comme le croyait Retzius, ni à l'invasion kymrique, comme le croyait Will. Edwards, mais seulement à l'invasion des races teutoniques ou germaniques. Il passe alors à l'étude des crânes et des squelettes qui proviennent des anciens tombeaux.

L'usage du bronze ayant été apporté par les Celtes, les *round-barrows*, où l'on trouve des objets en bronze associés à des objets en silex, datent de l'époque celtique. Or les crânes brachycéphales et sous-brachycéphales des anciens tombeaux de la Grande-Bretagne proviennent des *round-barrows*, tandis que les crânes des *long-barrows*, associés seulement à des objets en pierre, sans aucune trace de métal, et datant par conséquent de l'époque préceltique, sont dolichocéphales. On a trouvé dans les round-barrows un certain nombre de crânes dolichocéphales, et il n'en peut être autrement, puisque la race préceltique dolichocéphale n'a pu être exterminée subitement par les Celtes brachycéphales. Il y a eu mélange de races ; les dolichocéphales, les mésaticéphales et les sous-brachycéphales des *round-barrows* attestent ce mélange. Mais rien de pareil n'existe dans les *long-barrows* de la Grande-Bretagne. Tous les crânes authentiques et *primitifs* de ces *long-barrows* sont dolichocéphales. S'il paraît quelquefois en être autrement, c'est parce que, dans certains cas, des *long-barrows*, depuis longtemps abandonnés, ont servi beaucoup plus tard à des inhumations que l'auteur désigne sous le nom d'*enterrements secondaires*. Il a été fait de ces enterrements secondaires *jusque dans la période anglo-saxonne*. On les reconnaît à la nature des objets qui accompagnent les corps, à la situation superficielle de ces corps, qui sont déposés dans les couches supérieures de la sépulture, et souvent enfin à divers indices qui prouvent que le monument a été rouvert après avoir été longtemps fermé. En enlevant les couches superficielles qui renferment les restes de ces enterrements secondaires, et en continuant les fouilles, on trouve toujours, dans les couches inférieures, les restes de l'enterrement primitif, qui remonte à l'âge de pierre.

Si l'on se met à l'abri de cette cause d'erreur, on arrive à constater que *dans la Grande-Bretagne*, la race préceltique des long-barrows était exclusivement dolichocéphale ; la coexistence du type dolichocéphale et du type brachycéphale (celui-ci prédominant) se rencontre pour la première fois à l'âge de bronze, dans les round-barrows de l'époque celtique.

La loi qui précède n'est applicable qu'aux barrows de la Grande-Bretagne. En France, les long-barrows, quoique appartenant encore à l'âge de pierre, renferment souvent des crânes brachycéphales associés aux crânes dolichocéphales. On a trouvé les deux types dans le *long-barrow* de Meudon. Le type brachycéphale paraissait même prédominer dans les *long-barrows* de Marly-le-Roi et de l'Isle-Adam, tandis que, d'après les résultats connus jusqu'ici, le type dolichocéphale prédomine au contraire dans le *long-barrow* de Chamant. Après avoir étudié comparativement les crânes dolichocéphales et les crânes brachycéphales des *long-barrows* de France, déposés dans les galeries du Muséum d'histoire naturelle de Paris, M. Serres a rapporté ceux-ci au type gall, de M. Will. Edwards, et ceux-là au type kymri; mais il s'agit de l'âge de pierre, époque antérieure aux Galls et surtout aux Kymris.

Ainsi, tandis qu'en Grande-Bretagne, les *long-barrows* ont été construits par une race exclusivement dolichocéphale, en France, au contraire, ils ont été construits par un peuple où la race dolichocéphale était déjà mélangée avec la race brachycéphale. Le mélange de ces deux races a donc eu lieu en France, où il remonte à l'âge de pierre, avant de s'effectuer dans la Grande-Bretagne, où il ne remonte qu'à l'âge de bronze, c'est-à-dire à l'époque des *round-barrows*.

En Scandinavie, enfin, les *long-barrows*, désignés sous les noms de *tombes mégalithiques* ou de *chambre des géants*, paraissent ne renfermer que des crânes brachycéphales. En se basant sur ce fait, que M. Thurnam accepte pleinement, Retzius a admis que la population primitive de la Scandinavie était exclusivement brachycéphale; puis il a étendu cette conclusion à toute l'Europe occidentale, en se basant sur l'étude des deux crânes basques, ou réputés tels (1), qui sont actuellement déposés dans le musée de Stockholm.

Ces deux crânes étant brachycéphales, M. Retzius en a conclu

(1) M. Thurnam met en doute l'authenticité de ces crânes (voir *Memoirs of the Anthropological Society of London*, vol. I, p. 150).

que les Basques sont brachycéphales, et que le type primitif des peuples de l'Europe occidentale, effacé ailleurs par le type dolichocéphale des conquérants celtiques, s'est maintenu à l'état de pureté chez le peuple basque, qui, dans cette région, a seul conservé sa langue préceltique. Tout en admettant que les Basques ont pu subir des mélanges de sang, M. Thurnam pense qu'ils sont probablement plus rapprochés du type primitif préceltique que les autres populations actuelles de l'Europe occidentale ; mais il ne s'est pas tenu pour satisfait de la conclusion que Retzius a fait reposer surtout sur l'étude de deux crânes basques, dont l'un au moins est d'une authenticité fort douteuse. Il est donc venu à Paris, il a examiné attentivement et mesuré les soixante crânes basques du musée de la Société d'anthropologie ; il a constaté que les brachycéphales y sont en très-petite minorité, que beaucoup sont franchement dolichocéphales, et, quoique ces crânes basques soient *en moyenne* moins dolichocéphales que ceux des *long-barrows* de la Grande-Bretagne, il a été frappé, dès le premier coup d'œil, de la ressemblance qui existe entre les Basques de cette collection et les anciens Bretons de l'âge de pierre.

Revenant alors sur l'étude des *barrows* de la Grande-Bretagne, M. Thurnam énumère la plupart des *long-barrows* qui ont été fouillés depuis quelques années dans l'Angleterre et dans le pays de Galles. Il insiste particulièrement sur celui de Stonehenge, et sur ceux de Tilshead, de Rodmarton et de Winterbourn-Stoke, d'où ont été extraits les crânes dont les photographies accompagnent son mémoire (voir plus haut les figures de la page 127). Le *long-barrow* de Stonehenge est l'un des plus grands que l'on connaisse ; il a 240 pieds anglais de long sur 64 de large et 9 de haut. Ce *barrow* est un de ceux où ont été pratiqués les enterrements secondaires. On a trouvé dans les couches supérieures plusieurs crânes bretons brachycéphales à occiput aplati, et à 9 pieds audessous de ce niveau, après avoir traversé une couche remplie de débris de chaux qui n'avait pas moins de 6 pieds d'épaisseur, on a trouvé, dans une couche de terre noire et onctueuse qui reposait directement sur le roc, et qui remplissait le tiers inférieur du *barrow*, les restes de l'enterrement primaire, savoir : un squelette à crâne dolichocéphale, couché sur le côté droit, avec les genoux repliés ; un long instrument de silex, un os de cheval, etc.

Les crânes nombreux qui ont été recueillis dans les *long-barrows* donnent un indice céphalique moyen d'environ 70 pour 100; ils sont donc très-dolichocéphales. Les crânes des *round-barrows* donnent un indice moyen de 80 pour 100; ce chiffre semble n'indiquer au premier abord qu'une brachycéphalie peu prononcée; mais c'est un chiffre moyen, qui s'est notablement abaissé par le mélange des brachycéphales avec un certain nombre de crânes dolichocéphales provenant de la race préceltique.

Beaucoup de crânes des *long-barrows* présentent, immédiatement én arrière de la suture coronale, une dépression transversale, dite *post-coronale*, qui était probablement naturelle, mais qui a pu être exagérée par des moyens de déformation artificielle. On trouve au contraire dans les *round-barrows* beaucoup de crânes brachycéphales dont l'écaille occipitale est aplatie. Il résulte des recherches de M. Barnard Davis que cette dépression occipitale est probablement artificielle et due à l'action mécanique de la planche sur laquelle on couchait les enfants.

Pour résumer en un aphorisme facile à graver dans la mémoire les résultats des explorations faites dans les tombeaux de la Grande-Bretagne, l'auteur énonce la proposition suivante :

Long-barrows, longs crânes; round-barrows, crânes ronds; barrows dolichotaphiques, crânes dolichocéphales; barrows brachytaphiques, crânes brachycéphales.

Et il répète que cette proposition n'est applicable qu'aux *barrows* de la Grande-Bretagne.

Les *round-barrows* ayant été construits par un peuple brachycéphale qui venait de la Gaule, et qui apportait avec lui l'usage du bronze et la langue celtique, M. Thurnam se demande, en terminant, comment ce peuple brachycéphale, qui par cela même n'était pas indo-européen, a pu introduire dans la Grande-Bretagne une langue indo-européenne ? Cette apparente contradiction le conduit à admettre que les Celtes qui conquirent la Grande-Bretagne n'étaient Indo-Européens que par la langue, et ne l'étaient plus par la race. Il rappelle que les Grisons des Alpes rhétiques, dont les ancêtres étaient tout à fait celtiques à l'époque romaine, sont encore brachycéphales; les Allemands modernes, décrits comme dolichocéphales par Retzius, sont réellement brachycéphales, sinon partout, du moins à Halle, où, d'après M. Welcker, les crânes brachycéphales sont en grande majorité, où les crânes très-dolichocéphales sont fort rares, et où l'indice céphalique moyen est de 80,5 pour 100 ; enfin, les divers peuples slaves, qui parlent des langues indo-européennes, sont très-brachycéphales, et présentent un indice céphalique de 80 à 84 et même 88 pour 100. Comme eux, les peuples celtiques qui conquirent la Grande-Bretagne sur les autochthones dolichocéphales pouvaient allier un type brachycéphale, peut-être tourarien, à une langue empruntée aux Indo-Européens. »

M. Pruner-Bey, à qui j'avais fait savoir que je communiquerais ce jour-là à la Société les principaux résultats des recherches de M. Thurnam, avait préparé une réponse écrite, dont il donna lecture séance tenante. Il mit en doute l'exactitude des observations faites dans la Grande-Bretagne sur l'ordre de succession des périodes préhistoriques, en se basant sur les faits constatés dans les pays scandinaves, où les sépultures de l'âge de pierre ne renferment que des crânes brachycéphales. La succession des âges était, d'après lui, moins nette dans l'Europe occidentale que dans le Nord, et présentait des transitions capables de produire des confusions. Je répondis ce qui suit à mon honorable collègue :

Ce n'est pas, je l'avoue, sans un certain étonnement que j'ai vu M. Pruner-Bey arriver à la tribune avec une note écrite à l'avance pour répondre à l'analyse que je viens de faire du mémoire manuscrit de M. Thurnam. Je répondrai d'abord à M. Pruner-Bey qu'en ma qualité de secrétaire général j'ai dû reproduire ici le travail de M. Thurnam en m'efforçant d'être un interprète fidèle, mais que je n'avais pas à m'établir le défenseur des idées de l'honorable anthropologiste anglais. Il en est que je partage entièrement, il en est d'autres sur lesquelles nous sommes au contraire en désaccord.

Reprenant maintenant mon rôle de membre de la Société, j'entrerai pour mon compte dans la discussion.

Je ne puis accepter les explications de M. Pruner-Bey. L'âge de pierre n'est pas une époque entièrement semblable de son origine à sa terminaison ; il a eu ses phases bien distinctes : d'abord on trouve la pierre grossièrement travaillée, sans vestiges d'animaux domestiques ; puis la terre mieux travaillée, avec des os d'animaux aujourd'hui disparus de nos climats (le renne) ;

puis enfin la pierre polie, avec les os non plus du renne, mais des animaux domestiques, dont on peut suivre jusqu'à nos jours la succession de domesticité.

Toute sépulture qui offre des restes humains dans l'une ou l'autre de ces conditions, sans traces de métal, doit être rapportée à l'âge de pierre. S'il s'agissait d'une seule sépulture ou même d'un très-petit nombre, je comprendrais les doutes ; mais il n'en est pas ainsi. Au nord comme au midi, au centre comme à l'ouest de l'Europe, on en rencontre un grand nombre, et toutes sont établies dans des conditions à peu près semblables, toutes renferment les mêmes instruments de pierre travaillés de la même manière, avec ou sans les mêmes traces d'animaux aujourd'hui disparus ou domestiqués ; je ne puis donc voir dans l'absence des métaux l'effet d'un oubli ou d'un hasard quelconque, et il me paraît démontré que ces diverses sépultures sont la juste expression de la civilisation progressive des populations qui ne connaissaient encore que l'usage de la pierre.

Maintenant, que l'âge de pierre soit lié à l'âge de bronze par une époque de transition qui permet de rencontrer la pierre polie associée au métal, je ne le nie pas, je suis même disposé à le croire, et c'est ce qui m'a fait insister auprès de ceux de nos collègues qui s'occupent plus spécialement d'archéologie, pour savoir s'il ressortait de leurs études la certitude que la première invasion indo-européenne apportait déjà les métaux. Leur réponse, vous l'avez entendue, a été assez affirmative pour qu'on puisse admettre qu'à ce moment seulement commence la transition ; et cela confirme la pureté de l'âge de pierre antérieur dans les conditions que je viens de signaler.

Ceci posé, il me paraît logique d'admettre que, si les sépultures sans métaux renferment des crânes dolichocéphales, cette dolichocéphalie est alors parfaitement étrangère à l'époque dite *celtique*, et qu'elle est pour le moins contemporaine des types brachycéphales trouvés en Suède et en Danemark (1). Il en ré-

(1) La brachycéphalie des hommes de l'âge de pierre de la Scandinavie était alors admise sans contestation. Mais une note que j'ai communiquée depuis à la Société, au nom de M. van Düben, professeur d'anatomie à Stockholm, et successeur de Retzius, prouve que, même en Scandinavie, les hommes de l'âge de pierre étaient en très-grande majorité dolichocéphales (*Bulletins de la Société d'anthropologie,* 16 mars 1865, t. V, p. 168). (Note de 1873).

sulte que ce n'est qu'avec une grande réserve qu'on doit admettre la doctrine établie par Retzius. J'ai déjà eu l'occasion de le dire lorsque j'ai déposé dans le musée les soixante crânes basques que j'avais recueillis avec M. Vélasco. Contrairement, en effet, à cette idée depuis longtemps accréditée que les Basques étaient brachycéphales, j'ai constaté que dans cette collection le type dolichocéphale l'emporte de beaucoup. Comme ces crânes proviennent d'une localité qui à tous égards me garantit l'authenticité de leur origine, je maintiens encore mon opinion, malgré les observations de M. Pruner-Bey, qui n'a voulu assimiler que le seul crâne purement brachycéphale au type ibère, rapportant ceux qui présentent une dolichocéphalie très-nette au type celtique, probablement dérivé de l'Irlande ou de la France, et comprenant sous le nom de Celtibères tous ceux dont la forme dolichocéphale est moins franchement accusée.

Notre collègue a une théorie bien simple : tout crâne préceltique doit être brachycéphale et tout crâne dolichocéphale doit être celtique. L'homme de Néanderthal est un Celte, parce qu'il est dolichocéphale ; la femme du dolmen de Meudon est de race celtique pour le même motif, tandis que l'homme brachycéphale qui l'accompagne est de la race préceltique. C'est encore d'un Celte que proviennent les crânes dolichocéphales de Chamant. Les Celtes ont donc, chez nous, précédé l'âge de bronze ? M. Pruner-Bey devrait bien nous dire nettement ce qu'il en pense. Les Basques devraient être brachycéphales, puisqu'ils parlent une langue préceltique : les Basques de Zaraus, qui parlent basque, mais qui sont dolichocéphales, deviennent aussitôt une colonie de Celtes. Les dolichocéphales de l'ancienne île de Bretagne devaient être des Celtes, puisqu'ils sont dolichocéphales : les long-barrows de l'âge de pierre, où l'on ne trouve que des crânes dolichocéphales, deviennent aussitôt des monuments celtiques. Les convictions de notre collègue sont si arrêtées, qu'il s'est trouvé en état de réfuter le mémoire de M. Thurnam qui était encore dans ma poche et qui n'en était pas sorti. En tout cela, sur quoi se base-t-il ? Sur une théorie. Mais c'est cette théorie même qui est en question.

VII

Sur les crânes des sépultures de Maintenon et de Méloisy.

(*Bulletins de la Société d'anthropologie,* 1re série, t. VI, p. 23-25. 1865.)

Je vous présente, avant de les déposer dans le musée, trois crânes dont notre collègue M. Leguay a fait don à la Société. Ils proviennent de la sépulture de Maintenon (âge de la pierre polie). L'un de ces crânes, le numéro 1, est complet ; le numéro 2 était en pièces, et de plus fort incomplet ; toutefois il a été possible de reconstituer la voûte crânienne en presque totalité. Quant au numéro 3, il se réduit à une partie du frontal et de la face. Le reste n'a pu être retrouvé. Je vous présente en outre deux crânes provenant des tumuli de Méloisy (Côte-d'Or). MM. de Saulcy et Bertrand, qui ont exploré ces tumuli, ont envoyé à la Société une caisse pleine de débris de crânes humains. Tous ces crânes sont réduits en petits fragments. La plupart sont tellement incomplets qu'il est difficile d'en tirer parti.

Deux d'entre eux ont pu être reconstitués jusqu'ici de manière à se prêter à quelques observations utiles ; mais j'espère qu'on pourra en reconstruire au moins un autre.

Le numéro 1 de Méloisy est le seul qui ait pu être mesuré. Il est dolichocéphale. Le numéro 2 se réduit à une calotte qui s'arrête en avant vers le tiers inférieur de l'écaille du frontal, en arrière vers le tiers supérieur de l'écaille de l'occipital ; on ne peut donc pas connaître le diamètre antéro-postérieur ; le diamètre transversal maximum ne peut pas être déterminé non plus. Toutefois il est facile, à la simple inspection, de reconnaître que ce crâne est brachycéphale. Ce qu'il présente de plus singulier, c'est l'épaisseur extraordinaire de ses parois. Cette épaisseur, partout très-considérable, s'élève à 10 millimètres au niveau du frontal.

Il y a dans notre musée plusieurs crânes modernes dont l'épaisseur est égale et même supérieure à celle du crâne n° 2 de Méloisy. Mais sur ces crânes modernes l'épaississement peut être considéré comme anormal, attendu qu'il est constitué par l'hypertrophie des deux tables compactes des os, lesquelles se sont même presque entièrement fusionnées en prenant la place du diploé. Ils ont un poids très-considérable et sont évidemment atteints d'hyperostose. Le crâne n° 2 de Méloisy, au contraire, paraît parfaitement sain. Les deux tables compactes ont leur minceur ordinaire ; c'est le tissu spongieux du diploé qui forme la presque totalité de l'épaisseur des os ; ce tissu n'est ni plus poreux ni plus dense qu'à l'état normal.

J'ai déjà observé plusieurs fois sur des crânes très-anciens un épaississement analogue, quoique moins considérable, et j'ai lieu de croire que les crânes très-épais étaient plus communs dans les temps préhistoriques qu'ils ne le sont aujourd'hui.

Je signale encore la brachycéphalie de ce crâne. J'ai déjà plusieurs fois annoncé que je considérais le type dolichocéphale comme plus ancien, dans notre pays, que le type brachycéphale. Je sais que des crânes brachycéphales ont été trouvés dans des tombeaux de l'âge de pierre, mais les dolichocéphales y sont beaucoup plus communs. Depuis deux ans la Société a reçu dans son musée 8 crânes de l'âge de pierre (4 de Chamant, 2 de Maintenon, 2 de Méloisy), et le seul brachycéphale est le numéro 2 de Méloisy. Aujourd'hui, au contraire, les brachycéphales sont aussi nombreux dans notre pays, peut-être même plus nombreux que les dolichocéphales. Tout permet donc de croire que la brachycéphalie était incomparablement plus rare à l'époque de l'âge de pierre qu'elle ne l'est maintenant ; et c'est une forte présomption en faveur de mon opinion que les dolichocéphales ont précédé les brachycéphales sur notre sol (1).

Les indices céphaliques des quatre crânes de Chamant sont : 71.42, 72.22, 78.26 et 78.65. (Voir plus haut, p. 323.) La mensuration des deux crânes de Maintenon et du crâne n° 2 de Méloisy a fourni les résultats suivants :

	CRANES		
	de Maintenon.		de Méloisy.
	N° 1.	N° 2.	N° 3.
Diamètre antéro-postérieur maximum. . .	185	196	186
— transverse maximum.	140	140	141
Indice céphalique	75.67	71.43	75.40
Diamètre frontal minimum.	93	100	106
Circonférence horizontale.	517	530	533
Courbe occipito-frontale totale, de la suture nasale au bord postérieur du trou occipital	370	380	377

(1) Il a été reconnu depuis que les sépultures de Méloisy datent du premier âge du fer. (Note de 1873.)

VIII

Sur les crânes de la caverne du Larzac.
L'archéologie et la craniologie.

(*Bulletins de la Société d'anthropologie*, 1re série, t. VI, p. 32-34. 19 janvier 1865.)

En communiquant à la Société quelques-uns des résultats des fouilles faites par M. de Sambucy dans les cavernes du Larzac (Aveyron), M. Pruner-Bey annonça que l'un des crânes extraits de la première caverne était romain, et en conclut que la sépulture de cette caverne datait de l'époque romaine. Surpris d'un pareil résultat, je demandai à mon collègue si son diagnostic d'un crâne romain reposait sur la forme de ce crâne, ou sur la nature des objets qui l'accompagnaient. Il me répondit « qu'on n'avait trouvé dans la caverne aucun objet de l'époque romaine, mais que le crâne présentait de la manière la plus manifeste les caractères des crânes romains. » Je crus donc devoir faire les réserves suivantes sur les rapports de la craniologie avec l'archéologie :

S'il en est ainsi, je considère comme tout à fait indéterminée la date des crânes du Larzac. La craniologie, quoi qu'en disent ceux qui y sont étrangers, est une vraie science et a déjà fourni beaucoup de résultats parfaitement positifs. Mais elle est loin d'être arrivée à la perfection, et c'est une question de savoir si elle acquerra jamais un degré de certitude suffisant pour légitimer des conclusions comme celles que M. Pruner-Bey tire aujourd'hui de l'examen d'un seul crâne. Les races de l'Europe occidentale sont très-mélangées ; elles sont issues de plusieurs peuples dont nous connaissons plus ou moins l'histoire, de plusieurs autres peuples dont nous savons à peine les noms, et enfin de populations antéhistoriques, mêlées déjà probablement avant l'époque celtique. Les caractères craniologiques de ces nombreuses races sont à l'étude ; on a déjà recueilli, grâce au concours de l'archéologie, un certain nombre de notions, les unes à peu près certaines, les autres seulement probables ; mais le problème est bien loin d'être résolu. Ce qui le complique surtout, c'est ce fait bien certain que la plupart des races qui se sont mêlées et superposées sur notre sol appartenaient au même groupe anthropologique et ne différaient les unes des autres que par des caractères craniologiques peu saillants ; de sorte que, même avant le mélange et surtout depuis, les variations individuelles pouvaient produire dans une de ces races quelques sujets dont le crâne ressemblait plus ou moins au type des races voisines. Dans de pareilles conditions, l'examen d'une série de crânes de même provenance est nécessaire pour établir des conclusions, et une détermination faite d'après un seul crâne me paraît tout à fait incertaine. Je ne suis donc nullement convaincu que le crâne dont nous parle M. Pruner-Bey soit romain, quoique notre collègue y ait reconnu des caractères qui lui ont rappelé le type des crânes romains.

Sur ce point, nous sommes obligés de nous en rapporter à lui, puisqu'il ne nous a pas présenté le crâne en question. Mais j'accepte son diagnostic, comme étant celui d'un homme très-compétent. Je vais plus loin, et je suppose démontré que ce crâne ne soit pas seulement celui d'un individu semblable à un Romain, mais bien celui d'un véritable Romain. En pourra-t-on déduire quelque donnée sur la date des sépultures de la caverne du Larzac? En aucune façon. On pourra dire que cette sépulture remonte à une époque où le type romain existait déjà, et cela ne caractérisera nullement les quatre ou cinq siècles historiques connus dans l'archéologie de la Gaule sous le nom d'*époque romaine*.

Si les types sont tout à fait permanents, ou s'ils se forment et se modifient graduellement sous des influences diverses, c'est une question encore en litige. Mais ce que tout le monde s'accorde à reconnaître, c'est qu'ils sont du moins extrêmement tenaces, et que tous ceux dont on a pu suivre l'histoire sur les monuments ou dans les tombeaux existent encore aujourd'hui, sans changement appréciable, après un laps de temps qui, pour certains d'entre eux, embrasse toute la durée des âges historiques. La durée des types est donc tellement grande que nous ne pouvons lui assigner aucune limite, et dès lors il est impossible de déterminer l'époque d'une sépulture d'après l'examen de l'un des crânes qu'elle renferme.

Il n'y a que l'archéologie qui puisse fournir des indications chronologiques. Pendant que les types se maintiennent, les mœurs et les usages changent, l'industrie progresse, l'art se perfectionne, on adopte de nouveaux modes de sépulture, on invente de nouveaux outils, de nouvelles armes, etc. L'archéologie retrouve ces diverses phases, et si elle n'en fixe pas la durée, elle indique du moins l'ordre suivant lequel elles se sont succédé. Grâce à ses indications, la craniologie a déjà recueilli quelques données intéressantes, qui, je l'espère, deviendront de plus en plus précises, et le jour viendra peut-être où elle pourra, dans certains cas particuliers, établir avec quelque probabilité le degré d'ancienneté d'une sépulture d'après le seul examen des crânes. Mais ce jour, il faut bien le dire, n'est pas encore venu ; et dans l'état actuel des choses, là où l'archéologie se tait, la craniologie ne peut suppléer à ce silence.

IX

Sur les crânes de la montagne de Valbonne (Var). L'archéologie et la craniologie.

(*Bulletins de la Société d'anthropologie*, 2ᵉ série, t. I, p. 458-466. 21 juin 1866.)

Ces crânes, trouvés dans le sol, sous les ruines de l'ancienne chapelle de Saint-Michel, près Hyères, par M. le duc de Luynes, furent présentés à la Société par M. Pruner-Bey, qui, après y avoir distingué des Celtes et des Ligures, trouva parmi ces derniers un Lapon et un Finnois. Il signala à cette occasion un crâne tongouse trouvé dans le département de la Creuse par M. Roujou, et deux faces de crânes kalmouks trouvées par M. Garrigou dans les cavernes de l'Ariége. Ces diagnostics donnèrent lieu à la discussion suivante :

M. BROCA. Je commencerai par remercier M. Pruner-Bey du travail remarquable qu'il vient de nous lire. Personne ne l'a écouté avec plus de plaisir que moi. Mais je ne saurais adopter complétement sa manière de raisonner ; il y a plusieurs objections qui déjà lui ont été faites, et je vais les renouveler, parce qu'elles ne paraissent pas l'avoir touché jusqu'ici.

La méthode de M. Pruner-Bey me semble favoriser certaines interprétations erronées. La marche qu'il suit est l'inverse de celle qu'il faudrait adopter. La première condition à remplir est, à mon avis, de savoir l'histoire des dépouilles que l'on veut étudier. Il faut d'abord connaître l'origine de la population que l'on a sous les yeux, et lorsqu'on a retrouvé son nom ou sa date, ou sa caractéristique historique, alors seulement on peut s'occuper avec fruit de déterminer ses caractères ostéologiques.

M. Pruner-Bey voudrait déterminer immédiatement l'origine d'un crâne par les seuls caractères physiques. En présence d'une multitude de crânes de même provenance, il est frappé de leurs différences. Alors il dit : Celui-ci est un Lapon, celui-là est un Celte.

Pour ma part, je regarde comme téméraire d'affirmer qu'un crâne trouvé ailleurs qu'en Laponie soit un crâne de Lapon. La craniologie n'est pas encore arrivée à un tel degré de certitude, que l'on puisse en tirer de semblables conclusions. C'est à peine si on pourrait le faire pour deux ou trois types crâniens. Ainsi le nègre d'Afrique pourrait le plus souvent être distingué de nous ; mais, pour les races européennes comparées entre elles, cela ne me paraît pas actuellement possible. Aussi, au lieu de dire d'une manière affirmative : Voici un crâne de Lapon, je demanderai à M. Pruner-Bey de dire seulement : Voici un crâne qui ressemble à un crâne de Lapon.

Le crâne que M. Pruner-Bey déclare être celui d'un Ligure, et qu'il donne pour brachycéphale, ne m'offre, en ce moment où je le mesure, qu'un indice céphalique de 78, au lieu de 80, qui est la limite inférieure de la brachycéphalie.

M. PRUNER-BEY. C'est un crâne recollé, et il en résulte que la longueur ne peut pas être prise au juste.

J'ai l'entière conviction de ne rien avoir exagéré. J'ai bien reconnu les crânes de Lapons, de Finnois, de Tongouses, etc.; j'ai déterminé leurs caractères. Aujourd'hui je retrouve ces caractères sur d'autres crânes qui s'offrent à mon observation ; il est naturel que je les rapproche de ceux que j'ai précédemment étudiés ; et il me semble que les caractères fournis par l'histoire naturelle valent bien ceux de l'archéologie. Il est certain que je ne puis comparer ce crâne qu'à un crâne de Lapon.

Pour faire cette comparaison, il ne suffit pas de prendre des mesures, il faut apprécier dans son ensemble l'architecture du crâne. Nous ne devons pas, à une époque où l'on vise à la précision, négliger ce qu'ont fait nos prédécesseurs, et particulièrement Blumenbach. Un crâne dont la forme est ovale ne saurait être confondu avec celui où l'on retrouve partout le triangle.

Je demanderai à M. Broca de vouloir bien me dire quelles sont les races modernes pour lesquelles on a donné des détails aussi étendus que ceux dans lesquels je suis entré.

M. Broca. Je donnerais volontiers à M. Pruner-Bey un certificat pour attester que personne n'a étudié la craniologie avec autant de soin ni mieux qu'il ne l'a fait. Et ce n'est pas là une forme oratoire. Personne, je le répète, n'a mis autant de temps, de soin et d'intelligence à l'étude de la craniologie. J'ai cru comprendre que M. Pruner-Bey m'accusait d'avoir dit que la craniologie n'était pas scientifique. Je m'en serais bien gardé, moi qui ai consacré à cette étude et qui lui consacre encore beaucoup de temps. Il me semble donc que nous ne différons pas sur ce point ; mais nous pouvons différer sur la manière d'apprécier le degré d'évidence de telle ou telle démonstration. Un jour viendra peut-être où nous pourrons avoir quelque chance de certitude à déterminer la provenance des crânes d'après leurs caractères physiques ; mais, jusqu'ici, la science n'est pas encore assez avancée.

Ainsi, nous avons figuré dans le premier volume de nos *Mémoires* un crâne de Lapon ; le voici : et justement il diffère assez notablement de celui qu'en ce moment M. Pruner-Bey attribue, sans la moindre hésitation, à cette race. Si encore il donnait son opinion comme une hypothèse, ou comme une simple probabilité ! mais il affirme, il ne laisse pas la plus petite place au doute. C'est ce que je prends la liberté de lui reprocher.

N'étaient la géographie et l'histoire, qui ne permettent pas d'admettre qu'à l'époque reculée dont il s'agit un Lapon ait pu s'égarer jusqu'en Ligurie, je pourrais à la rigueur passer condamnation sur ce prétendu crâne lapon. Le type des Lapons est aujourd'hui connu et fournit un terme de comparaison. Mais il n'en est pas de même du type celtique ; il est encore en discussion, et d'ailleurs les races au milieu desquelles vivaient les Celtes se rapprochaient assez de leur type pour qu'on ait le droit d'être difficile sur les preuves. A coup sûr, ces races différaient moins les unes des autres que les diverses races ou espèces d'animaux domestiques ou sauvages dont on voit les restes dans les anciennes stations humaines. Que de fois cependant n'avons-nous pas entendu M. Lartet, si compétent en pareille matière, émettre son jugement avec réserve et refuser même de se prononcer, lui qui, après des études si longues et si approfondies, a acquis le droit de parler avec une autorité incontestée. Cette prudence doit nous servir de modèle. Nous devons même la pousser plus loin que lui, car la craniologie humaine dont nous nous occupons est loin d'être une science aussi avancée que l'ostéologie comparée, à laquelle il a consacré tant de travail et de talent.

Je viens de dire que la détermination du type celtique est encore en litige. Est-il nécessaire de raconter les phases par lesquelles cette question vient de passer? Nous avons d'abord cru, sur la foi de Retzius, que tous les crânes d'Europe antérieurs à l'âge de bronze étaient brachycéphales, et nous avons admis avec lui que les inaugurateurs de l'âge de bronze, conquérants asiatiques, désignés à tort ou à raison sous le nom de Celtes, étaient dolichocéphales. De là une notion bien simple et bien commode, savoir : que les crânes anciens de forme brachycéphale provenaient de races autochthones, et que les crânes anciens de forme dolichocéphale provenaient de la race celtique ; j'ai d'abord, comme tout le monde, accepté cette proposition, je l'ai même, je m'en confesse, consignée dans mes propres écrits ; mais j'ai fini par me rendre à l'évidence des réfutations, et je ne désespère pas d'amener M. Pruner-Bey à faire comme moi. Il suffira sans doute pour cela de lui rappeler les nombreux échecs que les recherches de ces dernières années ont fait subir à la théorie de Retzius.

Cette théorie reparaît sous les deux assertions suivantes : 1° les restes des populations autochthones, dites *préceltiques*, présentent aujourd'hui encore le type brachycéphale ; 2° les sépultures préceltiques, ou de l'âge de pierre, ne renferment que des crânes brachycéphales, et les crânes dolichocéphales apparaissent pour la première fois dans les sépultures de l'âge de bronze, dites *celtiques*, où ils sont en nombre tout à fait prédominant.

A l'appui de la première assertion on citait deux peuples montagnards : d'une part les Basques, qui, ayant conservé la langue préceltique et, par conséquent, selon toute probabilité, le type crânien des peuples autochthones, étaient, disait-on, brachycéphales comme eux ; et d'une autre part les Romains Rhétiques du canton des Grisons, qui parlaient il est vrai, une langue indo-européenne, mais qui étaient encore reconnaissables à leur type brachycéphale, et devaient, par conséquent, descendre des peuples préceltiques. Or nous savons maintenant que les Basques de Zaraus, les seuls dont on ait étudié les crânes, sont dolichocéphales, et les recherches faites l'année dernière par M. His dans les marais du pays des Grisons constatent que les anciens Rhétiens étaient dolichocéphales, et que la brachycéphalie, commune aujourd'hui dans certains villages des Grisons, provient des derniers envahisseurs, les *Alemani*. Je ne sais si M. Pruner-Bey accepte ce dernier fait ; mais il interprète l'autre à sa manière, en disant que les crânes de Zaraus sont celtiques, puisqu'ils sont dolichocéphales, assertion toute gratuite que j'ai déjà rejetée plusieurs fois.

La seconde assertion de Retzius n'a pas résisté plus que l'autre au contact des faits. En Angleterre, M. Thurnam a constaté que les crânes des *long-barrows*, sépultures de l'âge de pierre, sont dolichocéphales à un haut degré. En France, un assez grand nombre de dolmens de l'âge de pierre ont été fouillés depuis quelques années, et les crânes qu'on en a retirés se sont trouvés, en très-grande majorité, dolichocéphales. L'étude des crânes trouvés dans les cavernes, soit en France, soit en Belgique, a fourni les mêmes résultats. Enfin la Suède même a apporté son contingent à la réfutation de l'opinion de Retzius, et le professeur qui a succédé à cet illustre anthropologiste, M. van Düben, a pu constater avec M. Retzius fils que la plupart des nombreux crânes extraits par eux du grand dolmen de Luthra sont en très-grande majorité nettement dolichocéphales.

Il semble qu'une pareille masse de faits devrait ébranler les convictions de M. Pruner-Bey; mais il a une idée préconçue qui l'empêche de se rendre à l'évidence. Les crânes extraits des sépultures de l'âge de pierre étant presque tous dolichocéphales, il en conclut qu'ils devaient être celtiques, et que ces sépultures par conséquent ne sont pas de l'âge de pierre. On n'y a trouvé aucune trace de métal, il est vrai; mais il pense que cela ne prouve rien, et que ceux qui ont enterré les corps ont pu, quoique possédant des objets en bronze, ne pas en mettre dans les sépultures. Ici il trouve dans sa conviction relative aux crânes celtiques la force de résister au témoignage de l'archéologie la plus positive, et il n'est même pas converti par les faits qu'il nous a communiqués lui-même. A plusieurs reprises, il nous a montré des crânes et des mâchoires antérieurs à l'époque du bronze, et il a bien voulu reconnaître que les crânes étaient dolichocéphales; mais il a essayé de nous prouver que du moins les mâchoires inférieures dépareillées, qui n'étaient d'ailleurs le plus souvent que des demi-mâchoires, avaient dû appartenir à des individus brachycéphales. Il se base sur certains détails de forme, dont l'interprétation est fort discutable. Or il y a quelque chose de supérieur aux interprétations, c'est la constatation directe des faits. Une série de crânes dont la dolichocéphalie est nettement établie par les mensurations me semble un peu plus concluante qu'une série de fragments de mâchoires dont la brachycéphalie ne peut être établie que par un raisonnement plus ou moins contestable.

X

Remarques sur le crâne de Quiberon.

(Bulletins de la Société d'anthropologie, 1re série, t. VI, p. 75-78. 25 février 1865.)

Le crâne de Quiberon, envoyé à la Société par M. de Closmadeuc, a été extrait d'un tombeau de *Mane-Bekernos* (butte du crieur de nuit), colline située sur la presqu'île de Quiberon (Morbihan).

Ce tombeau, formé par six dalles plates de granit, est de la nature de ceux que les archéologues anglais appellent *stone-cist* ou coffres de pierre. Le squelette était couché sur le côté gauche, les membres inférieurs fortement fléchis. Près du crâne était un vase en poterie plein d'une terre noirâtre. Une description détaillée du monument, avec planches, a été publiée par M. de Closmadeuc dans le *Bulletin de la Société philomatique du Morbihan,* 1865, p. 39. Je ne donne ici que la description du crâne.

Ce crâne est le plus dolichocéphale de tous les crânes de l'âge de pierre qui ont été trouvés jusqu'ici en France. Le seul crâne de cette période qu'on puisse en rapprocher est le numéro 349 du Muséum, provenant de la caverne sépulcrale de Nogent-les-Vierges; celui-ci, en effet, d'après les mensurations de M. Thurnam, n'a que 69.43 pour 100 d'indice céphalique. Dans la Grande-Bretagne, au contraire, les crânes de la même époque dont l'indice céphalique descend au-dessous de 70 sont assez nombreux et forment environ le cinquième du nombre total étudié dans le dernier mémoire de M. Thurnam.

Sur les 685 crânes français de toutes les époques qui sont déposés dans le musée de la Société, il y en a 5 seulement dont l'indice est au-dessous de 70, savoir :

	INDICE CÉPHALIQUE.
Nº 120 des crânes du dix-neuvième siècle.	69.89
Crâne déformé des catacombes (date inconnue).	68.23
Nº 5 des Mérovingiens de Champlieu.	67.33
Nº 14 de la première série des Mérovingiens de Chelles.	68.94
Nº 38 de la même série	69.61

La forme du crâne de Quiberon est donc dolichocéphale à un degré qui a toujours été extrêmement rare en France et qui se rapproche de la dolichocéphalie des nègres et des Néo-Calédoniens.

Nous allons donner les diverses mensurations qui ont pu être faites et nous les mettrons en présence du type moyen des 90 crânes parisiens du dix-neuvième siècle provenant des sépultures particulières. L'individu de Quiberon était évidemment quelque chose comme un chef ; il faut donc le comparer non à la masse de la population actuelle, mais à la catégorie la plus distinguée de cette population. Les individus inhumés dans une sépulture particulière, occupant certainement un rang plus élevé dans la société que ceux qui vont à la fosse commune, fourniront donc, pour apprécier la forme du crâne de Quiberon, le meilleur terme de comparaison dont nous puissions disposer.

	MOYENNE DU XIXᵉ SIÈCLE (sépult. part.).	CRANE DE QUIBERON.
A, diamètre antéro-postérieur maximum. .	179,55ᵐᵐ	196ᵐᵐ
B, diamètre transversal maximum.	142,54	136
C, diamètre vertical.	127,31	125 (1)
D, diamètre frontal minimum	97,93	96
E, diamètre biauriculaire	123,01	109
F, circonférence horizontale totale	518,96	530
G, — sa partie antérieure.	244,85	240
H, — sa partie postérieure.	274 »	290

(1) Approximativement.

		MOYENNE DU XIXᵉ SIÈCLE (sépult. part.)	CRANE DE QUIBERON.
I, courbe occipito-frontale totale.		321,61ᵐᵐ	340ᵐᵐ (2)
K, — sa partie antérieure.		128,20	127
L, — sa partie postérieure.		193,41	213
M, courbe biauriculaire		305,22	304
Indice céphalique. . . .	$\dfrac{100\ B}{A}$	79.387 0/0	69.382 0/0
Rapport de.	$\dfrac{100\ G}{F}$	47.18 0/0	45.28 0/0
Rapport de.	$\dfrac{100\ K}{I}$	39.86 0/0	37.35 0/0

Le crâne de Quiberon est trop incomplet pour pouvoir être cubé ; on ne peut donc comparer les capacités.

Les dimensions transversales sont toutes au-dessous de la moyenne moderne, et les dimensions antéro-postérieures, au contraire, sont toutes au-dessus. Ces deux caractères sont en rapport avec la dolichocéphalie ; mais il est aisé en outre de constater que le crâne de Quiberon est très-développé en arrière et très-peu développé en avant, c'est-à-dire qu'il est dolichocéphale-occipital comme les crânes nègres. Par exemple, la circonférence horizontable est plus considérable que dans le type moderne, et pourtant, si on la divise en deux parties, l'une antérieure, l'autre postérieure, par un cordon qui s'étend du bregma aux deux conduits auditifs, on trouve que la partie antérieure est plus petite et que la partie postérieure est beaucoup plus grande, et que le rapport de la partie antérieure à la circonférence totale est plus petit de 2 pour 100. Même remarque pour la courbe occipito-frontale (de la racine du nez à la protubérance occipitale externe) divisée en deux parties, l'une antérieure, l'autre postérieure, par le bregma.

Ce crâne est donc, par rapport au type moyen des Français modernes, revêtu de plusieurs caractères d'infériorité analogues à ceux que présentent aujourd'hui certaines races sauvages ou du moins très-barbares, et on peut y joindre encore la grande épaisseur de la voûte crânienne, qui a, au milieu des pariétaux, 10 millimètres d'épaisseur, tandis que la moyenne moderne est de 5ᵐᵐ,4 seulement.

(1) Approximativement.

XI

Sur la caverne-abri de Bruniquel.

(*Bulletins de la Société d'anthropologie*, 2e série, t. I, p. 48-52. 8 janvier 1866.)

Je présente à la Société, au nom de M. Brun, conservateur du musée de Montauban, plusieurs photographies représentant le gisement fouillé à Bruniquel par ce savant archéologue, ainsi que les crânes qui en ont été extraits par ses soins.

La caverne-abri de Lafaye, fouillée avec le plus grand soin sous la direction de M. Brun, est formée par un rocher qui surplombe et recouvre ainsi une surface d'environ 4^m,50 de large sur 20 ou 25 mètres de long. Elle est remarquable par une construction située dans la partie la plus basse, qui paraît remonter à une haute antiquité, et dont la paroi opposée au rocher est un mur formé de moellons et de débris fort anciens, tels que silex taillés, ossements, et entre autres une corne d'aurochs. Le sol, bien que situé à une hauteur d'environ 10 mètres au-dessus du niveau de l'Aveyron, c'est-à-dire à une altitude que cette rivière n'a jamais atteinte depuis les temps historiques, offre, au-dessous des déblais modernes, à environ 30 centimètres de profondeur, une couche de limon fluviatile que M. Brun attribue à une succession de mouvements torrentiels. Cette couche limoneuse a fourni un certain nombre d'ossements brisés, de silex taillés, et des fragments de cornes de cerf et de renne. Au-dessous s'étend une couche de limon très-noire, renfermant des cendres et du charbon, et qui recouvre une troisième couche de limon ossifère, jaune-grisâtre, très-compacte, renfermant des débris calcaires en forme de dalles, des silex taillés, des poinçons, des cornes de renne et des dents de cheval, etc.

C'est dans cette dernière couche, à une profondeur d'environ 40 centimètres, et près du mur, qu'ont été trouvés plusieurs restes humains que M. Brun pense devoir remonter à *l'âge de la pierre*. Ce sont d'abord le crâne d'un adulte et son squelette, orienté de manière à rappeler les sépultures usitées à cette époque reculée : la face tournée vers le ciel, inclinant un peu à gauche, la tête au nord-ouest, le tronc au sud-est, les jambes ramenées vers la tête. A côté de ces premiers débris on a trouvé la mâchoire d'un enfant d'une douzaine d'années, et plus loin le crâne lui-même, que sa fragilité extrême n'a pas permis de recueillir en entier. A ces premiers ossements il faut ajouter plusieurs débris de mâchoires de renne, une dent de cheval, un petit poinçon et un fragment de corne travaillée.

Cependant, en pratiquant ces fouilles, les ouvriers avaient laissé debout, collé contre le mur, un fragment stalagmitique assez volumineux. Un coup de pioche donné sur l'ordre de M. Brun ayant fait tomber ce bloc, on vit s'en détacher un nouveau crâne humain parfaitement intact, et les débris voisins ont fourni un morceau de poterie légèrement concave, d'une pâte noirâtre et grossière, seul fragment de poterie découvert dans ces fouilles. Ce dernier crâne, qui paraît être celui d'un vieillard, est dépourvu de sa mâchoire inférieure et la mâchoire supérieure n'a pas toutes ses dents.

En terminant cette communication, je ferai remarquer que le crâne du vieillard dont M. Brun envoie les photographies pourrait, à la rigueur, n'être pas aussi ancien que le limon ossifère de la caverne. Il se produit quelquefois une séparation entre le sol d'une caverne et l'une de ses parois. Il en résulte un sillon plus ou moins profond, dans lequel des objets superficiels peuvent tomber, et qui peut, plus tard, être comblé par des dépôts stalagmitiques.

C'est ainsi que j'ai trouvé, l'année dernière, dans la grotte de Bourgognade, près Sainte-Foy (Gironde), des os de renard et de poulet et un fragment de tuile cannelés qui avaient glissé le long de la paroi jusqu'à une profondeur de plus de 1 mètre au-dessous du sol de la caverne, et qui avaient été recouverts de dépôts de stalagmite. Le fragment de tuile qui accompagnait ces ossements était tout à fait moderne et ne paraissait pas antérieur au dix-huitième siècle ; sans cet indice incontestable, on aurait admis que ces ossements étaient contemporains de la couche où ils se trouvaient.

Certes, je suis loin de partir de là pour contester la haute antiquité du crâne de la caverne-abri de Lafaye. Il y avait dans le sol de cette caverne un squelette presque entier dont le gisement et l'ancienneté ne pouvaient être l'objet d'aucun doute. Il devient dès lors très-probable que le crâne entier qui a été trouvé au contact de la paroi était à peu près contemporain de cet antique squelette.

Je ferai remarquer en outre que, s'il suffit d'un léger hiatus pour donner passage à un fragment de tuile plate et à quelques petits os, il faudrait, pour laisser passer un crâne humain, un écartement très-considérable, et rendu fort improbable par la nature très-résistante du sol de la caverne. Mais enfin cette pénétration après coup du crâne de Lafaye dans la couche ossifère, tout invraisemblable qu'elle est, n'est pas absolument impos-

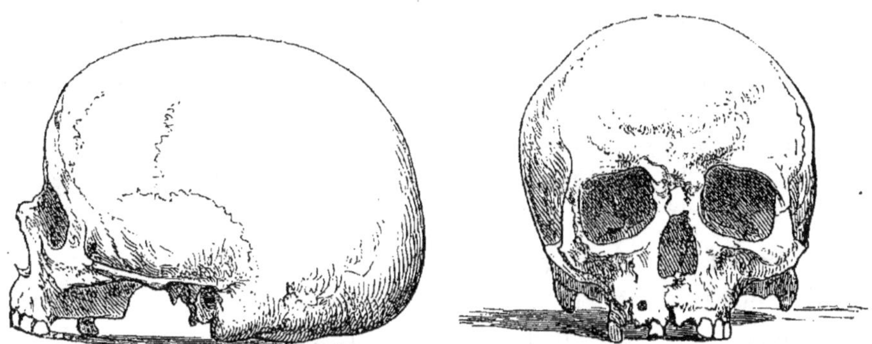

Fig. 55. Le crâne de Lafaye.

sible; c'est la seule réserve que je veuille faire sur l'interprétation de ce fait. — Le crâne de Lafaye est certainement dolichocéphale. Les mesures prises sur les photographies lui donnent un peu moins de 74 d'indice céphalique. Sa forme est celle d'un bel ovale, remarquable par la pureté de ses contours, par la douceur de ses lignes. Les crêtes osseuses sont peu apparentes, les empreintes musculaires peu marquées, les arcades sourcilières peu saillantes, les arcades zygomatiques peu volumineuses, les fosses canines peu profondes. Il est difficile de croire qu'une tête aussi pure, avec des formes aussi adoucies, ait appartenu à un homme vivant de la vie brutale et violente des sauvages. Elle fait naître l'idée d'une race paisible et relativement civilisée, et cela peut, au premier abord, paraître en contradiction avec la date que son gisement semble lui assigner. Mais M. Lartet, à qui j'ai soumis cette objection, m'a fait remarquer que les peuples de l'époque du renne, dont il a si bien étudié les mœurs et décrit les œuvres, étaient bien plus civilisés que les conquérants barbares qui leur ont succédé.

XII
Sur le crâne post pliocène de l'Olmo
(vallée de l'Arno).

(*Bulletins de la Société d'anthropologie*, 2ᵉ série, t. II, p. 674-675. 19 déc. 1867.)

En communiquant à la Société l'important mémoire de M. Cocchi sur le crâne de l'Olmo (vallée de l'Arno), M. Pruner-Bey fit remarquer que ce crâne datait de l'époque postpliocène ; il était disposé à admettre avec l'auteur que c'était le plus ancien reste connu de l'homme paléontologique, et il ajoutait que ce crâne, dont l'indice céphalique était, disait-il, de 86.4, était très-brachycéphale. J'étudiai à mon tour le mémoire et la planche de M. Cocchi, et je trouvai au contraire que le crâne de l'Olmo n'était devenu brachycéphale que par suite d'une faute d'impression.

Le fait découvert par M. Cocchi, et dont M. Pruner-Bey vient de nous présenter le résumé, paraît donner raison à notre collègue sur la préexistence du type brachycéphale en Europe, puisqu'un crâne plus ancien que tous les autres, provenant d'une couche de terrain postpliocène, serait non-seulement brachycéphale, mais encore extrêmement brachycéphale, avec un indice céphalique de 86.4. Ce fait est assez important à mes yeux pour que j'aie voulu en prendre connaissance dans l'exemplaire du mémoire de M. Cocchi qui vient d'être déposé sur le bureau. Je trouve effectivement, dans le tableau de la page 69, que l'indice céphalique est de 86.40. Il serait même de 88.44 si l'on établissait le rapport des deux diamètres inscrits sur le même tableau, savoir : diamètre antéro-postérieur, 199 millimètres ; diamètre transversal bipariétal, 176 millimètres. Mais il est clair que cette dernière mesure est impossible ; elle l'est en soi, puisque jamais crâne humain, hors le cas d'hydrocéphalie, n'a pu atteindre une pareille largeur ; elle l'est surtout eu égard aux autres mesures du même crâne, puisque la courbe transversale n'est que de 200 millimètres. Il y a dans ce tableau au moins une faute d'impression, relative au diamètre transversal, plus une erreur de calcul relative à l'indice céphalique. Heureusement que l'auteur, pour nous tirer d'embarras, a fait représenter son crâne sur une belle planche lithographiée qui accompagne son mémoire, et qui paraît de grandeur naturelle. Vous pouvez voir, à première vue, que ce crâne est très-dolichocéphale. La longueur, que je viens de mesurer, est de 198 millimètres, la largeur maximum n'est que de 144 millimètres, ce qui donne un indice céphalique de 72.72. J'admets que le dessin puisse n'être pas d'une rigueur absolue; mais ce qui ne peut être douteux, c'est que ce crâne postpliocène est très-dolichocéphale.

Les conclusions que j'avais tirées de l'étude du dessin publié par M. Cocchi ont été pleinement confirmées lorsque le moule du crâne de l'Olmo a été donné à la Société par M. le professeur Cocchi, au mois de janvier 1868. M. de Mortillet, en présentant ce moule, donna des preuves multipliées de l'antiquité du crâne de l'Olmo, qu'il n'hésita pas à rapporter à l'époque quaternaire (*Bull. Soc. d'anthrop.*, 2ᵉ série, t. III, p. 40). Dans une séance ultérieure, M. Hamy décrivit complétement ce crâne et établit qu'il était très-dolichocéphale, avec un indice céphalique de 73 pour 100 (Hamy, *Étude sur le crâne de l'Olmo*, in *Bull. de la Soc. d'anthrop.*, 2ᵉ série, t. III, p. 112-117. 6 février 1868).

LA SÉPULTURE ET LES OSSEMENTS D'ORROUY

(OISE)

§ 1. Sur la caverne sépulcrale d'Orrouy.

(Bulletins de la Société d'anthropologie, 1re série, t. V, p. 56, 21 janvier 1864.)

Le mont Maigre est une éminence conique et escarpée située au-dessus du village d'Orrouy, sur le côté septentrional de la vallée de l'Autone, petit cours d'eau tributaire de l'Oise. Le sommet du mont Maigre s'élève à 80 mètres environ au-dessus de la vallée. Sur le flanc méridional de cette éminence inculte et stérile existait, à 50 mètres au-dessus de la vallée, l'ouverture d'une petite excavation dont le plafond était formé par la face inférieure d'un rocher crevassé AA, et dont le sol sablonneux était recouvert de plusieurs grandes pierres B, qui paraissaient,

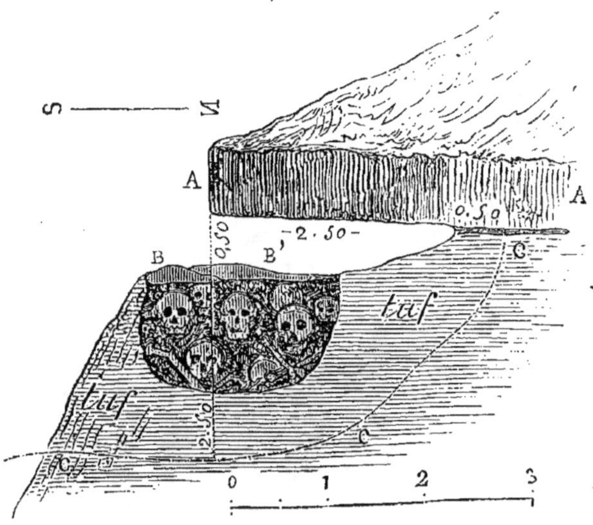

Fig. 54. Coupe verticale de la caverne d'Orrouy.

pour la plupart, s'être détachées de la voûte. L'entrée, d'un accès difficile et en partie obstruée par ces pierres, avait environ 4 mètres de large. La profondeur n'était que de 3 mètres, et la hauteur, de 50 centimètres seulement au niveau de l'entrée, allait en diminuant vers le fond, où le sol rejoignait la voûte de rocher. Un homme pouvait difficilement se glisser dans cette excavation, mais les petits pâtres du mont Maigre venaient s'y blottir pendant le froid ou la pluie, et plusieurs fois même ils y avaient fait du feu, ainsi que l'indiquaient des traces de fumée récente visibles sur le plafond. Sur l'un des côtés de l'excavation existait l'ouverture d'un terrier de lapins et, tout au fond, un trajet étroit, où l'on pouvait mettre le bras, se prolongeait sous le rocher jusqu'à une profondeur indéterminée. Il est possible que ce trajet ait communiqué avec un terrier de renard.

' On a trouvé dans les couches superficielles de la petite caverne deux petits grelots en cuivre, couverts de vert-de-gris, et qui ont paru être des grelots de furets.

En 1859, M. Hazard, propriétaire du mont Maigre, fit faire des travaux et des transports de terre pour y établir un jardin anglais. Il ordonna en particulier de déblayer la petite caverne, d'en abaisser le sol et de la transformer en une grotte assez spacieuse pour donner abri à plusieurs personnes. Le terrain de la caverne devait être rejeté sur le flanc de la colline pour constituer, au-devant de l'entrée, une petite plate-forme. Les ouvriers, avant de creuser le sol, enlevèrent d'abord les pierres. L'une de ces pierres, longue de plus de 1 mètre et demi et située en B, au niveau et même un peu en avant de l'ouverture de la caverne, fut soulevée avec effort, et on reconnut qu'elle recouvrait immédiatement un squelette humain étendu de tout son long dans un lit de sable jaune entièrement sec. Les pieds du squelette étaient dirigés vers l'est-sud-est; tous les os, parfaitement conservés, étaient en place; M. Hazard s'en assura lui-même et les fit recueillir avec précaution; mais ces os furent malheureusement confondus avec ceux qu'on découvrit par la suite, de sorte qu'il est devenu impossible de reconstituer ce premier squelette.

En continuant le travail, on découvrit, immédiatement au-dessous de la couche sablonneuse superficielle où était couché ce squelette, une grande quantité d'ossements humains disposés pêle-mêle et formant sur toute la largeur de la caverne une couche de plus de 1 mètre d'épaisseur. Cette espèce d'ossuaire, dont la disposition est représentée sur la figure, ne s'étendait pas jusqu'au fond de la caverne. Les os étaient dans un état de conservation vraiment extraordinaire; ils étaient aussi lisses, aussi polis que s'ils avaient été récemment préparés par un anatomiste; ils étaient d'un blanc légèrement jaunâtre. Les crânes, les os longs, les vertèbres étaient entassés sans aucun ordre; les interstices qui les séparaient étaient remplis de sable jaune provenant de la pulvérisation du tuf qui formait et qui forme encore le sol de la caverne. Un assez grand nombre d'os d'animaux très-fragmentés étaient mêlés aux ossements humains; c'étaient des côtes et des omoplates de ruminants de petite taille. Mais les os humains formaient au moins les neuf dixièmes de la masse totale.

Enfin on a trouvé dans cet ossuaire, en des points qui, malheureusement, n'ont pas été nettement déterminés, plusieurs fragments de poterie grossière, des haches en silex poli, des couteaux en silex taillé et une petite cuiller en bronze, merveilleusement bien conservée, dont le manche, long et grêle, se termine en une petite figurine d'un travail assez remarquable.

M. Hazard conserve ces objets précieux, mais un grand nombre d'ossements ont été perdus. On s'est borné à recueillir dans deux grandes caisses, d'une part, tous les crânes complets et tous les fragments de crânes de quelque volume, d'une autre part, tous les grands os longs qui étaient à peu près intacts. Ces deux caisses ont été déposées dans le grenier d'une petite maisonnette que M. Hazard a fait construire sur le sommet du mont Maigre. Elles y sont restées jusqu'au mois d'août 1863, époque où je me rendis au mont Maigre, en compagnie de nos deux collègues MM. Bourgeois et Lagneau. Nous trouvâmes les caisses intactes; personne n'y avait touché depuis quatre ans.

D'après le nombre des crânes et des fragments de crânes conservés, il est certain que l'ossuaire de la caverne du mont Maigre renfermait au minimum les restes d'une cinquantaine d'individus. M. Hazard, après avoir choisi un crâne complet pour sa propre collection, m'a généreusement autorisé à emporter tous les autres crânes et à les offrir en son nom au musée de la Société d'anthropologie.

L'existence du squelette entier qui occupait la couche superficielle prouve que la caverne d'Orrouy n'était pas seulement un de ces ossuaires où l'on transportait les os exhumés d'un cimetière, mais que c'était réellement un lieu de sépulture. Ce squelette est celui du dernier individu inhumé dans la caverne. Il est probable qu'avant celui-là il y en avait un autre, placé de la même manière, et dont les os ont été déplacés et entassés dans l'ossuaire pour faire place au nouveau venu. Il est probable que celui-ci aurait été, comme le précédent, rejeté et confondu à son tour dans l'ossuaire, si un nouveau corps avait dû être introduit dans la caverne. Si ces suppositions sont exactes, il est permis de croire que la caverne d'Orrouy était la sépulture d'une toute petite tribu, peut-être même d'une seule famille, car, avec un pareil mode d'inhumation, une caverne aussi petite ne pouvait être destinée à recevoir fréquemment des corps, et, dès lors, le nombre considérable des ossements qu'on y a trouvés tend à faire admettre que cette sépulture a dû servir pendant un assez grand nombre de générations.

A environ 50 mètres de la caverne principale que je viens de décrire, sur le flanc méridional du mont Maigre, à 45 mètres environ au-dessus du niveau de la vallée, M. Hazard a voulu profiter de la présence d'un grand rocher horizontal dont la face supérieure était en partie dénudée, pour construire une seconde grotte. A cet effet, il a fait enlever le terrain sablonneux sur lequel reposait la face inférieure du rocher. En contact immédiat avec cette face inférieure, on a trouvé quatre fragments d'un crâne humain d'une épaisseur remarquable, d'une couleur grise brunâtre, et entièrement différent par sa nature, son aspect, par l'état rugueux de sa surface et par son gisement, des crânes de la caverne. Ces quatre fragments ont été juxtaposés et recollés ; ils proviennent évidemment du même individu et forment, par leur réunion, environ la moitié d'un crâne. Aucun autre os d'homme ou d'animal, aucun objet d'industrie n'a été trouvé dans le même lieu. Le rocher qui le recouvrait étant depuis longtemps fracturé à sa base et ayant pris ainsi une direction légèrement oblique, on a supposé que ce crâne était autrefois situé superficiellement dans le sol d'une petite excavation naturelle, effacée depuis par suite de l'affaissement du rocher.

La petite caverne que M. Hazard a fait creuser au-dessous de ce rocher a été désignée sous le nom de *caverne de l'hermite*.

Mais ce nom ne doit faire naître aucune supposition sur l'origine récente du crâne qu'on y a trouvé. Tout permet de croire, au contraire, qu'il est fort ancien.

Quant à la grotte principale où était l'ossuaire, elle s'appelle aujourd'hui la *caverne des morts*. Il est bon d'ajouter que la petite plate-forme horizontale qui est située à l'entrée, et qui a 2 ou 3 mètres de largeur, est artificielle et toute moderne. — On sait qu'au-devant de l'entrée de la célèbre caverne d'Aurignac existait une plate-forme sur laquelle se faisait le festin des funérailles. Mais il n'y avait pas de plate-forme au-devant de la caverne d'Orrouy ; le sol de la caverne et la grande dalle de pierre qui recouvrait le squelette débordaient à peine de 50 centimètres la saillie du rocher qui formait le plafond. Pour y parvenir, il fallait gravir le penchant escarpé de la colline, et il n'y avait aucun emplacement pour le festin des funérailles. Au surplus, on n'a trouvé dans l'ossuaire ni cendres ni charbons. Il y avait bien quelques débris de broussailles carbonisées à la surface du sol, au-dessous des dépôts de fumée qui noircissaient la voûte ; mais on a déjà vu que les petits pâtres avaient l'habitude de se réfugier pendant l'hiver dans la caverne du mont Maigre, et qu'ils y allumaient quelquefois du feu. Ces traces de feu étaient donc récentes.

Les deux grelots de furets qu'on a trouvés dans la caverne étaient superficiels et couverts de vert-de-gris. Ces grelots datent certainement d'une époque très-postérieure à celle de l'ossuaire. Ils y ont été laissés sans doute par les furets employés à la chasse au lapin et au renard. En tous cas, ils diffèrent entièrement par leur aspect extérieur et par leur nature de la cuiller qui a été trouvée dans le sable de l'ossuaire. Celle-ci est en bronze et ne présente aucune trace d'oxydation. Les grelots, au contraire, sont en cuivre et ils sont fort altérés, parce qu'ils n'ont pas été protégés par le sable sec de l'ossuaire.

M. de Roucy, le savant archéologue de Compiègne, qui avait eu la bonté de me signaler les découvertes faites à Orrouy et de me mettre en relations avec M. Hazard, m'a écrit récemment pour m'engager à ne pas accorder trop d'importance à la présence de la cuiller de bronze, parce que cet objet unique, qui contraste par sa nature et par la perfection de son travail avec

tous les autres objets trouvés dans la caverne, a pu être déposée
dans ce lieu à une époque ultérieure. Pour éclaircir ce doute, il
faudrait connaître exactement le niveau du point où gisait la
cuiller. Malheureusement M. Hazard n'était pas présent au moment où elle a été découverte, et les ouvriers ne lui ont donné
aucun renseignement à cet égard. On doit donc se borner à dire
que les crânes d'Orrouy datent au moins de l'âge de bronze, car
il est parfaitement certain que tous les objets ont été conservés
et qu'il n'existait dans la caverne aucun fragment de fer (1).

§ 2. Sur les crânes d'Orrouy.

(Bulletins de la Société d'anthropologie, 1re série, t. V, 1864, p. 718-722.)

J'avais communiqué à la Société d'anthropologie le tableau des principales mensurations pratiquées sur les crânes d'Orrouy. Ce tableau, s'é-
tant égaré à l'imprimerie, ne fut pas publié dans les *Bulletins.* Il a été
retrouvé depuis et je crois utile de l'insérer ici.

La série comprend 21 crânes ; mais 16 seulement sont en état d'être
mesurés, savoir : 10 crânes masculins et 6 féminins. Le cubage n'a pu
être pratiqué que sur 6 crânes d'hommes et sur 3 crânes de femmes.

MESURES DES CRANES D'ORROUY.

A	Capacité	1461.00
B	Indice céphalique (100 E : C.)	79.50
C	Diam. ant.-post. max.	180.94
D	— iniaque	168.37
E	Diam. transv. max.	143.93
F	Diam. temporal max.	137.06
G	— biauriculaire	119.64
H	— frontal minimum	95.60
I	— vertical basilaire	128.82
J	Projection antérieure	96.25
K	— postérieure	99.00

(1) On peut dire aujourd'hui que les réserves faites alors par M. de Roucy étaient
parfaitement fondées. Les progrès de l'archéologie préhistorique ont fait connaître
plus complétement les caractères des sépultures des diverses époques. Les haches
polies et les silex taillés d'Orrouy datent de l'époque de la pierre polie, et tout au
plus des premiers temps de l'âge de bronze. Mais la cuiller est d'un travail beau -
coup plus moderne. Tout permet de croire, par conséquent, que cet objet unique,
dont le gisement n'a pas été déterminé par les ouvriers, ne se trouvait pas dans
l'épaisseur même de l'ossuaire, mais dans la couche de sable qui recouvrait les os les
plus superficiels. J'incline donc à penser que les crânes d'Orrouy datent de l'âge de
la pierre polie, et non de l'époque du bronze, comme je l'avais admis dans mes premières publications.   *(Note de* 1873.)

MESURES DES CRANES D'ORROUY (suite).

L	Courbe	médiane sous-cérébrale	18.07
M	—	frontale cérébrale	112.73
N	—	frontale totale (L+M). . . .	130.80
O	—	pariétale	123.16
P	—	sus-occipitale	72.06
Q	—	cérébelleuse.	43.56
R	—	occipitale totale (Q+P) . . .	115.62
S	Courbe	transversale biauriculaire.	306.92
T	—	totale.	432.75
U	Courbe	horizontale préauriculaire.	233.15
V	—	postauriculaire	278.84
X	—	totale.	511.99

La décomposition par sexes, opérée pour les mesures qui donnent l'indice céphalique, a fourni les résultats suivants :

	H.	F.	TOUS.
C Diamètre antéro-postérieur max.	183.40	176.83	180.94
E Diam. transv. max.	147.60	137.83	143.93
B Indice céphalique.	80.48	77.94	79.50

La capacité des 6 crânes masculins mesurés s'est élevée à 1495.50, celle des 3 crânes féminins à 1392, et celle des deux sexes réunis à 1461. (D'après le procédé de cubage que je suivais alors, j'estime que ces chiffres sont inférieurs d'environ 20 centimètres cubes aux capacités réelles.)

J'ai donné dans mon mémoire sur l'indice nasal (*Revue d'anthropologie*, 1872, t. I, p. 33) le résultat de la mensuration de la région nasale des crânes d'Orrouy. La ligne NS, de la racine du nez à l'épine nasale, est en moyenne de 48^{mm},36 (max. 53, min. 46). La ligne *nn*, largeur maxima des narines, est de 22^{mm}, 68 (max. 25, min. 21). L'indice nasal (100 *nn* : NS) est de 46.89 et ne diffère pas sensiblement de celui des Parisiens modernes.

La série d'Orrouy comprend 3 brachycéphales, 6 sous-brachycéphales, 4 mésaticéphales, 1 sous-dolichocéphale et 2 dolichocéphales. L'indice céphalique varie entre le minimum de 70.81 et le maximum de 87.72. L'écart s'élève donc à environ 17 unités, et il est très-probable dès lors que la population d'Orrouy était de race croisée.

Plus du tiers des crânes d'Orrouy, 8 sur 21, présentent un caractère assez remarquable : c'est une large dépression qui existe de chaque côté sur la partie inférieure de la suture lambdoïde et sur la suture temporo-pariéto-occipitale. Cette dépression se montre de temps à autre sur des crânes de diverses races, mais on ne l'a observée jusqu'ici qu'à l'état sporadique, comme variété purement individuelle, tandis qu'à Orrouy elle est extrêmement fréquente. On la rencontre indistinctement sur les crânes dolichocéphales et sur les crânes brachycéphales de cette série. Elle existe à un degré excessif sur le numéro 8 de la série, et constitue une véritable déformation que paraît avoir exagérée une ampliation pathologique de la région pariéto-occipitale, produite peut-être par l'hypertrophie cérébrale. Cette déformation, que n'accompagne d'ailleurs aucune synostose prématurée, ayant été mentionnée dans une discussion de la Société d'anthropologie, je fus amené à donner les explications suivantes sur les crânes d'Orrouy :

Puisque j'ai été conduit à vous parler du crâne n° 8 d'Orrouy, je demanderai la permission de dire quelques mots sur la conformation vraiment bizarre de ce crâne. Les trois caractères les plus frappants sont l'étroitesse considérable et le peu de hauteur du front, le développement énorme de la grande région pariéto-occipitale, et l'aplatissement singulier qui existe, de chaque côté, au niveau de la suture pariéto-mastoïdo-occipitale. Cet aplatissement, que j'appellerai par abréviation *sus-mastoïdien*, est parfaitement symétrique des deux côtés. J'ajoute un quatrième caractère : la capacité considérable du crâne, qui mesure 1 699 centimètres cubes, soit 213 centimètres cubes au delà de la capacité moyenne des crânes modernes de Paris.

Lorsqu'on jette les yeux sur ce crâne singulier, on est immédiatement porté à croire qu'il a été déformé, soit par une action mécanique, soit par une cause pathologique. L'hypothèse d'une déformation artificielle peut à peine être présentée ; car il ne faudrait pas moins que l'habileté des fabricants modernes d'appareils de chirurgie pour obtenir une compression de bas en haut et de dehors en dedans au niveau des deux sutures qui sont le siége de l'aplatissement. Il est impossible d'admettre que l'antique population d'Orrouy ait eu de pareils moyens à sa disposition ; et j'ajoute que parmi les nombreuses déformations artificielles dont notre vénérable collègue M. Gosse, de Genève, a donné la description, il n'en est aucune qui rappelle la conformation du crâne d'Orrouy.

L'hypothèse d'une déformation pathologique, produite non par l'hydrocéphalie, dont il n'existe aucun signe, mais par l'hypertrophie cérébrale, trouve un certain appui dans le développement considérable de la capacité interne du crâne. Mais si l'on examine les autres crânes de la série, on est obligé de reconnaître que l'aplatissement sus-mastoïdien était un caractère héréditaire dans la population d'Orrouy. En ajoutant aux crânes complets ou à peu près complets de la caverne sépulcrale d'Orrouy les crânes incomplets où la région sus-mastoïdienne est intacte, on arrive au nombre de vingt et un. Sur ces vingt et un crânes, il y en a huit qui présentent d'une manière bien nette l'aplatissement sus-mastoïdien. Ces crânes sont sous vos yeux, et vous pouvez vous en assurer. J'ai examiné dans notre musée plusieurs centaines d'autres crânes ; j'en ai trouvé deux ou trois qui présentent un certain degré d'aplatissement sus-mastoïdien, mais aucun qui puisse être comparé sous ce rapport aux crânes d'Orròuy. Il s'agit donc bien évidemment d'un caractère héréditaire.

Si maintenant nous considérons les crânes d'Orrouy sous le rapport de leurs autres caractères, nous trouvons qu'ils appartiennent à deux types bien distincts. Les uns présentent une forme ovalaire assez régulière ; les autres, comme le numéro 8, sont remarquables par le grand développement transversal de la région pariétale. A ne consulter que les indices céphaliques, ces derniers sont brachycéphales ; leur indice s'élève à 83, à 85, et même pour l'un d'eux à 86.8. Mais cette brachycéphalie diffère de la brachycéphalie proprement dite, en ce que la moitié antérieure du crâne est peu développée dans le sens transversal ; la région frontale est celle des individus dolichocéphales ou mésaticéphales.

Sur quelques crânes, et notamment sur le numéro 8, l'élargissement bipariétal coïncide avec l'aplatissement sus-mastoïdien ; mais il en est d'autres qui, avec la forme ovale la plus pure, offrent cet aplatissement à un degré très-manifeste. L'aplatissement sus-mastoïdien ne peut donc pas être considéré comme une conséquence de l'élargissement bipariétal ; il paraît plus prononcé et plus choquant lorsque la région frontale qui le surmonte est très-évasée ; mais il existe, comme caractère indépendant et héréditaire, sur les crânes du type ovale aussi bien que sur ceux du type pariétal.

Cela suffit pour montrer que la conformation particulière de certains crânes d'Orrouy n'est pas pathologique, et j'ai dû me demander quelle pouvait être la cause de la répartition des caractères précédents sur les divers crânes de cette série. Le type pariétal et le type ovale existant respectivement dans certaines races, on peut supposer d'abord que la population d'Orrouy était issue du croisement de deux races, et je le nierai d'autant moins que déjà à l'âge de la pierre, antérieur à l'âge du bronze, toutes les populations de notre pays avaient subi des mélanges de races. Mais le caractère de l'aplatissement sus-mastoïdien n'ayant été constaté jusqu'ici dans aucune race, il serait trop hypothétique d'attribuer l'existence de ce caractère sur les crânes d'Orrouy à la superposition d'une troisième race dont l'existence n'a été reconnue en aucun autre lieu. Il me paraît dès lors fort probable que l'aplatissement sus-mastoïdien était une de ces variétés qui se produisent par hasard chez un individu, et qui se transmettent ensuite par hérédité pendant un certain nombre de générations, comme on l'a observé par exemple pour l'anomalie de la polydactylie, et pour plusieurs autres anomalies des chairs ou du squelette. Ces caractères de famille peuvent, comme on sait, se maintenir longtemps, survivre même à des croisements multipliés, mais finissent tôt ou tard par disparaître. On comprendrait ainsi pourquoi l'aplatissement sus-mastoïdien existe sur plus des deux cinquièmes des crânes d'Orrouy et pourquoi il n'a pas été retrouvé ailleurs.

J'ai déjà eu occasion de faire connaître à la Société plusieurs indices qui semblent établir que « la caverne d'Orrouy était la sépulture d'une toute petite tribu, peut-être même d'une seule famille »(voir plus haut dans ce volume, p. 359). Cette circonstance s'accorderait fort bien avec l'explication que je propose. Il y en a une autre qui dépose dans le même sens. Vous savez que dans cette même sépulture d'Orrouy existaient trente-quatre humérus, dont huit, déposés dans notre musée, sont percés d'un trou dans la fosse olécranienne. Cette anomalie, qui était peut-être moins rare autrefois qu'aujourd'hui dans les races d'Europe, avait acquis dans la population d'Orrouy une fréquence extraordinaire, sous l'influence de l'hérédité, favorisée encore probablement par la consanguinité C'est ainsi que Tiedemann a pu constater que la plupart des habitants d'un petit village allemand présentaient une anomalie par bifurcation prématurée de l'artère humérale.

Je suis donc porté à croire, jusqu'à preuve du contraire, que les caractères insolites des crânes d'Orrouy sont des variétés individuelles propagées par hérédité pendant quelques générations. Cette hypothèse me paraîtra la plus probable tant que ces mêmes caractères n'auront pas été retrouvés dans d'autres localités.

§ 3. Sur la perforation de la fosse olécranienne.

(*Bulletins de la Société d'anthropologie*, 1865, 1re série, t. VI, p. 710-711.
Voir aussi 1863, t. IV, p. 510-513 ; 1864, t. V, p. 640, 721 ; 1865, t. VI,
p. 83, 397 et 711.)

J'ai appelé le premier l'attention sur la fréquence de la perforation olécranienne dans les anciennes races de l'Europe occidentale. Ce caractère, qui
s'observe très-fréquemment chez les orangs et chez les gorilles, est commun,
mais non point constant, chez les Hottentots et chez les Guanches. On peut
le rencontrer, à titre d'exception plus ou moins rare, dans la plupart des
races humaines, et c'est à tort qu'on a cru y voir un caractère d'infériorité,
car il paraît plus rare chez les nègres que chez les Européens. Il peut se présenter dans les deux sexes, mais il est toujours beaucoup plus rare chez
l'homme que chez la femme, et c'est pour cela que quelques personnes ont
cru que cette perforation n'existait jamais dans le sexe masculin.

Lorsque j'eus constaté que sur les 34 humérus d'Orrouy 8 présentaient
la perforation de la fosse olécranienne (voir plus haut, p. 363), je me demandai tout d'abord si la même particularité s'observait dans les autres
populations préhistoriques de l'Europe occidentale. La vérification n'était
pas facile, car on n'avait guère alors l'habitude de conserver les os longs
des anciennes sépultures ; mais je savais que M. Barnard Davis en possédait un certain nombre dans son beau musée de Shelton, et je lui écrivis à
ce sujet. Il me répondit qu'il avait passé en revue une trentaine d'humérus
provenant des *long-barrows* de la Grande-Bretagne, et qu'il n'avait pas
trouvé une seule fois la fosse olécranienne perforée (*Bull. de la Soc. d'an-
trop.*, 5 nov. 1863, 1re série, t. IV, p. 513).

Il était clair d'après cela que la fréquence du trou olécranien ne constituait pas un caractère commun à toutes les races préhistoriques de l'Europe occidentale ; mais il pouvait appartenir à l'une d'elles ou même à
plusieurs, et faire défaut chez d'autres, et dès lors le fait d'Orrouy faisait
naître diverses conjectures. Il pouvait se faire que la population d'Orrouy
fît partie d'une race où la perforation olécranienne fût normalement très-
fréquente. 8 cas sur 34 donnaient une proportion de 23.5 pour 100,
chiffre déjà très-considérable ; mais, pour apprécier la signification de
ce chiffre, il fallait tenir compte de l'influence du sexe. A Orrouy, comme
partout ailleurs, la perforation olécranienne s'observe presque exclusivement chez les femmes. Sur les 8 humérus perforés, 6 sont certainement
féminins, un septième l'est probablement, un seul est certainement masculin. D'un autre côté, sur les 26 humérus non perforés, la moitié au
moins sont masculins, de sorte que, si l'on ne considère dans toute la
série que les os de femmes, on arrive à évaluer à un tiers et peut-être plus
la fréquence de la perforation olécranienne chez les femmes d'Orrouy.

C'est déjà beaucoup, mais il y a plus encore : il résulte en effet de
l'étude des crânes que deux races ont pris part à la formation de la

population d'Orrouy. Si ces deux races, dont l'une était dolichocéphale et l'autre sous-brachycéphale, présentaient au même degré la fréquence du trou olécranien, les chiffres précédents expriment ce degré de fréquence pour chacune d'elles.

Mais il n'est guère probable que deux races, différentes par leurs autres caractères, se rencontrent exactement sur celui-là. Il faut donc croire qu'elles différaient aussi sous ce rapport, que la proportion de fréquence était plus faible dans l'une que dans l'autre, et que, étant inférieure au tiers dans la première, elle devait être supérieure au tiers dans la seconde. — En poussant les inductions jusqu'au bout, on arrive à penser que, si la fréquence était insignifiante dans l'une des deux races, elle devait être énorme, des deux tiers, par exemple, ou plus encore, dans l'autre race. Le fait d'Orrouy conduirait donc à l'une ou à l'autre de ces conséquences : ou bien il y avait alors deux races caractérisées par la fréquence considérable du trou olécranien, fréquence inférieure toutefois à la proportion d'un quart sur la population totale, ou de la moitié sur les femmes ; — ou bien il n'y en avait qu'une seule, et alors, la proportion dépassant largement la moitié du nombre des femmes, la présence de la perforation devenait la règle dans le sexe féminin, l'absence de la perforation devenait au contraire l'exception, ce qui aurait constitué un caractère extrêmement remarquable.

Ces deux conjectures se présentèrent à mon esprit lorsque je me trouvai pour la première fois en présence du fait d'Orrouy. Mais, aucun autre fait ne venant à leur appui, je me retournai vers une troisième conjecture : je supposai que l'hérédité de famille avait pu exagérer à Orrouy l'influence de la race. Quelques-unes des conditions observées dans la caverne du mont Maigre tendaient en effet à indiquer que cette caverne servait de sépulture, sinon à une seule famille, du moins à une toute petite tribu ; il suffisait donc que le trou olécranien constituât seulement chez les femmes de la race d'Orrouy une anomalie un peu fréquente, pour que la consanguinité répétée eût pu amener l'apparition de plus en plus fréquente de cette anomalie ; on pouvait même concevoir que, dans de semblables conditions, ce qui n'était d'abord qu'une anomalie pût devenir un caractère commun à presque toutes les femmes d'une tribu.

Ce qui donnait quelque vraisemblance à cette interprétation, c'était le résultat des fouilles pratiquées vers la même époque dans le dolmen de Chamant, près de Senlis, à quelques lieues seulement d'Orrouy. Sur 27 humérus extraits de cette sépulture néolithique, 2, provenant de deux individus différents, présentaient le trou olécranien ; c'était une proportion de plus de 7.40 pour 100, évidemment supérieure à celle qu'on observe aujourd'hui (voy. plus haut, p. 327).

Dans le vaste cimetière mérovingien de Chelles, près Pierrefonds (à 4 lieues d'Orrouy), sur près de mille tombes qui avaient été ouvertes, nous n'avions trouvé, M. Bourgeois et moi, que 5 humérus perforés ; évaluant à environ un millier (sans les avoir comptés) le nombre des humérus que nous avions successivement examinés, je considérai comme probable que la fréquence du trou olécranien chez les Mérovingiens de Chelles, tous sexes réunis, n'était que d'environ 2 pour 100. La proportion trois ou quatre fois plus forte constatée dans la population de Chamant permettait donc d'admettre, ou plutôt de supposer (car les chiffres étaient trop faibles pour servir de base à une conclusion) que dans cette race néolithique la perforation de l'humérus était plus fréquente que dans les races plus modernes. Mais il y avait encore loin de cette proportion de 7.40 pour 100 à celle de 23.5 pour 100 obtenue à Orrouy, et, comme il n'était pas sans vraisemblance que la race de Chamant fût une de celles qui s'étaient rencontrées à Orrouy, l'idée que l'hérédité de famille eût exagéré dans cette dernière localité la fréquence d'une anomalie déjà assez fréquente dans la race se présentait naturellement à l'esprit.

Il n'est plus nécessaire toutefois de recourir à cette supposition, depuis que de nouveaux faits nous ont appris que d'autres populations préhistoriques présentaient une proportion d'humérus perforés égale, ou même supérieure à celle qui a été constatée à Orrouy. La fréquence de cette perforation s'est élevée (tous sexes réunis) à 25 et 26 pour 100 dans l'allée couverte d'Argenteuil et dans la sépulture néolithique de Vauréal, à 28 pour 100 dans les alluvions de Grenelle, à 30 pour 100 dans les cavernes de la fin de l'âge du renne, en Belgique. Ces divers relevés ont été mis en présence par M. Hamy, à l'occasion d'une observation que j'avais faite dans l'une des séances du Congrès international d'anthropologie et d'archéologie préhistorique (session de Paris, 1867, p. 145, 146 et 154). Depuis lors, j'ai trouvé dans la caverne de l'Homme-Mort (Lozère), sépulture qui date des premiers temps de la pierre polie, une proportion de 26 pour 100, qui s'élève pour les femmes seules à 50 pour 100 (*Revue d'anthropologie*, 1873, t. II, p. 15). Mais, d'un autre côté, d'autres sépultures néolithiques n'ont donné qu'une faible proportion d'humérus perforés.

Il résulte manifestement de ces faits qu'il y a eu, dans les temps préhistoriques, à l'époque paléolithique et à l'époque néolithique, au moins une et probablement plusieurs races où la perforation olécranienne était extrêmement fréquente, atteignait et peut-être même dépassait, dans le sexe féminin, la proportion de 1 sur 2, mais que ce caractère faisait défaut chez d'autres races des mêmes époques. C'est probablement par suite de l'influence prépondérante de ces dernières, dans les croisements qui se sont produits depuis, que le trou olécranien est devenu peu commun dans les temps modernes.

Pour apprécier le degré d'importance des faits préhistoriques qui concernent le trou olécranien, il était nécessaire de déterminer le degré de fréquence de ce caractère dans nos populations actuelles. J'ai fait cette recherche, avec le concours de mon ami M. Bataillard, sur des ossements provenant d'un cimetière parisien du dix-septième siècle, fouillé pour le percement de la rue de Montmorency. Sur 218 humérus passés en revue, nous trouvâmes seulement 12 cas de perforation olécranienne, ce qui donnerait une proportion de 5.50 pour 100. Mais ce chiffre était certainement trop fort, car plusieurs des perforations présentaient sur les bords des brisures accidentelles qui pouvaient seulement les avoir agrandies, mais qui pouvaient aussi les avoir produites. En éliminant ces cas douteux, il ne restait plus que 7 cas absolument certains, ce qui réduirait la proportion au chiffre de 3,21 pour 100 (voir *Bull. de la Soc. d'anthrop.*, 1865, t. VI, p. 710-711). Cette fois le chiffre était trop faible, car, ayant depuis lors étudié de plus près les 12 humérus perforés de la rue de Montmorency, qui sont déposés dans le musée de la Société d'anthropologie, j'ai pu m'assurer que deux des cas que j'avais écartés après un premier examen étaient parfaitement réels, les éclats des brisures ne faisant pas tout le tour de l'ouverture et laissant intacte une partie de son bord primitif. Le nombre des humérus naturellement perforés s'élevait ainsi à 9, c'est-à-dire à la proportion de 4,12 pour 100.

Une statistique ultérieure, faite par MM. Hamy et Sauvage, sur des ossements exhumés de la rue des Innocents et antérieurs au dix-septième siècle, a donné 7 cas de perforation sur 150 humérus, c'est-à-dire une proportion de 4,66 pour 100, chiffre à peine différent du précédent.

Mais j'ai trouvé la perforation beaucoup plus fréquente chez les Basques de Saint-Jean de Luz. Elle existait 9 fois sur 69 humérus que j'ai extraits de l'ossuaire de cette ville. La proportion est ici de 13,4 pour 100 et tend à se rapprocher des chiffres constatés dans certaines populations préhistoriques. Il n'y a pas lieu de s'en étonner si l'on songe que les Basques, malgré les croisements qu'ils ont subis, et qui ont été très-intenses, surtout à Saint-Jean-de-Luz (voir plus haut, p. 44 et suiv.), sont les descendants les moins mélangés des races préhistoriques de l'Europe occidentale. Ce fait tend à établir que la rareté actuelle de la perforation olécranienne chez les Parisiens ne doit pas être attribuée à l'influence des siècles, mais à celle des immigrations successives qui ont introduit, parmi les descendants de nos races préhistoriques, un nombre toujours croissant d'individus appartenant à d'autres races où la perforation olécranienne était très-rare. Je rappellerai en particulier que la proportion des humérus perforés n'était que de 2 pour 100 environ chez les Mérovingiens de Chelles.

Ce résumé de mes recherches sur la perforation olécranienne m'a paru préférable à la reproduction des nombreux passages des *Bulletins de la Société d'anthropologie* où il en a été fait mention ; et il trouvait naturellement sa place à la suite des notices relatives à la sépulture d'Orrouy, puisque ce sont les ossements extraits de cette sépulture qui ont été le point de départ de toutes les observations faites sur ce sujet.

CRANES ET OSSEMENTS HUMAINS

DES

CAVERNES DE GIBRALTAR

(*Bulletins de la Société d'anthropologie*, 18 février 1869, 2e série, t. VI, p. 146-148.)

Il y a déjà plusieurs années que M. le professeur Busk a fait connaître quelques-uns des résultats des fouilles pratiquées de 1863 à 1866 dans quelques cavernes des environs de Gibraltar. On en a extrait de nombreux restes humains, entre autres plusieurs crânes entiers, d'autres à l'état de fragment, et une intéressante série de tibias et de fémurs. Ces ossements datent de l'époque de la pierre polie. M. Busk les a présentés au mois d'août 1868 au Congrès préhistorique de Norwich, et il a bien voulu me charger d'offrir en son nom à la Société les objets suivants :

1° Un tibia aplati comme ceux des Eyzies ;

2° Un fémur remarquable, comme ceux des Eyzies, par l'épaisseur et la saillie considérable de la ligne âpre ;

3° Quinze photographies représentant, sous cinq aspects différents, trois crânes provenant de deux cavernes appelées *Genista Cave* et *Judge Cave ;*

4° Deux photographies représentant la face et le profil d'un crâne qui ne provient pas des cavernes, mais d'un gisement voisin. Quoique l'âge de ce gisement n'ait pu être rigoureusement déterminé, tout permet de croire qu'il est fort ancien, et antérieur à l'époque de la pierre polie.

Je dois d'abord m'excuser d'avoir attendu si longtemps pour vous présenter ces objets, qui m'ont été remis au mois d'août dernier. M. Pruner-Bey, à qui j'avais fait annoncer l'envoi de M. Busk, avait manifesté le désir de répondre à ma communication, et m'avait prié d'attendre que l'état de sa santé lui permît d'assister à la séance. J'ai donc ajourné la présentation pendant plusieurs mois. Malheureusement l'indisposition de notre collègue se prolonge, et, quel que soit mon désir de lui être agréable, je craindrais, en différant plus longtemps, de manquer aux convenances à l'égard de M. Busk.

Les objets que ce professeur offre à la Société se rattachent à deux de nos discussions, savoir : le tibia et le fémur à la discussion sur les ossements des Eyzies, et les crânes photographiés à la discussion sur les crânes basques et ibères.

1° *Fémur et tibia*. — Ces deux os ayant perdu chacun une de leurs extrémités, il est impossible d'en déterminer la longueur, mais ils proviennent évidemment d'individus de petite taille.

Le fémur, qui paraît être celui d'un homme, présente une ligne âpre très-épaisse et très-saillante, tout à fait semblable à celle du fémur du vieillard des Eyzies. Deux autres fémurs, conformés de la même manière, ont été présentés par M. Busk au Congrès de Norwich ; j'ai pu en mesurer l'épaisseur et j'ai trouvé les chiffres suivants :

> Fémur n° 1 (offert à la Société), largeur minima, au milieu de la diaphyse, 26^{mm},5 ; épaisseur antéro-postérieure, au même niveau, 32 millimètres.
> — n° 2. Largeur, 25, épaisseur, 30^{mm}, 5.
> — n° 3.   —   27,   —   33.

On pourra comparer ces chiffres à ceux que j'ai publiés l'année dernière (1).

La prédominance notable de l'épaisseur sur la largeur est une conséquence du grand développement de la ligne âpre, qui constitue un véritable bord postérieur.

Outre ces trois fémurs presque entiers, j'ai vu avec M. Busk, dans le dépôt des ossements de Gibraltar, au Collége des chirurgiens de Londres, une demi-douzaine au moins de fragments de diaphyses fémorales, toutes conformées de la même manière. C'est donc un caractère normal de cette race préhistorique ; et lorsque nous retrouvons le même caractère sur les fémurs des Eyzies, nous n'avons pas besoin, pour l'expliquer, de faire intervenir une maladie hypothétique.

Le tibia que nous envoie M. Busk provient très-probablement d'une femme. Il présente de la manière la plus évidente l'apla-

(1) Voir plus haut, p. 172.

tissement transversal que j'ai décrit dans ma communication sur les ossements des Eyzies (1). C'est le type de ces tibias que nous connaissons sous le nom de *tibias en lame de sabre droit*, et que l'on appelle en Angleterre *tibias platycnémiques*. Tous les tibias des cavernes de Gibraltar offrent le même caractère, plus ou moins développé, mais toujours bien manifeste. Sept de ces os, y compris celui qui est sous nos yeux et qui porte le numéro 1, ont été présentés par M. Busk au Congrès de Norwich. Je les ai mesurés et j'ai obtenu les chiffres suivants :

Tibias de Gibraltar.	Diamètre transversal au niveau du trou nourricier.	Diamètre antéro-postérieur au même niveau.
N° 1	20	37
2	25	37
3	21	32
4	21	37.5
5	23	36
6	23	32
7	22	33

Tous ces tibias sont parfaitement droits, et l'on n'y trouve aucune trace de rachitisme. Toutefois le numéro 1, que je vous montre, présente une petite anomalie : la crête tibiale, au lieu d'être, comme sur les autres, tout à fait rectiligne, décrit dans son tiers supérieur une légère courbe à convexité interne, d'où résulte l'élargissement de la surface d'insertion du jambier antérieur. D'ailleurs le corps de l'os est tout à fait rectiligne. Cette disposition, que j'ai observée quelquefois sur des tibias sains, ne se rencontre pas sur des tibias rachitiques. Ceux-ci, lorsqu'ils sont déformés, sont le siége d'une courbure *générale*, qui est située beaucoup plus bas.

Bon nombre d'autres fragments de tibias, que M. Busk m'a montrés au Collége des chirurgiens de Londres, sont tous manifestement platycnémiques. C'est une nouvelle preuve que l'aplatissement des tibias était un caractère normal chez certaines races préhistoriques, au nombre desquelles nous pouvons citer la race des Eyzies.

2° *Crânes des cavernes de Gibraltar*. — Ayant eu connaissance de nos discussions sur les crânes basques de Zaraus (Guipuzcoa), M. Busk a jugé intéressant de comparer ces crânes avec ceux des

(1) Voir plus haut, p. 175-181 et p. 207-210.

cavernes de Gibraltar. Vous n'avez pas oublié que la très-grande majorité de nos crânes du Guipuzcoa sont dolichocéphales. Notre collègue M. Pruner-Bey, trouvant ce fait en contradiction avec sa théorie des brachycéphales préhistoriques, a jugé que les habitants dolichocéphales de Zaraus ne pouvaient pas descendre des anciens Ibères ; il en a conclu qu'ils étaient issus d'une colonie de Celtes, et il n'a cru pouvoir rapporter à la race ibérienne que les trois ou quatre crânes brachycéphales de notre collection de Zaraus, qui comprend aujourd'hui soixante-dix-huit crânes. Quant à moi, je n'ai jamais nié l'existence des brachycéphales préhistoriques dans la péninsule ibérique ; j'ai dit seulement qu'avant l'époque indo-européenne il y avait dans l'occident de l'Europe plusieurs races, les unes dolichocéphales, les autres brachycéphales, et j'ai ajouté que les Basques dolichocéphales du Guipuzcoa devaient descendre d'une race ibérique dolichocéphale. Il n'est pas nécessaire de rappeler les différentes phases de cette discussion, qui dure déjà depuis plusieurs années. M. Busk nous apporte aujourd'hui un fait qui semble devoir mettre fin au débat. En effet, les deux crânes qui ont été extraits de l'une des cavernes de Gibraltar (*Genista Cave*) sont nettement dolichocéphales et sont de plus très-semblables à ceux de la population actuelle du Guipuzcoa. Cette ressemblance, que vous pouvez constater aisément en jetant les yeux sur les photographies, a déjà frappé M. Busk, qui a comparé ces deux crânes de *Genista Cave* avec les moules de crânes de Zaraus que j'ai déposés, il y a quelques années, dans le musée de la Société d'anthropologie de Londres.

Un troisième crâne, extrait d'une autre caverne (*Judge Cave*), diffère notablement des précédents. Il n'est que mésaticéphale (indice céphalique, 78.16) ; il présente de chaque côté, au niveau de la suture occipito-pariéto-temporale, un aplatissement considérable ; la saillie de l'écaille occipitale est plus relevée que sur les deux autres, les pommettes forment une saillie plus brusque, etc. M. Busk n'a pas eu de peine à reconnaître que ce type était tout autre que celui de *Genista Cave*. C'est parfaitement exact. Mais un fait que M. Busk ne pouvait constater, c'est que le crâne de *Judge Cave* est exactement pareil à ceux qui proviennent de la caverne sépulcrale d'Orrouy (Oise) et que j'ai déposés dans notre musée. C'est la première fois que le type si remarquable d'Orrouy se retrouve dans un autre lieu. Nous nous étions demandé si les particularités qui le distinguent étaient propres à une race, ou seulement à une famille, où une variété individuelle se serait transmise pendant quelques générations. La conformation similaire d'un crâne trouvé dans une caverne du sud de l'Espagne, à 400 lieues d'Orrouy, tend à faire admettre qu'il y a eu dans les temps préhistoriques une race caractérisée par l'aplatissement de la région sus-mastoïdienne.

On n'a pu déterminer jusqu'ici le degré d'ancienneté relative des deux gisements de *Genista Cave* et de *Judge Cave*. Ils peuvent être contemporains, comme ils peuvent être séparés par un certain nombre de siècles, car personne n'ignore que la durée de l'époque de la pierre polie a été considérable. Quoi qu'il en soit, il est intéressant de constater que les crânes entiers extraits de ces cavernes se rattachent à deux types différents, l'un dolichocéphale, tout à fait semblable à celui des Basques modernes du Guipuzcoa, l'autre mésaticéphale, et pareil à celui de la sépulture préhistorique d'Orrouy.

Après ces remarques générales, je donnerai quelques détails de plus sur chacun de ces trois crânes, que j'ai étudiés et mesurés au Congrès de Norwich. Tous les trois sont privés de mâchoires inférieures.

N° 1 (fouilles de *Genista Cave*, 3e lot, n° 1). Homme paraissant âgé de plus de soixante ans. Les sutures, d'ailleurs assez simples, sont toutes soudées ; la soudure est plus complète sur les sutures antérieures que sur les postérieures. On aperçoit difficilement le bregma. Les dents sont presque au complet, bien rangées, et exemptes de carie. Elles sont fortement usées, plus en dedans qu'en dehors, et plus encore sur le milieu de leur largeur, de sorte que la surface de trituration est concave. Sur la ligne médiane, immédiatement en arrière du bregma, existe une dépression qui paraît être la cicatrice d'une très-ancienne blessure avec enfoncement, ou d'une perte de substance de la table externe. Au niveau de cette lésion on trouve sur la face interne du crâne des inégalités mamelonnées, très-émoussées, très-compactes, et il est certain par conséquent que l'homme a survécu un grand nombre d'années à sa blessure.

Le profil du crâne présente en avant, au-dessus d'une saillie modérée de l'arcade orbitaire, une belle courbe frontale. En arrière, l'écaille occipitale forme une saillie arrondie, arquée comme un verre de montre. On aperçoit à peine un léger vestige de la protubérance occipitale ; apophyse mastoïde de moyen volume ; au-dessus d'elle, la ligne d'insertion du muscle temporal forme, sur le prolongement du bord supérieur de l'arcade zygomatique, un relief horizontal peu prononcé, mais bien apparent. De chaque côté, la suture de l'écaille temporale avec la grande aile du sphénoïde fait une saillie verticale très-manifeste. Les deux lignes courbes temporales sont peu saillantes, mais bien accusées dans toute leur longeur.

La face, modérément longue, est légèrement oblique, sans véritable prognathisme. Les dents sont parfaitement verticales. L'angle facial est de 74 degrés. Le nez est droit et saillant. La voûte palatine est assez profonde, mais plate. Du côté droit (et non du côté gauche), on aperçoit très-nettement les traces d'une ancienne suture qui, partant du trou sous-orbitaire, allait aboutir, un peu obliquement en haut et en dehors, au point où la suture jugo-maxillaire rejoint le bord inférieur de l'orbite. Au-dessous du même trou sous-orbitaire, l'empreinte du nerf sous-orbitaire a produit une gouttière large et courte, analogue à celle que l'on observe chez certains singes.

Les autres caractères du crâne et de la face n'ont pas besoin d'être indiqués ; ils se déduisent des mesures consignées sur le tableau (voir plus loin, p. 379-380).

N° 2 (fouilles de *Genista Cave*, 3ᵉ lot, n° 2). Homme encore jeune, de trente à trente-cinq ans. Les cuspides de ses dents molaires commencent à peine à s'user ; les sutures du crâne sont toutes ouvertes à l'extérieur, mais elles sont assez serrées pour qu'il soit assez probable qu'elles sont fermées à l'intérieur. Elles sont extrêmement simples ; la sagittale est presque rectiligne et la coronale présente à peine, dans sa moitié interne, de très-légères sinuosités ; la lambdoïde aussi est fort simple dans sa partie supérieure ; mais, à 25 millimètres de la ligne médiane, commence de chaque côté une rangée de six à sept petits os wormiens, qui lui donnent l'apparence d'une suture compliquée.

Il est extrêmement rare de trouver sur les crânes modernes d'Europe un pareil état de simplicité des sutures.

Ce crâne présente avec le précédent une ressemblance vraiment remarquable et bien plus grande à l'œil qu'elle ne l'est au compas. Toutefois, avec un peu d'attention, on ne tarde pas à découvrir quelques différences. L'arcade sourcilière est un peu plus saillante, le front un peu moins ample, l'écaille occipitale un peu moins courbée, et la protubérance occipitale un peu plus marquée, quoique toujours très-petite. Quant aux autres caractères descriptifs, ils sont les mêmes que sur le numéro 1. Nous retouvons en particulier la saillie verticale de la suture temporosphénoïdale et la petite suture qui va du bord de l'orbite au trou sous-orbitaire. Toutefois ce dernier caractère n'existe que du côté gauche, tandis que sur le numéro 1 il n'existe que du côté droit.

N° 3 (fouilles de *Judge Cave*). Ce crâne paraît avoir appartenu à une femme de trente à trente-cinq ans. Il existe un commencement de soudure de chaque côté, sur la partie inférieure de la suture coronale ; toutes les autres sutures sont encore ouvertes. Le sujet avait toutes ses dents au moment de la mort ; les incisives et les canines ont été perdues ; l'état de leurs alvéoles permet de croire qu'elles étaient saines. Les molaires sont en place et parfaitement saines, mais commencent à s'user.

Dans la suture écailleuse gauche existent deux grands os wormiens minces et écailleux qui en occupent toute la longueur ; l'un, antérieur, large de 2 centimètres, long de près de 2 centimètres, touche au frontal, au pariétal, à la grande aile du sphénoïde et à l'écaille temporale ; le postérieur, long de 4 centimètres et large de 1 centimètre seulement, fait suite au précédent et s'étend jusqu'à l'extrémité postérieure de l'écaille temporale ; celle-ci a très-peu de hauteur. Au niveau de ces os wormiens, la paroi du crâne fait vers l'extérieur une procidence notable.

Les arcades sourcilières sont peu saillantes, le front est élevé et un peu fuyant. Dépression très-légère en arrière du bregma. L'écaille occipitale, peu saillante et très-relevée, est très-courte ; au-dessous d'elle on trouve, à la place de la protubérance occipitale, qui fait entièrement défaut, une dépression manifeste, que traverse la ligne courbe occipitale supérieure. Au-dessous de ce point, la région cérébelleuse, très-développée, décrit une courbe convexe très-prononcée. Les apophyses mastoïdes sont très-petites. Au-dessus et en arrière de ces apophyses, au niveau de l'angle inférieur et postérieur des pariétaux et de la partie adjacente de l'occipital, existe un large aplatissement des plus manifestes, et tout à fait semblable à celui qui caractérise les crânes de la caverne sépulcrale d'Orrouy (Oise). La face est petite et tout à fait orthognathejusqu'au bord inférieur du nez ; mais au-dessous de l'épine nasale l'arcade alvéolaire est sensiblement oblique (prognathisme alvéolaire).

3° *Autre crâne préhistorique.* Les deux dernières photographies que nous envoie M. Busk représentent la face et le profil d'un

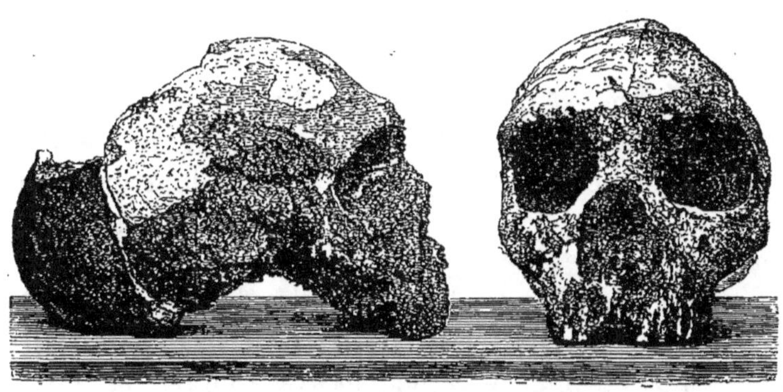

Fig. 55. Crâne fossile des environs de Gibraltar.

crâne extrêmement curieux, qui provient également des environs de Gibraltar, mais qui *paraît* beaucoup plus ancien que les précédents (fig. 55). La date de ce crâne est d'ailleurs indéterminée. Ce n'est pas dans les cavernes qu'on l'a trouvé, mais dans le sol environnant. Il était enfoui dans une gangue très-compacte, très-adhérente, dont on n'a pu le dégager qu'avec la plus grande difficulté. Il a fallu un véritable travail de sculpture pour mettre à nu la région faciale. Il n'y a pas de mâchoire inférieure. Une grande partie de la voûte, comprise entre le bregma et le lambda, est absente. Ce qui reste de la voûte présente un léger degré d'asymétrie qui paraît être la conséquence d'une déformation posthume.

Je ne puis donner de renseignements géologiques sur le terrain d'où ce crâne a été extrait. D'après la communication faite par M. Busk au Congrès de Norwich, on n'y a pas trouvé de fossiles caractéristiques ; mais tout indique d'ailleurs que ce gisement est extrêmement ancien, et le crâne lui-même présente des caractères d'infériorité qui confirment pleinement cette opinion, et sur lesquels le professeur Huxley a attiré l'attention des membres du Congrès.

L'absence d'une partie de la voûte et les fragments de gangue qui adhèrent encore sur plusieurs points ne permettent pas de mesurer rigoureusement les diamètres pour déterminer l'indice céphalique. Mais il est évident que ce crâne est très-dolichocéphale. Il est peu volumineux ; ses parois sont très-épaisses ; sur le pourtour de la perte de substance, l'épaisseur des pariétaux s'élève à 9 millimètres et demi. Les arcades sourcilières forment sur le profil une saillie considérable ; le front est petit et très-fuyant. La face est large et prognathe, l'ouverture des narines antérieures est très-large, les orbites sont énormes et de forme presque arrondie. Leur largeur est de 44 millimètres, leur hauteur de 39, leur profondeur de 51. La largeur de 44 millimètres est la plus grande que j'aie trouvée jusqu'ici sur un crâne humain ; c'est exactement celle des orbites du vieillard des Eyzies, mais dans ce dernier cas l'énorme développement transversal des ouvertures orbitaires coïncidait avec une réduction excessive du diamètre vertical (27 millimètres), tandis que sur le crâne de Gibraltar la hauteur de l'orbite est au contraire exagérée. L'espace interorbitaire est en outre très-large : il est de 23 millimètres en bas et beaucoup plus large en haut. Il en résulte que le développement transversal de la partie supérieure du visage est très-grand. Sur la photographie de face, on n'aperçoit nullement la région temporale, entièrement masquée par les bords externes des orbites ; l'apophyse orbitaire externe forme une saillie considérable, au-dessus de laquelle le front se rétrécit brusquement. Ce front est en outre extrêmement bas, et il est tellement petit dans toutes ses dimensions, surtout lorsqu'on le compare à la face, qu'il rappelle celui des singes. Le professeur Huxley a signalé la forme simienne de l'arcade dentaire, qui se rétrécit notablement en arrière, comme un fer à cheval. La Société connaît déjà l'importance de ce caractère, sur lequel, depuis plusieurs années déjà, M. Alix a attiré son attention. Un autre caractère simien sur lequel M. Huxley a insisté, c'est l'absence de la fosse canine, qui est remplacée par une surface convexe ! M. Huxley n'a vu jusqu'ici cette conformation sur aucun autre crâne humain, et je crois pouvoir affirmer qu'elle ne se retrouve sur aucun des crânes de notre musée.

Mesures des crânes des cavernes de Gibraltar.

RÉGION CÉRÉBRALE.		GENISTA CAVE.		JUDGE CAVE.
		No 1.	No 2.	
DIAMÈTRES.				
Antero-postérieur maximum	A.	185	187	174
Antéro-postérieur iniaque	B.	175	176	165
Transverse maximum	C.	139	140	136
— biauriculaire	D.	119	122	115
— bitemporal	E.	134	133	151
— frontal minimum	F.	98	96	93
Vertical basilo-bregmatique	G.	140	138	131
COURBES.				
Frontale totale	H.	130	122	123
Pariétale	I.	122	141	114
Sus-occipitale	J.	77	75	58
Cérébelleuse	K.	43	49	54
Longueur du trou occipital	L.	57	58	34
Ligne naso-basilaire	M.	106	99	98
Circonférence médiane totale	N.	515	524	481
Courbe inio-frontale (H + I + J)	O.	329	338	295
Courbe occipito-frontale (O + K)	P.	372	387	349
Circonférence horizontale totale	Q.	525	527	490
— préauriculaire	R.	236	235	230
— postauriculaire	S.	289	292	260
Circonférence transverse totale	T.	444	445	427
— susauriculaire	U.	312	313	300
Trou occipital, largeur	V.	30	29	27
Indice céphalique	X.	75 13	74.86	78.16
Indice frontal	Y.	70 05	68.57	68.58
Indice vertical	Z.	75.67	73.79	75.28

Mesures des crânes des cavernes de Gibraltar (suite).

RÉGION FACIALE.	GENISTA CAVE.		JUDGE CAVE.
	Nº 1.	Nº 2.	
LARGEURS DE LA FACE, DISTANCES :			
Biorbitaire externe....................	106	104	103
Biorbitaire interne....................	98	97	93
Distances des deux trous... { sus-orbitaires...	52	51	46
{ sous-orbitaires..	65	55	55
Bimaxillaire maxima...................	104	93	98
Bimalaire............................	109	104	103
Bijugale.............................	116	116	109
Bizygomatique........................	133	128	126
ORBITES.			
Largeur.............................	37	38	37
Hauteur.............................	34	32	28
Profondeur..........................	53	52	52
RÉGION DU NEZ.			
Longueur des os du nez.. { médiane.......	27	?	?
{ latérale........	27	26	21
Largeur du nez........ { supérieure.....	15	12	10
{ minima........	10	9	9
{ inférieure......	18	17	17
Largeur maxima des narines..............	24	20	21
Épaisseur interorbitaire..................	21.5	21	21
HAUTEURS DE LA FACE.			
De la racine du nez à l'épine nasale........	51	51	48
De l'épine nasale au bord alvéolaire........	20	25	16
Du point sus-orbitaire au bord alvéolaire...	95	90	83
Hauteur de la pommette.................	22	23	21
Hauteur orbito-alvéolaire.................	46	46	42
RÉGION AURICULAIRE.			
Distance auriculo-susmastoïdienne........	36	36	29
Distance auriculo-jugale.................	53	52	52
Distance auriculo-orbitaire...............	64	65	63
VOUTE PALATINE.			
Longueur..... { totale.................	50.5	51.5	48
{ maxillaire..............	34	38	33
Largeur....... { en arrière..............	40	41	37
{ à la première molaire.....	40	38.5	34
{ à l'os incisif.............	23	21	22
Distance au trou occipital................	43	37	40

CRANE DE MEYRUEIS

(LOZÈRE)

(*Bulletins de la Société d'anthropologie*, 2ᵉ série, t. VII, p. 129-134.)

Le crâne que je vous présente m'a été remis par M. le docteur Prunières, de Marvejols, qui le tient de M. l'abbé Boissonade.

Les grottes de Meyrueis ou de Nabrigas (Lozère) ont été étudiées depuis longtemps par M. Marcel de Serres, qui les a fait connaître le premier, et elles ont été explorées depuis par plusieurs savants. Les ossements de l'*ursus spelæus* y ont été trouvés en abondance, et il n'est pas douteux que quelques-unes au moins des couches qui forment le sol de ces cavernes datent de l'époque que caractérise la présence de cet ours.

M. Ignon fils (de Mende), savant distingué, ayant à son tour fouillé, il y a une trentaine d'années, la principale caverne de Meyrueis, y trouva un crâne humain qui parut fort curieux. Cette trouvaille fut mentionnée, mais malheureusement sans détails, dans le *Bulletin de la Société d'agriculture de Mende* (1). M. Ignon étant mort depuis, ses collections ont été conservées par ses sœurs ; mais le crâne en question ne s'y trouve pas. On ne sait pas ce qu'est devenu ce crâne humain, le seul qui ait jamais figuré dans la collection ; mais M. Paparel, percepteur à Mende, cherchant de vieux meubles dans les greniers de la maison Ignon, trouva dans la poussière un crâne qui lui parut fort ancien ; et comme M. Ignon, disait-on, n'avait jamais possédé d'autre crâne humain que celui de Meyrueis, on considéra comme très-probable que c'était bien ce dernier crâne qui s'était retrouvé dans le grenier. M. Paparel fit don de ce crâne à M. l'abbé Boissonade, qui me l'a fait parvenir par l'intermédiaire de M. le docteur Prunières.

On voit, d'après cet exposé, que l'authenticité de ce crâne donne prise à deux objections. D'une part, en effet, il n'est pas

---

(1) *Mémoires de la Société d'agriculture de Mende*, années 1833-35, p. 20.

absolument certain qu'il provienne de la grotte de Meyrueis,
cela est seulement très-probable; d'une autre part, en admettant
que ce soit bien le crâne de Meyrueis, nous manquons de renseignements sur la situation qu'il occupait dans le sol de la
grotte, et nous ne pouvons affirmer qu'il fût compris dans les
couches qui recèlent les débris de l'*ursus spelæus*. M. Ignon
était un géologue instruit; mais, à l'époque où il fit ses fouilles,
la question de l'homme quaternaire avait à peine était posée par
un très-petit nombre de paléontologistes, et il est impossible
qu'il ait procédé avec toutes les précautions qui seraient aujour-
d'hui de rigueur en pareil cas. Il est donc permis d'élever des
doutes sur le gisement exact de ce crâne; et ces doutes sont
d'autant plus légitimes que l'état de conservation des os ne
permet guère de les faire remonter jusqu'à l'époque de l'ours des
cavernes. Le crâne, en effet, est presque entier; la boîte encé-
phalique est complète; il manque seulement, du côté gauche,
l'os malaire, une partie du maxillaire supérieur et l'apophyse
mastoïde; et la moitié droite de la face est intacte. Quant au
tissu osseux, il conserve une grande résistance et n'est pas recouvert d'incrustations.

Ce crâne, malgré l'incertitude qui plane sur sa date, et même,
jusqu'à un certain point, sur sa provenance, n'en est pas moins
digne de l'attention de la Société, car il présente des caractères
fort curieux qu'on a rarement l'occasion d'observer, et qui semblent indiquer qu'il est fort ancien.

C'est le crâne d'un homme déjà âgé; toutes les sutures de la
voûte sont soudées; la sagittale est même tout à fait effacée.
Presque toutes les dents molaires sont tombées avant la mort, et
leurs alvéoles sont entièrement refermés. Les autres dents sont
absentes également, mais leur chute a été posthume. La capacité
de la boîte crânienne s'élève à 1 406 centimètres cubes.

Le type est nettement brachycéphale; le plus grand diamètre
antéro-postérieur n'est que de 178 millimètres, tandis que le
diamètre transversal s'élève à 152, ce qui donne un indice céphalique de 85.39. Les bosses pariétales sont très-prononcées;
mais les tempes sont en outre très-renflées, de sorte que le
diamètre transversal bitemporal est exactement égal au plus
grand diamètre bipariétal. L'égalité de ces deux diamètres s'ob-

serve, comme on sait, assez rarement. Malgré la grande largeur
des tempes, celle du front n'est que de 99 millimètres ; mais
immédiatement au-dessous de la ligne sus-orbitaire, les deux
apophyses orbitaires externes, qui sont très-volumineuses, s'écartent très-obliquement ; de sorte que le diamètre biorbitaire externe, s'élevant à 111 millimètres, l'emporte de 12 millimètres
sur le diamètre frontal minimum. Cette largeur considérable est
en rapport avec le volume de la face, qui est très-développée
dans toutes ses parties, surtout dans le sens transversal, et dont
le diamètre bizygomatique atteint 140 millimètres. Les os malaires sont très-massifs. L'arcade alvéolaire présente partout,

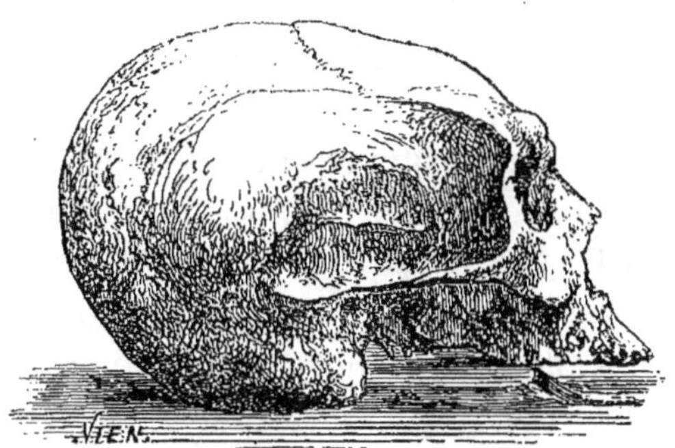

Fig. 56. Crâne de Meyrueis.

même dans la région des molaires, qui est depuis longtemps
édentée, une grande hauteur et une épaisseur extraordinaire. Il
en résulte que la voûte palatine est étroite et profonde ; mais, au
lieu d'être plate, ou même concave, comme cela a ordinairement
lieu en pareil cas, la face inférieure de cette voûte est, au contraire, convexe transversalement, et présente sur la ligne médiane
un relief très-prononcé qui aboutit, en arrière, au niveau de
l'os palatin, à un tubercule volumineux et très-saillant.

Les caractères les plus singuliers de ce crâne se montrent sur
la vue de profil (voir la figure 56). Au-dessus d'une face très-prognathe, qui donne un angle facial de Camper de 70 degrés et
un angle facial alvéolaire de 65 degrés seulement, le front s'incline à tel point qu'il devient presque parallèle au plan horizontal
de la tête, et cette inclinaison extraordinaire est rendue plus

frappante encore par la saillie considérable des arcs sourciliers. Il en résulte que la région frontale du crâne, dont nous avons déjà signalé l'étroitesse relative, n'a presque aucun développement dans le sens vertical, et que les lobes frontaux des hémisphères devaient être très-petits. Sous le rapport de la conformation du front, ce crâne paraît bien inférieur à celui de Néanderthal ; et cette disposition, jointe à la forte saillie des arcs sourciliers, au grand volume et à l'obliquité de la face, donne à la vue de profil un aspect vraiment bestial.

L'inclinaison du front a eu pour conséquence de diminuer beaucoup la hauteur du crâne ; et, dans le fait, le diamètre vertical basilo-bregmatique n'est que de 121 millimètres. On peut donc se demander si la dépression de la région frontale ne serait pas pathologique ou artificielle. Mais ces deux hypothèses sont inadmissibles.

La seule cause pathologique qui aurait pu arrêter le développement du front serait la synostose prématurée de la suture coronale. Or cette suture est soudée sans doute comme toutes les autres sutures de la voûte crânienne et comme plusieurs sutures de la face ; mais elle l'est beaucoup moins que la suture sagittale et que la suture lambdoïde ; la soudure dépend donc exclusivement de l'âge avancé du sujet. On remarquera d'ailleurs que la partie supérieure de l'écaille du frontal est un peu plus saillante que la partie antérieure des pariétaux ; qu'il existe, en d'autres termes, un certain degré de *dépression postcoronale*.

Cette dépression postcoronale ne prouve nullement qu'il y ait eu arrêt de développement des pariétaux ; mais elle prouve du moins qu'il n'y a pas eu arrêt de développement du frontal.

L'idée d'une déformation artificielle n'est pas plus acceptable ; on ne pourrait songer qu'à une seule déformation, celle qui s'obtient à l'aide d'une plaque compressive appliquée sur le front. Mais cette manœuvre aurait aplati le front. Or celui-ci est très-incliné, mais n'est nullement aplati. De l'arc sourcilier au bregma, il décrit une courbe oblique, mais convexe ; et si, au lieu d'examiner le profil, on étudie la vue de face, on voit que le frontal, loin d'être aplati, présente au contraire plusieurs ondulations bien modelées. Au-dessus des arcs sourciliers et des saillies des sinus frontaux qui s'y rattachent, on trouve, à droite et à gauche, les deux bosses frontales bien dessinées et bien symétriques ; et, un peu plus haut, sur la ligne médiane, un relief longitudinal, fort peu saillant sans doute, mais séparé pourtant des deux bosses frontales par deux dépressions bien visibles. Ce relief et celui des bosses frontales auraient fait place à une surface plate, si le front avait été comprimé par une plaque ou par un tampon ; et il est superflu d'ajouter que cette compression aurait, à plus forte raison, mis obstacle à la production de la dépression post-coronale.

Tout permet donc de croire que la conformation de ce crâne est naturelle. Des caractères analogues à ceux qu'il présente n'ont été constatés jusqu'ici que sur des crânes très-anciens, et il paraît assez probable, dès lors, qu'il remonte à une époque fort reculée ; mais on ne peut rien dire de plus, puisque l'authenticité de sa provenance n'a malheureusement pas pu être rigoureusement constatée.

CRANE EXTRAORDINAIREMENT DÉFORMÉ

DE VOITEUR (JURA)

(DÉFORMATION EN PAIN DE SUCRE.)

(*Bulletins de la Société d'anthropologie*, 1ʳᵉ série, t. V, p. 385-392. 21 avril 1864.)

Ce crâne étrange a été présenté à la Société par M. le docteur Moretin, qui le tenait de M. le docteur Gindre, de Voiteur, arrondissement de Lons-le-Saulnier (Jura). Il avait été recueilli en 1863 par M. Gindre dans l'une des tombes d'un cimetière mérovingien, ou plutôt burgonde, découvert au lieu dit *en Aiche*, dans la commune de Voiteur. Il faisait partie d'un squelette renfermé dans un cercueil formé de grandes dalles de pierre. Une vingtaine d'autres squelettes, trouvés dans des tombes voisines, ne présentaient rien de particulier et on ne jugea pas opportun de les recueillir. On ne conserva que le crâne extraordinairement déformé dont la description va suivre :

Le crâne que M. Moretin a mis sous les yeux de la Société présente une forme qui rappelle les déformations les plus extravagantes des crânes des anciens habitants de l'Amérique.

La pièce est malheureusement très-incomplète. La face manque en totalité. La plus grande partie du frontal a été détachée par une fracture qui, partant du milieu de la suture coronale (bregma), a suivi d'une part toute la moitié droite de cette suture, et qui, d'une autre part, partant du même point, va aboutir par un trait oblique et irrégulier sur la moitié externe de l'arcade sourcilière gauche. Le grand fragment anguleux intercepté entre les deux bords de cette fracture, et comprenant à la fois plus des deux tiers de l'écaille du frontal et les deux voûtes orbitaires, n'a pu être retrouvé. Il en résulte que la cavité crânienne est très-largement ouverte en avant et que la ligne de démarcation entre le crâne et la face est fort incertaine. Toutefois la situation des deux orbites peut être déterminée approximativement, la moitié externe de l'arcade sourcilière gauche étant conservée, ainsi que l'apophyse orbitaire externe du même côté ; en outre, les deux grandes ailes du sphénoïde sont intactes, de telle sorte que la partie externe des deux orbites est conservée en grande partie.

La base du crâne présente en avant une grande échancrure, par suite de l'absence des voûtes orbitaires, de l'ethmoïde et des petites ailes du sphénoïde. En arrière, une autre perte de substance a fait disparaître la bosse cérébelleuse droite de l'occipital et la partie correspondante du bord du trou occipital. Toutefois le bord gauche du même trou est intact, les deux condyles sont en place, et cela permet d'apprécier exactement la forme, la situation et les dimensions de ce trou.

Les autres os du crâne sont au complet ou ne présentent que des pertes de substance insignifiantes.

Lorsque ce crâne repose sur sa base, il présente assez exactement la forme d'un pain de sucre dont le sommet serait émoussé, et il est évident au premier coup d'œil qu'il a été déformé d'abord par une compression circulaire exercée au moyen de bandes ou de courroies sur la base du front et de l'écaille occipitale ; le premier résultat de cette compression a été de faire développer le crâne dans le sens de la hauteur ; mais cela n'aurait pas suffi pour lui donner sa forme actuelle, et il est à peu près certain qu'à mesure qu'il se développait en hauteur et qu'il offrait plus de prise aux bandes, de nouveaux liens circulaires ont été appliqués au-dessus des premiers. L'étude de la courbe du profil vient à l'appui de cette interprétation. On y voit en effet, en arrière, deux dépressions, deux concavités situées l'une sur le milieu de l'écaille occipitale, l'autre sur la partie postérieure de la suture sagittale, immédiatement au-dessus de cette écaille. A cette seconde dépression correspond une dépression tout à fait semblable sur l'extrémité antérieure de la même suture sagittale et sur la partie latérale du pariétal droit. Il est fort probable que la partie inférieure du frontal présentait une dépression correspondant à celle de l'écaille occipitale. En tous cas, l'étude des parties conservées suffit pour démontrer l'existence de deux étranglements superposés et circulaires, l'un sur la partie moyenne de l'écaille occipitale, l'autre sur la partie supérieure des pariétaux, immédiatement au-dessus du bregma et du sommet du lambda. Les deux extrémités de la suture sagittale se trouvent ainsi considérablement rapprochées, et cette suture, au lieu de décrire une courbe longue et peu élevée, comme celle d'une voûte surbaissée, décrit un arc très-courbe, qui forme à peu près la demi-circonférence d'un cercle. Pour donner une idée du degré de convexité de cette courbe, il suffira de dire que les deux extrémités de l'arc, savoir le lambda et le bregma, ne sont éloignés l'un de l'autre que de 97 millimètres, et que la longueur de la suture sagittale est de 146 millimètres. La corde de l'arc étant représentée par 1, l'arc lui-même serait représenté par 1.5. C'est presque le rapport de la demi-circonférence au diamètre. Enfin, si l'on faisait passer par le bregma et par le lambda un trait de scie circulaire, on détacherait du reste du crâne une calotte à peu près hémisphérique comprenant la suture sagittale et la partie supérieure des pariétaux. La base de cette calotte aurait 321 millimètres de circonférence et 97 millimètres de diamètre. Son centre, ou plutôt son sommet, correspond au milieu de la suture sagittale et constitue le point le plus élevé du crâne, c'est-à-dire *le vertex*.

Après avoir décrit la forme générale du crâne, il est nécessaire de déterminer les dimensions des principaux diamètres et des principales courbes.

Le diamètre antéro-postérieur ne peut être mesuré directement avec le compas, parce que la partie moyenne du frontal fait défaut. Mais en appliquant la face postérieure du crâne contre un plan vertical, et en faisant passer un autre plan vertical par le bord antérieur de l'arcade orbitaire gauche, qui est conservée, on trouve que la distance de ces deux plans est de 137 millimètres seulement. Par conséquent, le diamètre antéro-postérieur maximum ne dépassait pas sensiblement 137 millimètres.

Le plus grand diamètre transversal correspond à la partie moyenne du bord supérieur des deux écailles temporales et mesure 131 millimètres. Le diamètre bimastoïdien maximum est de 123, et la distance des deux conduits auditifs externes (mesurée sur leurs bords supérieurs) est de 119 millimètres en ligne droite.

Le rapport des deux plus grands diamètres horizontaux est donc de 131 à 137, ce qui donne un indice céphalique de 95.62 pour 100.

Le diamètre basilo-bregmatique (du bregma au bord antérieur du trou occipital), au lieu d'être à peu près vertical, comme d'ordinaire, est très-oblique de haut en bas et d'avant en arrière, et mesure 140 millimètres. Pour avoir le plus grand diamètre vertical, il faut mesurer du bord antérieur du trou occipital au vertex, qui correspond au milieu de la suture sagittale, et on trouve que ce diamètre vertical s'élève à 169 millimètres.

Ainsi, le diamètre vertical est au diamètre antéro-postérieur comme 169 est à 137, ce qui donne un rapport de 123.36 à 100.

Pour donner une idée de l'étendue de la déformation d'après la comparaison des trois diamètres du crâne, nous ajouterons que, sur les crânes français de notre musée, l'indice céphalique moyen n'atteint dans aucune de nos séries le chiffre de 80, et que le rapport moyen du diamètre vertical au diamètre antéro-postérieur se rapproche toujours beaucoup du chiffre de 70 pour 100. Le rapport du diamètre transversal au diamètre antéro-postérieur (ou l'indice céphalique) est donc supérieur à la moyenne de plus de 15 pour 100, et le rapport du diamètre vertical au diamètre antéro-postérieur (ou l'*indice vertical du crâne*) est supérieur à la moyenne de 43 pour 100.

Parlons maintenant des courbes. La circonférence horizontale ne peut être exactement mesurée à cause de l'absence de la partie moyenne du frontal ; mais on peut rétablir approximativement la base du front en se guidant sur l'arcade orbitaire gauche, et on trouve ainsi une circonférence horizontale de 450 millimètres environ. Celle-ci est donc très-petite.

La courbe transversale biauriculaire, au contraire, est énorme ; malgré le peu de largeur de la tête, elle s'élève à 400 millimètres ; c'est environ 100 millimètres au-dessus de la moyenne. Cette courbe est celle qui, partant des deux conduits auditifs, va passer par le vertex. La courbe biauriculaire bregmatique, qui est ordinairement presque égale à la précédente, est ici de 320 millimètres seulement ; cette différence considérable est due à l'énorme saillie que fait le vertex au-dessus du bregma.

La circonférence transversale totale, passant par le milieu de la base du crâne, par les deux conduits auditifs et par le vertex, s'élève à 520 millimètres.

En résumé, le crâne de Voiteur a subi une compression circulaire qui a réduit les deux diamètres horizontaux, surtout le diamètre antéro-postérieur, et qui a eu pour conséquence de produire un développement tout à fait extraordinaire dans le sens vertical.

La face inférieure du crâne présente une forme à peu près circulaire ; elle est presque aplatie ; l'apophyse basilaire de l'occipital et le corps du sphénoïde sont très-développés ; les rochers sont assez petits, mais ne sont pas déformés, et si l'on ne considérait que les parties situées en avant du trou occipital, on n'aurait à signaler que des modifications relativement assez peu importantes. Le trou occipital lui-même, considéré isolément, pourrait presque passer pour normal ; il a 35 millimètres de long sur 31 de large ; mais, immédiatement en arrière de ce trou, l'occipital se relève rapidement, de sorte que la base du crâne s'étend à peine d'un centimètre en arrière. Il en résulte que la saillie de la nuque est effacée, et que le bord antérieur du trou occipital, au lieu d'occuper à peu près le centre de la base du crâne, est deux fois plus éloigné de l'extrémité antérieure que de l'extrémité postérieure de cette base.

Le conduit auditif a conservé des rapports à peu près normaux avec le trou occipital ; comme lui, il se trouve par conséquent reculé en arrière, et les apophyses mastoïdes, reculées plus en arrière encore, sont placées directement au-dessous du sommet du lambda. Un trait de scie vertical qui passerait par ces deux apophyses, suivrait assez exactement la suture lambdoïde, et aboutirait au sommet du lambda sans entamer le pariétal de plus de 2 ou 3 millimètres.

Les écailles temporales et les grandes ailes des sphénoïdes sont quelque peu déformées, mais la déformation principale porte sur l'écaille du frontal, sur l'écaille occipitale, et sur les deux pariétaux. Ces os, littéralement, n'ont plus la forme humaine ; ils semblent empruntés à quelque animal fantastique, et il n'est pas de description qui puisse en donner une idée. Tous les quatre, mais surtout les deux pariétaux, sont développés en hauteur d'une manière extraordinaire, tandis qu'au contraire ils sont moins larges que de coutume. Quoique l'écaille de l'os frontal fasse défaut en grande partie, on peut très-exactement, d'après le fragment long et étroit qui est resté adhérent au pariétal gauche, et d'après la disposition du bord antérieur du pariétal droit, connaître la direction et la forme de cette écaille qui, à peine convexe dans le sens transversal, était presque droite dans le sens vertical, et qui avait la forme d'un long triangle isocèle, dont le sommet aigu correspondait au bregma. L'écaille de l'occipital, qui est complète, présente tout à fait la même forme et les mêmes dimensions ; c'est encore un long triangle isocèle, dont le sommet correspond au lambda. Elle est aplatie d'arrière en avant; on n'aperçoit aucune trace de la protubérance occipitale externe; du bord postérieur du trou occipital au lambda, la distance en ligne droite est de 113 millimètres, et cette même distance, mesurée avec un ruban métrique appliqué sur la ligne médiane de l'os, est de 129 millimètres. La comparaison de ces deux mesures, dont l'une représente la corde et l'autre l'arc de l'écaille occipitale, prouve que celle-ci est presque plane.

La suture lambdoïde et la suture coronale sont tellement semblables l'une à l'autre, et disposées, l'une en avant, l'autre en arrière, avec tant de symétrie, que, si on ne se guidait sur la forme des os de la base du crâne, il serait difficile de distinguer la face postérieure du crâne de sa face antérieure. Lorsqu'on examine le crâne de profil, on voit que les deux bords respectifs de la suture coronale et de la suture lambdoïde descendent parallèlement l'un à l'autre, suivant une direction à peu près verticale, interceptant entre eux une longue bande dont la plus grande largeur ne dépasse pas 97 millimètres, et qui est occupée par le pariétal. Celui-ci présente en hauteur un développement extraordinaire. Un ruban, partant de chaque côté du bord supérieur de l'écaille temporale, et passant par le vertex, mesure 302 millimètres, ce qui donne 151 millimètres pour chacun des pariétaux.

Parmi les déformations artificielles que l'on connaissait jusqu'ici, celle qui se rapproche le plus du cas actuel est la déformation cunéiforme relevée, qui a été si bien décrite par M. Gosse père, et qui est la conséquence de deux pressions opposées exercées par des planchettes sur le front et sur l'occiput : les deux surfaces aplaties du frontal et de l'occipital, convergeant à angle aigu vers le vertex, donnent au crâne la forme d'un coin. Mais le crâne de Voiteur n'est pas cunéiforme ; il est conique, ce qui est dû sans doute à l'emploi d'une constriction circulaire exercée avec des bandes ou des courroies, sans l'intermédiaire des coussins ou des planchettes, qui agissent spécialement sur les deux faces antérieure et postérieure, et qui permettent au crâne de se développer en longueur et en hauteur. Le crâne de Voiteur, n'ayant pu se développer en largeur, s'est développé seulement dans le sens de la hauteur. Aussi est-il beaucoup plus haut que les crânes cunéiformes.

SUR LES CRANES

DE

L'OSSUAIRE DE SAINT-ARNOULD

(CALVADOS)

(*Bulletins de la Société d'anthropologie*, 1re série, t. VI, p. 511-514. 19 octobre 1865.)

Au mois d'août dernier, près de Trouville, j'ai eu l'occasion de visiter avec notre collègue M. Follin un ossuaire disposé au-dessous de la chapelle de Saint-Arnould. Cet ossuaire, objet de curiosité pour les voyageurs et pour les habitants des localités environnantes, procure à la chapelle un certain revenu. Il renferme quelques centaines de crânes dont le curé ne veut absolument pas se dessaisir et qu'on prétend être ceux des nonnes d'un couvent détruit par la révolution. Cela me semble difficile, car la majorité de ces crânes ont appartenu à des hommes ; et d'ailleurs des renseignements pris à d'autres sources établissent que la vieille abbaye de Saint-Arnould, dont les débris touchent la chapelle actuelle, était déjà en ruine cent ans au moins avant la révolution. Ces crânes, selon toutes probabilités, proviennent simplement d'un cimetière qui a été défriché au commencement de ce siècle.

Au surplus je n'affirme rien à cet égard, mais j'ai pu mesurer une partie des crânes de l'ossuaire et voici les résultats de mon examen :

Les 53 crânes (31 hommes et 22 femmes) mesurés m'ont donné un diamètre antéro-postérieur moyen de 181^{mm},679 et un diamètre transverse maximum moyen de 143^{mm},11, soit un indice céphalique moyen de 78.77.

Mais en opérant sur les mêmes crânes réunis par sexe, on obtient un résultat tout différent et qui mérite d'être signalé. En effet, les 31 crânes d'hommes donnent, pour le diamètre antéro-postérieur maximum, une moyenne de 184 millimètres ; pour le diamètre transverse, 146.87 ; soit un indice céphalique moyen de 79.82.

Tandis que les 22 crânes de femmes donnent : diamètre antéro-postérieur maximum moyen, 178 ; transverse, 137.80, soit un indice céphalique moyen de 77.41.

Ainsi, tandis que les hommes paraissent se rapprocher du type brachycéphale, les femmes au contraire se rapprochent plutôt du type dolichocéphale.

Mais ce ne sont là que des moyennes, c'est-à-dire des résultats généraux. Il y avait un certain intérêt à rechercher dans quelles proportions les différentes formes crâniennes étaient représentées dans cette série. C'est ce que j'ai fait dans les tableaux suivants en tenant toujours compte du sexe, afin de vérifier l'exactitude du résultat singulier que je viens de signaler.

Voici d'abord la manière dont se répartissent les 53 crânes mesurés :

	INDICES.	NOMBRES de crânes.	HOMMES.	FEMMES
Dolichocéphales	75 et au-dessous.	13	3	10
Sous-dolichocéphales . .	75 à 77.77.. . . .	9	7	2
Mésaticéphales.	77.77 à 80. . . .	10	5	5
Sous-brachycéphales . .	80.01 à 85. . . .	16	13	3
Brachycéphales.	85 et au-dessus .	5	3	2
		53	31	22

Si maintenant nous cherchons combien sur 100 individus des deux sexes chaque forme crânienne compte d'hommes, combien de femmes, nous trouvons :

	HOMMES.	FEMMES.	
Dolichocéphales.	23.07	76.92	= 99.99
Sous-dolichocéphales. . . .	77.77	22.22	= 99.99
Mésaticéphales	50.00	50.00	= 100
Sous-brachycéphales. . . .	81.25	18.75	= 100
Brachycéphales	60.00	40.00	= 100

Et en considérant isolément deux groupes comprenant l'un 100 hommes et l'autre 100 femmes, nous obtenons :

	SUR 100 HOMMES	SUR 100 FEMMES.
Dolichocéphales	9.68	45.45
Sous-dolichocéphales.	22.58	9.09
Mésaticéphales	16 13	22.73
Sous-brachycéphales.	41.93	13.64
Brachycéphales	9.68	9.09
	100.00	100.00

Ainsi que l'on pouvait s'y attendre, ces chiffres montrent clairement que les différents types crâniens avaient tous des représentants, parmi les individus des deux sexes qui ont peuplé l'ossuaire de Saint-Arnould. Mais il n'en ressort pas moins, d'une manière incontestable, que l'élément dolichocéphale dominait chez les femmes comme l'élément brachycéphale chez les hommes, et l'on peut voir dans ce résultat curieux la confirmation probable de cet autre fait déjà plusieurs fois observé, à savoir : que dans une même population, issue du croisement de deux ou plusieurs races bien distinctes, les femmes peuvent conserver fort longtemps un type différent de celui des hommes parmi lesquels elles vivent.

DES CRANES ET DES SQUELETTES

DANS LES ANCIENNES SÉPULTURES

REMPLISSAGE DES CRANES

(*Bulletins de la Société d'anthropologie*, 1re série, t. **V**, p. 642-655. 4 août 1864.)

Dans les crânes des cimetières modernes, et dans ceux qui, bien que plus anciens, ont été extraits de la terre au bout de quelques centaines d'années seulement et conservés depuis lors dans des ossuaires, on trouve ordinairement une petite masse sèche du volume d'un œuf ou d'une noix, quelquefois fort dure, mobile comme un grelot, souvent assez difficile à extraire, et constituée par le cerveau desséché et momifié. Mais lorsque le crâne séjourne en pleine terre, ou lorsque la terre environnante fait irruption dans le tombeau, le crâne finit par se remplir entièrement, et cette circonstance ne contribue pas peu à en assurer la conservation.

Les fouilles qui ont été pratiquées en ma présence et avec le concours de M. Bourgeois, aux mois d'août et de septembre 1863, dans les cimetières mérovingiens de Chelles et de Champlieu, et celles qui avaient été faites précédemment, par les soins de M. de Roucy, dans le cimetière gallo-romain du mont Berny, m'ont fourni l'occasion d'étudier cette question et de constater plusieurs phénomènes assez curieux.

Au mont Berny, la plupart des corps avaient été seulement déposés dans des fosses et aussitôt recouverts d'une terre sablonneuse. En préparant les crânes de ce cimetière, recueillis par M. Bourgeois, je n'avais pas été surpris de les trouver pleins de terre ; je les avais vidés sans difficulté et je n'en avais extrait, avec la terre, qu'une assez faible quantité de minimes fragments de pierre, semblables à ceux qui se rencontrent dans le terrain environnant.

Mais à Chelles et à Champlieu la plupart des corps, suivant la coutume de l'époque mérovingienne, étaient déposés dans des auges en pierre, les unes monolithes, les autres formées de deux pièces, toutes recouvertes d'une grande dalle horizontale, sous une couche de terre végétale dont l'épaisseur variait de 50 centimètres à 1 mètre.

Il semble, d'après cela, que ces tombeaux auraient dû ne renfermer que les objets qui y avaient été inhumés. La plupart au contraire renfermaient une grande quantité de terre ; beaucoup en étaient même entièrement remplis. Il n'y en avait qu'un très-petit nombre où la terre n'eût pas pénétré.

Les squelettes qui se trouvaient dans ces derniers tombeaux étaient pour la plupart extrêmement altérés, et tombaient en miettes au moindre contact. Ils présentaient ordinairement une couleur d'un jaune rougeâtre. Ils étaient extrêmement légers ; leur tissu compacte était décomposé en lamelles, et comme feuilleté. J'ai eu l'occasion, en 1848, de constater un pareil état sur le squelette contenu dans le cercueil en plomb n° 7 du cimetière des Célestins, et j'en ai rapproché une observation faite en 1807 par Fourcroy et Vauquelin sur un squelette trouvé dans un tombeau du onzième siècle (1). Cette altération paraît due au développement interstitiel de petits cristaux qui seraient, d'après Fourcroy et Vauquelin, constitués par du phosphate acide de chaux. Elle se manifeste exclusivement dans les tombeaux bien clos où les os, après la putréfaction des chairs, se trouvent en contact avec une atmosphère confinée.

Dans les tombes pleines de terre, et dans celles où il y avait une quantité de terre suffisante pour recouvrir les squelettes, les os étaient beaucoup mieux conservés.

Lorsque l'auge est formée de deux pièces, ou lorsque la dalle qui forme le couvercle est en deux pièces, ou enfin lorsque ce couvercle a été consécutivement brisé en deux ou plusieurs fragments, ce qui n'est pas rare, la pénétration de la terre s'explique sans difficulté. Mais quelques auges monolithes, dont le couvercle monolithe était encore parfaitement intact, étaient entièrement remplies de terre, et d'une terre extrêmement dense,

(1) Voir plus haut, t. I, p. 525-6, dans mon *Rapport sur les fouilles des Célestins.*

très-adhérente, qui rendait l'exhumation des squelettes fort difficile. La première idée qui me vint, lorsque nous constatâmes
ce fait, M. Bourgeois et moi, fut que des infiltrations d'eau, tenant en suspension des molécules terreuses, avaient pénétré
entre le bord supérieur des auges et la face inférieure de la dalle
horizontale, et déposé à la longue ces molécules comme une
sorte de formation géologique. Mais nous trouvâmes dans cette
terre une assez grande quantité de petits fragments de pierre,
de coquilles terrestres récentes, et même des nummulites qui
provenaient évidemment des terrains environnants. L'introduction de la terre était donc le résultat d'une poussée latérale,
mais on concevait difficilement que cette poussée latérale eût
soulevé un couvercle du poids de plusieurs centaines de kilo-
grammes, et sur lequel pésait directement une épaisse couche
de terre.

L'étude des tombes incomplétement remplies m'a fourni
l'explication de ce phénomène.

Le sol du cimetière de Chelles est une terre végétale qui a été
autrefois fréquemment retournée, où existent beaucoup de
petites pierres calcaires et où sont dispersées un très-grand
nombre de nummulites. Ces débris proviennent des roches subjacentes, qui sont assez superficielles, peu consistantes, et qui,
sur un grand nombre de points, ont été entamées lorsqu'on
creusait les fosses destinées à recevoir les auges. Ce cimetière,
abandonné depuis une époque peu postérieure au septième
siècle, a été recouvert ensuite d'une forêt qui a été défrichée
seulement depuis quelques années. Ce sont les racines des arbres
qui ont soulevé les couvercles des auges. D'innombrables radicules filiformes se sont d'abord introduites entre l'auge et le couvercle, à la faveur des petites inégalités qui existaient sur les
surfaces en contact, lesquelles étaient planes, mais non polies ;
ces radicules, s'accroissant ensuite, ont produit un léger écartement ; le moment est venu où l'un des bords du couvercle a été
soulevé à un degré suffisant pour livrer passage à un peu de terre
très-fine ; puis les racines, de plus en plus nombreuses et de
plus en plus grosses, ont augmenté l'écartement ; et de très-
petits fragments de pierre ont pu s'y glisser. Ces corps durs supportant alors le poids du couvercle, les racines, qui n'étaient

plus soumises à une pression constante, ont pu se développer plus librement ; un nouvel accroissement a élargi le passage, qui a pu recevoir des pierres plus grosses ; celles-ci supportant à leur tour le poids du couvercle, les pierres plus petites qui les avaient précédées ont pu tomber dans l'auge avec la terre ; et ainsi de suite. Les phases successives de ce phénomène ont pu être étudiées sur les diverses tombes en voie de réplétion. L'une, presque entièrement vide, ne contenait, outre le squelette, qu'un petit amas de terre très-fine, comme tamisée, formant, à l'extrémité rétrécie de l'auge, une sorte de demi-cône dont la base couvrait en partie les pieds du squelette, et dont le sommet arrondi arrivait tout près du bord supérieur de l'auge ; à ce niveau existait entre le couvercle et l'auge une mince couche chevelue formée par une innombrable quantité de petits filaments de racines.

D'autres tombes présentaient deux ou trois amas de terre semblables au précédent, et dus à la même cause. Ailleurs, les racines interposées étaient plus grosses, la terre intérieure était plus abondante, moins fine, et renfermait déjà de petits fragments de pierre. Ailleurs enfin, l'auge, presque entièrement remplie, contenait, avec la terre, des pierres dont le volume pouvait aller jusqu'à 3 ou 4 centimètres de diamètre.

Nous avons constaté dans une de ces tombes incomplétement remplie une particularité singulière. Un demi-cône de terre, remplissant presque entièrement l'extrémité rétrécie de l'auge, recouvrait à la fois les deux pieds et la partie inférieure des jambes. Le squelette était à nu dans le reste de son étendue ; il avait conservé l'attitude qui lui avait été donnée dans l'inhumation. Les os étaient bout à bout et en place. Le cône de terre, en augmentant et en avançant, avait refoulé devant lui deux os du tarse, qui se trouvait ainsi placé au niveau des tibias. Il n'y avait rien là que de très-simple ; mais, chose étrange, la rotule droite se trouvait située au niveau du bassin, et la rotule gauche était à peu près au niveau du milieu de la cuisse. Comme tout le reste du squelette était en place, il était à peu près certain que la tombe n'avait pas été violée. Il était donc probable que quelque animal de très-petite taille avait pénétré dans l'auge et effectué le transport des rotules. Nous cherchâmes en vain dans la tombe le squelette de cet animal ; mais nous trouvâmes dans deux autres tombes deux têtes dont l'une paraît être celle d'un petit rat, et l'autre celle d'une taupe.

J'ai conservé ces têtes que je voulais vous présenter ; je ne les ai pas retrouvées aujourd'hui, mais je les ai montrées il y a quelques jours à M. Pouchet, qui a constaté avec moi que l'une appartenait à un tout petit rongeur, l'autre à un tout petit carnassier. Ces animaux, en creusant le sol, avaient trouvé le couvercle entr'ouvert, et pénétré dans les tombes, où ils étaient morts, mais on conçoit très-bien qu'ils auraient pu s'en aller par où ils étaient venus, et c'est ce qui était arrivé sans doute dans l'auge où les deux rotules étaient déplacées.

La terre contenue dans les tombes ne renfermait pas seulement des fragments de pierre ; on y trouvait encore des nummulites, des coquilles d'hélix et de cyclostomes d'espèces actuellement vivantes, les unes brisées, les autres entières, des dents humaines et des fragments d'os humains, surtout des côtes et des phalanges, qui ne provenaient pas du corps inhumé dans la tombe, et qui, avant de pénétrer dans l'auge, étaient dispersés dans le sol du cimetière. Souvent enfin un grand nombre de racines, subdivisées à l'infini, parcouraient en tous sens la terre intérieure, et se prolongeaient même jusque dans le crâne du squelette.

Toutes les fois que la terre était assez abondante pour recouvrir la plus grande partie du squelette, le crâne en était entièrement rempli, et c'étaient les crânes pleins et recouverts de terre qui étaient en général les mieux conservés. La substance qu'ils renfermaient était tellement tassée, tellement compacte, qu'il fallait beaucoup de temps et de patience pour les vider, à l'aide d'un bâton effilé en fuseau, qu'on introduisait dans le trou occipital et qui servait à dissocier la terre intérieure.

En vidant ainsi peu à peu les crânes, je ne fus pas surpris d'en voir sortir d'abord quelques petits fragments de pierre, lesquels, étant beaucoup plus petits que le trou occipital, avaient pu sans difficulté s'y introduire ; mais je trouvai dans certains crânes des fragments beaucoup plus gros, tellement gros même, que j'eus beaucoup de difficulté à les extraire. Dans un cas, toute la terre était déjà enlevée, et il restait encore dans le crâne un gros fragment de pierre qui y jouait comme un grelot

et qui était si gros, que je désespérai un moment de l'extraire.
J'y réussis enfin, après de longs tâtonnements, en faisant tenir
le crâne par un aide, en saisissant le fragment avec deux pinces
à disséquer et en le retournant un grand nombre de fois ; je vous
présente ce fragment : il a 55 millimètres de long sur 38 de large,
avec une épaisseur un peu moindre. Il est très poreux, très-sec,
il pèse environ 29 grammes, et il serait presque aussi difficile de
le faire rentrer dans le crâne qu'il l'a été de l'en faire sortir.

Tous les corps dont j'ai signalé la présence dans la terre des
tombes se retrouvaient aussi dans les crânes, savoir : des racines
chevelues, des nummulites, des coquilles d'hélix et de cyclostomes, des dents humaines, de petits os humains, tels que des
phalanges, des métatarsiens et des métacarpiens, des fragments
de côtes, et même, dans un cas où le crâne était parfaitement
entier, un fragment de pariétal, long de 4 centimètres et large
de 3 centimètres et demi. Mais ce qui m'a le plus frappé, c'est
le volume et le nombre des pierres contenues dans certains
crânes : j'ai pu m'assurer que ces corps solides étaient souvent
plus abondants dans les crânes que dans la terre de la tombe et
que dans la terre environnante.

J'ai conservé les pierres et les os de quelques-uns des crânes
qui sont déposés dans notre musée ; je vous les présente en autant de paquets séparés :

N° 44 de Chelles (1ʳᵉ série). Je n'ai gardé que les pierres d'un
certain volume, elles pèsent ensemble 75 grammes. Il y a en
outre un grand fragment de pariétal déjà mentionné, une douzième côte entière longue de 6 centimètres, une première phalange de gros orteil, et quatre nummulites. La plus grosse
pierre pèse 22 grammes ;

N° 45 de Chelles (1ʳᵉ série). 72 grammes de pierres. La plus
lourde pèse 19 grammes. Plus un gros fragment de côte et une
dent canine ;

N° 46 de Chelles (1ʳᵉ série). Je n'ai gardé que les plus grosses
pierres. Elles pèsent ensemble 222 grammes. La plus lourde
pèse 17 grammes. Il y a trois phalanges ;

N° 5 de Champlieu. 125 grammes de pierres. La plus lourde
pèse 29 grammes ;

N° 12 de Chelles (1ʳᵉ série). Un hélix hortensis, deux coquilles de cyclostomes, une petite molaire d'homme, trois nummulites. Les pierres, peu volumineuses et peu nombreuses, n'ont pas été pesées ;

N° 17 *de Chelles* (2e série). 455 grammes de pierres. La plus lourde pèse 25 grammes. Il y a une innombrable quantité de petites pierres grosses comme des pois ;

N° 18 *de Chelles* (2e série). Pour pouvoir conserver jusqu'aux plus petites pierres, j'ai reçu tout le contenu du crâne sur un tamis que j'ai placé, pendant vingt-quatre heures, sous un filet d'eau. Toute la terre a été entraînée. Le résidu, parfaitement blanc et parfaitement desséché, pèse aujourd'hui 630 grammes. Si l'on trie les pierres d'un volume supérieur à celui d'un pois, on trouve qu'elles pèsent ensemble 195 grammes. Il y a en outre deux phalanges et une petite molaire. Ce poids de 630 grammes paraîtra d'autant plus considérable que les pierres, je. le répète, sont très-poreuses et très-légères.

Voici plusieurs autres amas de pierres provenant également de l'intérieur des crânes de Chelles ou de Champlieu. Tous sont remarquables par le nombre et le volume des pierres contenues dans ces crânes.

Ce qu'il y a de plus étrange et de plus embarrassant, c'est que la terre intracrânienne contenait ordinairement une quantité relative de pierres bien plus considérable que la terre qui remplissait le reste de la tombe. La première fois que j'ai constaté ce fait, je l'ai attribué au hasard ; mais lorsque j'ai vu la chose se reproduire un grand nombre de fois, j'ai dû reconnaître que le hasard n'y était pour rien. J'en ai longtemps cherché la cause, et voici l'explication qui m'a paru la plus probable :

Il résulte de ce que j'ai dit plus haut sur le mode de pénétration de la terre dans les auges, que cette pénétration ne s'effectue pas uniformément par tous les points de la circonférence du couvercle. — Lorsque l'auge est monolithe et que le couvercle, monolithe également, n'est pas. brisé, la pénétration se fait d'abord sur un seul point et donne lieu, à ce niveau, à un demi-cône de terre qui s'accroît progressivement, et qui avance peu à peu dans la tombe en refoulant même au-devant de lui certains os peu volumineux. Lorsque plus tard le couvercle est soulevé sur un autre point, un second demi-cône de terre se forme à ce niveau et progresse comme le précédent. Dans les auges en deux pièces, la terre s'introduit d'abord à travers l'interstice transversal qui sépare les deux pièces, et s'étend de là à la fois vers la tête et vers les pieds du squelette, sans préjudice de la pénétration qui peut s'effectuer sous les bords du couvercle, comme dans le premier cas. Enfin, lorsque le couvercle est en deux pièces, ou lorsqu'il a été fendu par le poids des terres et disloqué par la pénétration des racines dans les fissures, la terre s'introduit par là plus facilement encore que par les autres ouvertures. Il en résulte d'une part que la terre ne reste pas en place dans les auges et qu'elle s'y meut très-lentement en faisant une sorte de poussée; d'une autre part, que les amas de terre correspondant aux diverses ouvertures d'entrée donnent lieu à autant de poussées distinctes. Lorsque deux amas se rencontrent, celui qui est poussé avec le plus de force empiète sur l'autre et le fait rétrograder. Mais les conditions peuvent changer. Il suffit qu'une ouverture soit élargie par le développement d'une grosse racine, pour que la poussée de la terre correspondante devienne plus forte, et pour qu'un amas de terre, d'abord refoulé par ses voisins, empiète au contraire sur eux. De là des déplacements continuels reproduisant en petit, dans une auge tumulaire, des phénomènes analogues à ceux que les géologues étudient en grand dans le glissement des terrains. Il est clair que les pierres, les dents, les os, les coquilles, etc., contenus dans la terre, se déplacent avec elle, comme les blocs erratiques transportés par les glaciers.

Cela nous permet déjà de comprendre comment des pierres irrégulières, presque aussi grandes que le trou occipital, peuvent pénétrer dans ce trou. La pierre que je viens de vous montrer, et que j'ai eu tant de peine à extraire du crâne, parce qu'elle ne pouvait sortir que dans une seule et unique position, a dû nécessairement, avant d'y pénétrer, chercher sa voie par une sorte de tâtonnement, et cela prouve qu'arrêtée au niveau de ce trou par ses aspérités elle a dû être retournée lentement en tous sens jusqu'à ce qu'enfin, après plusieurs années peut-être, elle se soit trouvée dans la position favorable.

Ce n'est pas seulement au niveau du trou occipital qu'on trouve la preuve du glissement des pierres. Les orbites, les fosses zygomatiques, les fosses nasales renferment très-fréquemment des pierres volumineuses qui y sont exactement enchâssées, et c'est une des causes qui contribuent le plus à détériorer les os de la face. Lorsqu'une pierre plus ou moins irrégulière arrive sur le bord d'une anfractuosité, elle y prend un point d'appui qui transforme son mouvement de progression directe en mouvement de bascule, et, lorsque ses dimensions s'y prêtent, elle s'enfonce dans cette anfractuosité, où elle s'arrête si elle y trouve un gisement convenable. On conçoit d'après cela que les pierres et autres corps erratiques qui passent sur le trou occipital ont plus de chances d'y pénétrer que la terre elle-même ; car celle-ci glisse tandis que ceux-là s'accrochent sur les bords du trou et y restent jusqu'à ce qu'une poussée mieux dirigée les y introduise.

Je signale enfin une autre particularité non moins singulière : c'est que les corps erratiques les plus volumineux sont en général situés très-près de la voûte du crâne. Je m'en suis assuré un grand nombre de fois sur les crânes qui tombaient en fragments, laissant à découvert une masse de terre très-cohérente qui constituait un véritable moule intérieur. J'ai pu ainsi étudier de dehors en dedans la disposition des pierres contenues dans cette masse de terre ; le plus souvent de grosses pierres étaient tout à fait superficielles et placées au contact même des os de la voûte du crâne, tandis que dans les parties rapprochées de la base du crâne les pierres étaient ordinairement plus petites et surtout moins nombreuses. Cela s'explique si l'on songe que le crâne repose toujours sur la paroi inférieure de l'auge, et que le trou occipital regarde ordinairement en bas. Il est clair que les mouvements de la terre et les déplacements en divers sens qui s'effectuent sous l'action des diverses poussées, sont beaucoup plus prononcés pendant les premiers temps (ou si l'on veut pendant les premiers siècles) qu'ils ne le deviennent plus tard lorsque l'auge est à demi remplie et que les divers amas de terre, confondus par leur base, constituent dans le fond de l'auge une couche continue et fortement tassée par la pression des couches supérieures ; et s'il est vrai que ces mouvements soient la cause de l'espèce de triage qui fait pénétrer de préférence dans le crâne les corps durs et irréguliers, il est tout naturel que la terre introduite dans les crânes pendant les premiers temps contienne plus de corps erratiques que celle qui y pénètre plus tard, à une époque plus tranquille. On conçoit ainsi que les couches supérieures ou superficielles du contenu du crâne soient plus riches en pierres et en corps durs de toute sorte que les couches moins anciennes qui, pénétrant après elles dans le trou occipital, les ont refoulées vers la voûte du crâne.

LA CONNAISSANCE DU FEU

ET

L'ART DE FAIRE LE FEU.

(*Bulletins de la Société d'anthropologie*, 2ᵉ série, t. V, p. 76-85. 17 février 1870.)

Les remarques suivantes ont été présentées à la Société dans une discussion soulevée par la lecture d'un mémoire de M. Dureau sur les origines de l'art de faire le feu.

Je serai plus affirmatif que M. de Quatrefages. Il se demande si l'homme, dès son origine, a connu l'usage du feu, ou s'il ne l'a découvert que plus tard ; et tout en paraissant disposé à accepter la seconde hypothèse, il laisse la question indécise. Je ne partage nullement son incertitude. Quelque habitué que je sois à me tenir sur la réserve lorsqu'il s'agit des origines des choses, et quelque peu renseigné que je sois sur les premiers débuts de l'homme, j'ose, pour cette fois, me prononcer catégoriquement, et j'admets qu'il y a eu une période, courte ou longue, où l'usage du feu était inconnu, et une autre période, que je crois fort longue, où l'homme savait se servir du feu, mais ne savait pas encore le produire.

Il ne faut pas confondre ces trois choses très-distinctes : la connaissance du feu, l'usage du feu et la production du feu.

Avant d'apprendre à produire artificiellement le feu, l'homme a dû d'abord observer et étudier ce qu'on peut appeler *le feu naturel*. Partout la foudre peut enflammer les corps combustibles. Dans les régions volcaniques, les matières ignées vomies par les soupiraux du feu central peuvent allumer des incendies. Ailleurs, la chaleur dégagée par la fermentation dans les amas de substances végétales peut suffire à les embraser ; et ces feux naturels peuvent s'étendre au loin, envahir d'immenses forêts, et durer fort longtemps. Ces accidents, que l'on observe encore aujourd'hui, et qui deviennent quelquefois formidables, même dans les pays civilisés où l'homme règne en maître et où il se flatte de dominer les éléments, étaient sans doute bien plus fréquents et bien plus terribles dans la nature sauvage où vivaient ses premiers ancêtres.

A l'aspect de ce fléau inconnu, l'homme dut éprouver d'abord un sentiment de terreur, comme les bêtes fauves que les voyageurs écartent, la nuit, en allumant de grands feux. Puis, se ravisant, il étudia le monstre, reconnut que ce n'était pas un animal dévorant, mais un phénomène naturel. Il apprit que, si le feu brûle, il réchauffe ; il osa s'en approcher, comme font nos animaux domestiques, à la faveur de l'expérience qu'ils ont acquise en vivant avec nous, et comme font aussi les singes *sauvages*, qui viennent se chauffer, la nuit, autour des feux allumés par l'homme. L'intelligence de ces animaux ne va pas au delà ; ils ont observé la propriété brûlante de la flamme, et ils se gardent d'y toucher. Ils ont observé la propriété vivifiante du feu qui rayonne, et ils en profitent ; mais ils ne comprennent pas que cette chaleur est produite par la combustion de certaines matières ; ils n'ont pas l'idée d'entretenir le feu en y jetant des herbes sèches ou des branches d'arbres ; ils font cercle autour du foyer jusqu'à ce qu'il soit éteint ; puis ils s'en retournent sans pousser plus loin l'étude du phénomène... Ils connaissent le feu, ils ne savent pas s'en servir.

L'homme, plus intelligent, observa mieux. Lorsqu'il comprit que le feu pouvait lui être utile, il chercha à s'en emparer ; il s'en empara. Il étudia les substances combustibles ; il parvint à entretenir le feu, à le ranimer, à le transporter, à le manier suivant ses besoins. Il s'en servit pour se chauffer, pour cuire ses aliments, et plus tard pour divers autres usages en rapport avec les progrès de son industrie. Bientôt le feu devint pour lui un auxiliaire continuel, qui faisait partie essentielle des besoins de la famille ou de la tribu, et toute collection d'individus dut prendre des mesures pour conserver d'une manière permanente le *feu sacré*, ce germe précieux d'un élément désormais indispensable qui, lorsqu'on avait le malheur de le perdre, ne pouvait être retrouvé que par hasard.

Il me paraît probable que la première période, pendant laquelle l'homme connut le feu naturel sans savoir l'utiliser pour ses besoins, dut être assez courte. J'ignore quelle fut l'origine de l'homme et quel fut, à l'époque de son apparition, le degré de développement de son intelligence. Toutefois je ne saurais concevoir un homme privé de la faculté d'observer et de la curiosité qui engendre l'expérimentation. Je suppose donc qu'il ne dut pas s'écouler bien longtemps entre l'époque où apparurent des êtres humains et celle où ils apprirent à utiliser le feu naturel.

Mais la période suivante, celle où l'homme ayant, suivant l'expression consacrée, ravi le feu du ciel, le conserva pour son usage, en fit un agent de première nécessité, sans connaître encore le moyen de le produire, cette seconde période, dis-je, fut-elle aussi courte que la première ? Tout indique au contraire qu'elle fut extrêmement longue, et qu'elle dura jusqu'à des temps assez rapprochés de nous pour que le souvenir n'en soit pas encore entièrement détruit. Qu'est-ce que ce culte du feu qu'on trouve à l'origine d'un grand nombre de mythologies, et dont les traces souvent méconnues, mais non effacées, s'aperçoivent encore dans certains cultes modernes ? Les lampes perpétuelles, les feux perpétuels du foyer domestique, les feux sacrés conservés par des colléges de prêtres, les terribles châtiments infligés aux vestales négligentes chez des peuples qui savaient produire aisément le feu, et pour lesquels la conservation de cet élément était sans aucune utilité, ne peuvent être considérés que comme les restes d'un culte ancien, institué à une époque où l'extinction de la précieuse étincelle eût été un malheur public. Or, si nous considérons les vestiges actuels de ce culte, nous voyons qu'ils se réduisent, dans les églises catholiques, à un tout petit détail : la lampe éternelle dite *du saint sacrement*. C'est tout ce qui reste de l'institution primitive, et il est aisé de comprendre pourquoi le catholicisme, en admettant dans ses rites ce diminutif du feu perpétuel, lui retira les caractères d'utilité publique qu'y attachaient les païens, et le fit descendre au rang des pratiques les plus accessoires du culte. C'est qu'en effet le rite catholique fut établi dans une société déjà civilisée, où il était tout à fait inutile de se préoccuper de la garde du feu. Pourquoi maintenant le culte des feux publics ou domestiques jouait-il un si grand rôle dans le paganisme gréco-latin ? Est-ce parce que l'origine de cette religion remontait jusqu'aux temps où l'homme ignorait encore l'art de produire le feu ? Je ne le pense pas. Le mythe de

Prométhée, l'un des plus anciens de tous, nous reporte au milieu d'un peuple qui connaissait déjà le feu artificiel. Prométhée, ainsi que vient de le dire Mme Royer, tirait son nom de l'instrument dont les Aryens se servaient pour enflammer le bois (*pramantha*); mais l'époque où cette précieuse invention avait été faite était déjà assez éloignée pour que les Aryens d'Europe eussent oublié l'étymologie du nom de leur Prométhée ; car ce qu'ils attribuaient à ce personnage mythique, ce n'était pas l'invention du feu artificiel, c'était la découverte même du feu, du feu naturel, qu'il avait, dit-on, dérobé dans le ciel. Le paganisme gréco-latin, en se constituant, n'aurait donc pas établi le culte du feu sous la forme qui s'est maintenue jusqu'au christianisme, s'il ne l'avait emprunté à un ordre de choses plus ancien, auquel il succédait, et qui datait lui-même d'une époque où il était nécessaire que la garde du feu fût assurée par des lois extrêmement sévères. Le paganisme ne fut pas, comme le christianisme qui l'a supplanté, un corps de doctrines et de croyances, qu'il fallait accepter en bloc ou repousser tout entier. Il ne produisit pas une révolution religieuse. Il se développa peu à peu, mythe par mythe, dieu par dieu, recevant d'âge en âge de nouvelles fictions sans rejeter les fictions précédentes, et adoptant dans son culte de nouvelles pratiques sans renoncer aux anciennes. Il trouva le culte du feu établi, il le conserva, il lui donna même une de ses grandes déesses, et ce culte une fois régulièrement établi dut persister sans changement notable aussi longtemps que la religion dont il faisait partie.

Voilà pourquoi, par exemple, les Romains, qui avaient toujours connu le feu artificiel, et qui n'avaient par conséquent jamais éprouvé le besoin de placer le feu public sous la garde de la religion, avaient maintenu l'horrible coutume d'enterrer vivantes les vestales qui avaient oublié leur devoir.

Remontons maintenant à l'époque qui précéda immédiatement la formation du paganisme. Ici, nous ne pouvons procéder que par supposition, puisque nous ne possédons ni monument écrit ni souvenirs légendaires. Cela ne veut pas dire que les hommes de ce temps-là fussent sans superstitions et sans pratiques religieuses. Ils devaient en avoir, et s'il n'en est resté aucune preuve dans l'histoire, nous venons de reconnaître par induction qu'ils avaient au moins le culte du feu. Mais de ce fait que leur religion a péri sans laisser de traces dans la mémoire des hommes, on peut conclure qu'elle n'avait pas le caractère d'une religion régulière, qu'elle ne constituait pas un de ces faisceaux de croyances que relie une théologie plus ou moins avancée, et qu'elle ne pouvait avoir cette permanence que l'institution d'un clergé donne à toute religion organisée. Elle se modifiait d'âge en âge, suivant les besoins sociaux, et toute pratique qui cessait d'être utile était destinée à s'atténuer, à se dessécher et à disparaître avec le temps. Si donc le culte du feu s'était maintenu jusqu'à l'origine du paganisme dans toute sa vigueur, dans toute sa sévérité, s'il était encore assez vivant pour s'imposer à la religion nouvelle, il est permis de croire qu'il ne s'était pas encore écoulé un très-grand nombre de générations depuis que la production du feu artificiel était devenue assez facile pour rendre inutile la garde du feu sacré.

Je me crois autorisé à déduire de ces remarques que l'invention ou, si l'on préfère, la découverte du feu artificiel, quoique certainement préhistorique, n'a pas été bien antérieure aux temps historiques ; qu'en d'autres termes, cette découverte peut être considérée comme récente, eu égard à la haute antiquité de l'homme. Autant j'ai lieu de croire que la période qui précéda l'usage du feu fut de peu de durée, autant je suis convaincu que la période suivante, qui précéda la production du feu artificiel, fut extrêmement longue.

Mais, dira-t-on peut-être, l'homme était trop intelligent pour tarder si longtemps à découvrir les moyens de produire le feu. Ne voit-on pas, de nos jours, les sauvages les plus arriérés allumer du bois par le frottement ? Une opération aussi facile n'a-t-elle pas dû se faire de tout temps ? — Pour moi, la chose me paraît très-difficile au contraire. Les sauvages modernes font très-adroitement ce qu'on leur a appris à faire ; ils n'ont eu qu'à imiter et à s'exercer ; mais celui qui, sans être dirigé par un maître, sans être guidé par les principes de la physique et de la chimie, sans se douter des lois de la transformation des forces, parvint à faire jaillir le feu d'un morceau de bois sec, ne fit pas une chose ordinaire. Certes, un professeur de physique n'aurait pas de peine aujourd'hui à résoudre le problème ; connaissant

l'équivalent mécanique de la chaleur, il déterminerait aisément
la quantité de frottement qui est nécessaire pour enflammer le
bois, et il imaginerait bien vite un appareil de friction ou de rotation capable de dégager la quantité nécessaire de calorique.
Mais ce ne fut pas ainsi que purent procéder les inventeurs préhistoriques : ce fut l'observation seule qui les dirigea ; et il ne
leur suffisait pas de constater que les corps s'échauffent par le
frottement ou par le choc. Tout individu apprend bien vite cela
dans la pratique de la vie; mais de là à deviner que la chaleur
ainsi dégagée peut aller jusqu'au degré qui produit la combustion, il y a bien loin encore. Jamais, en y employant toute sa
force, un homme n'a pu, sans le secours des instruments, frotter
deux surfaces plates l'une contre l'autre assez longtemps et assez
fort pour les enflammer ; la quantité de calorique qui résulte de
ce frottement serait plus que suffisante si elle était concentrée
sur un point ; mais, répartie dans des masses volumineuses, elle
les porte à peine au delà du degré de chaleur que peut supporter
la main. Cette expérience vulgaire ne pouvait conduire à la découverte du feu artificiel à une époque où l'on n'avait aucune
notion sur la nature du calorique, car, si l'on savait que le feu
produit de la chaleur, on ignorait que la chaleur pût produire le
feu. M. Dureau vient de nous dire que les habitants des îles
Carolines, à la vue d'un incendie allumé par les navigateurs européens, s'imaginèrent que le feu, qu'ils voyaient pour la pre-
miere fois, était un animal qui dévorait leurs cabanes. Je ne sais
si cette histoire est bien exacte, mais elle est en tout cas bien
trouvée ; elle exprime bien l'idée que des sauvages pouvaient se
faire du feu. Ce n'est que dans des temps [presque modernes
qu'on a reconnu que le feu est un effet de la chaleur. Les philosophes grecs étaient si loin de s'en douter, qu'ils considéraient
le feu comme un *élément*, c'est-à-dire comme une substance
simple qui, loin d'être l'effet de la chaleur, en était au contraire
la cause. Leurs ancêtres de l'âge de pierre, les inventeurs du
pramantha, n'étaient certes pas plus savants en physique, et
rien, si ce n'est l'observation fortuite du fait lui-même, ne
pouvait les conduire à chercher le moyen de concentrer le frottement sur un point circonscrit, dans le but d'y élever la chaleur
jusqu'à l'ignition. Ce fait, ils l'observèrent par hasard dans le

jeu des instruments qu'ils avaient créés pour un autre usage. Il me paraît assez probable par exemple qu'ils imaginèrent le pramantha après avoir vu s'enflammer les essieux mal graissés de leurs chars. Tout autre instrument à rotation usité dans leur industrie aurait pu les conduire à la même invention. Ils avaient peut-être aussi d'autres machines, où le frottement d'une pièce mince dans une rainure pouvait accidentellement développer une chaleur assez forte pour enflammer des matières combustibles. Il est tout naturel qu'après avoir assisté une ou plusieurs fois à des faits de ce genre, les hommes aient compris la possibilité d'obtenir le feu artificiel ; pour y réussir, ils n'avaient qu'à imiter ce qu'ils avaient vu, et il ne leur fallut peut-être pas tâtonner longtemps pour réaliser, dans un instrument spécial, les conditions propres à concentrer le frottement de manière à reproduire volontairement le phénomène de la combustion.

Mais ces conditions, qu'ils n'avaient pu deviner et que l'expérience seule leur avait révélées, quand et comment avaient-ils pu les connaître? Je pense qu'ils ne les connurent que fort tard, après l'invention des machines à rotation ou à frottement, par exemple, après l'invention des chars, qui suppose une industrie déjà avancée, et qui nous reporte à une époque relativement récente. Les peuples chez lesquels l'industrie mécanique était parvenue à ce degré de développement n'étaient pas bien loin de l'état de civilisation qui a laissé une trace dans l'histoire de l'humanité. On voit que cette conclusion, basée sur l'analyse des conditions qui ont amené la découverte du feu artificiel, s'accorde parfaitement avec celle qui repose sur l'étude du culte du feu.

Objectera-t-on que des peuples sauvages, auxquels on ne connaît point d'ancêtres moins sauvages qu'eux, savent produire le feu artificiel? L'objection ne serait valable que s'il était démontré que ces sauvages n'ont jamais frayé avec des hommes connaissant déjà l'art de produire le feu. Le procédé une fois trouvé quelque part, chez un peuple relativement civilisé, a dû aisément se transmettre au loin, de peuplade en peuplade : il suffisait d'un prisonnier pour le faire connaître à des sauvages, d'un canot entraîné par la tempête pour le transporter au delà des mers. Ce procédé, en se transmettant ainsi de main en main, a pu se modifier plus ou moins ; le mode de frottement a pu varier suivant les lieux, d'après la nature des substances combustibles que produit la nature végétale. Il est en outre très-probable que les conditions à la faveur desquelles le feu artificiel a pu être obtenu se sont réalisées à diverses époques chez des peuples différents. On comprend ainsi la diversité des procédés usités par les peuples sauvages ou barbares pour produire le feu.

HISTOIRE

DES

TRAVAUX DE LA SOCIÉTÉ D'ANTHROPOLOGIE

(1859-1863.)

Messieurs,

Appelé à prendre la parole dans cette séance solennelle où la Société d'anthropologie, après quatre années d'existence, célèbre pour la première fois l'anniversaire de sa fondation, je me propose de vous retracer l'histoire de vos premiers travaux, de vous rappeler ce que vous avez fait pour les progrès de notre belle science, et de constater la part grande et légitime qui vous revient dans le mouvement d'idées qui tend à répandre chaque jour de plus en plus des études trop longtemps négligées.

L'anthropologie, telle que vous la concevez, telle que vous la cultivez, est la plus jeune de toutes les sciences, et il est permis de s'étonner qu'elle soit née si tard. Parmi les sujets accessibles aux investigations scientifiques, en est-il un seul qui puisse égaler en intérêt et en importance celui qui vous attire dans cette enceinte? Et ne semble-t-il pas qu'avant de chercher à connaître les choses qui l'entourent, l'homme aurait dû, suivant la maxime du plus sage des Grecs, apprendre à se connaître lui-même? Mais l'humanité, dans son évolution, est semblable à un enfant qui d'abord, insouciant de son être, n'a de curiosité que pour les choses situées en dehors de lui; qui plus tard, orgueilleux et naïf, plus attentif aux objets extérieurs qu'aux mouvements de sa pensée, se contemple et s'admire sans prendre la peine de s'observer; qui grandit ainsi dans l'ignorance de soi-même, et qui, parvenu à l'âge adulte, s'aperçoit enfin qu'il a tout vu, tout scruté, tout analysé, hormis sa propre nature. Telle, et plus tardive encore, est la marche des connaissances dans l'humanité.

Elle a étudié toute chose avant de songer à s'étudier elle-même. Ayant perdu, bien avant l'aurore des civilisations, le souvenir de son humble origine, et se trouvant déjà, au premier éveil des sciences, reine et maîtresse de la planète, elle a pu croire qu'elle n'avait pas eu d'enfance, qu'elle était née dans toute sa force et dans toute sa splendeur, que la terre était son patrimoine et non sa conquête, que les trois règnes de la nature avaient été faits pour lui plaire ou pour la servir, les astres pour l'éclairer, les jours et les nuits pour partager son temps, et les saisons pour assurer ses récoltes, et les années pour perpétuer sa domination ; elle a pu croire, en un mot, que l'univers avait été créé pour elle, et tant qu'elle a conservé cette illusion, elle aurait craint de s'avilir, de se rabaisser au niveau des brutes, en se soumettant elle-même aux descriptions, aux classifications , aux méthodes d'investigation de l'histoire naturelle.

Ce fut seulement au dernier siècle que les savants, guidés par une plus saine philosophie, osèrent aborder enfin les études anthropologiques. Pendant que Linnæus assignait une place à l'homme dans sa classification zoologique, Buffon écrivait son *Histoire naturelle de l'homme*, et le premier monument de notre science fut un des chefs-d'œuvre de notre littérature. Mais on chercherait en vain, dans ces pages immortelles, les faits précis et rigoureux que nous exigeons aujourd'hui. Tout en décrivant, aussi bien qu'on pouvait le faire alors, les caractères physiques des divers peuples, et les variétés de forme, de taille, de couleur, qui les distinguent les uns des autres, Buffon n'avait pu, faute de documents suffisants, entreprendre de grouper ces variétés, de les classer, et de s'élever à la notion de la *race*. Ce fut l'œuvre de Blumenbach, qui, se basant à la fois sur des renseignements plus complets et sur l'étude toute nouvelle de la craniologie, établit dans le genre humain des divisions méthodiques, et donna pour la première fois à l'anthropologie cette chose sans laquelle aucune science ne peut se constituer : une nomenclature. Buffon avait jeté les premiers fondements de l'*histoire naturelle de l'homme*, et de l'*ethnographie*, ou description des peuples ; Blumenbach posa les bases de l'*ethnologie*, ou science des races humaines.

La distinction des races une fois admise, un champ immense

s'ouvrit tout à coup aux investigations des savants. Il ne s'agissait pas seulement de compléter ou de rectifier la classification et les descriptions de Blumenbach, mais de chercher l'origine des variétés permanentes, des types héréditaires, des caractères si divers et en même temps si gradués qui constituent les races. Pour cela, il fallait d'abord étudier l'influence des conditions extérieures sur l'organisation de l'homme, faire la part des climats, de l'alimentation, du genre de vie, de l'éducation physique ou intellectuelle, individuelle ou sociale; chercher jusqu'à quel point ces diverses causes peuvent modifier l'individu, jusqu'à quel point elles peuvent modifier la race, et dans quelles limites les lois de l'hérédité et celles de l'atavisme maintiennent ces variations. Il fallait ensuite déterminer les filiations des peuples, retrouver les traces de leurs migrations et de leurs mélanges, interroger leurs monuments, leur histoire, leurs traditions, leurs religions, et les suivre même au delà de la période historique pour remonter jusqu'à leurs berceaux. Autant de questions entièrement neuves, autant de problèmes qui jusqu'alors n'avaient pas même été posés dans là science; et ces investigations multipliées, illimitées, qui exigeaient le concours simultané de la zoologie, de l'anatomie, de la physiologie, de l'hygiène, de l'ethnologie, de l'histoire, de l'archéologie, de la linguistique, de la paléontologie, devaient converger vers un même but pour constituer enfin la science de l'homme ou l'*anthropologie*.

Telle est la mission que le dix-huitième siècle a léguée au nôtre. Mais celui qui, il y a soixante ans, aurait voulu aborder un pareil programme, aurait consumé sa vie en efforts inutiles. L'heure n'était pas venue; avant de grouper les connaissances, il faut d'abord les acquérir, et quelques-unes des sciences dont l'anthropologie est tributaire étaient encore trop peu avancées pour pouvoir lui fournir un point d'appui. La linguistique était à ses débuts; l'archéologie n'avait pas encore étendu son domaine au delà des limites de l'Europe occidentale, et la paléontologie, la géologie, ces deux sœurs jumelles, essayaient à peine leurs premiers pas. Tous les âges qui ont précédé la période de l'histoire classique étaient donc inaccessibles aux regards des savants, et cette histoire elle-même, que la critique n'avait pas encore épurée, que le libre examen n'avait pas encore affranchie du joug théologique, emprisonnait le passé de l'humanité dans un petit cadre factice, dans une chronologie restreinte, nouveau lit de Procuste où les faits les plus importants de la vie des premiers peuples ne pouvaient être admis que raccourcis et mutilés.

Fonder l'anthropologie, en l'asseyant sur ses véritables bases, était donc alors une chose impossible, et nous ne saurions trop admirer, messieurs, le prodigieux mouvement intellectuel qui, en un demi-siècle, a préparé le sol sur lequel nous construisons aujourd'hui. On ne vit jamais, en un temps aussi court, les connaissances humaines prendre un tel accroissement. A aucune époque l'esprit d'investigation ne s'est déployé, dans toutes les directions, avec autant de puissance. L'impassible sphinx de l'Egypte a révélé ses mystères; les antiquités américaines, ces lettres de noblesse d'un monde que nous ne pouvons plus appeler nouveau, ont étalé à nos yeux des merveilles inattendues; et Ninive, Babylone, exhumées de leurs cercueils, parlent maintenant à leur tour. Les couches superficielles de notre planète, interrogées avec persévérance, se sont ouvertes comme les feuillets d'un livre, où les trois règnes de la nature ont leurs archives, où chaque espèce, avant de disparaître, a déposé sa signature, où l'homme lui-même, si tard venu, a laissé les preuves de son antique existence, et les pages de ce livre immense ont raconté l'histoire des êtres innombrables qui, d'époque en époque, pareils aux coureurs du cirque, se sont transmis successivement le flambeau de la vie :

Et, quasi cursores, vitaï lampada tradunt.

Lucr., ii, 79.

Pendant que les archéologues et les paléontologistes ranimaient les débris matériels des temps passés, d'autres savants, remontant par une autre voie la chaîne des siècles, ressuscitaient les langues mortes, et retrouvaient dans ces organismes immatériels, dans ces fossiles de la pensée humaine, les annales préhistoriques des peuples, les preuves de leurs migrations oubliées, de leurs filiations méconnues, les débris de leurs premières croyances, l'empreinte des diverses phases de leur évolution intellectuelle, industrielle et sociale.

Dans ce demi-siècle incomparable qui a vu tant de découvertes, qui nous a expliqué tant d'énigmes, qui nous a transmis des connaissances si précieuses sur le passé de l'humanité, l'étude des races humaines actuelles s'est enrichie d'une énorme masse de faits. L'Afrique, toujours inhospitalière, a cessé d'être impénétrable ; le continent australien a été exploré ; les navires d'Europe ont porté sur tous les rivages nos marins, nos missionnaires et nos savants. Presque tous les peuples de la terre ont été observés, décrits, représentés par des peintures, étudiés dans leurs mœurs, leurs industries, leurs langues, leurs religions, leurs traditions ; nos musées ont reçu leurs dépouilles, et des moules, des crânes, des squelettes, rapportés de tous les points du globe, ont rendu l'étude des races les plus lointaines accessible aux savants sédentaires.

Chacun a profité à sa manière de cette riche moisson. Les uns, naturalistes purs, se préoccupant exclusivement de la question zoologique, se sont attachés à remanier, à corriger et à compléter la classification des races humaines ; les autres, plus spéciaux encore, ont concentré toute leur attention sur la craniologie, et ont fait de cette science, créée par Blumenbach et par Camper, la base fondamentale des études anthropologiques. D'autres enfin, étrangers aux procédés de l'histoire naturelle et de l'anatomie, ont laissé sur le second plan les caractères physiques des races, et ont donné la préférence aux caractères tirés de la linguistique. Ces recherches isolées sur les diverses branches de la science de l'homme ont été fructueuses sans doute. Beaucoup de questions particulières ont été creusées d'autant plus profondément qu'on s'y attachait d'une manière plus exclusive, et le nombre des faits démontrés s'est par là même considérablement accru ; mais cela ne suffisait pas pour former ce faisceau de connaissances solidaires et méthodiquement enchaînées qui seul aujourd'hui peut constituer une science. Les diverses branches de l'anthropologie existaient déjà ; mais l'anthropologie ellemême, vers laquelle elles devaient converger, n'existait pas encore ; et, pour lui donner l'organisation et la vie, il fallait autre chose que des efforts individuels. Quel était l'esprit assez universel pour embrasser à la fois tant de connaissances et assez puissant pour les coordonner ? Le génie des Aristote, des Haller, des Humboldt n'y aurait pas suffi. Ce principe vivifiant de notre époque, plus fécond encore dans les choses de l'intelligence que dans celles du progrès matériel, l'association pouvait seule atteindre ce but, et c'est pour cela, messieurs, que la Société d'anthropologie a été fondée.

Certes, nous ne pouvons pas nous flatter d'avoir les premiers compris la nécessité de réunir en un seul faisceau toutes les branches de l'anthropologie, ni même de l'avoir essayé les premiers. Bien d'autres avant nous s'étaient tracé ce programme, avec des succès divers. Notre président de l'année dernière, M. Boudin, vous a lu, dans son discours d'ouverture, le manifeste de la *Société des-observateurs de l'homme*, qui fut fondée à Paris, au commencement de ce siècle, sur des principes peu différents des nôtres, mais qui, venue avant le temps, ne put se constituer d'une manière définitive. En Angleterre, le savant Prichard, cet infatigable chercheur, dont la gloire égale presque celle de Blumenbach, consacra sa longue vie et ses éminentes facultés à la rédaction et à la publication d'un grand ouvrage, encore sans rival, où l'histoire naturelle générale, l'ethnographie et la linguistique, se prêtent un mutuel appui. En France, l'illustre William Edwards, qui avait ouvert une voie nouvelle en étudiant pour la première fois les *caractères physiologiques des races humaines considérées dans leur rapport avec l'histoire*, fonda en 1839, date mémorable, une société dont le nom et le souvenir ne périront pas, la *Société ethnologique*. Étudier à la fois « l'organisation des races humaines, leur caractère intellectuel et moral, leurs langues et leurs traditions historiques..... de manière à constituer sur ses véritables bases la science de l'ethnologie », tel fut le but de cette société, qui prospéra pendant plusieurs années, et dont les remarquables travaux ont exercé une influence si marquée sur l'évolution de l'anthropologie. Bientôt les savants étrangers furent jaloux de suivre cet exemple : la *Société ethnologique de Londres*, la *Société ethnologique de New-York* s'organisèrent à l'instar de celle de Paris, dans le même esprit et sur le même programme.

Mais ce programme, messieurs, n'était pas encore complet ; c'était celui de l'ethnologie, ou science des races humaines, et non celui de l'anthropologie, ou science de l'homme. Décrire et classer les races actuelles, signaler leurs analogies et leurs différences, étudier leurs aptitudes et leurs mœurs, déterminer leur filiation par le sang et par la langue, c'est parcourir sans doute une grande partie du champ de l'anthropologie ; mais il y a des questions plus hautes et plus générales. Toutes les races humaines, malgré leur diversité, forment un grand tout, un grand groupe harmonique et sériaire, et il importe d'examiner ce groupe dans son ensemble, de déterminer sa position dans la série des êtres, ses rapports avec les autres groupes de la nature, ses caractères communs, soit dans l'ordre anatomique et physiologique, soit dans l'ordre intellectuel et moral. Il n'importe pas moins d'étudier les lois qui président au maintien ou à l'altération de ces caractères, d'apprécier l'action des conditions extérieures, des changements de milieu, et les phénomènes de la transmission héréditaire, et les influences extrêmes de la consanguinité et des croisements ethniques ; questions immenses et multiples, qui sont du ressort de l'histoire naturelle générale et de la biologie générale. Enfin, dans une sphère plus élevée encore, et sans oser atteindre les régions où se dresse le problème des origines, problème fascinateur, mais peut-être insoluble, notre science recherche avec avidité les premiers témoignages de l'apparition de l'homme sur la terre, étudie les plus anciens débris de son industrie, et de là, descendant peu à peu à travers des périodes incalculables vers les âges historiques, elle suit l'humanité dans sa lente évolution, dans les étapes successives de ses progrès, de ses inventions, de ses luttes avec le monde organisé, de ses conquêtes sur la nature.

L'ethnologie n'est donc qu'une des parties de la science de l'homme ; l'autre partie est l'*Anthropologie générale*, qui a tenu une si large place dans vos travaux. C'est par là, messieurs, que notre société se distingue de celles qui l'ont précédée, et c'est pour cela qu'elle a pris le titre de *Société d'anthropologie*. Cette fois encore, l'exemple donné par la France n'a pas tardé à être suivi par les savants étrangers. Quatre ans à peine se sont écoulés depuis que nous marchons dans cette voie, et déjà nous avons vu naître, en Allemagne, le *Congrès anthropologique*, fondé par les professeurs Wagner et de Baer ; en Angleterre, la *Société anthropologique de Londres*, fondée il y a quelques mois sous la présidence de notre éminent collègue M. James Hunt. Et j'ai la conviction que les successeurs de Morton éprouveront bientôt le besoin d'organiser aux États-Unis une société d'anthropologie, lorsque la guerre civile aura cessé de désoler leur pays (1). Désormais l'anthropologie générale et l'ethnologie ne forment plus qu'une seule science, et la plus noble de toutes, puisqu'elle a pour objet l'humanité considérée en elle-même et dans ses rapports avec le reste de la nature.

J'ai cru devoir, messieurs, jeter un coup d'œil rapide sur les principales phases que la science de l'homme a parcourues jusqu'à notre époque, et rappeler comment vous l'avez comprise à votre tour, pour mieux faire ressortir l'utilité de l'impulsion que vous lui avez donnée. J'ai voulu exposer d'abord le but et le plan de vos travaux, car le succès d'une entreprise dépend avant tout de la solidité de ses bases. Mais il ne dépend pas moins de la constance et de l'activité de ceux qui s'y consacrent ; et je dois dire maintenant comment vous vous êtes acquittés de la mission que vous vous êtes imposée.

Vous ne sauriez attendre de moi, messieurs, l'analyse même sommaire de tous les mémoires, de toutes les communications, de toutes les discussions qui ont si bien occupé vos séances. Vous avez étudié tant de faits, creusé tant de questions, qu'il faudrait vous astreindre à une trop longue patience pour vous présenter le résumé de cette œuvre collective, qui remplit déjà un volume de *Mémoires* et plus de trois volumes de *Bulletins*. Je devrai donc me borner à choisir, parmi les sujets de vos recherches, quelques-uns de ceux qui, par leur nouveauté ou par leur importance, m'ont paru frapper le plus vivement votre attention. Il faut que vous m'ayez donné jusqu'ici bien des preuves de votre indulgence, pour que j'ose aujourd'hui me permettre de faire un pareil choix, et je ne m'y serais jamais hasardé, si je ne m'étais trouvé dans l'impossibilité matérielle de vous soumettre une revue complète de tout ce que vous avez fait depuis quatre ans. Une autre fois, lorsque le retour périodique de nos séances solen-

(1) Les deux grandes publications de l'école américaine, *Types of Mankind*, et *Indigenous Races of the Earth*, ont prouvé que l'Amérique possède tous les éléments scientifiques dont la réunion est indispensable pour fonder une Société d'anthropologie ; car presque toutes les questions générales de l'anthropologie et beaucoup de questions spéciales d'un haut intérêt ont été traitées avec beaucoup d'originalité par les nombreux et savants collaborateurs de MM. Nott et Gliddon.

nelles aura restreint à une seule année le cadre du compte rendu, je pourrai dresser d'une manière plus précise et plus équitable le bilan de vos travaux.

Pour mettre un peu d'ordre dans mon exposé, je me propose d'examiner d'abord les faits relatifs à l'ethnologie proprement dite, et de réserver pour la fin ceux qui concernent l'anthropologie générale. Mais c'est en vain que je chercherais à établir une séparation absolue entre ces deux grandes branches de nos études ; car beaucoup de questions complexes appartiennent aussi bien à la première qu'à la seconde. Il m'arrivera donc plus d'une fois de franchir la ligne de démarcation que je viens de tracer.

1° ETHNOLOGIE. — L'ethnologie, ou science des races humaines, comprend l'étude de leurs caractères distinctifs et de leur classification, de leurs langues, de leurs mœurs, de leurs croyances, de leurs industries, de leurs arts, et de leur rôle dans l'histoire. Il n'est aucun de ces sujets que vous n'ayez éclairé par vos discussions et par vos recherches. Vous avez tous apporté ici le contingent de vos lumières spéciales, les uns comme naturalistes ou comme anatomistes, les autres comme philosophes, comme archéologues, ou comme linguistes.

Le savant illustre qui occupait il y a deux ans le fauteuil de la présidence, et dont la mort a laissé un si grand vide dans nos rangs, M. Isidore Geoffroy Saint-Hilaire, nous a donné un *Mémoire sur la classification anthropologique, et sur les principaux types du genre humain*, œuvre magistrale, où il a résumé les résultats de trente ans de recherches. Après avoir passé en revue les classifications de ses prédécesseurs et soumis au contrôle de la critique les principes sur lesquels elles reposent ; après avoir rappelé que les caractères distinctifs les plus apparents ne sont pas toujours ceux qui ont le plus de valeur, et accordé la prééminence aux caractères tirés de la conformation de la tête, M. Geoffroy Saint-Hilaire montre qu'il ne suffit pas de diviser le genre humain en un certain nombre de races, que la distinction repose tantôt sur des caractères de premier ordre, tantôt sur des caractères beaucoup moins significatifs, et que par conséquent un tableau où toutes les races sont disposées sur le même rang n'est pas conforme aux principes de l'histoire naturelle. Pour obvier à cet inconvénient, on a admis l'existence de races principales et de races secondaires ; mais il en résulte dans le langage des confusions continuelles et dans la science des conclusions hasardées, car on est conduit à faire descendre d'une même souche anthropologique toutes les races secondaires, qui, par leur réunion, forment une race principale, et c'est supposer démontré ce qui est en question. Ainsi, la grande race mongolique des auteurs comprend à la fois les Tartares et les Chinois, les Malais, les Polynésiens, les Hyperboréens, les Paraboréens, tous les indigènes de l'Amérique, et la filiation de ces diverses races, leur parenté immédiate sont encore problématiques.

M. Geoffroy Saint-Hilaire pense donc que les divisions primaires du genre humain, établies sur les caractères distinctifs de premier ordre, constituent des *types* et non des *races*, et que la détermination de ces types doit être basée sur l'étude de la conformation de la tête.

Les types qu'il admet sont au nombre de quatre. Le type *caucasique* est caractérisé par la prédominance des parties supérieures de la tête, c'est-à-dire de la région du cerveau ; le type *mongolique*, par la prédominance des parties moyennes de la tête, c'est-à-dire de la région supérieure de la face ; le type *éthiopique*, par la prédominance des parties inférieures de la face, c'est-à-dire de la région des mâchoires ; et le quatrième type, le type *hottentot*, par la prédominance de toute la région de la face. Les deux éléments qui servent à déterminer le développement relatif de la région faciale sont : la largeur de cette région, mesurée par l'écartement des pommettes, et son étendue antéropostérieure, mesurée par son obliquité ou par la saillie qu'elle fait en avant de la région du cerveau. Les mots *orthognathe* et *prognathe*, déjà classiques, expliquent nettement ce dernier caractère ; pour exprimer l'autre, c'est-à-dire le développement transversal de la partie supérieure du visage, M. Geoffroy Saint-Hilaire a créé le mot *eurygnathe* ; et il a pu ainsi caractériser en quelques mots les quatre types humains : le type caucasique est orthognathe, le type mongolique est eurygnathe, le type éthiopique est prognathe, et le type hottentot, enfin, est à la fois eurygnathe et prognathe.

Toutes les races connues se répartissent aisément et naturellement entre ces quatre types, et celles de chaque groupe se distinguent les unes des autres par des caractères assez nets pour que l'auteur ait pu procéder par voie dichotomique. Son tableau synoptique ne comprend que douze races ; mais il n'y a admis que les mieux connues, sans avoir la prétention de donner ce chiffre comme définitif.

Parmi les races comprises dans la classification de notre illustre collègue, figurent séparément la race *hyperboréenne* et la race *paraboréenne*, confondues dans toutes les classifications antérieures. Tous les peuples qui avoisinent l'Océan polaire, de la Laponie au Kamtchatka, du Kamtchatka au Groënland, ont été considérés comme formant une seule race ; on supposait que, vivant en dehors du cercle arctique, dans les mêmes conditions de chaleur et de lumière, au milieu d'une flore et d'une faune dont l'uniformité relative est bien connue des naturalistes, on supposait, dis-je, que tous ces peuples devaient avoir acquis une organisation commune, un même type physique, et l'on n'en faisait qu'une race, une race secondaire émanée du tronc commun des races mongoliques. Mais cette vue, que paraissait confirmer l'observation de quelques caractères superficiels, ne reposait pas sur l'étude des caractères de premier ordre, et il faut bien reconnaître qu'on avait admis un peu légèrement l'identité anthropologique des races polaires de l'Europe, de l'Asie et de l'Amérique. L'expédition du prince Napoléon dans les mers du Nord a enrichi la galerie du Muséum d'une série de crânes qui ne permet plus de conserver cette illusion. Notre collègue, M. Henri Guérault, l'un des chirurgiens de l'expédition, a été frappé des différences considérables qui existent entre le crâne des Lapons et celui des Esquimaux. Il résulte de la description très-précise et très-complète qu'il a publiée dans nos *Mémoires*, que les deux peuples se rapprochent du type mongolique, le premier par la forme globuleuse du crâne, le second par la disposition dite *pyramidale* ; mais que ces deux caractères, réunis chez les Mongols proprement dits, ne le sont pas chez les Hyperboréens (séance du 15 mars 1860). Il y a donc au moins deux races hyperboréennes, et cette découverte, faite par M. Guérault pendant la traversée, a été confirmée par M. Geoffroy Saint-Hilaire, qui, réservant pour les hyperboréens d'Europe le nom de race *hyperboréenne*, a désigné les Esquimaux sous celui de race *paraboréenne*. Tous les peuples disséminés au delà du cercle polaire, sur les bords de l'océan Glacial, rentrent-ils dans l'une ou l'autre de ces deux races? C'est une question dont la solution exigera des recherches ultérieures.

Vous avez reçu des communications sur l'ethnologie de presque toutes les parties du monde : vous les devez soit à vos correspondants, soit à vous-mêmes. Pour faciliter et vulgariser les recherches, pour leur donner autant que possible une direction uniforme, et pour rendre comparables les observations recueillies par des hommes qui ne se connaissent pas, vous avez accordé une attention toute particulière à la rédaction des instructions destinées aux voyageurs. Les instructions pour le Pérou, pour le Mexique, pour le Brésil, pour le Sénégal et pour la France sont déjà publiées. Celles qui concernent la Sicile, l'Afrique septentrionale, le Chili et l'Indo-Chine sont en préparation. Ces instructions ne sont pas de simples questionnaires ; vos commissaires ont voulu que le voyageur le plus étranger à nos études y trouvât le résumé des connaissances ethnologiques relatives à la région qu'il va explorer, et dans cet exposé didactique ils ont signalé les points douteux, contestés, ou inconnus, en insistant plus particulièrement sur ceux qui ont le plus d'importance. Notre vénérable collègue M. Gosse père, si connu par ses belles recherches sur les déformations artificielles du crâne, et si passionné pour l'étude des nations civilisées du nouveau monde, a bien voulu se charger de rédiger les *Instructions pour le Pérou*, et c'est encore à lui que nous devons les *Instructions pour le Mexique*, complétées par les précieuses indications de M. l'abbé Brasseur de Bourbourg, le rénovateur et presque le créateur de l'histoire primitive du Mexique et de l'Amérique centrale. Je vous signalerai surtout la *Notice-questionnaire sur l'ethnologie de la France*, où votre savant rapporteur, M. Gustave Lagneau, fidèle à son épigraphe « *Facta, non verba*, » a condensé en 80 pages l'histoire et la description de tous les peuples, de races si diverses, qui, depuis l'époque préceltique jusqu'à nos jours, ont occupé, colonisé, ou conquis tout ou partie du sol de la France. Une riche bibliographie, toujours faite de première main, suivant l'habitude de notre collègue, donne à ce travail un caractère de précision et d'exactitude qui en double l'utilité. L'auteur a insisté, avec juste raison, sur l'origine de ces populations circonscrites et toutes spéciales, qui se perpétuent sur plusieurs points de notre territoire, sans se fusionner avec les populations environnantes, et en conservant des habitudes, des mœurs et des caractères physiques particuliers. Cette partie de son travail rendra d'éminents services aux observateurs de la province.

Mais vous avez compris, messieurs, que les instructions ethnologiques n'étaient pas suffisantes. Ce n'est pas assez de donner aux voyageurs les notions qui leur sont nécessaires pour distinguer, avant de les décrire, les races de tel ou tel pays ; il faut encore les mettre en mesure de recueillir leurs observations suivant les besoins de la science, et pour cela, il faut leur fournir des moyens d'étude, des procédés d'investigation sûrs et faciles, des méthodes générales et uniformes applicables à tous les cas particuliers. Tel est le but des *Instructions générales* que vos commissaires ont été chargés de préparer. Celles qui concernent les caractères physiques, anatomiques et physiologiques des races humaines sont déjà prêtes. Les commissaires se sont proposé de rendre les observations anthropologiques les plus précises accessibles à tout homme de volonté, et de simplifier autant que possible les instruments nécessaires pour recueillir les observations.

Je ne puis pas même énumérer les nombreuses communications que nous avons reçues sur l'ethnologie des pays étrangers, les rapports auxquels elles ont donné lieu, les discussions qu'elles ont soulevées. L'ethnologie de l'Afrique est représentée dans nos publications par le mémoire de M. Pruner-bey sur les nègres, par deux communications originales de M. Berchon sur le Sénégal, par une note de M. A. Duval sur le Gabon ; par les rapports de M. Bertillon sur l'Afrique australe, de M. Dally sur l'Abyssinie, de M. Perier sur les Kabyles, et notamment sur l'origine des Kabyles blonds qui occupent une partie de la chaîne de l'Atlas ; enfin, et surtout, par les deux grands mémoires de M. Pruner-bey et Perier sur les anciennes races d'Égypte. Si nos deux éminents collègues n'ont pu s'accorder dans leurs conclusions, vous n'en accuserez, messieurs, que la difficulté du sujet, et l'insuffisance des documents que nous possédons sur les temps primitifs de l'Égypte. Les Champollion, les Lepsius, les Mariette et leurs glorieux émules nous ont conduits de siècle en siècle et de dynastie en dynastie jusqu'à l'époque de la grande pyramide ; mais ces brillantes conquêtes de l'archéologie, en reculant au delà de toute attente les limites de la période historique, ne nous ont pas encore donné la clef de l'ethnologie égyptienne. Quelle fut la race privilégiée qui eut l'honneur d'allumer dans l'humanité le premier flambeau de la civilisation ? Etait-elle autochthone ou étrangère ? Venait-elle du Midi, de l'Orient ou de l'Occident ? Questions palpitantes, liées aux problèmes les plus controversés de notre science, et que M. Pruner-bey n'a pas désespéré de résoudre. Vingt ans d'études assidues, commencées en Egypte et complétées à Paris, dans la galerie anthropologique du Muséum, lui donnaient le droit de parler avec d'autant plus d'autorité, que, joignant aux lumières de la craniologie celles de la linguistique, il possédait les deux guides les plus sûrs de l'ethnologie primitive.

Notre collègue s'est d'abord occupé de déterminer les caractères physiques des anciens Egyptiens. Blumenbach avait déjà signalé le peu d'uniformité du type de leur crâne, et l'étude des peintures monumentales avait permis de reconnaître que, depuis une haute antiquité, la population de l'Egypte avait dû subir de nombreux mélanges avec divers peuples de l'Afrique, de l'Asie, et même de l'Europe. M. Pruner-bey, étudiant à son tour ce sujet difficile, a concentré son attention sur les peintures les plus anciennes, et sur les momies de l'époque la plus reculée ; et il est ainsi parvenu à établir que, dès l'origine de la période historique, la population égyptienne présentait déjà deux types éminemment distincts, qu'il a désignés sous les noms de *type fin* et de *type grossier*. Ces deux types, dont on retrouve encore aujourd'hui des spécimens parfaitement purs chez les Coptes, aussi bien que chez les Fellahs, proviennent de deux races différentes qui s'étaient déjà mêlées, dans la vallée du Nil, avant les temps historiques, et qui virent éclore la première de toutes les civilisations. Maintenant quelle était l'origine de ces deux races ? et quel fut leur rôle respectif dans le progrès intellectuel, matériel et social ? Sans se prononcer définitivement sur la race du type grossier, M. Pruner-bey est disposé à la considérer comme celle des premiers occupants du sol. La civilisation, suivant lui, fut l'œuvre de la race du type fin, qui venait d'une contrée étrangère ; mais cette race n'était ni aryenne ni sémitique, comme on a pu le supposer. Les crânes du type fin n'offrent, avec ceux des races asiatiques, que des analogies insuffisantes. Ne trouvant du côté de l'Orient que des incertitudes, l'auteur se retourne vers l'Occident ; il compare le type fin avec celui de la race libyque ou berbère, et cette fois la ressemblance lui paraît complète. La linguistique, interrogée à son tour, dépose dans le même sens. M. Pruner-bey compare l'ancienne langue égyptienne d'abord avec les langues indo-européennes, puis avec les langues syro-arabes, et trouve entre ces trois groupes de langues des différences radicales, tandis que l'étroite parenté de l'ancien copte et des langues berbères lui paraît évidente. De cette double série de recherches, il tire la conclusion que la race du type fin, mère de la civilisation d'Égypte, était d'origine berbère, mais il ajoute que cette civilisation ne procédait d'aucune autre, et qu'elle prit naissance dans la vallée du Nil.

Tel est le système que M. Pruner-bey a développé devant vous avec autant de science que de talent. Pour vous faire concevoir des doutes sur des opinions si bien enchaînées, et appuyées sur des preuves si entraînantes, il ne fallait rien moins, messieurs, que la vaste érudition de M. Perier. Pour notre éminent collègue, l'Egypte est comme un héritage de famille. Son beau-père, l'illutre Larrey, faisait partie de cette pléiade de savants qui accompagna l'expédition du général Bonaparte, et qui pour la première fois révéla à l'Europe le vieux monde de l'Orient. Voué depuis longtemps à l'étude des antiquités égyptiennes, à la fois ethnologiste, historien et philosophe, M. Perier a cru pouvoir contester l'une des conclusions de M. Pruner-bey. Il est porté à admettre avec lui que la civilisation d'Egypte est autochthone ; mais, s'il devait en chercher l'origine hors de la vallée du Nil, ce serait vers l'Asie, vers l'Inde mystérieuse, et non vers la Libye, qu'il dirigerait ses pas. Cette dissidence entre deux collègues si compétents, déjà manifestée dans la courte et intéressante discussion qui suivit la lecture du mémoire de M. Pruner-bey, nous faisait espérer qu'un débat plus étendu et plus complet s'ouvrirait après la lecture impatiemment attendue du travail de M. Perier ; mais cette espérance a été déçue. Frappé subitement d'une maladie longue et cruelle, qui l'a tenu pendant toute une année éloigné de nos séances, M. Perier n'a pu venir lui-même vous lire son important mémoire. Il a chargé de ce soin notre collègue Edward Michaux, qui allait bientôt nous quitter et que nous ne devions plus revoir. Ce jeune savant, plein de courage et d'avenir, demandait alors à prendre part, comme médecin militaire, à l'expédition du Mexique. Ce qui le poussait à solliciter cette périlleuse faveur, c'était l'amour de la science, bien plus que le désir de l'avancement. Le Mexique, n'est-ce pas l'Egypte du nouveau monde ? Edward Michaux se promettait d'explorer avec recueillement cette terre sacrée de l'Amérique, ce berceau d'une civilisation trop longtemps méconnue, dont les débris, couchés sous un linceul de ronces, nous étonnent encore par leur puissance et par leur majesté. Mais il ne lui était pas réservé de mettre ses projets à exécution. Atteint l'un des premiers du terrible fléau qui a décimé notre armée, il mourut à la Vera-Cruz, le 8 août 1862, quelques jours à peine après son arrivée. Qu'il me soit permis de lui payer ici le juste tribut de nos regrets !

Ceci m'amène à vous parler des beaux travaux de M. Gosse père sur l'ethnologie américaine. Notre vénérable collègue a depuis longtemps fixé son attention sur ce sujet, et son *Essai sur les déformations artificielles du crâne*, publié en 1855, en soulevant des questions générales d'un haut intérêt, a fourni des éléments précieux pour la solution de plusieurs questions particulières. Un grand nombre de peuples de l'Amérique ont eu autrefois ou ont encore aujourd'hui l'habitude de déformer par des pressions méthodiques les crânes des jeunes enfants, et il semble que de semblables pratiques, qui substituent aux formes naturelles des formes factices et arbitraires, devraient enlever toute valeur et toute signification aux déterminations craniologiques. Cette difficulté est d'autant plus grande que certaines maladies de l'enfance peuvent produire des déformations naturelles faciles à confondre avec les déformations artificielles. Une intéressante collection de crânes que M. Giraldès a recueillis à l'hospice des Enfants trouvés, et qu'il a mis sous nos yeux, a mis en évidence cette cause d'erreur, et le curieux mémoire de notre éminent collègue M. Barnard Davis, l'un des auteurs des *Crania Britannica*, vous a appris que des déformations pathologiques d'un type particulier peuvent se produire dans l'âge adulte et jusque dans la vieillesse.

Mais, d'une part, M..Gratiolet vous a fait remarquer que les déformations artificielles ne sont le plus souvent, dans l'origine, que l'exagération des caractères distinctifs de la race qui s'y soumet. Tout peuple, civilisé ou sauvage, est disposé à s'admirer, à attacher une idée de beauté ou de supériorité aux traits qui le distinguent des autres peuples, et c'est pour donner à leur progéniture cette beauté de convention, que les mères appliquent des moyens mécaniques sur la tête des nouveau-nés. Un crâne déformé est donc comme ces caricatures où l'exagération volontaire des traits les plus caractéristiques ne détruit pas la ressemblance, et où l'œil exercé d'un artiste peut souvent retrouver le vrai type du visage. C'est ainsi que, comparant le crâne non déformé d'un Totonaque moderne aux anciens crânes déformés de l'île de Sacrificios, M. Gratiolet a pu nous montrer sur le premier les caractères naturels dont l'exagération artificielle a produit l'étrange forme des autres crânes. Il n'est donc pas impossible au naturaliste de remonter au type primitif d'un crâne déformé. D'un autre côté, M. Gosse père, étudiant les nombreux procédés de déformation qui ont été ou qui sont encore en usage dans les deux Amériques, a pu les ramener à cinq types essentiellement distincts, dont il nous a donné la description, dont il nous a indiqué les effets, dont il nous a fait connaître la répartition, soit dans le présent, soit dans le passé, et il nous a montré, par divers exemples, combien l'étude de ces manifestations de la fantaisie humaine pouvait jeter de jour sur l'histoire de la migration des peuples. Un procédé de déformation crânienne, une fois adopté, fait partie des mœurs nationales ; c'est une des modes les plus persistantes, une de celles qui peuvent survivre aux migrations les plus lointaines, et même aux changements de mœurs, de langue, de religion et d'état social. Ainsi, les diverses races qui composaient l'ancienne population du Pérou avaient chacune un procédé particulier de déformation, et la connaissance de ce fait a permis à M. Gosse, dans sa *Dissertation sur les races du Pérou*, de rectifier quelques-unes des opinions ethnologiques de MM. de Rivero et Tschudy. Mais la conséquence la plus curieuse des recherches de notre collègue est relative à l'histoire des peuples qui pratiquent la *déformation cunéiforme relevée*. Cette déformation si étrange et si caractéristique s'obtenait au moyen de deux planchettes ou de deux plaques d'argile, qui pressaient largement d'une part sur le front, d'autre part sur l'occiput. Elle était en usage à Cuba, au temps de Christophe Colomb, chez les Natchez et chez divers peuples de la Floride décrits dans les *Crania Americana* de Morton, au Pérou enfin, où elle est encore en pratique chez les Omaguas et les Connivos. Est-il vraisemblable que des peuples si éloignés les uns des autres se soient accordés, sans se connaître, à concevoir la même fantaisie, et que, pour atteindre le même but, ils aient séparément inventé le même moyen? N'est-il pas probable, au contraire, qu'un peuple migrateur a transporté avec lui, dans ces diverses régions, sa coutume nationale? Mais, si de la Floride à Cuba la migration semble facile, on ne conçoit guère comment des navigateurs primitifs auraient pu de là se transporter jusqu'au Pérou sans stations intermédiaires. On est donc autorisé à penser que le peuple à tête cunéiforme a dû traverser, par des étapes successives, le Mexique, l'Amérique centrale et l'isthme de Panama. Un bas-relief trouvé dans les ruines de Palenqué, et représentant le profil d'un Indien à tête cunéiforme relevée, venait déjà à l'appui de cette hypothèse; mais une preuve plus décisive vous a été présentée par M. Gosse père. Il s'agit d'un crâne extrêmement déformé qui provient d'une caverne de la vallée de Ghovel, dans l'Etat de Chiapas. Ce crâne, recouvert d'une épaisse couche de stalagmite, remonte à une époque fort reculée, et il est exactement semblable aux crânes cunéiformes de la Floride et du Pérou.

Voici donc un fait établi par l'étude des déformations artificielles du crâne : il y a un grand nombre de siècles, un peuple migrateur, voyageant alternativement par terre et par mer, a parcouru l'immense espace qui sépare la Floride du Pérou, en passant par Cuba et le Mexique méridional. Eh bien, messieurs, ce fait de craniologie est la confirmation éclatante des traditions, des relations écrites et des documents archéologiques à l'aide desquels M. l'abbé Brasseur de Bourbourg a constitué l'histoire primitive du nouveau monde. Dans son grand ouvrage sur le Mexique et l'Amérique centrale avant Colomb, et dans l'importante introduction qu'il a publiée en tête du *Popol-Vuh*, ou livre sacré des nations de l'Amérique centrale, le savant abbé a établi qu'avant l'ère chrétienne le peuple des Nahoas, venu par mer de la Floride ou des grandes Antilles, débarqua au Mexique, non loin du lieu où est aujourd'hui Tampico. De là, descendant vers le sud, le long du golfe, les Nahoas s'arrêtèrent sur les bords de la lagune de Terminos, à peu de distance du vieil empire de Xibalba, et réussirent enfin à s'emparer de cet empire. La ville dé Ghovel, fondée par eux à cette époque, était située à trois lieues seulement de la caverne d'où provient le crâne cunéiforme que M. Gosse père vous a présenté. Enfin, après une période de prospérité dont la durée est encore mal déterminée, les conquérants nahoas, chassés par une révolution nationale, en l'an 174 de notre ère, furent obligés de chercher d'autres résidences, et l'une de leurs bandes, traversant l'isthme de Panama, alla s'établir dans le Pérou. Ainsi un même peuple, le peuple des Nahoas, a occupé, par ses migrations successives, toutes les régions où la déformation cunéiforme du crâne a été mise en usage, et vous voyez ici, messieurs, deux choses également précieuses : l'anthropologie éclairée par l'histoire, l'histoire confirmée par l'anthropologie.

Si vous avez accordé une attention toute particulière aux races civilisées de l'Amérique, vous n'avez pas pour cela négligé les autres. Le rapport de M. Simonot sur les terres magellaniques, les communications de M. Martin de Moussy sur les peuples de la Plata, les notes de M. Rameau et de notre correspondant de Québec, M. Landry, sur les populations du Canada, enfin l'important rapport de M. Dally sur les races indigènes et l'archéologie des Etats-Unis, témoignent de l'intérêt que vous portez à l'ethnologie américaine. Les nombreuses questions abordées ou résolues dans ce dernier travail ont soulevé une discussion animée à laquelle ont pris part MM. Rameau et Pruner-bey, et où la doctrine de l'unité des races américaines a été réfutée par plusieurs orateurs.

Les peuples de l'Océanie ont occupé une large place dans vos travaux. Vous les avez envisagés surtout sous le point de vue de l'anthropologie générale, et j'y reviendrai tout à l'heure ; je ne dois parler ici que des faits ethnologiques. Le mémoire de

M. Berchon *sur le tatouage aux îles Marquises*, vous a initiés à tous les secrets de cette pratique si répandue dans la Polynésie ; M. Rufz vous a lu un rapport très-détaillé sur l'ethnologie de Taïti, et nos deux confrères de la marine, MM. Bourgarel et de Rochas, enrichissant à l'envi votre musée des crânes qu'ils ont rapportés de la Nouvelle-Calédonie, des Nouvelles-Hébrides et de Taïti, vous ont fait des communications pleines d'intérêt sur les mœurs, les caractères physiques et l'origine des Néo-Calédoniens. Ce peuple, qui un jour, sans le savoir, s'est réveillé sujet de la France, et que nos fusils rayés n'ont pas convaincu encore de l'excellence de nos droits, appartient à la race des nègres océaniens ; mais, depuis un siècle au moins, il a mêlé son sang à celui des Polynésiens. C'est par les îles Loyalty, voisines de la Nouvelle-Calédonie, que ce mélange s'est effectué. Les Polynésiens des îles Wallis débarquèrent, il y a cinq générations, dans les îles Loyalty, s'y fixèrent, se mêlèrent aux indigènes, et, de ce croisement entre une race polynésienne et une race mélanésienne, résulta une population hybride, qui, ayant pris des Polynésiens le goût des expéditions maritimes, essaima, à son tour, sur la Nouvelle-Calédonie. La côte orientale de cette île, où les nouveaux venus s'établirent en se mêlant encore une fois aux indigènes, est donc habitée par des tribus très-diverses, les unes noires et à peu près pures, les autres moins homogènes, où se montrent toutes les teintes intermédiaires entre le noir et le jaune. Mais il paraît que la race mélanésienne a conservé sa pureté dans la région occidentale, qui est encore peu connue, et qui, protégée du côté de la mer par des récifs de coraux, est séparée du reste de l'île par une chaîne de montagnes.

Les migrations des Polynésiens et de leurs métis dans la Nouvelle-Calédonie sont assez récentes pour que le souvenir n'en soit pas encore entièrement effacé ; mais, ne reposant que sur des traditions assez vagues et parfois contradictoires, chez un peuple incivilisé, cette histoire attendait une confirmation ethnologique que M. Bourgarel nous a heureusement donnée. Notre zélé correspondant a rapporté de la Néo-Calédonie orientale cinquante-sept crânes qu'il a pu diviser en trois séries : les deux séries extrêmes représentent les types de la race noire autochthone et de la race jaune étrangère ; la série moyenne se compose des crânes de forme intermédiaire qui proviennent des métis de ces deux races. Pour compléter cette étude, M. Bourgarel a mis en parallèle avec les trois séries précédentes une quatrième série, composée de vingt-cinq crânes recueillis dans la Polynésie et, prenant pour chaque série la moyenne de tous les éléments craniométriques, il a constaté que la race jaune de la Nouvelle-Calédonie présente des caractères intermédiaires entre ceux de la race polynésienne et ceux de la race mélanésienne. La craniologie permet donc de croire que cette race jaune, venue des îles Loyalty, était une race hybride, et l'exactitude des traditions recueillies par nos missionnaires se trouve ainsi confirmée.

Vous avez reçu peu de documents sur l'ethnologie des nations asiatiques ; vous avez entendu cependant un rapport de M. Pihan-Dufeillay sur les habitants des îles Andaman, une note de M. Fuzier sur les crânes qu'il a rapportés de Chine, une lecture de M. Armand sur l'Inde transgangétique, et une communication de M. Pruner-bey sur les Druses ; enfin M. Cordier, en nous offrant un crâne turc du dix-septième siècle, a établi un parallèle à la fois anatomique et artistique entre la tête turque, la tête grecque et la tête arabe. Cet artiste éminent vous avait déjà donné les trois bustes remarquables qui ornent la salle de nos séances, et il avait saisi cette occasion pour vous exposer ses idées sur la reproduction des types ethniques par la statuaire. Notre collègue, vous le savez, a ouvert à l'art une voie nouvelle en démontrant que la beauté n'est pas propre à tel ou tel type ; toute race a sa beauté qui diffère de celle des autres races, et dont le type idéal doit refléter, en un équilibre harmonique, les caractères intellectuels et moraux, non moins que les traits distinctifs de cette race. Les règles du beau ne sont donc pas universelles, elles ne le sont pas plus que le canon des proportions du corps humain, elles doivent être étudiées et déterminées spécialement pour chaque race ; et c'est ainsi que M. Cordier, faisant pénétrer dans l'art les rayons de la science, a pu, au retour de ses voyages, créer cette belle galerie ethnologique qui fait l'admiration des artistes et des savants.

Je passe à regret sous silence plusieurs autres communications sur l'art considéré dans ses rapports avec l'ethnologie, les remarques de M. Gratiolet sur les types céphaliques des statues grecques, celles de M. Boudin sur la conformation de la base du thorax chez les anciens Grecs, le rapport de M. Cordier sur le système de proportions de M. Lihartzic, et la note de M. Duchenne (de Boulogne) sur le canon égyptien retrouvé par M. Charles Blanc.

J'ai hâte d'arriver à la partie de vos travaux qui concerne l'ethnologie de l'Europe, et plus spécialement l'ethnologie de la France.

C'est un devoir de notre société de donner une vive impulsion aux recherches qui peuvent jeter un jour scientifique sur nos origines nationales : ce devoir, messieurs, vous n'y avez pas failli ; c'est par là que vous avez inauguré vos travaux, et vous n'avez laissé passer aucune occasion de discuter ces questions intéressantes. Convaincus que la craniologie est un des guides les plus sûrs dans ce genre de recherches, vous avez recueilli dans votre musée de grandes collections de crânes de toutes les époques ; plus de cinq cents crânes anciens et modernes, d'origine authentique et de dates approximativement déterminées, extraits, les uns des anciens cimetières de Paris, les autres de diverses sépultures mérovingiennes ou gallo-romaines, permettent à chacun de vous d'étudier les types primitifs, et de suivre d'âge en âge les effets du mélange des races. Cette collection, déjà riche, s'accroît de jour en jour, et je n'ai pas besoin de vous rappeler que Sa Majesté l'Empereur, en vous faisant parvenir un crâne trouvé sous un vallum romain dans les fouilles du camp de Saint-Pierre, près Compiègne, a bien voulu inviter M. Viollet-le-Duc, directeur de ces fouilles, à vous donner en son nom tous les crânes, tous les squelettes, qu'on découvrira à l'avenir. M. de Roucy, savant archéologue de Compiègne, qui a été chargé par l'Empereur de diriger les fouilles du Mont-Berny, a trouvé, près des ruines d'une ville gallo-romaine du pays des anciens Suessons, un champ de sépulture d'où cinquante-quatre squelettes ont été exhumés ; dix-sept crânes vous sont déjà parvenus, les autres vous sont destinés. Et je ne puis aller plus loin sans vous signaler le zèle intelligent de notre collègue M. Bourgeois (de Pierrefonds), qui, demeurant à proximité des fouilles, a levé le plan du cimetière, indiqué la situation, la direction, la profondeur de chaque tombe, mesuré un à un tous les os des squelettes, et dessiné les attitudes étranges de ces corps, qui paraissent avoir été inhumés précipitamment, à la suite d'une bataille entre les Gallo-Romains et les barbares du cinquième siècle.

Dans ces diverses séries de crânes, comme dans celle que notre collègue de Dijon, M. Brullé, a extraite de sépultures du temps des Burgondes et qu'il vous a présentée, vous avez constamment trouvé, au milieu de formes intermédiaires, deux types essentiellement distincts, l'un brachycéphale (tête ronde ou courte), et l'autre dolichocéphale (tête longue), représentés l'un, et l'autre par des spécimens d'autant plus nombreux, eu égard à l'ensemble de chaque série, que l'on s'éloigne davantage de l'époque actuelle. C'est l'indice certain des mélanges qui se sont effectués sur notre sol, avant et pendant la période historique, entre deux groupes de races, les unes brachycéphales, les autres dolichocéphales. Or tous les peuples étrangers de souche indo-européenne qui ont tour à tour envahi, conquis ou occupé tout ou partie de notre pays, les Celtes, les Kymris, les Germains, étaient dolichocéphales, et les Romains l'étaient eux-mêmes, quoique à un moindre degré. Il n'est donc pas douteux que le type brachycéphale, aujourd'hui encore si répandu parmi nous, provient des populations antérieures à l'arrivée des Celtes ; et d'ailleurs un nombre imposant de faits qui vous ont été exposés ou rappelés à diverses reprises par MM. Dareste, Pruner-bey, Lagneau, Rameau et par plusieurs autres orateurs, ont démontré directement qu'au temps de l'âge de pierre le Danemark, les Iles-Britanniques, la France, la Suisse, et sans doute aussi d'autres contrées de l'Europe, étaient habités par des races brachycéphales.

Sur ces peuples primitifs, dont les noms mêmes ont péri sans retour, débordèrent, bien longtemps avant la période historique, les flots successifs des races dolichocéphales de l'Asie ; et alors commença entre ces deux groupes de populations une lutte immense, qui se propagea de la Vistule à l'Atlantique, de la Baltique à la Méditerranée, et qui dura sans doute un grand nombre de siècles — lutte inégale, où la hache de pierre se heurta vainement contre l'épée de bronze, et où la supériorité des armes devait l'emporter sur la supériorité du nombre. Ce fut en vain que les autochthones se réfugièrent dans leurs habitations lacustres, où leurs vainqueurs devaient plus tard, par la loi du talion, chercher un refuge à leur tour. L'eau tranquille des lacs, qui mettait leurs demeures à l'abri des bêtes fauves, ne put les protéger contre les attaques de l'homme, et le feu, allumé par les torches ennemies, détruisit aisément ces maisons de bois, dont les débris carbonisés, retrouvés sous la vase lacustre, au milieu des pilotis, avec des flèches, des haches et des couteaux de silex, retracent à notre esprit les drames terribles de la conquête. M. Gosse fils, dans un mémoire qui vous a vivement intéressés, vous a dit que presque toutes les habitations lacustres ont été détruites par l'incendie, celles de l'époque de la pierre aussi bien que celles de l'âge de bronze.

Partout vaincus, quelquefois détruits, plus souvent subjugués, les hommes de races autochthones conservèrent dans les régions du Sud et de l'Ouest la prépondérance numérique, et, se mêlant à leurs vainqueurs, ils engendrèrent des races croisées, qui, suivant la proportion du mélange, reçurent à des degrés inégaux les empreintes respectives des deux races mères. Mais en maintenant, au prix d'altérations plus ou moins graves, quelques-uns des caractères de leur type physique, ils perdirent leurs mœurs, leurs nationalités, leurs langues et jusqu'à leurs noms. Pourtant, dans quelques localités mieux défendues par la nature, dans certaines vallées montagneuses d'un accès difficile, et que peut-être les conquérants ne jugeaient pas dignes de leur convoitise, les débris des populations primitives échappèrent à la destinée commune. Tels furent sans doute les ancêtres de ces Romans Rhétiques que notre éminent collègue M. de Baer a étudiés dans les environs de Coire. M. Dareste, dans son rapport sur le mémoire du savant professeur de Saint-Pétersbourg, vous a dit comment M. de Baer a été conduit à découvrir que les habitants des anciennes Alpes Rhétiques sont de race brachycéphale. Trop peu nombreux pour constituer une nation, ils n'ont conservé que leur type, et la langue qu'ils parlent est un idiome latin. Mais dans la chaîne des Pyrénées, et sur leurs deux versants, un peuple intelligent et héroïque sut maintenir à la fois sa nationalité, ses mœurs et son langage. M. Pruner-bey vous l'a dit : la langue basque est la plus ancienne de toutes les langues connues ; seule, elle a survécu au naufrage des idiomes primitifs de l'Europe ; elle est restée debout comme une preuve vivante de l'existence des races autochthones qui précédèrent l'invasion asiatique. Et si vous rapprochez, messieurs, ce témoignage irrécusable de la linguistique, des faits anatomiques qui démontrent, directement ou indirectement, que quelques-unes au moins de ces races primitives étaient brachycéphales, vous comprendrez comment l'illustre Retzius, et depuis lui tous les ethnologistes, ont été conduits à admettre que les Basques doivent être brachycéphales aussi. Deux crânes, étudiés par le grand anatomiste suédois, confirmaient cette doctrine, et les observations faites sur le vivant par M. Antoine d'Abbadie lui prêtaient un nouvel appui. Toutefois un fait d'une importance aussi exceptionnelle, un fait qui était pour ainsi dire la clef de voûte de l'ethnologie primitive de l'Europe, ne pouvait se passer d'une démonstration plus complète et plus directe. Bien des fois, depuis quatre ans, des savants étrangers se sont adressés à vous, espérant en vain trouver dans votre musée craniologique quelques spécimens de la race basque ; mais, à l'exception des deux crânes de Stockholm, cette race n'était représentée ni chez nous, ni dans aucune collection publique ou particulière. Cette lacune n'existe plus aujourd'hui. Deux d'entre nous ont, de leurs propres mains, extrait d'un cimetière de la province de Guipuzcoa soixante crânes basques qui, depuis plusieurs mois, sont déposés dans votre musée. Vous avez ainsi pu soumettre au contrôle de l'observation anatomique l'opinion si rationnelle et si séduisante de Retzius. Pourquoi faut-il que la vérification n'ait pas été conforme à notre attente ? Sur les 60 Basques de votre collection, 3 ou 4 seulement sont réellement brachycéphales, la plupart sont tout à fait dolichocéphales, et, chose bien inattendue, le type moyen de la série est beaucoup plus dolichocéphale que celui des Français du Nord.

Eh quoi ! sommes-nous donc obligés de repousser maintenant toute la doctrine de l'ethnologie primitive de l'Europe ? Cette doctrine est-elle donc sapée par sa base ? Gardez-vous de le croire, messieurs ; elle n'est pas seulement ébranlée. Les faits sur lesquels elle reposait sont assez nombreux, assez décisifs, pour qu'elle puisse être considérée comme définitive. Oui, la population préceltique du Danemark, des Iles-Britanniques, de la France, de la Suisse, était en grande partie brachycéphale. Rien ne peut détruire cette vérité, solidement démontrée. Mais en résulte-t-il qu'avant l'arrivée des Celtes, il n'y eût que des brachycéphales en Europe ? A la distance où nous sommes de cette mystérieuse époque, nous sommes comme les voyageurs nocturnes qui, dans le lointain ténébreux, confondent en une seule masse tous les arbres d'une forêt. C'est bien assez, pour notre esprit, qui n'avance qu'à tâtons, d'admettre qu'une race autochthone unique a précédé sur notre sol les races qui ont un nom dans l'histoire. Mais, si la terre est aujourd'hui couverte d'un grand nombre de peuples aussi divers par le type que par le langage, si nous voyons souvent les races les plus distinctes exister côte à côte, avec ou sans mélange, dans des pays de peu d'étendue, sur quoi nous basons-nous pour prétendre que la population de l'Europe ait dû être uniforme il y a quatre ou cinq mille ans ? L'humanité était-elle donc si jeune alors ? Et les migrations, les luttes de races, n'avaient-elles pas eu le temps de répartir dans l'une des cinq parties du monde plusieurs peuples de types différents ? Mais pourquoi faire des suppositions lorsque les faits ont parlé ? Cette diversité des peuples primitifs de l'Europe est établie par la paléontologie humaine. A la série des observations qui prouvent l'existence préhistorique des brachycéphales, on peut joindre une série moins nombreuse sans doute, mais tout aussi décisive, de faits qui démontrent la coexistence, peut-être même l'antériorité du type dolichocéphale. Le crâne que M. Garrigou a retiré d'une caverne des Pyrénées et qu'il vous a montré dans sa gangue de stalagmite est dolichocéphale ; le crâne de Meilen, qui provient d'une habitation lacustre de l'âge de pierre, et dont M. Vogt (de Genève) vous a fait parvenir la description et le dessin, est également dolichocéphale. Le célèbre crâne de la caverne d'Engis, que M. Schmerling a trouvé parmi les débris de l'éléphant, du rhinocéros et de plusieurs animaux éteints, présente la même forme. Et le crâne plus célèbre encore de la caverne de Néanderthal, dont le professeur Shaaffhausen (de Bonn) vous a tout récemment envoyé la description détaillée, et dont le moule de plâtre vous sera bientôt présenté par M. Pruner-bey, ce crâne, aux formes étranges, que beaucoup de savants considèrent comme le plus ancien crâne connu, n'est-il pas remarquable par son étroitesse et par sa longueur ? En présence de ces faits, messieurs, il est impossible de méconnaître qu'une ou plusieurs races dolichocéphales ont vécu en Europe à une époque immensément reculée; et quand même tous les Basques actuels seraient aussi dolichocéphales que ceux de votre collection, ce qui est encore problématique, la belle théorie ethnologique à laquelle Retzius a attaché son nom, et que M. Pruner-bey a défendue devant vous avec tant d'autorité, ne serait pas renversée par une exception de plus.

En vous rapprochant davantage de notre époque, en pénétrant dans la période historique, vous avez éclairé par vos travaux et par vos discussions bien des questions relatives aux origines ethnologiques de notre nation. Le mémoire de M. Lagneau *sur les Gaels et les Celtes*, travail où la meilleure critique s'allie à une profonde érudition, vous a prouvé que ces deux peuples, confondus en un seul par William Edwards, étaient différents, sinon par la race, au moins par la nationalité. Notre infatigable collègue de Châteaulin, M. Halléguen, dans ses deux *Mémoires sur l'ethnologie de la Bretagne*, a réagi contre les théories trop exclusives, contre les légendes trop complaisantes qui attribuent aux immigrations des Bretons insulaires une influence ethnologique et politique exagérée. La détermination des caractères physiques des races gauloises a été de votre part l'objet d'une attention spéciale. Comme William Edwards, ce grand maître de l'ethnologie française, vous avez cherché dans les populations actuelles les traits distinctifs qui sont aujourd'hui encore le cachet de leur origine. L'influence des origines ethnologiques sur les variations de la taille a été mise en évidence par les statistiques basées sur les résultats du recrutement de l'armée. Ce sont les beaux travaux de M. Boudin, consignés dans sa *Géographie médicale*, qui ont mis à votre disposition cet élément nouveau des études anthropologiques. Des cartes pittoresques, diversement ombrées, représentant la répartition des exemptions pour défaut de taille dans les divers départements, ont pour ainsi dire remis sous vos yeux la Gaule ethnologique des *Commentaires de César*. M. Sistach, opérant à son tour sur une période plus récente, a dressé une nouvelle carte si semblable aux précédentes, que cette concordance vous a vivement frappés. Tout récemment enfin, M. Boudin, faisant reposer sur d'autres bases l'étude de la même question, a consigné sur une autre carte la répartition inverse des hautes tailles, et les différences, d'ailleurs très-légères, qu'il a signalées entre ces nouveaux résultats et ceux des études relatives aux petites tailles, vous ont valu une savante dissertation de M. Bertillon, sur la loi des grands nombres, sur la signification et l'interprétation des documents statistiques.

Ce n'est pas seulement sur la taille que s'exercent les influences ethnologiques révélées par le recrutement. Plusieurs cartes pittoresques, dressées par M. Boudin, nous ont montré que la répartition des hernies, de la myopie, de la mauvaise denture, dépend en grande partie de la race. Sous ces divers rapports, comme sous celui de la taille, le contraste le plus frappant existe par exemple entre la population de la Bretagne et celle de la Normandie, et M. Bertillon nous a prouvé, par de précieuses statistiques, que ces deux populations, si diverses par leur origine, occupent les deux extrêmes de l'échelle de la mortalité en France.

Nous n'avons pas encore de relevé numérique sur la couleur dominante des yeux et des cheveux dans les divers départements de la France. Tout ce que nous savons à cet égard repose sur de simples impressions. Les relevés précis et étendus de notre collègue M. John Beddoe (de Clifton) sur la population de l'Irlande, comblent en partie cette lacune, car les éléments ethnologiques qu'il a étudiés sont très-semblables à ceux de plusieurs de nos départements.

Avant de sortir du champ de l'ethnologie, que je viens de parcourir devant vous, je ne puis me dispenser, messieurs, de jeter un coup d'œil sur vos travaux de linguistique. Par elle, vous avez éclairé beaucoup de questions particulières, et je dois ici rendre hommage avant tout à l'inépuisable science de notre collègue M. Pruner-bey. Est-il un point de linguistique qu'il ne soit prêt à traiter ? Est-il une famille de langues dont il n'ait approfondi la structure, dont il n'ait étudié le développement et la filiation ? Vous l'avez vu tout à l'heure aux prises avec les origines égyptiennes, passant en revue toutes les langues de l'Afrique et de l'Asie occidentale ; les langues de l'Amérique, celles de l'Australie même, ont eu leur tour. C'est lui qui nous a fait connaître la répartition des principaux systèmes primitifs de numération, et vous auriez été bien surpris s'il avait laissé passer sans discussion la communication si éloquente et si savante de M. Chavée, sur le *parallèle des langues indo-européennes et des langues sémitiques.*

Avec cette lucidité et cette conviction qui donnent tant de portée à sa parole, M. Chavée a fait ressortir devant vous la différence essentielle, radicale, absolue, qui sépare profondément ces deux familles de langues, et, désespérant de les rattacher l'une à l'autre par une filiation quelconque, il a conclu hardiment à la diversité originelle des races qui les ont enfantées. Il y avait dans cet exposé deux choses distinctes : un fait et une conclusion. Le fait a été mis en doute par M. Halléguen, qui a signalé quelques points de ressemblance entre la grammaire sémitique et celle des langues indo-européennes; mais il a été accepté sans réticence par M. Pruner-bey, et par l'éminent historien des langues sémitiques, par notre collègue M. Renan. Tous deux ont déclaré qu'il était aussi impossible de faire dériver le sanscrit de l'hébreu que l'hébreu du sanscrit. Toutefois ils ont refusé d'admettre comme démontrée la conclusion de M. Chavée. M. Renan trouve que cette conclusion est possible, probable même ; mais il ajouté que tout ce qui s'est passé avant l'origine des civilisations, avant la constitution des sociétés, avant l'organisation des langues, est inconnu, inaccessible à la linguistique ; et M. Pruner-bey, à son tour, opposant à l'opinion de M. Chavée la possibilité d'une autre hypothèse, a fait remarquer que les langues aryennes, les langues sémitiques, et les langues dites touraniennes, quoique n'ayant aucune parenté directe, ont pu à la rigueur venir d'une même source, d'une famille linguistique à tout jamais effacée. Vous avez suivi avec intérêt les phases de cette grande discussion, qui s'est rallumée à l'occasion d'un nouveau mémoire de M. Chavée *sur la morphologie des syllabes chinoises.* Ici encore, sur un terrain plus difficile, les mêmes doctrines se sont retrouvées en présence et ont été soutenues avec le même talent.

2° ANTHROPOLOGIE GÉNÉRALE. — Le temps me presse, messieurs ; il passe trop lentement pour vous qui me prêtez votre attention, trop vite pour moi qui voudrais pouvoir vous suivre dans toutes vos recherches, dans toutes vos discussions, pour moi que le défaut d'espace oblige à faire un choix presque arbitraire parmi les nombreux matériaux dont vous avez enrichi la science.

Si vos travaux d'ethnologie ont été si fructueux, c'est surtout parce que vous avez toujours su rattacher les faits particuliers aux questions générales, parce qu'au-dessus de la considération des types et des races, planait toujours le désir de remonter aux lois de l'organisation de l'homme, aux causes des phénomènes complexes qui se manifestent en lui sous l'influence de l'hérédité, de l'éducation et des milieux, aux conditions qui président au développement de son existence sociale, de son industrie, de ses progrès intellectuels.

Ces sujets d'étude, aussi importants pour le naturaliste que pour le philosophe, pour le médecin que pour le physiologiste, sont du ressort de l'anthropologie générale, et tout ce que vous doit cette science, je voudrais, messieurs, pouvoir le raconter d'une manière digne de vous.

Ici, en effet, toutes les questions étaient neuves, les faits étaient à chercher, à rassembler; ils n'avaient jamais subi le contrôle de la discussion publique; il fallait les analyser, les interpréter, les grouper; c'était tout un édifice à construire, et quel édifice! le palais du genre humain!

Je ne vous dirai pas que vous avez achevé une œuvre qui exigera le concours de plusieurs générations. Mais vous avez du moins jeté des fondements solides; sur plusieurs points déjà vos murailles s'élèvent, et j'ose dire que vous avez fait en quatre ans plus que vous ne l'espériez vous-mêmes.

La position de l'homme dans la nature n'est pas encore nettement déterminée. Au point de vue de la zoologie pure, ou si l'on veut de l'anatomie, il diffère moins des quatre singes supérieurs que ceux-ci ne diffèrent des autres singes. Il forme avec eux un groupe naturel, le groupe anthropomorphe, dont il est seulement la première subdivision, et notre savant collègue de Montpellier, M. le professeur Charles Martins, nous a fait connaître deux nouveaux caractères ostéologiques exclusivement propres à ce groupe. Mais, si, par la structure et la disposition de ses organes, l'homme se trouve à peu de distance des premiers singes, il en diffère éminemment par l'esprit et par le langage ; et, suivant les points de vue divers où l'on s'est placé, on a pu se demander s'il formait dans la nature un règne, une classe, un ordre, ou seulement un genre de l'ordre des Primates. Vous n'avez pas discuté ce sujet dans son ensemble, mais M. Gratiolet en a étudié devant vous la partie la plus importante. L'homme est homme par l'intelligence, il est intelligent par le cerveau, et c'est par le cerveau qu'il doit se distinguer des singes. C'est à peine pourtant si l'anatomie trouve entre l'encéphale du chimpanzé et celui du roi de la terre quelques légères différences de constitution et de conformation que M. Auburtin vous a signalées. Les prétendus caractères invoqués par M. Richard Owen ont été plusieurs fois reconnus inexacts. Les singes supérieurs sont pourvus comme nous d'un lobe postérieur, d'une corne ventriculaire postérieure, et d'un petit hippocampe, et rien dans l'ordre des faits normaux, si ce n'est l'énorme différence de la masse et l'inégale richesse des circonvolutions *secondaires*, n'établit chez les adultes une distinction radicale, absolue, entre le cerveau de l'homme le plus inférieur et celui du premier des singes. Mais l'embryogénie et l'anatomie pathologique ont fourni à M. Gratiolet une preuve décisive. L'ordre suivant lequel les circonvolutions se développent est absolument différent dans les deux groupes. Celles qui chez l'homme apparaissent les premières, se forment chez le singe après toutes les autres, et réciproquement. Qu'en résulte-t-il ? C'est que lorsqu'une cause quelconque arrête chez l'enfant le développement du cerveau, cet organe, au lieu de se rapprocher de la conformation du cerveau des singes, en diffère au contraire de plus en plus.

Cet arrêt de développement, qui constitue la microcéphalie, produit toujours une idiotie plus ou moins complète. Le cerveau des microcéphales est pauvre en circonvolutions, et celles-ci, n'étant pas étroitement pressées les unes contre les autres, laissent isolément leurs empreintes sur la face interne des os du crâne.

La découverte de ce fait a conduit M. Gratiolet à chercher si, chez les races inférieures dont les circonvolutions sont peu développées, les parois du crâne ne conservent pas des empreintes analogues, et il vous a fait constater, sur le crâne d'un

Totonaque, l'existence de ces caractères, que vous avez retrouvés depuis lors sur plusieurs crânes de nègres.

Cette communication, où notre collègue, dans son langage entraînant, avait fait figurer les questions les plus hautes de la physiologie cérébrale, vous a mis en demeure de discuter les rapports de l'intelligence avec le volume et la forme du cerveau suivant les individus et suivant les races. Le cerveau fonctionne-t-il seulement comme organe d'ensemble ? ou se compose-t-il de plusieurs organes liés aux manifestations isolées des diverses facultés ? Y a-t-il un rapport quelconque entre le développement de cet organe et sa puissance fonctionnelle ? Y a-t-il une limite de poids au-dessous de laquelle il n'y a plus d'intelligence ? Enfin la supériorité et l'infériorité des individus et des races sont-elles liées en tout ou en partie à la conformation et au volume de l'encéphale ? Tel est le vaste programme que vous avez parcouru. Vous avez entendu tour à tour MM. Auburtin, Perier, de Jouvencel, Giraldès, de Castelnau, Baillarger, Delasiauve, surtout M. Gratiolet, et ce débat, qui, après avoir rempli plusieurs séances, a donné lieu à un important mémoire de M. Dareste, a mis en lumière un grand nombre de faits nouveaux et importants.

Le mémoire de M. Boudin *sur le non-cosmopolisme des races humaines* vous a mis en demeure d'étudier la question de l'acclimatement, question si grosse d'avenir pour les peuples colonisateurs et commerçants de l'Europe. L'homme est-il cosmopolite ? Peut-il vivre et maintenir sa race sous tous les climats ? L'auteur de la *Géographie médicale* pouvait, mieux que tout autre, chercher la solution de ce problème. Il vous a prouvé, par l'histoire et par la statistique, qu'à l'exception d'un petit nombre de races, et particulièrement de la race juive, l'acclimatement est circonscrit pour chaque race, limité, subordonné à certaines conditions de climat et de milieu. Si tant de colonies peuvent prospérer en dehors de ces conditions, c'est parce qu'elles reçoivent continuellement des renforts de la mère patrie ; mais le chiffre de la mortalité, supérieur à celui des naissances, prouve que la race transplantée ne se maintient pas par elle-même, et qu'elle s'éteindrait tôt ou tard si elle était isolée. Notre savant collègue insiste particulièrement sur les obstacles qui s'opposent à l'acclimatement des Européens sous les tropiques, sur les maladies qu'ils y contractent, et dont les indigènes sont plus ou moins exempts ; mais il ajoute que sous ce rapport l'hémisphère austral est beaucoup moins inhospitalier que l'hémisphère nord, et il signale en particulier la salubrité remarquable de plusieurs stations de l'Océanie.

Ces idées, si peu conformes à celles qui sont généralement reçues, ne pouvaient passer sans discussion. MM. Brown-Séquard, Baillarger, Verneuil, Bertillon, Martin de Moussy, Simonot, ont successivement pris la parole ; des faits contradictoires ont été produits par M. Berchon ; mais, malgré quelques correctifs relatifs à des détails secondaires, il paraît ressortir des nombreux documents qui à plusieurs reprises ont passé sous vos yeux, que les races d'Europe ne peuvent se maintenir sans renforts continuels dans l'Asie et dans l'Afrique tropicales.

L'étude des maladies qui font périr en si grand nombre les individus transplantés dans de nouveaux climats, et qui ne sévissent pas sur les indigènes, a conduit M. Boudin à signaler les aptitudes et les immunités pathologiques d'un certain nombre de races. Comme elle a son organisation, son type physiologique, toute race a aussi son type pathologique révélé par ses maladies dominantes, par sa résistance à certaines causes morbides, et quelquefois même par le privilége qu'elle possède de contracter des affections qui n'ont aucune prise sur les autres races. C'est ainsi que le tonga, ce curieux ulcère qui n'épargne presque aucun indigène de la Nouvelle-Calédonie, et qui, comme chez nous la variole, ne frappe presque jamais deux fois le même individu, ne paraît pas se développer chez les blancs qui résident dans cette île. Les nègres, si sujets à la phthisie, même dans leur propre pays, sont beaucoup moins exposés que les blancs à l'hépatite, à la dysenterie et aux fièvres intermittentes. Les maladies du cœur et des artères, si communes chez les Anglais de l'Inde comme chez les Anglais d'Angleterre, sont extrêmement rares chez les Hindous. Et le cancer, qui fait chez nous tant de ravages, est presque sans exemple à la Nouvelle-Zélande, dans l'Afrique australe, et chez les Indiens du Canada. Les communications de M. Berchon sur le Sénégal, de M. de Rochas sur la Nouvelle-Calédonie, de M. Martin de Moussy sur l'Amérique du Sud, de M. Hayward sur la Nouvelle-Angleterre, de M. Landry sur le Canada ; les faits nombreux consignés dans le rapport de

M. Bertillon sur l'Afrique australe, de M. Rufz sur Taïti, de M. Dally sur l'Abyssinie ; les documents recueillis par M. Boudin sur la maladie du sommeil propre à la race nègre, et sur les aissaoua ou charmeurs de serpents ; la note de M. Rameau sur les maladies dominantes aux Etats-Unis, et une foule d'autres renseignements épars dans nos *Bulletins*, constituent déjà une masse imposante de matériaux à l'aide desquels vous pourrez constituer bientôt une *pathologie comparée des races humaines.*

Deux questions en apparence opposées et cependant connexes, celle des croisements de races et celle des mariages consanguins, ont été soulevées devant vous par MM. Boudin et Perier. L'union de deux parents et celle de deux individus de races différentes sont comme les deux extrémités d'une même série. La consanguinité est-elle une cause de maladie ou de dégénérescence ? Les croisements sont-ils un moyen de perfectionner les races ? A ces questions M. Perier répond par la négative. La consanguinité n'est nuisible que par l'hérédité morbide ; mais, lorsque les deux époux consanguins appartiennent à une famille exempte de tout vice héréditaire, le fait de leur parenté ne peut nuire à leur progéniture. M. Bourgeois, M. Dally, M. Sanson ont soutenu la même opinion, et ce dernier a résumé devant vous un grand nombre de faits empruntés à la zootechnie ; mais M. Boudin a cité des faits contradictoires. Invoquant en outre des statistiques dont les bases ont été discutées par M. Dally, il a produit des chiffres qui paraissent établir au moins l'influence des mariages consanguins sur la production de la surdi-mutité, et notre collègue de Nogent-le-Rotrou, M. Brochard, vous a fait parvenir des relevés qui déposent dans le même sens.

L'autre question, celle des croisements ethniques, a été étudiée par M. Perier, dans un grand travail qui a paru dans nos *Mémoires.* Sans prétendre, comme quelques auteurs modernes, que tout croisement de race soit suivi d'une décadence physique ou intellectuelle, et tout en admettant que les races de même type, de même souche, peuvent s'unir sans inconvénient, notre collègue pense que les croisements éloignés ne donnent que de mauvais résultats, et professe que, toutes choses égales d'ailleurs, les races pures sont supérieures aux races croisées. Ici M. Boudin se joint à lui pour proclamer l'infériorité physique, intellectuelle et morale, de certains métis. Mais M. de Quatrefages, sans mettre ces faits en doute, pense que, dans beaucoup de cas, le croisement retrempe les races, complète leurs instincts, développe leurs aptitudes, et quelquefois même enfante des aptitudes étrangères aux deux races primitives. Ainsi a pris naissance une discussion qui, après avoir occupé plusieurs séances, s'est étendue de proche en proche aux sujets les plus ardus de l'anthropologie. La question de la permanence des types, celle de l'hérédité des caractères naturels et des caractères accidentels, celle de l'atavisme qui fait reparaître, après plusieurs générations, les types altérés par les croisements, ont été tour à tour explorées et résolues à des points de vue divers par un grand nombre d'orateurs.

Tout le monde a reconnu que certains types se sont maintenus et perpétués sans altération depuis l'époque pharaonique, que plusieurs même ont survécu à des croisements multipliés et à une subversion totale des conditions politiques et sociales ; mais les dissidences se sont manifestées lorsqu'on s'est demandé si la permanence des types était une loi générale, et si certaines races ne pouvaient pas, sous l'influence d'un changement de milieu, subir des modifications plus ou moins tranchées. Il s'agissait de savoir, en particulier, si les races d'Europe, implantées depuis plusieurs siècles sur le continent américain, ont conservé sous leurs nouveaux climats leurs premiers caractères. Les observations de M. Rameau sur les Anglo-Américains lui ont révélé des particularités curieuses ; mais les remarques qu'il a faites, et qui s'appliquent aux animaux domestiques et aux végétaux aussi bien qu'à l'homme lui-même, sont relatives à l'activité vitale, à la puissance fonctionnelle, et non aux caractères typiques. Les renseignements fournis par M. de Quatrefages seraient plus significatifs s'ils venaient à se confirmer ; car ils tendent à établir que, sur quelques points de l'Amérique du Nord, les races d'Europe et d'Afrique ont dans la physionomie quelque chose qui les rapproche des Peaux-Rouges ; mais M. Martin de Moussy a opposé à ces exemples encore douteux celui des Européens du Paraguay, qu'il a étudiés avec le plus grand soin, et qui, depuis le seizième siècle, ont maintenu leur type sans aucune altération. Il cite en particulier l'histoire d'une colonie allemande qui fut fondée, en 1535, par les soldats de Charles-Quint, et qui, depuis lors, n'a reçu dans son sein aucun élément germanique. Ces Allemands du Paraguay sont aujourd'hui encore parfaitement semblables aux Allemands d'Europe.

Ce n'est pas seulement à l'influence des climats qu'on a attribué la propriété de modifier les types humains. On s'est demandé encore si certaines formes artificielles de la tête ne pourraient pas, par la suite des générations, devenir héréditaires, et donner lieu à des caractères assez permanents pour survivre à la pratique de la déformation. Cette interprétation, admise par M. Gosse père pour certaines races du Pérou, a été mise en doute par M. Gratiolet, qui a expliqué tout autrement les faits invoqués par son éminent collègue, et surtout par M. Perier, qui, à cette occasion, vous a lu un savant mémoire sur l'hérédité des anomalies.

Un rapport de M. Trélat sur le dépérissement des races indigènes de l'Océanie et de la Guyane vous a mis en demeure de chercher les causes de ce résultat déplorable, qui se manifeste partout où les Européens se trouvent en contact avec les peuples incivilisés, alors même qu'ils n'exercent sur eux aucune violence. Les maladies importées par les blancs, les vices dont ils donnent souvent le triste exemple, ne sont que des causes partielles; ce n'est pas par l'accroissement de la mortalité, mais par la diminution des naissances, par la fécondité décroissante des femmes, que dépérissent les peuples à demi sauvages mis tout à coup en contact avec une race civilisée. De cette grave question à celle de la perfectibilité des races inférieures, il n'y avait qu'un pas, que vous avez bientôt franchi. MM. de Quatrefages, Rufz, Delasiauve, Pruner-Bey, pensent que toute race est perfectible, que les Australiens eux-mêmes ne seront pas réfractaires à la civilisation, tandis que MM. Perier, O'Rorke, Georges Pouchet, désespèrent de l'avenir de ces peuplades.

Je laisserais dans ce travail une grave lacune, si je ne signalais les emprunts fréquents que vous avez faits à la zootechnie, pour éclairer, par l'exemple des races d'animaux domestiques, l'étude des questions les plus ardues de l'anthropologie générale. M. de Quatrefages, M. Geoffroy Saint-Hilaire, M. Perier, M. Auburtin, M. Trélat, M. Lagneau, surtout M. Sanson, dans les discussions relatives aux croisements des races, à la consanguinité, à l'hérédité, à la perfectibilité, à la permanence des types, ont fait intervenir de la manière la plus utile les faits empruntés à la zootechnie, et M. Davelouis vous a exposé, dans un mémoire spécial, les idées de son maître, M. Geoffroy Saint-Hilaire, sur les relations de cette dernière science avec l'anthropologie.

Dans toutes ces discussions d'anthropologie générale, vous avez vu passer sous vos yeux deux séries d'arguments, inhérentes à deux doctrines qui partout ailleurs sont aux prises, qui ici, messieurs, grâce à votre esprit exclusivement scientifique, sont seulement en présence. Pour vous la doctrine monogéniste et la doctrine polygéniste ne sont pas des armes de guerre, elles ne se lient à aucune préoccupation politique ou religieuse, elles ne vous divisent pas en deux sectes ennemies, et la modération, l'urbanité, la bonne foi, qui président à vos débats, prouvent assez que vos opinions, sur ce point comme sur tous les autres, ne relèvent que de la science. Sans chercher l'occasion de les exprimer, vous n'avez jamais non plus cherché à les dissimuler ou à les taire. Déjà, l'année dernière, un rapport de M. Simonot vous a conduits à étudier les causes de la coloration de la peau des nègres ; c'était le prélude d'une discussion qui s'est rallumée, il y a quelques mois, à la suite d'une lecture de M. Pruner-Bey, et qui, devenant bientôt plus générale, a fini par embrasser toutes les questions relatives à l'influence des milieux sur les caractères physiques des races humaines. MM. de Quatrefages et Pruner-Bey, d'une part, MM. d'Omalius d'Halloy, Trélat, Bertillon, Dally, Sanson, d'autre part, ont examiné ces questions sous des points de vue opposés. De conclusion, il n'y en a point eu, il ne devait pas y en avoir. Si l'opinion de chacun de vous se manifeste en toute liberté, la Société ne sera jamais appelée à exprimer la sienne ; elle n'est ni monogéniste ni polygéniste ; elle est une association scientifique où quiconque aime et cherche la vérité peut prendre place sans qu'on lui demande compte de ses doctrines.

Au surplus, messieurs, ce débat sur l'origine des races, qu'on appelait, il y a vingt ans, « la grande controverse », se produit maintenant dans des conditions qui, sans le rapetisser, le rendent tributaire d'une question plus grande et plus saisissante, et qui en même temps reculent, pour bien longtemps peut-être, la possibilité d'une solution décisive. Lorsqu'on croyait l'humanité toute récente et âgée à peine de 6000 ans ; lorsque, dans la vallée du Nil, sur des monuments vieux de quarante siècles, on trouvait représentés des types ethniques déjà distincts alors tout autant qu'aujourd'hui, des Juifs, des Grecs, des Egyptiens, des Hindous et des nègres, entièrement pareils aux représentants modernes de ces races, on pouvait s'attendre à voir arriver le jour où la question de la multiplicité primitive des types serait scientifiquement résolue. Mais, à cette heure, la date des premiers débuts de l'humanité se trouve indéfiniment reculée ; ce n'est plus par centaines ni par milliers, mais par myriades d'années qu'on suppute les périodes, et l'on sait que nos 5000 ans d'histoire ne sont qu'un bien court épisode de la vie du genre humain. Les types que nous pouvons étudier nous paraissent permanents. Est-ce à dire qu'ils le soient ? Les 4000 ans qui se sont écoulés depuis que les types ethniques ont été peints sur les monuments de l'Egypte ont pu produire, à notre insu, dans les races correspondantes, des changements trop légers pour frapper notre vue, équivalant, par exemple, à la dixième partie de ceux qui constituent pour nous des caractères de races. Mais multipliez par dix ce laps de temps, et vous verrez paraître devant vous. comme une chose je ne dirai pas démontrée, ni démontrable, mais comme une chose possible, la conciliation de l'opinion monogéniste avec la plupart des faits sur lesquels a reposé jusqu'ici l'opinion opposée.

Cette question de l'antiquité de l'homme, qui prime toutes les autres, pouviez-vous, messieurs, ne pas lui accorder toute votre attention ? Ce n'est pas ici qu'elle est née, mais vous l'avez étudiée des premiers, vous l'avez approfondie, vous l'avez complétée, et j'ose dire que vos discussions, reproduites dans un grand nombre de journaux de science, et jusque dans les feuilles politiques, ont puissamment contribué au triomphe de la vérité. Ce n'est pas à la légère, en effet, que vous avez accepté la découverte et la démonstration de M. Boucher de Perthes. Lorsque M. Geoffroy Saint-Hilaire, dans la séance qui suivit la première communication de M. Georges Pouchet, mit sous vos yeux quelques haches et quelques couteaux provenant du diluvium d'Abbeville, des objections s'élevèrent sur la valeur de ces preuves ; plusieurs d'entre vous mirent en doute l'origine des silex taillés, dont les surfaces abruptes et les contours peu réguliers pouvaient avoir été produits par des cassures fortuites. Mais lorsque M. Boucher de Perthes vous eut envoyé de nouvelles haches, lorsque M. Gosse eut trouvé dans le diluvium de Paris une hache exactement pareille, avec des couteaux et des têtes de flèche de silex, la répétition constante des mêmes formes entraîna la conviction dans tous vos esprits. La discussion qui s'engagea alors sur l'industrie primitive, sur la succession des périodes de cette industrie, sur le passage du silex taillé au silex poli, sur le passage de l'âge de pierre à l'âge de cuivre ou de bronze, et de l'âge de bronze à l'âge de fer; cette discussion, à laquelle prirent part MM. Geoffroy Saint-Hilaire, de Castelnau, Gosse fils, Lagneau, Trélat, Baillarger, Verneuil, et où M. Trélat introduisit d'heureux rapprochements empruntés à l'étude de l'industrie actuelle des peuples sauvages ; cette discussion, dis-je, peut être citée comme une des plus importantes et des plus intéressantes qu'il y ait dans vos *Bulletins*.

Depuis lors M. Gosse vous a montré, dans la même gangue de sable encore humide, une côte fossile d'aurochs et une flèche de silex ; il vous a présenté encore un os carbonisé qu'il a extrait lui-même de la couche du diluvium dans les sablières de Grenelle. M. Geoffroy Saint-Hilaire vous a communiqué la découverte curieuse de M. Lartet, qui a retrouvé, sur des ossements fossiles de *rhinoceros tichorinus* et de *cervus megaceros*, déposés dans la galerie du Muséum, les empreintes des haches de pierre dont l'homme s'était servi pour dépecer ces animaux avant de les manger. J'abrége, messieurs, car les faits ici sont trop nombreux pour être même cités, mais je vous rappellerai cependant que M. Delanoue est venu vous faire une intéressante communication sur l'ensemble des recherches qui ont été faites dans la vallée de la Somme, et sur les preuves géologiques de l'antiquité du diluvium qui renferme, avec les haches, des ossements de rhinocéros et d'éléphant.

Un être intelligent, capable de tailler le silex, d'allumer du feu, de combattre, de tuer et de dépecer les grands animaux, a donc vécu sur notre sol en même temps que le mammouth, le rhinocéros, le cerf gigantesque et l'ours des cavernes, animaux dont les espèces sont éteintes depuis un nombre incalculable de siècles.

L'antiquité de l'homme se trouve ainsi reculée jusqu'au commencement de la période quaternaire. Elle le serait bien plus encore, elle remonterait jusqu'à la période tertiaire, s'il était vrai, comme l'a supposé M. de Jouvencel, que les *puits naturels* eussent été creusés par la main de l'homme. Mais M. Bert a opposé à l'hypothèse de notre collègue des objections dont il ne m'appartient pas d'apprécier la valeur. D'ailleurs le moment n'est peut-être pas encore venu de déterminer l'époque où l'homme a paru sur la terre. Des faits positifs, des témoignages irrécusables, nous prouvent qu'il vivait déjà à l'époque du diluvium ; c'est la première date de son histoire, ou plutôt la première date connue, mais il n'est pas impossible qu'on découvre plus tard des indices encore plus anciens.

Pour vous faire une idée de l'immense laps de temps qui s'est écoulé depuis que les haches du diluvium ont été taillées, veuillez vous souvenir, messieurs, des détails que M. Delanoue vous a donnés sur la constitution géologique du bassin de la Somme. Il y a dans les environs d'Amiens, au-dessous du terrain moderne, et au-dessous du lœss, dont l'épaisseur s'élève quelquefois jusqu'à 10 mètres, deux couches de diluvium : l'une rouge et superficielle, caractérisée par des cailloux irréguliers et peu nombreux ; l'autre profonde, de couleur grise, dont les cailloux arrondis ont été fortement roulés. Ces deux couches de diluvium, épaisses chacune de plusieurs mètres, sont séparées par une couche de dépôts lacustres, qui renferme des coquilles d'eau douce et qui a quelquefois jusqu'à 5 mètres d'épaisseur. Or c'est précisément dans le diluvium gris ou *inférieur*, immédiatement au-dessus des terrains tertiaires, que se trouvent les débris de l'industrie humaine, associés aux ossements du mammouth et du rhinocéros fossile. Ainsi, après la première époque diluvienne, qui nous donne la première date connue de l'humanité, il y eut une longue période de calme pendant laquelle des lacs d'eau douce se formèrent au-dessus du diluvium inférieur ; puis un nouveau changement géologique amena la formation du diluvium supérieur ; plus tard, les conditions changèrent encore, et une épaisse couche de lœss vint recouvrir les silex de la seconde époque diluvienne ; et plus tard enfin, à la faveur d'un nouvel ordre de choses, les terrains modernes commencèrent à se former au-dessus du lœss. Depuis que la main de l'homme a taillé les silex du bassin de la Somme, les conditions géologiques n'ont pas changé moins de quatre fois, et la durée de ces périodes successives est vraiment incalculable. Chose remarquable, tandis que les débris de l'industrie humaine et les ossements des grands mammifères fossiles pullulent dans le diluvium inférieur, on n'en trouve aucune trace dans les couches qui séparent ce diluvium de la terre végétale ; l'homme, exclu de ces lieux par l'accumulation des eaux lacustres, n'a pu y reparaître qu'à une époque relativement toute récente, après l'extinction des grands animaux qu'il y avait autrefois combattus, après la fusion des glaciers, auxquels M. Delanoue est porté à attribuer la formation du lœss. Pendant cette seconde époque glaciaire, dont M. Ch. Martins vous a donné une description si claire et si savante, une énorme calotte de glace couvrit peu à peu une grande partie de l'Europe, et beaucoup d'espèces, livrées sans défense à la rigueur du froid, périrent sans retour ; mais l'homme, protégé par son industrie et par son intelligence, sut échapper à la destruction. En heurtant le silex sur le silex pour tailler ses premières armes, il avait vu jaillir l'étincelle fugitive, il avait appris à la recueillir, et le feu, allumé d'abord pour ses rudes festins, fut plus tard sa sauvegarde lorsqu'il eut à lutter contre l'inclémence d'un climat devenu glacial.

On n'a retrouvé jusqu'ici qu'un seul témoignage de l'existence de l'homme à l'époque de la dernière extension des glaciers ; et ce témoignage unique prouve en même temps qu'il possédait déjà l'usage du feu. Le sol de la Suède est aujourd'hui, dans plusieurs régions, le siége d'un soulèvement graduel ; dans d'autres régions il s'abaisse au contraire d'une manière continue, et ces oscillations insensibles avaient déjà commencé avant l'époque glaciaire. De grandes étendues de terre, antérieurement habitées, avaient alors disparu sous les eaux de la Baltique ; la mer les avait recouvertes d'une couche de sable et d'un banc de coquilles ; puis d'énormes îles flottantes, détachées des glaciers des Alpes scandinaves, étaient venues échouer sur ces bas-fonds. Lorsque arriva l'époque de la fusion des glaces, les blocs erratiques qu'elles avaient transportés tombèrent au fond de l'eau et recouvrirent le banc de coquilles. Les choses en étaient là lorsque le sol, si longtemps submergé, commença à s'élever de nouveau. Les blocs erratiques se montrèrent d'abord au-dessus du niveau de la mer ; après eux parut le banc de coquilles, puis le banc de sable ; enfin le sol primitif émergea à son tour, après une période de submersion dont il est impossible d'apprécier la durée.

Combien n'a-t-il pas fallu de temps pour que cette région, sortie du sein des flots, soit redevenue habitable, pour que l'épais manteau de sable qui en stérilisait la surface se soit recouvert de terre végétale, pour que l'homme y ait trouvé sa subsistance, qu'il y ait prospéré, qu'il y ait pullulé outre mesure, et pour que la Scanie ait mérité d'être appelée par les anciens la grande officine des peuples, *Scandia officina gentium* (Jornandès) ! Et pourtant cette période est bien courte auprès de celle qui s'était écoulée depuis le commencement de la dernière époque glaciaire jusqu'après la fusion des glaces. M. Ch. Martins vous a dit comment les glaciers se forment et comment ils disparaissent. Ce n'est pas un froid excessif qui leur donne naissance ; les conditions au milieu desquelles ils se sont accrus autrefois dans des régions aujourd'hui tempérées ne différaient pas beaucoup de celles qui nous entourent. S'ils finirent par envahir la plus grande partie de l'Europe, ce fut seulement au bout d'une multitude de siècles, et ils se retirèrent ensuite avec la même lenteur. Eh bien, messieurs, l'homme a assisté successivement à ces deux changements de notre hémisphère ; il a reculé pas à pas devant les glaciers, jusqu'à ce qu'enfin ceux-ci, reculant à leur tour, lui aient rendu peu à peu ses anciens domaines, déchirés et bouleversés par leur passage. En creusant un canal dans les environs de Stockholm, on a traversé une de ces collines qui portent le nom d'*osars*, et qui, à l'époque glaciaire, furent déposées par les glaces flottantes sur les plaines submergées de la Suède. Là, sous l'énorme amas des blocs et des terrains erratiques, sous le banc de coquilles et sous le banc de sable, on a découvert, à 18 mètres de profondeur, une rangée circulaire de pierres, formant un foyer au milieu duquel il y avait du charbon de bois. Quelle main a pu assembler ces pierres et allumer ce feu, si ce n'est celle de l'homme ? L'homme existait donc en ces lieux avant la longue série des phénomènes que M. Ch. Martins vous a décrits, et pourtant cette date, immensément reculée, n'est que la seconde date de l'humanité. La première est celle du diluvium, et tout permet de croire qu'elle est plus reculée par rapport à la seconde que celle-ci ne l'est par rapport au temps présent.

A ces preuves irrécusables de l'antiquité de l'homme, on peut en joindre d'autres qui furent longtemps écartées par des esprits prévenus, mais dont vous n'avez jamais méconnu la valeur. Bien des fois, en effet, soit en Europe, soit en Amérique, des ossements humains, des instruments de silex, d'os ou de bois de cerf, des cendres et des charbons, ont été découverts dans des cavernes, mêlés et confondus avec les débris des animaux de l'époque quaternaire. M. Geoffroy Saint-Hilaire vous a dit avec raison que, si les os de tout autre animal que l'homme avaient été trouvés dans de pareilles conditions, on n'aurait jamais songé à en nier l'antiquité. Mais, a-t-il ajouté, comme on ne pouvait admettre la coexistence de l'homme et des animaux dont les espèces ont disparu, sans se heurter contre une doctrine aussi enracinée dans la science que dans la théologie, « on s'est mis l'esprit à la torture pour trouver des fins de non-recevoir, et l'on a imaginé les hypothèses les plus diverses, quelquefois les plus invraisemblables, pour expliquer comment des os humains avaient pu être transportés après coup dans des cavernes à ossements. » Ainsi s'exprimait il y plus de trois ans l'illustre collègue que nous avons perdu. Peu de jours après il nous montrait une flèche de bois de cerf trouvée par notre correspondant M. Alfred Fontan dans une caverne où gisaient en outre deux dents humaines et les débris de plusieurs animaux perdus. Cette flèche, dentelée sur ses bords, présentait sur l'une de ses faces de petites rainures destinées très-probablement, suivant M. Lartet, à recevoir du poison. Ce fait, accepté par un homme aussi prudent que M. Geoffroy Saint-Hilaire, par un géologue aussi expert que M. Lartet, vous a vivement frappés, et lorsqu'on vous a parlé ensuite des crânes humains trouvés par M. Schmerling et par M. Spring dans les cavernes du pays de Liége, par M. Aymard dans une brèche osseuse du mont Denise, par M. Lund dans les cavernes de l'Amérique, vous n'avez manifesté aucune incrédulité ; mais vous vous seriez peut-être montrés plus difficiles si la découverte de M. Boucher de Perthes ne vous avait préparés à

accueillir sans étonnement ces témoignages multiples de l'antiquité de l'homme. Il faut bien le dire, les préjugés répandus il y
quelques années encore dans toutes les classes, et jusque chez
les savants, étaient d'une nature telle, qu'ils ne pouvaient céder
que devant un surcroît d'évidence.

Pour vaincre ces préjugés, il ne suffisait pas de montrer que
les débris humains sont très-fréquemment mêlés aux ossements
des animaux dits *antédiluviens;* car l'on objectait toujours que
l'homme avait pu pénétrer dans les cavernes à ossements longtemps après l'extinction de ces animaux ; que les bêtes féroces,
les courants souterrains, avaient pu y transporter après coup
des fragments de son squelette ; que des crevasses, des éboulements, avaient pu y introduire son cadavre ; et, lorsqu'on avait
prouvé, pour certains cas particuliers, que toutes ces interprétations étaient fausses, il restait encore à réfuter cette objection
insaisissable : Mais quelque cause inconnue avait pu remanier le
sol des cavernes ! La question ainsi posée ne pouvait être résolue
que par des investigations d'un autre ordre ; il s'agissait de
chercher la trace de l'homme, non plus dans les cavernes, dont
le témoignage était récusé, ni même dans les brèches osseuses,
mais dans des terrains quaternaires encore en place, dans des
couches qui n'ont pas été remaniées et qui n'ont pas pu l'être,
puisqu'elles ont conservé tous leurs rapports avec les couches
superficielles aussi bien qu'avec les couches profondes. C'est
alors que M. Boucher de Perthes a commencé, dans le diluvium
de la Somme, les longues et difficiles recherches dont il vous a
tracé l'histoire dans sa lettre du 17 novembre 1859. C'est dans
cette couche antique et profonde, restée vierge depuis un nombre
effrayant de siècles, qu'il a trouvé et que tant d'autres ont
trouvé après lui, gisant pêle-mêle au milieu des débris du rhinocéros et du mammouth, les armes de silex dont l'homme s'est
servi pour combattre ces monstres d'une autre époque.

Cette fois la démonstration était complète ; mais, pour la rendre
plus palpable, plus frappante, pour la mettre à l'abri de la dernière objection des sceptiques, il y manquait un couronnement :
il fallait qu'on découvrît dans le diluvium fossilifère non-seulement les débris de l'industrie de l'homme, mais les débris de son
corps. Nul de vous ne doutait qu'à la longue cette preuve ultime

ne fût enfin acquise à la science. Pourtant les années s'écoulaient et votre attente ne se réalisait pas. Quel était l'heureux chercheur à qui le hasard fournirait l'occasion d'attacher son nom à la découverte de l'homme fossile? Messieurs, il y a quelquefois une justice dans la destinée; ce bonheur était réservé à celui-là même qui a consacré vingt-cinq ans de sa vie à la démonstration d'une des plus grandes vérités de la science, qui, longtemps seul, raillé ou pis encore, dédaigné, eut à lutter contre des préventions universelles, qui à force de persévérance et de courage rallia difficilement quelques suffrages tardifs, jusqu'au jour presque récent où cette vérité comprimée fit tout à coup explosion dans la science. M. Boucher de Perthes a eu la gloire d'achever lui-même l'édifice dont il avait posé la première pierre. Quelle fut la joie de ce vénérable vieillard lorsqu'il fut enfin appelé à extraire lui-même de la gangue diluvienne la célèbre mâchoire humaine que notre savant président vous a présentée il y a peu de jours ! L'exposé si complet et si clair de M. de Quatrefages, l'histoire des contestations qui se sont élevées à Londres et qui ont abouti à la formation d'une commission internationale, le résultat enfin des travaux de cette commission, tout cela vous a donné une conviction complète de l'authenticité de la mâchoire fossile, et vous vous êtes souvenus avec orgueil que M. Boucher de Perthes est, depuis plus de trois ans, l'un des six membres honoraires de votre Société.

Messieurs, lorsqu'il y a quatre ans quelques-uns d'entre nous formèrent le projet de fonder une Société d'anthropologie, des doutes s'élevèrent autour de nous sur la possibilité du succès ; on nous menaçait de l'indifférence publique. Pourtant nous ne nous sommes pas découragés, et nous avons eu raison. Nous étions alors dix-neuf ; nous sommes aujourd'hui plus de deux cents. Continuons donc à marcher résolûment dans notre voie.

Quant à moi, messieurs, je dois m'excuser d'avoir fatigué si longtemps votre attention ; et je ne veux pas quitter cette tribune sans vous remercier de l'honneur que vous m'avez fait en me choisissant pour votre secrétaire général. Vous pouviez en nommer un plus digne, mais non pas un plus dévoué.

(Le compte rendu qui précède, lu dans la séance solennelle du 4 juin 1863, a paru dans les *Mémoires de la Société d'anthropologie*, t. II, introd., p. vii-ii.)

COMPTE RENDU

DES TRAVAUX DE LA SOCIÉTÉ D'ANTHROPOLOGIE

(1865-1867)

LU DANS LA SÉANCE SOLENNELLE DU 20 JUIN 1867

(*Mémoires de la Société d'anthropologie*, t. III, introd., p. i-xxviii).

MESSIEURS,

Lorsque j'ai eu pour la première fois, il y a quatre ans, l'honneur de vous présenter l'analyse de vos travaux, j'ai cru devoir faire précéder mon compte rendu d'un court exposé historique, pour vous rappeler les principales phases que l'anthropologie a parcourues depuis son origine jusqu'à l'époque où notre Société lui a communiqué une impulsion et une direction nouvelles.

Il n'était peut-être pas inutile alors de montrer comment le champ de notre science, restreint dans l'origine à l'étude purement descriptive des races humaines, s'était rapidement agrandi lorsque, renonçant à la prétention de ne relever que d'elle-même, elle avait contracté d'étroites alliances avec toutes les sciences qui peuvent jeter quelque jour sur le passé de l'humanité et sur son état actuel.

Il y a déjà près d'un demi-siècle que la linguistique a été appelée à prêter son concours à l'ethnologie. Ce précieux moyen d'investigation, dont la portée s'étend bien au delà du cadre étroit de l'histoire, nous a révélé des filiations inattendues, et nous a ouvert des horizons presque sans limites. En lui accordant une large place dans vos travaux, vous n'avez fait que suivre l'exemple de vos prédécesseurs.

Mais ce qui vous appartient, ce que vous avez pour la première fois réalisé, c'est l'association de notre science avec la géologie et la paléontologie, avec l'archéologie préhistorique, avec l'histoire naturelle générale et la zootechnie, avec la géographie médicale, la statistique, l'hygiène publique, enfin avec la physiologie et la médecine elle-même. Pour remplir ce gigantesque programme, la Société a réclamé et obtenu le concours d'un grand nombre de savants, divers par la nature de leurs études, mais également jaloux de participer au progrès de la science de l'homme. A côté d'eux sont venus s'asseoir des historiens, des littérateurs, des artistes, des philosophes, dont les communications ont plus d'une fois éclairé nos discussions. La plupart des connaissances humaines ont donc parmi nous leurs représentants, et notre Société est comme une encyclopédie vivante, où toutes les questions peuvent être immédiatement traitées, sous leurs différents aspects, par des hommes compétents.

Cette situation si favorable a pourtant donné lieu à quelques critiques. Ceux qui envisagent autrement que nous le but de l'anthropologie, et qui voudraient la restreindre à la description des races humaines, ont pu craindre qu'au milieu de toutes les sciences dont elle est tributaire, elle ne fût entraînée hors de son domaine, qu'elle ne perdît son unité d'action, son indépendance et, pour ainsi dire, son individualité. Mais il suffit d'assister à quelques-unes de nos séances pour voir se dégager, de la grande variété de nos travaux, des notions qui toujours, en définitive, convergent vers un même but, et pour constater que l'anthropologie, loin de se laisser absorber par les sciences qui l'entourent, est au contraire le terrain commun sur lequel elles se rencontrent, le foyer qui les y attire et le lien qui les y fixe. Elle est comme ces édifices en construction, où des travailleurs de tout ordre, depuis le manœuvre jusqu'à l'artiste, apportent et agencent des matériaux de toute provenances, les pierres taillées ou sculptées, les marbres exotiques, le granit, les bois, les métaux. A la confusion apparente des premiers jours succèdent bientôt l'ordre et l'harmonie, et il n'est pas nécessaire d'attendre que l'édifice soit achevé pour découvrir le plan et le but de l'architecte. C'est ainsi messieurs, que se développe notre œuvre collective : l'architecte ici, c'est un être impersonnel, c'est la Société tout entière ; et nous tous, qui représentons respectivement dans son sein les nombreuses sciences qu'elle appelle à son aide, nous sommes les ouvriers dont elle stimule le zèle et dont elle utilise les travaux.

Mais l'extrême variété des sujets qui rentrent dans notre programme a fait naître des préoccupations qui se sont manifestées à plusieurs reprises. La nécessité de puiser à toutes les sources les renseignements anthropologiques n'a été contestée par personne, mais on a pu demander jusqu'à quel point et dans quelles limites les sciences groupées autour de l'anthropologie doivent être mises à contribution ? Notre distingué collègue M. Charles Rochet, qui a pour la première fois soulevé cette question, étudie depuis longtemps les types humains au point de vue artistique. Il a particulièrement fixé son attention sur les caractères des têtes grecques et romaines, caractères qu'il a déterminés surtout d'après les sculptures antiques, sans négliger d'ailleurs les témoignages de la numismatique ou de la céramique. Mais, au moment de nous communiquer les résultats de ses curieuses observations, il a hésité ; il s'est demandé si des recherches de ce genre, basées sur des faits qui sont surtout du domaine de l'art, devaient figurer dans le cadre des travaux anthropologiques ; il a invité la Société à formuler d'une manière générale la nature des rapports qu'elle entend établir entre l'anthropologie proprement dite et les notions qu'elle emprunte aux diverses branches des connaissances humaines. Les scrupules de notre collègue étaient exagérés, et l'intérêt avec lequel vous avez écouté depuis lors son mémoire sur le type de la tête romaine a dû le lui prouver. Mais la question générale qu'il a posée conserve toute son importance, et mérite d'autant plus votre attention, qu'elle s'est reproduite récemment lorsque M. Camus nous a communiqué les savantes recherches de M. Fétis sur les systèmes musicaux considérés comme caractère ethnologique.

L'histoire des arts, pas plus que celle des langues, des religions, des littératures ou des sociétés politiques, pas plus que les sciences dites *biologiques*, pas plus que la zoologie, la paléontologie et la géologie, ne fait partie du programme de l'anthropologie. Un mémoire *ex professo* sur la peinture ou sur la musique serait aussi peu à sa place ici qu'une communication sur la structure des os ou une dissertation sur l'emploi du subjonctif. L'anatomie pourtant nous fournit les meilleurs caractères distinctifs des races humaines, et nous sommes obligés de l'invoquer sans cesse lorsque nous établissons un parallèle entre le groupe humain et celui des singes anthropomorphes. La linguistique ne nous est pas moins indispensable lorsque nous voulons étudier la filiation des peuples et des races. Peu nous importe que telle race de moutons fournisse une toison abondante, que telle autre donne moins de laine et produise plus de viande ; mais, lorsque l'histoire de ces races, de leur origine, de leurs croisements, de leur degré de stabilité, nous apporte des notions plus ou moins nettes sur la question générale de la race ou de l'espèce, l'anthropologie s'empare avec empressement de ces faits, qui peuvent concourir à la solution de quelques-uns de ses plus graves problèmes. C'est ainsi que nous avons vu notre savant collègue M. Sanson faire intervenir fréquemment dans nos discussions, et toujours avec fruit, ses vastes connaissances en zootechnie. Nous ne pourrions faire un seul pas dans l'étude des races préhistoriques si l'archéologie ne nous fournissait d'abord les éléments de la distinction des époques, si elle ne nous indiquait les dates relatives des sépultures d'où proviennent les ossements soumis à notre observation ; il est certain pourtant que les travaux d'archéologie pure nous détourneraient de notre but. C'est ce qu'ont parfaitement compris ceux de nos collègues qui, sans cesser de compter au nombre de nos membres les plus zélés et les plus actifs, ont fondé, il y a deux ans, sous la présidence de M. Leguay, la *Société parisienne d'archéologie et d'histoire.* Dans cette jeune Société, que tant de liens unissent à la nôtre, les faits archéologiques se déploient dans tous leurs détails, et sont discutés pour eux-mêmes, tandis que chez nous la démonstration archéologique n'est, pour ainsi dire, que le préambule des faits anthropologiques qui doivent en découler ; et il arrive ainsi fréquemment que les mêmes recherches, sans faire double emploi, se produisent à la fois dans les deux Sociétés sous des points de vue différents. Mieux que tout autre, cet exemple montre la nature des rapports de solidarité qui existent entre l'anthropologie et les sciences qu'elle a groupées autour d'elle. Elle leur demande plutôt des renseignements que des développements didactiques, et dès lors elle ne saurait exclure aucune des branches du savoir humain qui peuvent fournir quelques notions sur de l'histoire l'homme ou de ses sociétés.

A ce titre, messieurs, je vous signalerai l'importance des travaux de M. Fétis (de Bruxelles) sur l'origine des systèmes musicaux et sur leur répartition chez les différents peuples anciens ou modernes, civilisés ou barbares. Ce savant vénérable a consacré sa longue vie à une étude qui, avant lui, avait à peine fixé l'attention de quelques curieux, et qui est devenue entre ses mains une véritable science. Accoutumés dès notre enfance à certaines impressions musicales, nous sommes portés à croire que notre gamme classique est la seule forme de l'harmonie, que la division de l'octave en cinq tons et deux demi-tons est une institution de la nature, et que toute modulation dont les éléments ne rentrent pas exactement dans cette division est fausse, discordante, contraire à l'ordre éternel. Ce n'est pourtant qu'une illusion, développée par l'habitude. Il suffit d'écouter ou d'analyser les chants du rossignol ou de la fauvette pour reconnaître qu'ils ne peuvent être exprimés sur les claviers de nos pianos, et pour se convaincre que la plus pure harmonie peut exister en dehors de notre système musical. Ce système, nous le retrouvons chez tous les peuples qui ont adopté notre civilisation. La plupart des étrangers qu'attire à Paris l'Exposition universelle, après avoir donné pendant le jour le spectacle de la confusion des langues, ne forment plus qu'un seul peuple lorsqu'ils se réunissent le soir dans la salle de l'Opéra. Au milieu de la diversité de leurs idiomes, la musique établit entre eux des sensations communes et, pour ainsi dire, un langage commun ; mais, si le même auditoire se trouvait tout d'un coup transporté devant un de ces orchestres chinois dont notre collègue M. Armand nous a entretenus, il croirait entendre un charivari et se boucherait les oreilles, au grand scandale des spectateurs indigènes, qui, d'ailleurs, ne comprennent pas mieux notre système musical que nous ne comprenons le leur.

De même que la linguistique permet d'établir parmi les groupes humains des distinctions et des rapprochements dont la signification peut être discutée, mais dont la réalité est rigoureusement démontrée, de même l'étude des systèmes musicaux et de leur répartition actuelle peut fournir des renseignements précieux, sinon sur la filiation des peuples, du moins sur les communications qui ont dû exister entre eux à des époques plus ou moins reculées. A ce titre déjà, les immenses recherches de M. Fétis seraient dignes de vos suffrages. Les documents qu'il a recueillis sur la musique de la plupart des nations modernes l'ont conduit à établir un certain nombre de grands groupes bien déterminés. Mais cette notion, quelque intéressante qu'elle soit,

n'a pu lui suffire. Il a compris qu'il fallait chercher dans l'étude
du passé l'explication de l'état actuel, et il a entrepris un travail
comparable à celui des linguistes qui, ressuscitant les langues
mortes, et reconstruisant même les langues primitives dont il ne
restait aucun souvenir, ont su jeter de si vives lumières sur les
temps antéhistoriques. Non content de réunir tous les renseignements écrits sur la musique des anciens, il a remis en action
les instruments découverts par les archéologues. Des flûtes, des
manches de lyre trouvés dans les monuments de l'Egypte,
sculptés sur les bas-reliefs assyriens, lui ont servi de modèles,
et, en copiant lui-même ces instruments avec une exactitude
rigoureuse, il en a tiré des sons qui ont rendu la vie à des systèmes musicaux ensevelis depuis trente siècles. Il manque sans
doute à ces remarquables travaux le contrôle de la critique et la
sanction du temps, mais on peut dire dès aujourd'hui qu'ils ouvrent à la science une voie féconde et entièrement nouvelle.
N'espérons pas que l'étude des systèmes musicaux puisse jamais
acquérir une valeur historique et ethnologique égale à celle de
la linguistique. La musique est un mode d'expression moins
riche et surtout moins précis que le langage articulé, et ne peut
fournir que des termes de comparaison beaucoup plus restreints.
Il est d'ailleurs certain qu'elle est moins étroitement liée à la vie
des peuples, à leur nationalité, et les faits cités par M. Fétis lui-
même prouvent que des nations dont les langues appartiennent
à des souches entièrement distinctes ont adopté le même système musical. Mais le moyen d'investigation dont il a doté l'anthropologie n'en est pas moins précieux, puisqu'il nous révèle à
la fois les aptitudes artistiques de certaines races et les communications qui se sont établies entre elles dans les temps préhistoriques.

J'ai cru devoir insister, messieurs, sur ces recherches si
neuves et si intéressantes, dont notre Société a eu les prémices,
et qui font pour la première fois leur entrée dans la science.
Arrivant maintenant à des sujets sinon plus classiques, du
moins plus connus, je pourrai me borner à des exposés plus
sommaires.

L'anthropologie générale a occupé, comme toujours, une large
place dans vos travaux. La question de l'influence des milieux,

qui avaient donné lieu, il y a trois ans, à une discussion si étendue et si complète, s'est présentée de nouveau à l'occasion de l'important mémoire de M. Carlier sur l'acclimatement en Amérique. Nul ne pouvait traiter ce sujet avec plus de compétence que l'auteur de l'*Histoire du peuple américain*. Quoique ses longues recherches aient roulé principalement sur les populations de l'Amérique du Nord, M. Carlier a étudié également l'acclimatement de la race nègre aux Antilles et au Brésil. Que les races de l'ancien monde soient acclimatées dans les Etats de l'Union, c'est ce que démontre la rapidité avec laquelle la population s'y est accrue; mais, pour apprécier la signification de ce mouvement, il est nécessaire de distinguer l'accroissement intrinsèque de celui qui est dû à l'immigration. C'est ce qu'a fait M. Carlier, et nous ne saurions trop louer la sagacité avec laquelle il a mis en œuvre tous les documents statistiques, malheureusement incomplets, qui ont été recueillis aux Etats-Unis depuis le commencement du siècle. Il résulte de ce travail considérable que l'accroissement intrinsèque de la population s'est notablement ralenti depuis vingt ans. Les recherches de notre savant collègue ont établi en outre, contrairement à l'opinion généralement admise, que les trois quarts des immigrants sont étrangers à la race anglo-saxonne. L'importance ethnique de ce fait est considérable. M. Rameau, frappé, comme plusieurs autres observateurs, des différences qui existent entre les Anglais d'Europe et les Anglo-Américains, a attribué ces modifications à l'influence des milieux, tandis qu'elles sont dues principalement, suivant M. Carlier, à l'influence des croisements. La discussion intéressante qui s'est élevée à ce sujet entre nos deux collègues a pu laisser la question indécise pour les treize colonies primitives qui, à la fin du dernier siècle, fondèrent l'Union américaine. Mais pour les vingt-trois Etats qui se sont formés depuis lors, et dont plusieurs ne datent que d'hier, il est difficile d'invoquer une action climatérique qui n'a pu s'exercer que sur deux ou au plus trois générations. M. Carlier a fait remarquer que les modifications produites par les climats ne peuvent pas se manifester dans un laps de temps aussi court.

Pour compléter son travail, notre collègue a étudié l'acclimatement du nègre, non-seulement aux Etats-Unis, mais encore

aux Antilles et au Brésil. Cette partie de son mémoire nous a
valu d'intéressantes communications de M. Martin de Moussy
sur l'état des nègres dans l'Amérique méridionale, et de M. Simonot sur les questions d'hybridité soulevées par l'étude des
mulâtres. Si la population des hommes de couleur s'accroît
beaucoup dans certains pays, ce n'est pas, suivant M. Simonot,
par sa propre fécondité, mais par les renforts qu'elle reçoit sans
cesse à la suite des croisements continuels des blancs et des
noirs. Aux faits nombreux et graves que M. Perier a réunis dans
son savant mémoire sur les croisements des races humaines, et
qui permettent de mettre en doute la validité et la fécondité de
beaucoup de populations hybrides, M. Simonot en ajoute un
autre qui, d'après ses observations, opposerait un obstacle plus
décisif encore à la formation des races métisses : c'est la tendance qui, au bout de quelques générations, ramène peu à peu
les descendants des métis au type de l'une ou l'autre des races
mères. Ces phénomènes d'atavisme sont devenus difficiles à distinguer des effets des croisements de retour, parce que les métis
des divers sangs s'allient et se mêlent en tous sens, soit entre
eux, soit avec les individus de race pure. Mais cette complication
peut être aisément évitée dans les expériences faites sur les animaux domestiques ; aussi M. Sanson a-t-il pu se baser sur plusieurs faits bien précis pour démontrer l'instabilité des caractères
des métis. M. Pruner-Bey a fait remarquer toutefois que des conclusions tirées de l'étude de certains croisements pourraient ne
pas être applicables à d'autres croisements différant des premiers,
soit par la nature des races ou des espèces, soit par les conditions
du milieu où ils s'effectuent.

Il est bien probable, en effet, que ces diverses circonstances
doivent influer sur les résultats du métissage. Il faut tenir compte
surtout du degré de proximité des races, et ce qui ressort le plus
clairement des recherches de M. Perier, c'est que les inconvénients des croisements se prononcent d'autant plus que les deux
races mères sont plus dissemblables. Si la similitude des parents
constitue une condition favorable, il est naturel de penser que,
toutes choses égales d'ailleurs et abstraction faite des influences
pathologiques héréditaires, les unions consanguines ne sauraient
devenir nuisibles par le fait seul de la consanguinité. C'est ainsi

que M. Perier a été logiquement conduit à enchaîner dans ses travaux les deux questions opposées, mais cependant solidaires, de l'hybridité et de la consanguinité.

Ces deux questions, depuis l'origine de la Société, ont donné lieu à un grand nombre de travaux et de discussions où se sont fait jour des opinions contradictoires. Mais je ne dois vous parler ici que des faits qui se sont produits depuis deux ans. Je ne reviendrai donc pas sur les anciens débats qui s'élevèrent, il y a quelques années, entre MM. Boudin et de Ranse, adversaires des unions consanguines, et MM. Bourgeois, Perier, Dally, qui niaient la nocuité de ces unions. Personne ne contestait la réalité de certains faits invoqués contre la consanguinité ; tout le monde reconnaissait même que, dans les familles atteintes de vices constitutionnels ou de diathèses héréditaires, les mariages entre cousins donnent de fort mauvais résultats ; mais ces résultats, les uns les attribuaient à la consanguinité même, tandis que les autres ne les considéraient que comme un cas particulier des accidents de l'hérédité. Ces derniers formulaient leur pensée en disant que la consanguinité *saine* est exempte d'inconvénients. La question étant ainsi posée, il ne s'agissait plus de chercher çà et là des exemples sporadiques paraissant plus ou moins favorables à l'une ou à l'autre thèse. Pour éviter les chances d'erreur résultant des accidents individuels, il fallait étudier les effets de la consanguinité dans certaines populations restreintes et circonscrites, où les unions entre parents sont habituelles. C'est ce qu'a fait avec la plus grande précision notre collègue M. Voisin. La commune de Batz, située dans une petite presqu'île au nord de l'embouchure de la Loire, renferme une population de 3 300 âmes exclusivement livrée à l'exploitation des marais salants. La nature spéciale de cette industrie offre peu d'attrait aux étrangers ; aussi est-il très-rare qu'un habitant se marie hors de sa commune, tandis que les unions consanguines, même au degré prohibé par l'Eglise, sont extrêmement fréquentes. C'est ainsi que, dans l'année 1865, il y a eu entre cousins germains ou issus de germain, quinze mariages pour lesquels il a fallu demander la dispense ecclésiastique. C'est au milieu de cette population consanguine que M. Voisin a recueilli ses observations. Il ne s'est pas contenté de constater d'une manière générale la prospérité physique des habitants ; il a écrit l'histoire de chaque ménage, examiné les parents et les enfants, étudié la natalité et la mortalité, et dressé enfin des tableaux généalogiques très-complets, où sont résumés tous les renseignements relatifs à quarante-six mariages consanguins. Lorsqu'on étudie ces tableaux publiés à la fin du mémoire, on est obligé de reconnaître avec M. Voisin que, dans une population saine, la consanguinité, même superposée, n'a aucun des inconvénients qu'on lui a attribués. Après avoir séjourné à Batz un mois entier, et passé en revue toutes les familles, notre collègue a constaté que « les vices de conformation, les maladies mentales, l'idiotie, le crétinisme, la surdi-mutité, l'épilepsie, l'albinisme, la cécité par rétinite pigmentaire, n'existent chez aucun individu issu ou non de parents consanguins. »

Des observations analogues ont été recueillies par M. Dally dans la petite île de Bréhat (Côtes-du-Nord), et par M. Duchenne (de Boulogne) sur la population du Portel. Elles sont moins rigoureuses, sans doute, que celles de M. Voisin, puisqu'elles ne sont pas accompagnées de tableaux généalogiques, mais elles sont néanmoins fort importantes ; elles sont d'ailleurs pleinement confirmées par les observations zootechniques dont M. Sanson nous a présenté le résumé et qui sont dues à M. Renard (d'Issoire) et à M. Legrain (de Bruxelles). M. Legrain s'est spécialement occupé de la production de l'albinisme chez les lapins : il résulte de ses expériences, divisées en plusieurs séries et dirigées avec la plus grande sagacité, que la consanguinité ne produit jamais l'albinisme chez ces animaux, lorsqu'on les élève dans de bonnes conditions hygiéniques ; mais que l'albinisme se manifeste au bout de quelques générations, lorsque les lapins sont mal nourris et parqués dans des clapiers obscurs et malpropres. Rien ne légitime mieux que cet exemple la distinction établie par M. Perier entre la consanguinité saine et la consanguinité morbide.

Les questions de consanguinité et d'hybridité et les discussions qu'elles ont soulevées m'amènent naturellement à vous entretenir des nombreuses communications de M. Sanson sur la caractéristique de la race et sur celle de l'espèce. C'est, en effet, l'étude des phénomènes de la génération directe ou croisée qui sert de base à la doctrine soutenue avec tant de conviction par notre collègue.

Les auteurs qui se sont occupés de la détermination de l'espèce peuvent se diviser en deux groupes : les uns, et ce sont de beaucoup les plus nombreux, font reposer les distinctions spécifiques sur l'ensemble des caractères morphologiques et anatomiques; les autres, à l'exemple de Raw, de Buffon et de M. Flourens, n'admettent comme critérium de l'espèce qu'un seul et unique caractère purement physiologique, savoir : la parfaite fécondité des unions sexuelles. M. Sanson accepte à la fois ces deux méthodes zoologiques, qui jusqu'ici se disputaient les suffrages des savants; il les tient pour bonnes l'une et l'autre, mais il les applique à des cas différents. Il emploie la méthode physiologique pour la constitution du groupe appelé *espèce*, et se sert exclusivement de la méthode anatomique pour la détermination des *races* de chaque espèce. Ces races, suivant lui, ne sont pas des variétés résultant de la subdivision plus ou moins tardive d'une espèce autrefois uniforme et homogène. Elles sont primordiales, ou, si l'on veut, aussi anciennes que l'espèce elle-même; elles sont en outre permanentes et immuables, c'est-à-dire que ni l'influence des milieux, ni les croisements, ni la sélection, ne peuvent les détourner d'une manière durable de leur type primitif. En d'autres termes, ainsi que l'a fait remarquer M. Lagneau, M. Sanson attribue à chacune des races qui composent une espèce les propriétés et les caractères que les naturalistes classiques attribuaient jusqu'ici à l'espèce elle-même, et c'est ce que M. Sanson a d'ailleurs clairement exprimé en disant que son but était « de faire substituer la race à l'espèce comme dernier terme de la classification naturelle. » La doctrine de notre collègue n'est donc, en définitive, qu'une forme accentuée et absolue du polygénisme. Mais le débat qu'elle a soulevé parmi nous n'a roulé que sur les principes généraux, et la question particulière de la permanence des races humaines n'a pas été abordée. Pendant que M. Gaussin contestait la valeur du caractère physiologique exclusif sur lequel M. Sanson fait reposer la détermination de l'espèce, MM. Lartet et Lagneau élevaient des doutes sur la permanence absolue des races, et citaient des faits tendant à démontrer la formation de races nouvelles dans les espèces domestiques et même dans les espèces sauvages ; et M. de Mortillet enfin, s'appuyant surtout sur la paléontologie, niait non-seulement la permanence des races, mais encore celle des espèces. Tant d'objections n'ont pu ébranler les convictions de M. Sanson, et ses contradicteurs eux-mêmes ont rendu hommage au talent qu'il a déployé dans cette argumentation difficile. Les questions de cet ordre sont au nombre de celles qui seront encore longtemps, sans doute, livrées à la controverse ; mais la discussion provoquée par M. Sanson n'a pourtant pas été stérile ; elle a montré d'abord que la notion classique de l'espèce, considérée comme un groupe naturel, primordial et permanent, est loin de suffire aux besoins actuels de la science ; elle a montré en outre que les races, auxquelles on a attribué une variabilité beaucoup trop grande, tendent au contraire, pour la plupart, à se maintenir et à se perpétuer sans changements durables ; que les innombrables variétés obtenues par les croisements, la sélection ou la culture, n'ont, en général, qu'une existence factice, et que, livrées à elles-mêmes, elles disparaissent sinon toujours, du moins presque toujours, soit par défaut de fécondité, soit par l'effet de la loi d'atavisme qui fait bientôt reparaître les types momentanément effacés.

Je passe à regret sous silence un grand nombre de faits ethnologiques purement descriptifs, qui m'entraîneraient dans des détails d'une analyse trop spéciale. D'ailleurs, j'ai hâte de vous entretenir de vos travaux sur la craniologie, qui n'a pas cessé d'être un de vos sujets de prédilection.

Plus les crânes que l'on vous présente et qui vont enrichir votre musée deviennent nombreux, plus se manifeste le besoin de recourir à des procédés rigoureux de mensuration pour établir entre les diverses séries des comparaisons vraiment scientifiques. Les dessins géométriques, les mesures angulaires, les triangulations, exigent l'emploi d'instruments spéciaux, mais ont l'avantage de révéler des nuances qui échappent souvent à l'œil le plus exercé, et de fournir en outre des données numériques qui se prêtent au calcul des moyennes. Les commissaires à qui vous aviez confié la mission de préparer des instructions pour la craniométrie se sont donc attachés à perfectionner les instruments d'étude. Ils vous ont déjà présenté un nouveau goniomètre, léger et peu coûteux, un nouveau craniographe qui permet de dessiner complétement, par voie de projection géométrique, tous les détails de la surface du crâne, et un petit instrument fort simple, le crochet sphénoïdal, à l'aide duquel on peut, sans scier le crâne, mesurer l'angle sphénoïdal de Welcker. Notre collègue M. Grenet (de Barbezieux) nous a en outre communiqué un nouveau procédé de triangulation du crâne et de la face, procédé ingénieux dont M. Bertillon a fait ressortir l'utilité dans sa communication sur les angles céphaliques. Dans ce travail, où sont réunis tous les faits connus sur l'angle facial de Camper et ses dérivés, sur les angles auriculaires et sur l'angle de Welcker, M. Bertillon a consigné en outre les nombreuses observations qu'il a faites sur les diverses séries de notre musée, et a montré tout le profit qu'on peut tirer de l'emploi judicieux des calculs statistiques pour corriger les erreurs, ou plutôt les divergences, qui résultent de la diversité des procédés de mensuration.

Ce n'était pas la première fois que les résultats de la craniométrie étaient soumis devant vous au contrôle des méthodes mathématiques. M. Gaussin avait déjà appliqué les formules algébriques à la détermination des rapports qui existent entre les trois diamètres du crâne, et exprimé ces rapports à l'aide de constructions graphiques basées sur le système des coordonnées rectilignes. Prenant pour point de départ les mensurations qu'il a pratiquées sur la grande série des crânes connus sous le nom de *crânes de la Cité*, il en a déduit une formule qu'il a ensuite mise en présence des tableaux craniométriques dressés, d'après les séries les plus diverses, par M. Pruner-Bey, par MM. His et Rütimeyer, et par moi-même. Or telle est la précision de ces calculs, que partout où la formule, appliquée à des séries de crânes du même type, paraissait indiquer des divergences, il a été reconnu que celles-ci dépendaient de la différence des procédés employés par les divers observateurs pour la mensuration du diamètre vertical. La voie ouverte par M. Gaussin dans ce remarquable travail pourra être aisément élargie, car tous les éléments craniométriques peuvent se prêter aux mêmes recherches ; il serait superflu d'ailleurs de faire ressortir l'importance d'une méthode qui permet de ramener au même étalon des

observations recueillies suivant des procédés différents, et
même de corriger ce que les astronomes appellent l'erreur per-
sonnelle.

Notre distingué collègue. M. de Khanikof, qui, lui aussi, sait
allier l'étude de l'anthropologie avec celle des sciences exactes, a
appliqué avec succès la formule de M. Gaussin aux mesures
céphalométriques rapportées de la Perse par M. Duhousset, qui,
opérant sur l'homme vivant, n'avait pu obtenir que par approximation la longueur du diamètre vertical. Conformément aux
instructions générales publiées par la Société, M. Duhousset a
pris, pour remplacer ce diamètre, la hauteur du plan du vertex
au-dessus du trou auditif. Mais la situation de ce trou par rapport au plan de la base du crâne varie notablement suivant les
races. On pouvait donc s'attendre à constater un certain écart
entre le résultat des observations céphalométriques de M. Duhousset et la formule craniométrique de M. Gaussin. Cet écart a
cependant été assez minime ; dans quatre séries d'observations
sur six, il est resté au-dessous d'un millimètre et demi. Seules
les deux séries de Kurdes et d'Hindous ont donné des écarts de
3 ou de 4 millimètres, qui dépendent sans doute des variations
de la position du conduit auditif. A cette occasion, M. de Khanikof nous a communiqué les notes qu'il a recueillies dans le
musée de Saint-Pétersbourg sur la hauteur du trou de l'oreille
au-dessus du plan du trou occipital. Il les a consignées dans un
précieux tableau où figurent la plupart des peuples de l'Asie.

Mais vous ne pouvez entendre parler de tableaux craniométriques sans songer aussitôt à ceux dont notre ancien président
M. Pruner-Bey a enrichi nos *Mémoires* et nos *Bulletins*. Grâce
à lui, chacun de nous peut, dans son cabinet, se livrer aux
études les plus précises sur la constitution du crâne et de la face
de la plupart des races humaines. Les trois grands tableaux qui
accompagnent son mémoire intitulé : *Résultats de craniométrie*,
renferment plus de 15 000 mesures prises sur 507 crânes de toute
provenance. Nous y trouvons 117 crânes d'Afrique, 165 crânes
océaniens, 82 américains, 58 asiatiques et 105 crânes européens
anciens ou modernes. On chercherait vainement ailleurs une
pareille masse de documents recueillis suivant des procédés uniformes par le même observateur. Ces trois tableaux nous pré-

sentent, sous une forme condensée, les résultats de plusieurs années de recherches minutieuses, et lorsqu'on songe à l'immense travail qu'elles ont coûté, on se demande comment notre collègue a pu trouver encore le temps d'exécuter ses grands travaux de linguistique, et de traiter en outre avec tant de compétence les questions les plus élevées de l'anthropologie générale et philosophique. C'est qu'il a eu l'heureux privilége de conserver, au milieu de la maturité de l'âge, l'ardeur infatigable et le feu sacré de la jeunesse. Ajoutons qu'il est un des rares savants qui ont le bonheur de pouvoir se vouer entièrement à l'étude, ou plutôt au culte de l'anthropologie. Puisse l'exemple qu'il nous donne trouver souvent des imitateurs !

Je ne puis songer, messieurs, à résumer ici tous les faits craniologiques qui vous ont été communiqués. Il est rare qu'une séance s'écoule sans que de nouveaux crânes vous soient présentés. Parmi ceux qui viennent des pays étrangers, je me bornerai à vous rappeler les crânes de deux Chellouks, riverains du Nil Blanc, donnés par M. Lagarde ; les deux crânes de Peaux-Rouges rapportés par M. Berchon ; un crâne de Bechuana envoyé par M. Lautré, missionnaire dans l'Afrique australe ; la tête égyptienne et le crâne d'Arabe que nous devons à M. Perier ; l'admirable crâne déformé de la vallée de Ghovel (Amérique centrale), dont M. l'abbé Brasseur de Bourbourg nous a fait hommage ; enfin et surtout la magnifique tête d'Australien que M. le professeur Ch. Martins nous a apportée. Cette dernière pièce, si remarquable sous le point de vue ostéologique, nous révèle un détail curieux et tout à fait inconnu jusqu'ici des mœurs australiennes. Elle est momifiée ; toutes les chairs de la tête, desséchées et racornies au plus haut degré, sont exactement appliquées sur les os ; la bouche entr'ouverte est remplie de plumes d'oiseaux ; enfin une ficelle solidement nouée est passée à travers les cartilages du nez. D'après ce que l'on sait des coutumes des peuplades australiennes, il est impossible de supposer que cette tête provienne d'un corps embaumé ou momifié par un procédé méthodique. Tout permet de croire que c'est un trophée de guerre, desséché et conservé par le vainqueur en souvenir de sa victoire.

Je dois une mention particulière à deux belles séries de crânes recueillies en Syrie par M. Girard de Rialle, et à Alexandrie par notre regrettable collègue Schnepf. Les crânes d'Alexandrie datent de l'époque gréco-romaine. La population de cette grande ville présentait alors un mélange confus de presque toutes les races de l'ancien monde. Aussi l'œil exercé de M. Pruner-Bey a-t-il pu retrouver, dans la collection de M. Schnepf, à côté des crânes de race égyptienne, un nombre prédominant de crânes grecs, romains, ligures, nègres et syriaques. Les crânes de la collection de M. Girard de Rialle proviennent les uns de Damas, les autres de Rasheya. Ces derniers, au nombre de douze, présentent une étonnante uniformité, et paraissent avoir été déformés artificiellement par une compression occipitale.

Les présentations de crânes européens ont été trop nombreuses pour pouvoir être seulement énumérées. La plupart se rapportent à l'homme préhistorique ou à certaines populations actuelles qui paraissent issues des autochthones de l'âge de pierre. Les peuples conquérants qui introduisirent en Europe les langues aryennes et l'usage des métaux, ne détruisirent pas, comme on a pu le supposer, les nations vaincues; mais, en se mêlant avec elles, ils leur firent subir presque partout des modifications plus ou moins profondes. Depuis lors, de nouveaux croisements, plusieurs fois superposés, ont altéré de plus en plus les caractères des premières races; de nouvelles conquêtes, de nouvelles migrations, ont en quelque sorte remanié la plupart des populations de l'Europe, et, au milieu de ce mélange presque inextricable, la recherche des origines ethniques est devenue l'un des problèmes les plus compliqués de notre science. Pour dissiper cette incertitude, deux voies s'ouvrent devant nous. Ce sont, d'une part, l'étude des populations qui, d'après le témoignage de la linguistique, ont plus ou moins résisté à l'influence étrangère, et qui, en conservant leurs langues préaryennes, ont sans doute aussi conservé, à un degré de pureté relative, le type des races autochthones; d'une autre part, l'examen des débris que laissèrent dans le sol, à des époques antéhistoriques dont la succession est déterminée par l'archéologie et par la paléontologie, les populations de l'âge de pierre.

Les témoins survivants de la faune humaine primitive de l'Europe ne forment plus maintenant que deux groupes, confinés aux deux extrémités de cette partie du monde, et pareils à ces sommets qui persistent encore, sous forme d'îlots, dans les pays submergés : ce sont les Basques et les Finnois. Notre illustre collègue M. de Baër avait cru découvrir, chez les Romans des Alpes Rhétiques, un troisième groupe de populations primitives ; mais cette opinion, déjà réfutée par MM. His et Rütimeyer dans leurs *Crania Helvetica*, ne peut se maintenir en présence des faits consignés dans les deux importants mémoires que M. His nous a adressés. Les brachycéphales des environs de Coire, loin d'être les représentants de la race autochthone, sont au contraire les descendants des *Alemani*, les derniers envahisseurs du pays. Votre attention s'est donc fixée principalement sur les Finnois, auxquels on peut rattacher les Esthoniens, et sur les Basques.

M. Beddoe (de Clifton), bien connu par ses études sur les populations de l'Ecosse et de l'Irlande, nous a communiqué le tableau des mesures qu'il a prises sur les têtes des Suédois et des Finnois. Ces derniers se distinguent par une brachycéphalie prononcée, et ne diffèrent pas moins des Scandinaves par la conformation de la face que par celle du crâne. L'absence de crânes finnois constitue dans les musées de Paris une lacune fâcheuse. Mais trois crânes d'Esthoniens ont été donnés l'année dernière par M. de Baër au Muséum d'histoire naturelle, et ont été l'objet d'une communication importante de M. de Quatrefages. Quoique séparés des Finnois par le golfe de Finlande, les Esthoniens parlent un dialecte de la même langue, et, malgré les mélanges qu'ils ont pu subir, la plupart d'entre eux conservent encore les caractères de la race finnoise. Des trois crânes que M. de Quatrefages nous a présentés, l'un est purement mongolique : le second l'est encore, quoique à un moindre degré ; tous deux sont très-brachycéphales. Le troisième est presque dolichocéphale, mais est très-semblable au second par la disposition de la face. Il est remarquable comme lui par un prognathisme limité à la mâchoire supérieure. Les maxillaires inférieurs, au contraire, ont une direction verticale, et M. de Quatrefages a retrouvé sur ces os les caractères de la célèbre mâchoire de Moulin-Quignon. Notre éminent collègue est disposé à croire d'après cela que les Esthoniens sont les débris d'une race répandue autrefois jusque dans l'Europe occidentale, où elle a disparu depuis longtemps sous des croisements multiples et prédominants, mais où elle a pourtant laissé une influence qui se manifeste encore çà et là par des phénomènes d'atavisme. Les cas de prognathisme alvéolaire qui se présentent quelquefois parmi nous, surtout chez les femmes, trouveraient ainsi leur explication. Ces aperçus, ne reposant jusqu'ici que sur deux pièces, — car le premier crâne esthonien, qui est édenté et privé de mâchoire inférieure, ne peut se prêter à l'étude du prognathisme, — ces aperçus, dis-je, ont besoin d'une confirmation ultérieure; mais ils n'en sont pas moins, dès aujourd'hui, dignes d'un haut intérêt.

Quant aux crânes basques, la discussion qu'ils ont soulevée parmi nous est toujours pendante. Dix-neuf crânes nouveaux, semblables sous tous les rapports aux soixante premiers, et, comme eux, presque tous dolichocéphales, nous ont été envoyés par notre zélé collègue M. Velasco. Mais ils proviennent encore du cimetière de Zaraus et n'échappent pas, par conséquent, à la fin de non-recevoir invoquée par M. Pruner-Bey. Nous devons donc faire tous nos efforts pour nous procurer des crânes basques d'une autre provenance. L'envoi de M. Velasco a eu pourtant l'avantage de provoquer une nouvelle discussion, qui nous a procuré le plaisir d'entendre une importante lecture de M. Pruner-Bey sur la langue basque. Sans méconnaître les analogies qui ont été signalées entre cette langue et les idiomes tartares, notre collègue montre que ces analogies sont superficielles et peu significatives. Pour lui, la langue basque constitue un fait unique dans l'ancien continent, et n'a de véritables affinités qu'avec les langues de l'Amérique ; mais il ne se croit pas encore autorisé à conclure de l'affinité des langues à la filiation des peuples. Quoi qu'il en soit, les notions exposées dans ce mémoire sont peu favorables à l'hypothèse de ceux qui s'efforcent de ramener à une seule race toutes les populations autochthones, ou plutôt pré-aryennes de l'Europe.

Cette question des races antéhistoriqnes a fait depuis peu de temps, grâce au zèle des anthropologistes-archéologues, de remarquables progrès. La France, la Suisse, la Belgique, les Iles-Britanniques, la Scandinavie, ne sont plus les seuls pays soumis aux investigations des savants. Il n'est maintenant presque aucune contrée de l'Europe qui soit restée étrangère à ce genre de recherches. Plusieurs stations préhistoriques importantes ont été découvertes en Allemagne et en Autriche. Les publications de la section anthropologique de Moscou nous ont fait connaître les fouilles pratiquées dans les anciens tombeaux de la Grande-Russie. Enfin de récentes et nombreuses explorations faites en Italie, en Espagne, en Portugal, ont démontré sans réplique que les deux péninsules occidentales ont eu aussi leur âge de pierre. Les résultats des premières recherches de Casiano de Prado vous ont été exposés par M. Pruner-Bey dans un intéressant rapport sur *l'Anthropologie en Espagne*. Les découvertes de ce savant, trop tôt enlevé à la science, ont été confirmées par M. Louis Lartet, le digne fils de notre éminent collègue. Une note de M. Pereira da Costa nous a fait connaître, en outre, les faits qui se rapportent à l'antiquité de l'homme en Portugal, notamment dans le bassin du Tage. Ce n'est là sans doute qu'une première moisson. Les notions que nous possédons sur les populations primitives de l'Ibérie sont encore trop vagues pour se prêter à une synthèse; mais des faits plus nombreux et plus précis, recueillis dans l'autre péninsule, ont éclairé d'un jour nouveau la question des origines italiennes. Les Nicolucci, les Italia-Nicastro, les de Rossi, les Gastaldi, les Cocchi, les Canestrini, rivalisant de zèle et de persévérance, ont montré tout ce que la science peut attendre désormais de l'Italie régénérée. Les nécropoles phéniciennes de la Sicile et de la Sardaigne, fouillées par M. Italia-Nicastro, ont fourni bon nombre de faits archéologiques fort intéressants. M. Nicolucci nous a envoyé la description et la figure de quelques-uns des crânes qui en ont été extraits ; et lorsqu'on rapproche ces crânes de ceux qui proviennent des anciens tombeaux de l'Etrurie, on entrevoit le jour où l'origine sémitique des Etrusques sera définitivement démontrée. C'est encore à M. Nicolucci que nous devons les premières notions craniologiques sur les anciens Iapyges, population de l'Italie méridionale dont les historiens de l'antiquité n'ont fait qu'une vague mention, et que l'on était disposé, il y a peu d'années encore, à considérer comme autochthone. Déjà pourtant M. Mommsen, d'après quelques inscriptions gravées sur leurs tombeaux, avait cru trouver dans les débris de leur langue quelques caractères qui semblaient les rattacher au groupe indo-européen. Cette vue a été pleinement confirmée par notre savant collègue M. Nicolucci, qui, ayant eu l'occasion d'étudier trois crânes trouvés dans les tombeaux iapyges, a constaté leur ressemblance avec le type grec. Rapprochant cette notion des notions historiques qu'il a pu réunir, il pense que les Iapyges étaient probablement un essaim de la race pélasgique chassé de Grèce en Italie par l'invasion des Hellènes. Ce n'est encore qu'une hypothèse ; mais ce qui paraît presque certain, c'est que les Iapyges étaient d'origine étrangère, et qu'ils ne furent pas les premiers occupants du sol de la Péninsule. Si les Iapyges et les Etrusques sont des rameaux exotiques, où trouverons-nous donc les races primitives de l'Italie ? La question, pour ce qui concerne l'Italie méridionale et la Sicile, est encore fort incertaine. Les faits que M. de Rossi est venu nous exposer avec tant de clarté établissent l'existence d'une population dolichocéphale, qui occupait l'Italie centrale pendant cet âge de pierre que les poëtes mal inspirés ont appelé l'*âge d'or*. Mais dans l'Italie septentrionale, dans l'ancienne Ligurie, c'est une race brachycéphale qui paraît avoir précédé toutes les autres. Cette race ligure, que nous ont fait connaître les grands travaux de M. Nicolucci, s'étendait sur le littoral méditerranéen, jusque dans la Gaule méridionale. Notre illustre collègue le duc de Luynes a fait dans le sol de cette région de nombreuses explorations ; il en a exhumé un grand nombre de crânes que M. Pruner-Bey nous a montrés, et sur la plupart desquels il nous a fait constater les caractères de la race ligure.

Ce serait le moment, messieurs, de vous exposer les faits qui se rattachent à l'anthropologie de la France ; mais ils vont être l'objet d'un rapport spécial que vous avez confié à la plume savante de M. Lagneau. Je ne puis me dispenser toutefois de signaler ici, avec reconnaissance, tout ce que nous devons à l'activité et à la générosité de nos collègues archéologues, qui, non contents d'enrichir nos *Bulletins* de leurs intéressantes communications, ont fait don à notre Musée d'un grand nombre de pièces d'autant plus précieuses que leur authenticité et leur date sont garanties par des hommes compétents. C'est ainsi que MM. Bertrand et Leguay nous ont procuré toute une série de crânes et d'ossements extraits par eux du dolmen d'Argenteuil, et que M. de Saulcy nous a donné plusieurs crânes provenant des tumuli de Méloisey (Côte-d'Or), qui datent du premier âge du fer. La Société a également reçu, grâce à l'intervention de plusieurs de ses membres qui faisaient partie de la commission du musée de Saint-Germain, grâce surtout à M. Bertrand, directeur de ce musée, une belle série de crânes exhumés du cimetière gaulois de Saint-Etienne-au-Temple, près de Châlons-sur-Marne. Plusieurs communications de M. Roujou et de M. Leguay nous ont fait connaître les résultats des fouilles qu'ils ont faites à Villeneuve-Saint-Georges, dans une station de l'âge de la pierre polie. M. Roujou y a joint la description d'un certain nombre de silex taillés trouvés dans le diluvium des environs de Paris et de plusieurs foyers engagés dans le lœss près de Choisy-le-Roi. M. Mauricet nous a présenté des ossements extraits du dolmen du Moustoir-Carnac (Morbihan), et le fac-simile de deux pieds humains dessinés au trait sur l'une des pierres latérales du dolmen de Mont-en-Arzon. Si nous y joignons le magnifique crâne de Quiberon, envoyé par M. de Closmadeuc (de Vannes), et les silex taillés que MM. Hamy et Sauvage ont rapportés de Châtillon, près de Boulogne-sur-Mer, nous serons encore loin d'avoir énuméré tous les faits archéologiques qui se rattachent à l'anthropologie de notre pays. Mais vous ne me pardonneriez pas, messieurs, de quitter ce sujet sans mentionner tout particulièremet les nombreuses communications de M. de Mortillet sur les temps préhistoriques. Le savant rédacteur des *Matériaux pour l'histoire positive et philosophique de l'homme* ne nous laisse ignorer aucun des faits importants qui affluent vers son journal, et lorsqu'un renseignement nous manque, nous sommes sûrs de le trouver chez lui.

La plupart des documents archéologiques dont je viens de vous parler se rapportent à l'époque de la pierre polie, qui précéda l'âge du bronze, c'est-à-dire l'inauguration de l'ère indo-européenne. Les siècles qui s'écoulèrent ensuite jusqu'au début de l'histoire écrite, et qui sont désignés sous le nom d'*époque celtique*, sont accessibles à plusieurs moyens d'investigation. L'anthropologie ici ne s'appuie plus seulement sur l'archéologie, elle s'éclaire au flambeau de la linguistique, et même aux premières lueurs de l'histoire. Une note de M. Henri Martin sur les migrations cimmériennes, un savant mémoire de M. Georges sur l'origine des Celtes, viennent ajouter de nouveaux faits à ceux qui trouvèrent place, il y a trois ans, dans votre grande discussion sur les origines des populations européennes. D'un autre côté, notre vénérable associé étranger M. d'Omalius d'Halloy, dont la verte vieillesse échappe aux ravages du temps, a maintenu, dans un travail remarquable que vous avez couvert d'applaudissements, les objections qu'il avait déjà élevées contre la doctrine régnante, et il faut bien reconnaître que, si la linguistique est en mesure de démontrer l'origine asiatique des langues aryennes, l'observation anthropologique ne permet pas de considérer tous les peuples qui parlent aujourd'hui ces langues comme les descendants en ligne directe d'un seul et même peuple. La diversité des types des Indo-Européens modernes ne peut s'expliquer que par la survivance des populations autochthones, qui, déjà diverses à l'époque de l'invasion asiatique, se sont croisées avec leurs conquérants, et ont maintenu la dissemblance des races là où la parenté des idiomes semblait indiquer une commune origine.

La multiplicité de races de l'Europe préhistorique, qui s'impose déjà à notre esprit comme l'explication nécessaire de l'état actuel des choses, ressort directement et invinciblement de l'étude des crânes de l'âge de pierre. Dans la discussion qui s'est élevée sur le type craniologique des hommes de cette époque, des faits en apparence contradictoires et pourtant parfaitement conciliables vous ont été présentés. D'une part, vous avez pu constater que la très-grande majorité des crânes des dolmens sont dolichocéphales, contrairement à l'opinion de Retzius. Cela est vrai non-seulement pour la France, mais encore pour la Grande-Bretagne, et même très-probablement pour la Suède, patrie de l'illustre Retzius ; car vous vous souvenez que les vingt crânes extraits par MM. van Düben et Retzius fils de la sépulture mégalithique de Luttra, en Westrogothie, étaient tous dolichocépales, à l'exception d'un seul. D'un autre côté, pourtant, les recherches déjà mentionnées de MM. Nicolucci et Pruner-Bey établissent tout aussi nettement le caractère brachycéphale de la race qui, avant l'ère des métaux, occupait la Ligurie et le littoral de notre Provence. L'Europe portait donc déjà sur son sol, à l'époque de la pierre polie, au moins deux races distinctes. Mais ces temps, qui ont précédé toutes nos histoires et qui semblent déjà si loin de nous, paraissent au contraire presque récents lorsqu'on les met en regard des périodes incalculables que la paléontologie nous a révélées, et qui, finissant avec l'époque du renne, remontent jusqu'à l'époque de l'éléphant, du rhinocéros, du grand ours des cavernes, probablement plus haut encore, sans qu'on puisse préciser la limite où les découvertes ultérieures reporteront l'origine de l'humanité.

Pendant les premières années de son existence, la Société d'anthropologie a dû mettre plus d'une fois à l'étude la question de l'antiquité de l'homme. Aujourd'hui, toute discussion sur ce sujet serait oiseuse. L'existence de l'homme fossile, de l'homme quaternaire, contemporain des grands pachydermes, est un fait définitivement acquis à la science. Si quelques réclamations s'élèvent encore çà et là contre l'évidence, ce n'est pas chez nous qu'elles se produisent. J'ai fait une petite collection des ouvrages qui ont été publiés en France, au dix-neuvième siècle, contre l'hérésie de la rotation de la terre. Pouvons-nous espérer que la découverte de M. Boucher de Perthes trouve plus de faveur, dans un certain milieu, que la découverte de Copernic? Laissons donc, comme dit l'Évangile, laissons les morts enterrer leurs morts, et poursuivons notre œuvre sans nous préoccuper des attaques dirigées contre nous par les hommes du passé.

Nous aussi, nous aimons le passé, mais nous aimons surtout à l'étudier, et ce n'est pas notre faute s'il s'étend bien au delà du cadre classique. Notre curiosité ne se contente plus de savoir qu'il y avait des hommes sur la terre dans les temps paléontologiques : elle demande quel était l'état social de ces hommes, quels étaient leurs caractères physiques, s'ils constituaient déjà plusieurs races distinctes, s'ils différaient de ceux qui plus tard apprirent à polir la pierre, et enfin si l'immense période qui s'est écoulée entre l'époque du mammouth et celle du renne, entre celle du renne et celle des dolmens, n'a pas vu, comme les périodes infiniment plus courtes qui lui ont succédé, de grands mouvements de peuples, des migrations, des conquêtes, renouveler et remanier plusieurs fois la faune humaine de l'Europe quaternaire. Ces questions d'un si haut intérêt sont encore loin de leur solution. Toutefois, plusieurs données importantes sont déjà acquises et permettent de pressentir, pour un avenir peu éloigné, des réponses satisfaisantes.

Pour ce qui concerne l'industrie, représentée surtout par les instruments de silex, M. de Mortillet nous a montré qu'elle s'est graduellement perfectionnée. Dans les assises inférieures du diluvium d'Abbeville, les haches sont lancéolées et taillées à grands éclats. Dans la couche argilo-sableuse qui recouvre le diluvium, qui est, par conséquent, plus moderne, et où d'ailleurs on n'a pas trouvé d'ossements de mammouth, les haches sont elliptiques, très-allongées et taillées à petits éclats. Enfin, dans l'assise superficielle appelée *terrain meuble des pentes*, les haches sont polies, en forme de coin, et semblables à celles qu'on trouve dans les dolmens. Ces modifications successives d'une même industrie furent-elles dues à des perfectionnements graduels ou à l'arrivée de populations nouvelles ? Les admirables découvertes de M. Lartet, celles qu'il a faites surtout dans les cavernes du Périgord, avec la collaboration de notre regretté collègue Christy, permettent de considérer comme fort probable cette dernière supposition.

Les habitants des cavernes du Périgord n'avaient que des silex taillés ; mais ils étaient parvenus à un état de civilisation et de développement artistique tout à fait surprenant. On conçoit à peine comment des hommes privés de l'usage des métaux ont pu fabriquer en os, en ivoire, en bois de renne, une variété infinie d'outils fort délicats ; sculpter, je dirais presque ciseler, des formes élégantes, et représenter enfin, par des dessins gravés au trait sur les manches de leurs instruments, les figures de plusieurs animaux. Ces figures se distinguent par une exactitude et une habileté artistique vraiment remarquables, et pour retrouver à un pareil degré le sentiment de l'art, il faudrait descendre, à travers d'innombrables siècles, jusqu'aux beaux temps de la Grèce. Elles forment un contraste si absolu avec les grossières ébauches tracées sur quelques monuments celtiques, qu'on a pu se demander si elles n'avaient pas été dessinées, depuis les temps historiques, par quelques proscrits réfugiés dans les cavernes de nos anciens troglodytes. Mais quel autre que l'homme quaternaire aurait pu dessiner en Europe, sur des os ou des bois de renne, la figure d'une espèce d'éléphant qui diffère de toutes les espèces vivantes? Cette race, si intéressante par sa civilisation, menait une existence paisible. Un crâne, trouvé dans la grotte de Bruniquel, et dont M. Brun nous a envoyé la photographie, se distingue par la pureté de sa forme, par la douceur de ses contours, par le peu de saillie des apophyses, par le peu de profondeur des empreintes musculaires, caractères incompatibles avec les mœurs violentes d'une race sauvage ou barbare.

Qu'est devenue cette civilisation indigène, si originale, si différente de toutes celles qui nous sont connues? S'est-elle peu à peu modifiée et transformée au point de devenir enfin tout à fait méconnaissable? Non ; elle a disparu tout d'une pièce, sans laisser aucune trace, et tout permet de croire qu'elle a péri par la force. Après elle, sans transition, nous ne trouvons plus que les empreintes d'une race puissante, religieuse et guerrière, munie d'armes perfectionnées et sachant polir le silex, mais d'ailleurs peu industrieuse et tout à fait étrangère à la notion de l'art. Il y a là tous les indices d'une invasion brutale et conquérante. Les troglodytes de l'âge de pierre, qui avaient su conquérir le sol et détruire les derniers restes des grands mammifères de la faune quaternaire, ne surent pas se défendre contre l'irruption des barbares; et l'on vit succéder un moyen âge préhistorique aux beaux jours d'une civilisation prématurée, dont l'origine est jusqu'ici tout à fait inconnue.

Ces hommes de l'âge du renne, si avancés à certains égards, n'étaient probablement que les descendants, adoucis et policés, des rudes sauvages de l'époque du diluvium. Plus d'une fois, dans le sol des mêmes cavernes, les assises inférieures renfermaient les restes du rhinocéros et du mammouth, tandis que les couches superficielles ne présentaient plus que les débris du renne. L'industrie du silex, de la première à la seconde époque, s'était quelque peu modifiée, mais non transformée ; et si une taille plus régulière, à petits éclats, avait remplacé la taille plus rudimentaire des premiers jours, c'était toujours par percussion pure et simple, sans l'intervention du frottement, que l'on travaillait le silex. Ces changements, d'ailleurs, ne portaient guère que sur les haches, et les couteaux présentaient toujours une uniformité remarquable. Il est probable enfin que l'art du dessin lui-même était déjà connu des contemporains de l'*ursus spelœus*.

c'est ce qui résulte du moins de la curieuse figure que l'infatigable explorateur des cavernes des Pyrénées, M. Garrigou, a découverte sur un caillou extrait par lui d'une grotte à ossements. Cette figure représente un ours qui, par la longueur de ses apophyses épineuses cervicales, ressemble plus à l'ours des cavernes qu'à toute autre espèce du même genre. Si l'interprétation de M. Garrigou se confirme, il sera bien intéressant de trouver ainsi l'origine de l'art du dessin chez une race perfectible sans doute, mais qui, à l'époque dont il s'agit, était à demi sauvage, et qui peut-être même se livrait encore à l'anthropophagie. M. Garrigou, en effet, et M. Roujou après lui, vous ont montré plusieurs ossements humains sur lesquels existaient les traces de percussions méthodiques, destinées à ouvrir le canal médullaire et à extraire la moelle.

Nous voici maintenant parvenus, messieurs, à la plus ancienne époque connue de la vie de l'humanité. Quels étaient alors les caractères physiques de l'homme? Les os des membres qui ont été retrouvés prouvent que la taille était très-peu élevée, et quoique les crânes ou débris de crânes soient encore bien rares, on peut considérer comme à peu près démontré que nos prédécesseurs de l'époque quaternaire avaient la tête petite, avec le front fuyant et les mâchoires obliques. Mais une question plus grave et plus épineuse se dresse ici devant nous. Dans les fouilles qu'il pratique depuis plusieurs années pour le gouvernement belge, sur les bords de la Meuse, entre Liége et Namur, notre jeune et déjà célèbre collègue M. Dupont a trouvé, il y a quelques mois, parmi les ossements de rhinocéros et de mammouth qui occupent la couche inférieure de la caverne de la Naulette, une mâchoire étrange, dont les caractères zoologiques ont pu d'abord rester douteux. Par sa forme générale, cet os paraissait humain, et l'était en effet ; mais par les détails de sa conformation, par son épaisseur excessive, par l'absence totale de saillie mentonnière, enfin et surtout par les caractères de la dentition, qui sont des caractères du premier ordre, il s'écartait notablement du type humain pour se rapprocher de celui des singes anthropomorphes. Des traits analogues, quoique moins accentués, avaient déjà été constatés sur la mâchoire que M. le marquis de Vibraye a extraite de la caverne d'Arcis-sur-Aube, et dont l'authenticité n'est plus en question. Pour trouver dans l'humanité actuelle quelques-uns de ces caractères, d'ailleurs considérablement atténués, il faut descendre jusqu'aux types les plus inférieurs de l'Australie et de la Nouvelle-Calédonie. Ceux-ci ne forment donc plus, comme on l'avait admis jusqu'alors, le dernier, ou, si l'on préfère, le premier terme de la série humaine. L'homme quaternaire se place encore au-dessous d'eux et vient diminuer l'intervalle qui sépare l'homme de ses voisins zoologiques. Mais quelles sont la signification et la portée de ce fait? Faut-il y voir une preuve de la transformation des espèces, ou seulement une preuve de la distribution sériaire des formes organiques, dont la théorie darwinienne n'est que l'explication hypothétique?

Ce doute, messieurs, persiste encore après les discussions qu'un si grave sujet ne pouvait manquer de susciter parmi vous. S'il était démontré que le type de l'homme de la Naulette, par des modifications successives et séculaires, s'est graduellement perfectionné pour s'élever jusqu'au nôtre, il ne faut pas se dissimuler que ce serait, pour les darwinistes, un argument fort puissant. Mais savons-nous de quelle manière les races quaternaires ont fait place à celles des âges suivants? Qui nous prouve que la succession des types n'a pas été la conséquence d'une substitution de races? Ne voyons-nous pas anjourd'hui, sur plusieurs points de l'Amérique et de l'Océanie, les races de l'Europe se substituer aux races indigènes? Avouons donc que nous possédons encore trop peu de faits pour résoudre cet immense problème des origines humaines, et attendons que de nouvelles découvertes nous apportent des renseignements plus nombreux. La vérité, quelle qu'elle soit, ne saurait nous inquiéter ni nous humilier. Que l'homme ait reçu sa royauté comme un apanage congénital, ou qu'il l'ait vaillamment conquise après une longue série d'évolutions et de luttes, n'est-il pas toujours le maître de la terre? Celui qui sait manier comme des instruments dociles les forces aveugles de la nature, qui fait de l'électricité sa messagère, qui pèse les planètes, et analyse par la photochimie la substance même du soleil, aurait-il donc à rougir d'une révélation quelconque sur des origines ensevelies dans les profondeurs incommensurables du passé? Non, messieurs, et votre discussion si complète, si consciencieuse, si savante sur la doctrine du règne humain, soute-

nue avec tant d'éclat par MM. Pruner-Bey et de Quatrefages, a
prouvé que l'homme, pour maintenir son rang dans la nature,
n'avait pas besoin de calomnier ou d'avilir les êtres qui l'entourent. Tous les orateurs qui ont pris la parole ont reconnu ou pro-
clamé l'intelligence des animaux, et ont trouvé chez eux le germe
des facultés intellectuelles, des sentiments et des passions qui
ont pris tout leur développement, toute leur expansion dans les
sociétés humaines. Si MM. Alix, Rochet, Voisin, ont fait ressortir, à des points de vue divers, la supériorité, d'ailleurs incontestée, de l'homme, MM. Sanson, Letourneau, Simonot, Roujou,
Gaussin, et plusieurs autres, ont plaidé, avec non moins de conviction, la cause des animaux. La contestation, à vrai dire, n'a
roulé que sur un seul caractère, sur celui qui désormais sert
exclusivement de base à la conception du règne humain, sur le
sentiment de la religiosité. Il s'agissait d'abord de savoir si la
religiosité existe nécessairement chez tous les peuples, si elle est
assez universelle pour servir de caractéristique à l'humanité.
MM. de Quatrefages, Pruner-Bey, Martin de Moussy n'en dou-
tent pas ; mais la thèse opposée a été soutenue par MM. Prat,
Letourneau, Dally, Coudereau et Lagneau. Ne soyons pas surpris,
messieurs, de ces divergences, inséparables d'un sujet qui se
rattache à toutes les questions les plus ardues de la psychologie.
Mais constatons avec bonheur que ce grand débat, où était en jeu
tout ce qui peut passionner les esprits, et où les opinions les plus
contradictoires se produisaient en toute liberté, n'a semé parmi
nous aucun germe de discorde. Chacun a su respecter les convictions de son voisin, et l'urbanité du langage, conséquence
d'une estime réciproque, a constamment maintenu la lutte dans
les hauteurs sereines de la science.

Je suis bien loin d'avoir fini, messieurs, et pourtant je dois
m'arrêter. Le temps me manque pour compléter l'analyse des
travaux qui ont si bien rempli vos séances. J'ai dû passer sous
silence bien des faits intéressants, bien des discussions importantes. Mais, si je n'ai pu accomplir toute ma tâche, vous ne devez
en accuser que vous-mêmes. Plus vous agrandissez le champ de
vos recherches, plus vous multipliez vos productions, et plus il
devient impossible de les condenser en un résumé de quelques
pages. Grâce à vos efforts persévérants, la Société est toujours

dans sa période ascendante. L'impulsion qu'elle a su donner aux études anthropologiques va croissant de jour en jour ; le mouvement de notre science se généralise et se propage dans toutes les parties du monde. Il suffit de porter vos regards sur vos premiers débuts pour constater avec une légitime satisfaction tout le chemin que vous avez parcouru en moins de huit années. Ce que vous avez fait en si peu de temps est le sûr garant de ce que vous ferez dans l'avenir.

HISTOIRE

DES

PROGRÈS DES ÉTUDES ANTHROPOLOGIQUES

DEPUIS LA FONDATION DE LA SOCIÉTÉ

Compte rendu décennal (1859-1860) lu dans la séance solennelle du 8 juillet 1869.

Le voyageur qui gravit une pente aime à faire de temps en temps une halte et à se retourner pour promener ses yeux sur le chemin qu'il vient de parcourir. Il oublie pour un moment l'heure présente, et, reportant ses souvenirs sur les obstacles qu'il a franchis, il y puise un nouveau courage pour faire face aux difficultés qui vont renaître sous ses pas. Comme ce voyageur, messieurs, vous désirez aujourd'hui jeter un regard en arrière. Après dix années d'un labeur incessant, qui n'a pas été sans profit pour la science, vous avez voulu que le premier anniversaire décennal de la fondation de votre Société devînt l'occasion d'une revue rétrospective des circonstances qui ont concouru, pendant cette période, à provoquer, dans la science anthropologique, tant de découvertes et tant de progrès. Il ne s'agit plus, comme dans nos comptes rendus ordinaires, d'une analyse plus ou moins succincte de vos travaux ; et comment, d'ailleurs, pourrait-on essayer de condenser en quelques pages des mémoires, des communications, des discussions qui remplissent déjà plus de douze volumes, et dont la seule énumération pourrait durer plusieurs heures ? Ce que vous demandez, c'est un tableau d'ensemble où l'œuvre de chacun doit disparaître dans l'œuvre collective, une appréciation impersonnelle de l'influence que notre Société a exercée sur le mouvement de notre science, un parallèle de l'anthropologie telle qu'elle était avant vous et de l'anthropologie telle qu'elle est aujourd'hui — tâche délicate et périlleuse, qui eût été remplie avec bien plus de tact, de sagesse et d'autorité par le professeur éminent qui préside cette année nos séances. Cette mission lui revenait de droit, et vous la lui avez tout d'abord offerte. Mais M. Lartet n'est pas comme tout le monde. A la recherche, à la découverte, il marche le premier. S'agit-il au contraire, de se montrer, de se produire, il s'efface derrière les autres. N'ayant pu vaincre la modestie de votre président, vous avez choisi à sa place votre secrétaire général, et j'ai dû me rendre à vos désirs, qui pour moi sont toujours des ordres ; mais je ne me dissimule pas qu'en vous obéissant, je m'expose à rester au-dessous d'une tâche que vous n'aviez pas mesurée pour mes forces. Déjà habitué à compter sur votre bienveillance, c'est à votre indulgence que je fais appel aujourd'hui, et vous me l'accorderez peut-être si vous voulez bien vous souvenir de ce vieux distique :

> Da veniam scriptis quorum non gloria nobis
> Causa, sed aspera lex officiumque fuit.

Ce qui caractérise la période décennale dont je vais essayer d'esquisser l'histoire, c'est la diffusion des études anthropologiques, l'accroissement rapide et jusqu'alors sans exemple du nombre des savants qui s'y sont voués et des personnes qui s'y sont intéressées. Il s'est formé en peu d'années un public nombreux et distingué qui comprend l'importance de notre science, qui applaudit à ses progrès, qui a foi dans son avenir.

Avant cette époque, ceux qui consacraient leur temps à la solution de quelques-uns de nos problèmes devaient se résigner à n'avoir que quelques lecteurs de choix, à voir le silence se faire autour de leurs idées et à entendre sortir de la bouche des sages ces paroles peu encourageantes : « Quel dommage que tant de travail et tant de persévérance ne soient pas appliqués à des sujets moins stériles ! » Aujourd'hui, ces mêmes savants trouvent partout des tribunes ouvertes à leurs discussions, des revues et des journaux ouverts à leurs publications, des auditeurs éclairés, des lecteurs assidus, et ces mêmes sages les félicitent de l'utilité de leurs recherches.

Quelles sont donc les causes de cet heureux changement ? Elles sont multiples sans doute ? et nous devons reconnaître tout d'abord qu'une science dont l'histoire compte des noms comme ceux dé Buffon, de Camper, de Blumenbach, de Prichard, de William Edwards, de Morton, de Retzius, de Rodolphe Wagner — pour ne parler que des morts — devait tôt ou tard s'imposer aux esprits et triompher de l'indifférence publique. Nous devons reconnaître aussi que le développement de notre science était subordonné aux progrès de la linguistique, de la géologie, de la paléontologie, de l'archéologie préhistorique, qui n'ont revêtu le caractère de connaissances positives que dans la première moitié du dix-neuvième siècle. Autant il était impossible que l'anthropologie prît tout son essor avant que ces sciences auxiliaires fussent parvenues à leur maturité, autant il était nécessaire qu'elle les suivît un jour dans leur évolution. Mais elle aurait pu longtemps encore attendre son heure, si une impulsion vigoureuse n'était venue, il y a dix ans, la pousser tout à coup dans ses nouvelles voies.

Cette impulsion, messieurs, c'est à vous qu'elle est due. C'est vous qui, en réunissant vos forces, en combinant vos aptitudes diverses, en faisant converger vers un même but les nombreuses sciences dont la science de l'homme est tributaire, avez fait de la Société d'anthropologie de Paris un foyer d'attraction et de rayonnement dont l'influence s'est rapidement répandue.

Déjà avant vous, mais dans des conditions moins heureuses, d'autres sociétés avaient, sous des noms divers, entrepris la tâche difficile que vous avez accomplie.

Ce fut d'abord la *Société des observateurs de l'homme*, fondée à Paris, en 1800, par une réunion de naturalistes et de médecins. Le titre même de cette Société et le programme tracé par Jauffret, secrétaire perpétuel, montrent clairement que l'intention des fondateurs était principalement de provoquer des études sur l'histoire naturelle de l'homme. On se proposait surtout de donner un but et une direction aux recherches des voyageurs. C'était sur les renseignements qu'ils allaient fournir que l'on comptait pour alimenter les séances de la Société. — Mais on ne comptait pas sur les guerres continuelles et générales qui allaient suspendre pour longtemps le commerce et les voyages lointains. En attendant ces documents anthropologiques qu'elle ne devait pas recevoir, la Société se retourna vers les questions d'ethnologie historique et psychologique. L'histoire naturelle fut négligée pour la philosophie, la politique et la philanthropie. L'illustre Coray, que les Grecs modernes considèrent à juste titre comme le père de leur nation, venait d'arriver à Paris, où il s'était donné la mission de faire connaître l'état de la Grèce et d'intéresser au sort de son pays opprimé les lettrés et les savants de la France. Trouvant quelque difficulté à promulguer ses idées par la voie d'une presse étroitement bâillonnée, il s'adressa à la Société des observateurs de l'homme, et ce fut à elle qu'il présenta son célèbre mémoire sur l'*État actuel de la civilisation de la Grèce*. Au milieu des agitations militaires de l'époque, ce mémoire n'eut que peu de retentissement dans le public, mais il fit une vive impression sur la Société qui en était saisie, et qui, bientôt envahie par les philhellènes, perdit décidément son caractère scientifique. Après environ trois années d'une existence peu active (1), elle fit fusion avec la *Société philanthropique* et s'y absorba entièrement, ne laissant dans l'histoire des sciences qu'un vague souvenir. Plus tard, après la chute de l'empire, le mémoire de Coray, plusieurs fois réédité et traduit dans la plupart des langues de l'Europe, devint le point de départ du mouvement philhellénique, et on le cite aujourd'hui comme le prélude de l'émancipation de la Grèce. Quant à la Société des observateurs de l'homme, on a oublié jusqu'à la part, cependant très-réelle, qu'elle a prise à ce mouvement, auquel elle a sacrifié son existence scientifique. Les naturalistes qui l'avaient fondée s'étaient trop hâtés de faire appel au concours des philosophes et des lettrés. L'anthropologie n'était pas encore assez solidement constituée, elle n'avait pas assez de résistance propre pour utiliser à son profit et retenir dans sa sphère les forces étrangères qu'elle avait appelées à son aide. Au lieu de les fixer sur son terrain, elle avait été entraînée à leur suite sur le sol mouvant de la politique.

Cette tentative avortée était oubliée depuis longtemps, lorsque des philanthropes anglais fondèrent à Londres, en 1838, la *Société pour la protection des aborigènes*, sous la présidence de sir Thomas Fowel Buxton. Quoique cette association comptât parmi ses membres des savants distingués, elle était plutôt poli-

(1) Quelques-uns des procès-verbaux de la Société des observateurs de l'homme ont été publiés, de 1800 à 1805, dans le *Magasin encyclopédique*.

tique et sociale que scientifique. C'était l'époque où la question de l'esclavage, déjà résolue par l'Angleterre, commençait à occuper les législateurs de la France. Dans la session de 1839, la Chambre des députés, saisie par M. de Tracy d'une proposition tendant à émanciper les esclaves de nos colonies, avait chargé une commission de faire une enquête sur ce grave sujet; et la Société de Londres, espérant que la pression de l'opinion publique pourrait exercer une influence favorable sur les décisions de la Chambre, résolut de provoquer en France la fondation d'une société pour l'affranchissement de ses noirs. Un des principaux membres, M. Hodgkin, vint à Paris et se mit en rapport avec plusieurs personnes distinguées, notamment avec l'éminent naturaliste et anthropologiste William Edwards. Mais une association de ce genre n'était pas alors possible en France, où prévalait encore, dans les mœurs comme dans la législation, le principe égoïste : *Chacun pour soi, chacun chez soi.* Toutefois le mouvement que M. Hodgkin s'était efforcé de produire ne resta pas sans effet: à défaut d'une association politique, William Edwards et ses amis résolurent de fonder une société scientifique, et ainsi naquit la célèbre *Société ethnologique de Paris*, dont le ministre de l'instruction publique (avec la permission du ministre de l'intérieur) autorisa la fondation le 21 août 1839.

Depuis l'insuccès des *Observateurs de l'homme*, l'anthropologie avait fait de notables progrès, et si elle n'était pas constituée encore à l'état de science positive, elle possédait déjà une masse considérable de matériaux qui n'attendaient, pour s'agencer et se grouper méthodiquement, que le contrôle de la discussion. Vingt-cinq ans d'une paix féconde avaient rendu toute son activité au commerce transocéanique ; de nombreux voyages d'exploration, plusieurs grandes expéditions autour du globe avaient rapidement élargi le cercle des observations anthropologiques. Plusieurs musées craniologiques commençaient déjà à se former. La publication des décades de Blumenbach était terminée : les travaux de Virey, de Prichard, de Bory de Saint-Vincent, de Desmoulin, de Gerdy, de d'Orbigny, de Broc, de Lesson avaient éclairé la description et la classification des races humaines, et tout récemment (1839) le célèbre Morton avait fait paraître son grand ouvrage intitulé *Crania americana.* Enfin la linguistique, qui pendant longtemps n'avait fait qu'égarer les esprits, venait de trouver sa méthode positive ; les rapprochements et les filiations qu'elle établissait n'étaient plus de vaines hypothèses, et l'étude des langues, jusqu'alors si trompeuse, allait devenir un des guides les plus sûrs dans la recherche des origines. Ce fut dans ces conditions favorables que la Société ethnologique de Paris commença ses travaux, et vous savez, messieurs, qu'elle fut à la hauteur de sa tâche. Ses deux volumes de *Mémoires*, son volume de *Bulletins* compteront toujours au nombre des plus importants recueils anthropologiques. Mais, quoique ses fondateurs eussent obtenu promptement des adhésions assez nombreuses, le nombre de ses membres actifs resta longtemps fort limité. Ses séances excitaient un certain intérêt de curiosité, mais elles manquaient souvent d'animation, et ses discussions n'avaient presque aucun retentissement en dehors de son enceinte. Toutefois, lorsque le premier volume de ses *Mémoires* eut paru, quelques savants anglais comprirent l'utilité de son œuvre et résolurent de l'imiter. Par leurs soins, une société semblable fut organisée à Londres, au mois de mai 1844, et prit comme elle le titre de *Société ethnologique*, adopté peu de temps après par une troisième société fondée à New-York.

La Société ethnologique de Paris avait donc étendu son influence au delà des mers, et elle pouvait légitimement se féliciter de ce succès. Mais, il faut le reconnaître, elle manquait d'ensemble et de cohésion. A l'époque où elle fut fondée, la galerie anthropologique du Muséum n'existait pas ; il n'y avait à Paris aucune collection où l'on pût étudier l'ostéologie comparée des races humaines ; de sorte qu'elle n'avait pu asseoir son édifice sur la base solide de l'anatomie, qui est le fondement le plus positif de l'histoire naturelle. A défaut de l'anatomie, qui ne figura guère que dans son programme, elle étudia, et souvent avec le plus grand succès, l'histoire particulière de certaines races, leurs caractères intellectuels et moraux, leurs mœurs, leurs langues, leurs aptitudes, leur rôle dans la civilisation ; questions d'un haut intérêt, dont l'ensemble constitue, sous le nom d'*ethnologie*, l'une des branches les plus importantes de l'anthropologie, mais qui entraînent aisément les esprits hors des voies scientifiques et se prêtent aux spéculations les plus hasardées, lorsqu'elles ne sont pas maintenues sur le terrain de la réalité par la main puissante de l'observation. L'ethnologie n'étudie l'homme que comme l'élément constitutif des races et des peuples. L'anthropologie l'étudie, en outre, comme un des hôtes de la terre, comme un des membres de la faune, comme le représentant d'un groupe zoologique assujetti aux lois générales qui régissent l'ensemble de la nature. Celui qui se restreindrait à ce dernier point de vue négligerait le côté le plus utile et le plus pratique de la science de l'homme ; mais celui qui s'en tient exclusivement au premier méconnaît le principe qui fait la sécurité des sciences, et qui consiste à procéder du simple au composé, du connu à l'inconnu, du fait matériel et organique au phénomène fonctionnel. Les fondateurs de la Société ethnologique ne l'ignoraient point ; William Edwards, qui traça son programme, M. Vivien de Saint-Martin, qui formula plus tard avec la plus grande netteté les principes fondamentaux de l'anthropologie, accordèrent l'un et l'autre la primauté à l'étude des caractères physiques de l'homme. Mais ces excellentes règles ne purent être appliquées, parce que les collections de crânes et de squelettes que nous possédons aujourd'hui n'existaient pas encore.

Privée du concours et du contrôle de l'anatomie et de la craniologie, la Société ethnologique était comme ces embarcations qui, faute de lest, inclinent du côté où se porte l'équipage, et qui, pouvant encore naviguer par un temps calme, courent les plus grands dangers dans les jours d'orage. On le vit bientôt. Il arriva un moment où les séances si longtemps paisibles de la Société furent agitées par la question de l'esclavage. Il ne s'agissait d'abord que de déterminer les caractères distinctifs des races blanches et des races noires ; mais ce fut en vain que les naturalistes et les anatomistes, trop peu nombreux, s'efforcèrent de maintenir la discussion dans le domaine de l'histoire naturelle, ils ne purent empêcher les autres orateurs, partisans ou adversaires de l'émancipation des noirs, de s'élancer avec passion sur le terrain brûlant de la politique sociale, et d'y entraîner enfin la Société presque tout entière. C'était en 1847 ; le débat grandissait à chaque séance : au dehors on commençait à s'y intéresser ; les beaux discours du célèbre abolitionniste Schœlcher trouvaient de l'écho dans la grande presse, et le public s'imaginait volontiers que l'ethnologie, dont il entendait parler pour la première fois, n'était pas une science, mais quelque chose d'intermédiaire entre la politique, la sociologie et la philanthropie — impression fâcheuse qui devait longtemps durer, et qui, pour le dire en passant, mit plus tard les fondateurs de la Société d'anthropologie aux prises avec la méfiance des bureaux de la police. Cette grande discussion durait déjà depuis plus d'une année, et elle aurait pu s'éterniser, si la révolution de Février n'était venue y mettre un terme. Le gouvernement provisoire, en abolissant l'institution de l'esclavage, coupa court à la controverse, et la Société d'ethnologie avait si complétement concentré sa vie sur ce débat désormais superflu, que les sources de son activité se trouvèrent taries du même coup. Elle ne se déclara pas dissoute, mais elle n'eut plus qu'une existence nominale ; elle cessa de se réunir ; elle disparut comme si elle n'avait plus de raison d'être, laissant dans la science une lacune qui ne devait être comblée que onze années plus tard.

Il restait encore, il est vrai, à Londres et à New-York, deux Sociétés d'ethnologie qui n'avaient pas eu le même éclat et qui n'eurent pas le même sort. Elles continuèrent à vivre tranquillement, à recueillir des documents intéressants sur divers peuples des deux mondes, et à fournir lentement quelques publications utiles ; mais, en séparant de plus en plus l'ethnologie de l'histoire naturelle, elles se privèrent du concours des hommes habitués aux méthodes rigoureuses d'observation ; elles n'exercèrent qu'une faible influence sur la marche de la science, et ce ne fut pas dans leur sein que s'effectuèrent les travaux les plus utiles à l'anthropologie.

Ralenti par la chute de la Société ethnologique de Paris, le mouvement de l'anthropologie était loin cependant d'être arrêté. En France, l'enseignement de cette noble branche de l'histoire naturelle , inauguré par M. Serres, était continué par M. de Quatrefages avec un succès qui ne s'est jamais démenti. La galerie d'anthropologie du Muséum se constituait et se développait rapidement ; déjà plusieurs savants communiquaient à l'Académie des sciences divers mémoires de craniologie, et à la même époque Boucher de Perthes, novateur encore méconnu, recueillait avec une invincible persévérance les preuves matérielles de l'antiquité de l'homme. A Stockholm, la grand anatomiste Retzius poursuivait et complétait ses remarquables travaux craniologiques, alors peu connus en France, mais déjà célèbres en Allemagne. Les savants archéologues du Danemark, après avoir constitué sur des bases nouvelles l'archéologie préhistorique, préparaient par l'étude des kjœkkenmœddings et des tourbières l'avénement de la paléontologie humaine. En Suisse, la découverte et l'exploration des habitations lacustres permettaient de formuler avec précision la succession des âges de la civilisation et de l'industrie. En Angleterre, les tombeaux anciens, fouillés avec persévérance, fournissaient une ample récolte de crânes bretons, romains ou anglo-saxons, et nos éminents collègues Barnard Davis et Thurnam commençaient la publication de leur splendide ouvrage : *Crania britannica*.

En Amérique, enfin, George Samuel Morton augmentait sans cesse sa collection craniologique, qui fut pendant quelque temps la plus riche du monde entier, perfectionnait la craniométrie, complétait la description des types américains, et soutenait avec éclat la doctrine polygéniste, à laquelle se rallièrent plusieurs savants les plus éminents de son pays. Mieux qu'aucun de leurs prédécesseurs, Morton et ses élèves avaient compris la nécessité de faire concourir à l'étude de l'homme celle de la géologie, de la paléontologie, de l'archéologie, celle de la zoologie générale, de la géographie zoologique et de la géographie médicale. Pour réaliser ce programme, pour donner à l'anthropologie toute son extension, il ne manqua à l'école américaine que le calme philosophique qui place les recherches de la science en dehors et au-dessus des passions politiques et religieuses. En 1851, époque où mourut l'illustre Morton, les Etats-Unis étaient déjà profondément remués par cette agitation abolitionniste qui devait aboutir, dix ans plus tard, à la plus terrible des guerres civiles. Dans les polémiques ardentes que fit naître alors la question de l'esclavage, on vit invoquer tour à tour les intérêts et les sentiments, le droit du faible et le droit du fort ; la théologie, comme toujours, fournit des arguments à tout le monde ; et la science enfin eut son tour.

Par une de ces confusions d'idées que l'ignorance publique finit par imposer même aux lettrés et aux savants, on s'imagina que la doctrine polygéniste était solidaire de l'esclavage, et que la doctrine monogéniste était inséparable de l'émancipation. Étrange oubli de l'histoire, qui nous montre l'esclavage sanctionné par les monogénistes juifs, accepté par les monogénistes chrétiens, réglementé par les monogénistes musulmans, introduit en Amérique, à la demande de l'évêque Las Casas, par un pape monogéniste,—puis combattu au dix-huitième siècle par des philosophes qui ne se piquaient pas d'orthodoxie, flétri par Voltaire qui faisait profession de polygénisme, et enfin aboli pour la première fois par la Convention nationale en vertu d'un principe qui n'avait rien de commun avec les dogmes.— Mais il s'agissait bien du passé ! On savait seulement qu'au dix-neuvième siècle le mouvement abolitionniste avait été effectué en Angleterre par des sociétés religieuses, au nom de la fraternité et de l'unité des races adamiques ; c'était sous cette forme qu'il s'était propagé aux Etats-Unis, et il n'en fallut pas davantage pour pousser les esclavagistes à prendre un point d'appui sur la doctrine des polygénistes. Il y eut un moment où le débat politique parut se concentrer sur ce terrain scientifique, où l'on put croire que la destinée des nègres dépendait de l'opinion des législateurs sur l'influence nigrifiante du soleil d'Afrique. Attaqués ardemment par les uns, loués outre mesure par les autres, les disciples de Morton ne pouvaient rester impassibles : l'un d'eux, le savant et regrettable Gliddon, se livra plus d'une fois à des polémiques un peu trop empreintes de la couleur locale, et il est permis de le regretter ; mais, tout en constatant que l'intérêt d'actualité contribua beaucoup à la popularité des publications de l'école américaine, nous sommes obligés de reconnaître la haute valeur scientifique des nombreuses monographies qui parurent en 1854 et en 1857 dans les deux grands recueils anthropologiques publiés par Nott et Gliddon. Grâce au concours de plusieurs savants spécialement chargés des mémoires relatifs à l'histoire naturelle générale, à la craniologie, à la linguistique, à l'esthétique, à la géologie et à la paléontologie, *les Types de l'humanité (Types of Mankind)* et *les Races indigènes de la terre (Indigenous Races of the Earth)* sont les deux premiers ouvrages où le vaste programme de l'anthropologie, éclairée par les sciences modernes, ait été parcouru dans son ensemble. Un début aussi remarquable promettait de beaux jours à l'école américaine, et le sceptre de l'anthropologie eût peut-être passé dans ses mains, si les circonstances politiques qui avaient fait une partie de son succès n'eussent bientôt entravé sa marche. L'orage qui grondait depuis longtemps sur la grande république éclata un jour avec une violence qui dépassa toutes les prévisions. Une guerre gigantesque absorba pendant plusieurs années toutes les forces vives du pays ; les discussions scientifiques s'éteignirent dans le fracas des armes, et lorsque la victoire du Nord eut tranché la question de l'esclavage, l'anthropologie, délaissée par l'attention publique, subit le temps d'arrêt qu'elle avait subi en France après la révolution de Février.

Ce ne sera sans doute qu'une crise passagère ; l'école américaine, n'en doutons pas, reprendra bientôt son œuvre interrompue ; mais que son exemple, messieurs, ne soit pas perdu pour nous. Comme la Société des observateurs de l'homme, comme la Société ethnologique de Paris, elle nous a montré que ce n'est jamais sans péril que la science se laisse entraîner hors de son domaine. On blâme avec raison les savants égoïstes qui, sous le prétexte commode de se concentrer dans leurs travaux, croient pouvoir rester indifférents à toutes les grandes questions qui agitent les sociétés humaines. La supériorité de leur esprit et de leurs connaissances, loin de donner ce droit aux savants, leur fait au contraire un devoir de prendre part à la vie politique, et d'exercer sur le milieu qui les entoure une légitime influence. Qu'ils s'intéressent donc aux affaires de leur pays, qu'ils se passionnent plus ou moins, suivant leur tempérament, pour les problèmes philosophiques ou religieux, sociaux ou humanitaires ; rien de mieux. Mais lorsque, rentrant dans leur laboratoire ou dans leur cabinet d'étude, ils s'appliquent aux recherches scientifiques, ils doivent comprimer leurs sentiments et leurs aspirations, et fermer l'oreille aux bruits du dehors, pour n'entendre que la voix inflexible de la vérité : car la science ne doit relever que d'elle-même et ne saurait se plier aux exigences des partis ; elle est la déesse auguste qui trône au-dessus de l'humanité pour la diriger et non pour la suivre, et c'est d'elle seulement qu'on peut dire qu'elle est faite pour commander sans jamais obéir.

Pendant que les circonstances politiques donnaient en Amérique une vogue passagère aux publications anthropologiques, les savants de l'Europe poursuivaient paisiblement leurs recherches et marchaient d'un pas lent, mais assuré, à la découverte des faits archéologiques et paléontologiques, qui allaient ouvrir de nouvelles voies à l'anthropologie. Mais leurs efforts isolés et parfois divergents n'obtenaient que peu d'attention ; un certain discrédit s'attachait même à ces études, qui n'étaient pas encore réunies en faisceau, et qui, n'ayant pas subi le contrôle de la discussion publique, ne paraissaient pas mériter beaucoup de confiance. Aux faits qui se trouvaient en contradiction avec la science officielle, on n'opposait que le dédain ; aux autres, on accordait l'indulgence, toujours voisine de l'indifférence. Ce fut alors que les fondateurs de la Société d'anthropologie de Paris résolurent d'élever une tribune où toutes les opinions seraient appelées à se produire, de constituer un centre scientifique où viendraient converger des travaux jusqu'alors dispersés, et où l'anthropologie, assise sur ses plus larges bases, réclamerait le concours de toutes les sciences qui peuvent jeter quelque jour sur l'état actuel des races humaines, sur leur histoire et leurs filiations, sur le développement de l'industrie et de la civilisation, enfin sur les origines de l'homme, sur l'époque de son apparition et sur sa place dans la nature.

Après plus de six mois employés à recueillir des adhésions et à obtenir, non sans peine, l'autorisation de se réunir (sous la surveillance de la police), la nouvelle Société tint enfin sa première séance le 19 mai 1859 et commença ses travaux scientifiques le 7 juillet suivant. Je ne sais si je me fais illusion, mais j'ai lieu de croire que cette date, dont nous célébrons aujourd'hui l'anniversaire décennal, restera dans l'histoire de l'anthropologie et sera considérée par nos successeurs comme l'ouverture d'une période importante. C'est à partir de ce jour que l'anthropologie s'est imposée à l'attention du monde savant, qu'elle a recruté partout des adeptes, et qu'elle a cessé de marcher à tâtons pour s'élancer d'un pas rapide vers un but désormais visible à tous les yeux. Ce fut cependant un début bien humble que celui de notre Société. La commission provisoire, après de nombreuses démarches, n'avait pu réunir que fort peu d'adhésions. Dix-neuf personnes seulement avaient consenti à figurer sur la liste des fondateurs, et quelques-unes même n'avaient fait que prêter leurs noms. On hésitait à se rallier à une entreprise dont l'utilité ne semblait pas évidente, et dont le succès paraissait plus que douteux. Mais dès que la Société fut à l'œuvre, dès qu'elle eut montré, dans ses premières discussions, la possibilité de donner une solution positive à des questions dédaignées jusqu'alors comme trop conjecturales, elle vit son personnel s'accroître rapidement, ses relations se multiplier, ses publications se répandre au delà de nos frontières, et bientôt elle eut la satisfaction de voir son exemple suivi et son programme adopté dans plusieurs autres pays.

Ce succès, qui ne s'est jamais ralenti, elle l'a dû sans doute avant tout à l'activité de ses membres, au caractère toujours scientifique et à la valeur de ses travaux, mais elle en est redevable aussi aux circonstances qui ont précédé et accompagné sa fondation. Elle est venue à son heure, au moment où l'archéologie préhistorique, remontant jusqu'à l'époque de la pierre taillée, allait se mettre en continuité avec la paléontologie, et où la démonstration prochaine de l'antiquité de l'homme allait livrer un champ immense aux investigations anthropologiques ; au moment où l'existence des populations européennes autochthones, antérieures aux migrations asiatiques, était devenue certaine, et où la discussion des théories ethnogéniques était devenue nécessaire ; au moment enfin où la première édition du livre de Charles Darwin sur l'*Origine des espèces* (*on the Origin of Species by means of Natural Selection*. Londres, 24 novembre 1859) était déjà sous presse, où l'hypothèse hardie du transformisme, reparaissant sous une forme entièrement neuve, était sur le point de faire explosion dans l'histoire naturelle, et où l'anatomie comparée des singes anthropoïdes, complétée depuis peu par l'étude du gorille, laissait entrevoir aux transformistes la possibilité, ou plutôt l'espérance, d'étendre jusqu'à l'homme lui-même les applications de leur théorie.

Appelée à recueillir, à grouper, à discuter tant de matériaux contemporains, tant d'idées encore naissantes, la Société d'anthropologie put ajouter aux programmes déjà connus deux nouvelles branches d'étude, l'*anthropologie préhistorique et paléontologique* et l'*anthropologie zoologique*, et l'intérêt puissant qui s'y rattachait lui assurait au moins un succès de curiosité. Mais la curiosité, prompte à s'allumer, n'est pas moins prompte à s'éteindre, et il faut autre chose pour produire un succès durable. Les institutions ne maintiennent leur équilibre qu'à la condition de reposer sur des assises larges et fermes, et une science d'observation qui, comme l'anthropologie, touche de tous côtés à des questions spéculatives, qui, de plus, est tributaire d'un grand nombre d'autres sciences dont les procédés diffèrent beaucoup des siens, a besoin, pour conserver son unité et son individualité, de constituer, au milieu du vaste horizon qu'elle embrasse, un groupe central de connaissances positives qui lui appartiennent en propre, qui ne relèvent que de sa méthode et qui se défendent par elles-mêmes. Or quelle est la partie la plus positive de l'anthropologie, si ce n'est l'histoire naturelle de l'homme, c'est-à-dire l'anatomie et la biologie de l'homme? C'est sur cette base solide que la Société d'anthropologie s'est tout d'abord établie. Toujours appuyée sur ce centre d'opérations, elle a pu, sans s'égarer, s'étendre dans toutes les directions, multiplier, varier ses sujets d'étude, utiliser les forces les plus diverses; elle a pu même, sans perdre terre, s'élever jusqu'aux hauteurs de la synthèse et en dégager les notions les plus essentielles de l'*anthropologie générale*, qui sera tôt ou tard le couronnement de notre science. C'est là ce qui a fait sa force, et c'est le secret de l'influence qu'elle a exercée, même à l'étranger, sur le mouvement de l'anthropologie.

Il n'y avait guère plus de deux ans que notre Société était fondée, lorsque le célèbre anatomiste Rodolphe Wagner, de Gœttingue, un de nos membres associés étrangers, conçut la pensée d'instituer en Allemagne une association sinon semblable, du moins analogue à la nôtre. Les anthropologistes allemands, dispersés dans de nombreuses universités, étaient trop éloignés les uns des autres pour pouvoir comme nous se réunir fréquemment et travailler en commun; ce ne fut donc pas dans une société permanente, mais dans des congrès annuels que Wagner entreprit de centraliser les travaux anthropologiques de ses compatriotes. Son idée fut acceptée avec empressement par notre illustre collègue de Saint-Pétersbourg, M. de Baer, qui représente avec tant d'éclat dans l'empire des tzars la science allemande. Une première session eut lieu à Gœttingue au mois de septembre 1861. Elle fut consacrée surtout à l'organisation des congrès futurs, à la détermination des programmes et à la discussion des procédés craniométriques. Il fut décidé que la seconde session se tiendrait à Gœttingue, et que les sessions suivantes auraient lieu tour à tour dans les principales villes de l'Allemagne. Une exposition de crânes, empruntés aux divers musées de l'Europe et appropriés aux questions à l'ordre du jour, devait fournir chaque fois une base anatomique aux discussions.

Le congrès, en se séparant, s'était pour cette fois ajourné à deux ans; malheureusement la maladie de Wagner, qui devait préparer et présider la session de 1863, nécessita un nouvel ajournement d'une année, et sa mort, qui survint en mai 1864, rendit cet ajournement indéfini. Mais l'année suivante l'association des anthropologistes allemands se réalisa sous une nouvelle forme, et il y a quatre ans, à pareil jour, pendant que notre Société fêtait dans un banquet fraternel son sixième anniversaire, un télégramme daté de Francfort-sur-le Mein lui annonça la fondation des *Archives allemandes d'anthropologie (Archiv für Anthropologie, Zeitschrift für Naturgeschichte und Urgeschichte des Menschen).* C'est dans cet important recueil, où prédominent les mémoires relatifs à la craniologie et à l'anthropologie préhistorique, que nos confrères allemands ont publié la plupart de leurs recherches (1).

Mais c'est surtout en Angleterre qu'a retenti le signal donné par la Société d'anthropologie de Paris. La Société ethnologique de Londres poursuivait doucement ses travaux, lorsque la lecture de nos publications fit naître dans son sein le désir d'ajouter à l'ancien programme de l'ethnologie celui de l'anthropologie moderne. Mais les membres les plus influents de cette société, voulant rester fidèles à un passé qui datait déjà de vingt ans, résistèrent à l'invasion de l'anatomie et de l'histoire naturelle, et, après d'assez longs tiraillements, il se produisit une scission qui aboutit à un démembrement.

Le 24 février 1863, les membres dissidents fondèrent, sous la présidence de M. James Hunt, une nouvelle société qui prit, à l'instar de la nôtre, le nom de *Société d'anthropologie.* Grâce à

____

(1) Aujourd'hui la science de l'homme compte, en Allemagne, un journal de plus, le *Journal d'ethnologie (Zeitschrift für Ethnologie)*, publié à Berlin depuis le 1er janvier 1869, par M. Bastian.

l'activité infatigable de son président, grâce à l'intérêt palpitant des questions auxquelles elle ouvrait sa tribune, la Société d'anthropologie de Londres conquit immédiatement une grande place dans la faveur publique, et obtint un tel succès, qu'en peu d'années le nombre de ses membres ordinaires dépassa le chiffre de 800. Non contente de publier comme nous des Bulletins annuels et des Mémoires originaux, elle constitua dans son sein un comité chargé de traduire et d'éditer en langue anglaise les principaux ouvrages anthropologiques publiés sur le continent. En même temps elle provoqua la fondation d'un journal trimestriel, la *Revue anthropologique* (*Anthropological Review*), dont le septième volume est déjà sous presse. Ces publications multiples ont répandu dans toute l'Angleterre le goût des études anthropologiques. Nulle part notre science ne compte un aussi grand nombre d'adeptes, et déjà nous savons que les anthropologistes de Manchester se sont trouvés assez nombreux pour former dans cette ville une seconde Société d'anthropologie, qui est comme une succursale de celle de Londres. C'est qu'aussi, il faut bien le dire, l'ardeur de nos confrères anglais a été vivement stimulée par l'excitation de la lutte. La vieille Société ethnologique n'avait pas vu sans inquiétude grandir à ses côtés une société rivale, qui tirait toute sa force de son empressement à suivre les voies nouvelles, et qui, n'ayant pas cessé pour cela de parcourir les voies anciennes, attirait à elle une grande partie des travaux relatifs à l'ethnologie proprement dite. Affaiblie un instant par cette dérivation puissante, la Société ethnologique redoubla d'efforts et comprit bientôt la nécessité d'agrandir à son tour son programme.

L'année dernière, à la mort de son président, le vénérable sir John Crawfurd, elle lui a donné pour successeur le professeur Thomas Huxley. Rien ne pouvait être plus significatif que le choix de ce savant, qui doit sa légitime renommée à ses travaux de zoologie, d'anatomie comparée et de craniologie, et qui s'est signalé particulièrement à l'attention des anthropologistes par la publication de son célèbre ouvrage d'anthropologie zoologique : *la Place de l'homme dans la nature* (*Evidence as to Man's Place in Nature*, Londres, 1863, in-8°). Désormais la Société anthropologique et la Société ethnologique de Londres ne diffèrent plus que de nom : toutes deux ont le même but, la même méthode, le même programme, et elles ont beaucoup de membres communs; aussi a-t-on pu espérer un instant qu'une entente réciproque amènerait la fusion des deux Sociétés. Aucune d'elles, toutefois, n'a voulu renoncer à son nom; la lutte qui s'était allumée depuis plusieurs années entre les *anthropologistes* et les *ethnologistes* n'a pu s'éteindre tout à coup, et la scission s'est maintenue. Mais l'Angleterre est un assez grand pays, elle possède un assez grand nombre de savants, pour que ces deux Sociétés, vouées aux mêmes recherches, puissent y prospérer ensemble; et si l'aiguillon de la rivalité redouble l'activité de chacune d'elles, la science ne pourra qu'y gagner.

Pendant que la France, l'Allemagne, l'Angleterre concouraient aussi puissamment aux progrès de l'anthropologie, les autres pays de l'Europe ne restaient pas inactifs. Partout, depuis la Suède jusqu'à la Sicile, depuis le Volga jusqu'au Tage, les savants se sont mis à l'œuvre; l'exploration des anciens tombeaux, des cavernes et des terrains quaternaires a mis à jour de nombreux crânes humains, et quelquefois des squelettes entiers, dont la date a pu être déterminée et dont l'étude a jeté les plus vives lumières sur l'ethnogénie de l'Europe en général, sur celle de chaque contrée en particulier. Partout l'importance de ces recherches a fait naître le désir de les centraliser; et votre secrétaire général a reçu plusieurs fois, depuis quatre ans, des demandes de renseignements qui lui étaient adressées par des groupes de savants désireux de fonder dans leurs pays des sociétés semblables à la nôtre. Mais une société permanente, consacrée à une science aussi neuve, ne peut s'établir que là où existe déjà un centre scientifique reconnu, et les difficultés que nous-mêmes, à Paris, nous avons rencontrées à nos débuts, peuvent nous donner une idée de celles qui ont jusqu'ici fait ajourner des tentatives faites dans des conditions bien plus défavorables. Deux fois seulement, à Moscou et à Madrid, ces tentatives ont abouti.

A Moscou, on a dû se contenter d'instituer, en 1866, dans le sein de la *Société des amis de la nature*, sous la direction de M. Démétrius Sontzoff, une section spéciale d'anthropologie; mais cette section fonctionne comme une société distincte, et publie séparément ses travaux. Disposant de sommes considérables, grâce à la générosité de plusieurs donateurs, et particulièrement de M. Daschkow, directeur du musée de Moscou, la *Section d'anthropologie* a pu organiser à Moscou une grande exposition en 1867, fonder un musée important et instituer plusieurs prix, entre autres un prix de 5 000 roubles (17 000 francs) décerné à l'auteur du meilleur mémoire anthropologique sur l'une des nombreuses populations de l'empire russe. Les matériaux de ces mémoires doivent être recueillis conformément aux *Instructions générales* que vous avez publiées et qui ont été traduites en langue russe. La section d'anthropologie a déjà fourni des contributions importantes à la craniologie ancienne ou moderne et à l'ethnologie de la Russie, et tout permet de compter sur son avenir.

A Madrid, c'est une véritable Société d'anthropologie qui a été fondée en 1865, à l'instigation de mon excellent ami le professeur Velasco, et avec le concours actif de notre associé étranger M. Delgado Jugo. Mais ces honorables collègues avaient compté sans l'ulcère qui rongeait alors leur pays. Pourtant tout semblait d'abord aller à merveille ; près de deux cents adhésions étaient déjà recueillies, le travail préparatoire était terminé, le bureau nommé, les formalités remplies. La reine avait gracieusement octroyé son autorisation, et le ministre du progrès — tel était son nom — avait bien voulu honorer de sa présence (le 5 juin 1865) la séance solennelle d'inauguration. Ce fut seulement lorsque la Société voulut se mettre à l'œuvre que les difficultés commencèrent. La première question mise à l'ordre du jour était celle des races aborigènes de la Péninsule, question malsonnante, imprudente, sentant l'hérésie, car le seul nom d'*aborigènes* était gros de controverses, et la sœur Patrocinio n'était pas plus disposée à laisser discuter le monogénisme que le père Claret à tolérer le plus petit doute sur la date biblique de la création du monde. Une certaine presse — dont on pourrait peut-être, en cherchant bien, trouver l'analogue en France — demanda violemment ce que signifiait, dans un pays catholique, la fondation d'une Société d'anthropologie. Un député des Cortès interpella même le ministre du progrès sur sa coupable complaisance pour les libres penseurs. A ces symptômes menaçants, nos confrères de Madrid comprirent qu'ils étaient peut-être libres de penser, mais qu'ils étaient autorisés à se taire, et qu'il ne leur restait pour écrire d'autre liberté que celle dont parle Figaro ; ils se réunissaient de temps en temps en petit nombre dans le musée du professeur Velasco, mais point de séances publiques, et surtout point de chose imprimée. Il n'a fallu rien moins que la révolution de septembre pour les mettre en possession de leur droit. Le 21 février dernier, réunis pour la seconde fois en séance inaugurale, ils ont commencé leurs travaux. Nous attendons avec impatience leurs premières publications. Les fouilles déjà nombreuses pratiquées depuis quelques années en Espagne et en Portugal, soit dans les sépultures de l'âge de la pierre polie, soit dans les terrains quaternaires, fourniront ample matière à leurs discussions, et bientôt sans doute la question des races aborigènes de la péninsule hispanique marchera vers sa solution.

La rapidité avec laquelle les sociétés et les associations anthropologiques viennent de se multiplier en Europe est l'indice le plus sûr de l'importance des études que nous poursuivons. Mais il reste encore beaucoup de savants qui n'ont pu réussir jusqu'ici à organiser dans leurs pays le travail en commun, et qui seraient condamnés à l'isolement si la création des congrès internationaux d'anthropologie et d'archéologie préhistoriques n'était venue leur fournir la tribune qui leur manque. C'est notre collègue M. Gabriel de Mortillet qui a pris l'initiative de cette institution féconde. Dans la session de la Société des sciences naturelles qui eut lieu à la Spezzia, au mois de septembre 1865, sous la présidence du professeur Capellini, M. de Mortillet proposa à la section antéhistorique la fondation d'un *Congrès international palæoethnologique.* Cette proposition fut adoptée ; et l'on décida que la première session du congrès aurait lieu en septembre 1866, à Neuchâtel, sous la présidence du professeur Desor. Le congrès de Neuchâtel décida à son tour que la seconde session aurait lieu à Paris en 1867 ; il en confia la présidence à M. Lartet, et chargea une commission parisienne d'organiser et de réglementer les congrès futurs. Cette commission, où figuraient un grand nombre de membres de notre Société, crut devoir modifier le titre du congrès, et lui donner le nom de *Congrès d'anthropologie et d'archéologie préhistoriques.* Vous n'avez pas oublié, messieurs, cette importante session du mois d'août 1867, qui coïncida si heureusement avec l'exposition universelle, et où la plupart des pays de l'Europe et de l'Amérique eurent leurs représentants. La troisième session a eu lieu au mois d'août dernier, à Norwick, sous la présidence de sir John Lubbock ; la quatrième aura lieu cette année même à Copenhague, sous la présidence de M. Worsaae, et désormais la durée de cette utile institution n'est plus douteuse.

Les sociétés savantes, les journaux spéciaux, les congrès qui ont vu le jour depuis dix ans ont été sans aucun doute les principaux agents des progrès des connaissances anthropologiques ; mais telle est aujourd'hui l'importance de ces études, qu'elles pénètrent partout. De nombreux documents, dont nous nous empressons de profiter, sont recueillis chaque jour par les Sociétés de géographie de Paris, de Berlin, de Genève, par la Société parisienne d'archéologie et d'histoire, par plusieurs sociétés savantes des départements et de l'Algérie, enfin et surtout par une société qui a plus d'un point de contact avec la nôtre, la *Société d'ethnographie*. Organisée il y a dix ans par les soins de son actif secrétaire perpétuel M. Léon de Rosny, elle avait d'abord pris le titre de *Société d'ethnographie orientale et américaine ;* mais elle a peu à peu étendu ses recherches à tous les peuples, et elle s'est enfin constituée, il y a deux ans, sous le nom plus général de *Société d'ethnographie*. L'ethnographie, telle qu'elle la comprend, diffère à plusieurs titres de la branche de nos études que nous désignons sous le nom *d'ethnologie*. L'etnologie est la *science des races*, qui sont caractérisées par leur type physique ; l'ethnographie est la *science des nations*, et ce qui caractérise une nation, c'est moins le type physique, qui peut être fort disparate, que l'ensemble des aptitudes intellectuelles et morales et le lien commun du langage, des croyances et des mœurs. L'ethnographie et l'ethnologie établissent donc souvent dans l'humanité des groupes tout à fait différents, mais souvent aussi la caractéristique de la nationalité et celle de la race coïncident d'une manière remarquable, et alors chacune de ces deux sciences trouve dans l'autre un précieux appui. Il est donc à désirer, messieurs, que des relations de bon voisinage s'établissent entre notre Société et la Société d'ethnographie. Ici, en effet, rien ne peut servir de prétexte à ces rivalités qui divisent au delà de la Manche les ethnologistes et les anthropologistes, voués aux mêmes travaux. Ce que nous étudions principalement au point de vue de l'histoire naturelle de l'homme, la Société d'ethnographie l'étudie principalement au point de vue de la psychologie et de l'histoire. Il peut sans doute en résulter parfois des conclusions contradictoires, mais il n'y a rien là qui puisse nous diviser.

J'ai essayé, messieurs, de vous présenter l'histoire du mouvement rapide qui depuis dix ans s'est produit dans la science anthropologique. Au lieu de quelques pionniers isolés, elle compte maintenant ses travailleurs par phalanges. Aussi que de découvertes n'a-t-elle pas vues s'accomplir ! On peut dire sans aucune exagération qu'elle a fait plus de progrès dans cette seule période qu'elle n'en avait fait depuis son origine. L'antiquité de l'homme démontrée, reculée jusqu'aux temps paléontologiques; l'existence de l'homme quaternaire rendue absolument certaine, celle de l'homme tertiaire devenue extrêmement probable ; la succession des époques dont se compose l'âge de pierre déterminée scientifiquement, et fournissant, pour cette histoire fossile, une chronologie régulière ; l'homme des cavernes découvert, décrit, mesuré, dévoilant à nos yeux son industrie si variée et ses arts si surprenants ; la multiplicité des races autochthones constatée par l'ostéologie; l'ethnogénie de l'Europe débrouillée; l'ethnologie enrichie ; l'anthropologie générale constituée ; la craniologie perfectionnée, régularisée, rendue précise par l'emploi des procédés géométriques ; la méthode des moyennes ajoutée à la méthode de l'observation individuelle; l'anatomie comparée de l'ordre des primates développée et presque complétée : tels sont les résultats les plus généraux qui ont signalé cette période décennale.

Vous n'attendez pas de moi, messieurs, l'exposé analytique de tant de progrès et de tant de découvertes. Nous nous sommes efforcés, M. Dally et moi, dans nos comptes rendus biennaux, de vous en présenter l'histoire détaillée et de rendre à chacun sa part. Ce que j'ai voulu vous retracer ici, ce n'est plus l'œuvre individuelle, c'est l'œuvre collective. J'ai voulu vous montrer le rôle que notre Société a rempli, l'influence qu'elle a exercée sur l'évolution des études anthropologiques. Et maintenant préparons-nous à reprendre le cours de nos travaux et de nos libres discussions ; continuons nos recherches avec persévérance, afin que la nouvelle décade qui commence aujourd'hui soit aussi féconde que la précédente, et pour hâter l'avénement du jour où le fabuliste n'aura plus le droit de dire de l'homme :

Il connaît l'univers et s'ignore lui-même.

L'ANTHROPOLOGIE EN 1868

(*Encyclopédie générale, Almanach de* 1869, p. 49-54. Paris, 1870, grand in-8º.)

L'anthropologie est la science qui a pour objet *l'étude du genre humain;* elle l'emporte évidemment en intérêt et en importance sur toutes les autres branches de l'histoire naturelle; et cependant elle a été si longtemps négligée par les naturalistes, qu'on pourrait presque dire qu'elle est née d'hier. Depuis plusieurs milliers d'années, dès l'origine même des sciences, on a étudié avec persévérance et avec plus ou moins de succès l'anatomie et la physiologie de l'homme considéré comme individu. Mais le genre humain lui-même, c'est-à-dire le groupe naturel constitué à la tête de la faune de notre planète par l'ensemble des êtres qui composent l'humanité, est resté placé, jusqu'au dernier siècle, en dehors de toutes les investigations, de toutes les classifications. Le premier auteur qui ait osé faire rentrer cette étude dans le domaine de l'histoire naturelle est le grand Linnæus; avant lui, quelques théologiens, quelques lettrés, et même quelques savants, avaient essayé de rassembler les notions incomplètes que l'on possédait alors sur les principales variétés du genre humain, mais le but de ces recherches n'était nullement scientifique; il s'agissait simplement de chercher la confirmation des récits de la Genèse, de prouver que tous les hommes descendaient d'un seul couple, et ceux mêmes qui, par exception, concluaient contre l'opinion unitaire, étaient mus plutôt par le désir de trouver des arguments contre la tradition adamique que par le besoin d'agrandir le cercle des connaissances humaines.

Pendant que Linnæus, dans les nombreuses éditions de son *Systema naturæ*, assignait une place au genre humain dans l'ordre des *Anthropomorphes*, et cherchait à établir dans ce genre des subdivisions méthodiques, Buffon publiait pour la

première fois une description générale et étendue des diverses
variétés que l'on nomme aujourd'hui *les races humaines*. Blumenbach, à son tour, s'efforça de classer ces races en ajoutant à
l'étude des traits extérieurs celle des caractères craniologiques.
Il fut ainsi le fondateur de la craniologie. Depuis lors, on trouva
dans la plupart des traités d'histoire naturelle un chapitre plus
ou moins abrégé sur le genre humain et ses principales variétés;
plusieurs ouvrages spéciaux, parmi lesquels on peut citer ceux
de Virey, de Lawrence, de Prichard, furent même consacrés à
cette étude; mais l'anthropologie ne constituait pas encore une
science distincte; les notions craniologiques que l'on invoquait
ne reposaient que sur des observations très-restreintes, car on
ne possédait pas encore les matériaux qui ont été depuis rassem-
blés dans les musées; et dès lors, ne pouvant asseoir sur une
base anatomique solide la classification des races humaines, on
fut obligé d'emprunter à la linguistique des données parfaitement réelles et infiniment précieuses, qui permirent de suivre,
à travers les âges, la filiation d'un grand nombre de peuples,
mais qui eurent l'inconvénient de faire négliger presque entièrement l'anatomie comparée des races. A la linguistique, qui
tenait le premier rang, venait se joindre en sous-ordre l'histoire
des industries, des arts, des religions, des sociétés; et l'on put
ainsi constituer une étude qui forme aujourd'hui une branche
de l'anthropologie, et qui fut désignée sous le nom d'*ethnologie*
ou science des peuples.

La Société *ethnologique*, fondée en 1839 à Paris par William Edwards, s'efforça plus d'une fois de compléter son programme en y ajoutant quelques recherches anatomiques; mais
la mort de son fondateur ne tarda pas à la réduire à l'impuis-
sance; et ce fut la Suède, la patrie de Linnæus, qui donna le
signal de la renaissance de l'anatomie des races humaines. Le
célèbre Retzius, dont les premiers travaux datent de 1842, s'efforça d'établir une classification basée sur la forme du crâne et
de la face. C'est à lui que l'on doit la distinction des crânes allongés ou *dolichocéphales* et des crânes arrondis ou *brachycéphales;*
on lui doit aussi une théorie ethnogénique qui a fait son temps
aujourd'hui, mais qui a eu du moins le mérite de provoquer
d'innombrables et fécondes recherches, et d'introduire définiti-

vement dans la science cette notion qu'une population autochthone occupait déjà le sol de l'Europe avant l'ère des invasions indo-européennes. Vers la même époque, l'illustre ethnologiste américain Samuel-Georges Morton, l'auteur de *Crania egyptiaca* et de *Crania americana*, donnait une vive impulsion à la craniologie, devenue pour lui la base de la doctrine polygéniste. Les travaux de ses élèves, Nott et Gliddon, publiés dans deux recueils importants, *Types of Mankind* (1854) et *Indigenous Races of the Earth* (1857), eurent un grand retentissement en Europe. Il y avait donc dès lors dans la science, à côté de l'ethnologie proprement dite, de nombreux et précieux documents qui se rattachaient à l'anatomie et à la physiologie comparées des races humaines. Mais il restait à réunir en un faisceau ces deux ordres de connaissances, à les combiner, à les soumettre à un contrôle mutuel. Puis il restait encore à tirer, du rapprochement des diverses races, une synthèse applicable au genre humain tout entier, et il restait enfin, après avoir étudié l'homme comme partie constituante d'un peuple, à étudier le peuple comme partie constituante d'une race, la race comme partie constituante de l'humanité ; il restait, disons-nous, à considérer le genre humain dans ses rapports avec les autres groupes de la faune, à chercher dans le passé les traces de sa première apparition, celles des évolutions qu'il a pu subir d'âge en âge, à le remettre en présence des êtres paléontologiques qui lui disputèrent si longtemps l'empire de la terre. — Pour cela, il fallait invoquer le concours des sciences les plus diverses : l'anatomie, la physiologie, la climatologie, l'hygiène, la statistique, la pathologie même, d'une part ; d'une autre part, la zoologie, la zootechnie, la géographie, la géologie, la paléontologie ; d'une autre part enfin, l'histoire, l'archéologie préhistorique et la linguistique. A ce prix seulement, on pouvait fonder une science digne du nom d'*anthropologie*, c'est-à-dire embrassant tous les faits qui constituent la biologie du genre humain.

Mais personne ne pouvait se flatter de posséder, à un degré suffisant, des connaissances aussi nombreuses et aussi variées ; cette œuvre ne pouvait être accomplie que par la réunion des efforts d'un grand nombre de savants. C'est pour cela que la *Société d'anthropologie de Paris* a été fondée en 1859 ; les autres pays n'ont pas tardé à suivre cet exemple : le *Congrès anthropologique d'Allemagne* s'organisa en 1861, la *Société d'anthropologie de Londres* en 1863, celle *de Madrid* en 1864, la *Section d'anthropologie de Moscou* en 1865, la *Société d'anthropologie de Manchester* en 1866. Aux publications de ces diverses sociétés, sont venus se joindre divers journaux consacrés à la même science : *the Anthropological Review, the Popular Magazine of Anthropology*, les *Archiv für Anthropologie;* et grâce à ce mouvement remarquable, l'anthropologie a fait des progrès tellement rapides qu'elle occupe aujourd'hui un rang distingué au milieu des sciences plus anciennes qui s'enorgueillissent d'être classiques. L'anthropologie ne l'est pas encore, mais il faut qu'elle le devienne; car aucune connaissance n'est plus importante pour l'homme que celle de l'homme lui-même. On ne devra donc pas s'étonner de voir l'anthropologie tenir une grande place dans l'*Encyclopédie générale*.

L'un des résultats les plus considérables des études anthropologiques a été la démonstration irrécusable, définitive, de l'antiquité de l'homme. Les six mille ans d'existence que l'on accordait à l'humanité ne sont plus qu'une courte et imperceptible période, auprès des siècles innombrables qui se sont écoulés depuis que l'homme a laissé dans le diluvium, dans le sol des cavernes de l'époque quaternaire, les produits de son industrie ou les débris de son squelette. Il a vécu en France avec le mammouth, l'ours des cavernes, le rhinocéros aux narines cloisonnées, le grand *felis spelæa*, et un grand nombre d'autres animaux dont les espèces sont perdues. Il est même probable qu'il existait avant l'époque quaternaire.

Déjà, en 1863, M. Desnoyers, examinant des débris d'*elephas meridionalis*, de *rhinoceros leptorhinus*, d'*hippopotamus major*, etc., extraits des terrains tertiaires supérieurs ou pliocènes de Saint-Prest (Eure), avait reconnu sur ces ossements des entailles dont la direction et les caractères indiquaient qu'elles avaient été faites par la main de l'homme. D'après cet indice, M. l'abbé Bourgeois est allé l'année dernière faire de nouvelles recherches dans les dépôts tertiaires de Saint-Prest, et il a trouvé des silex taillés dans le lieu même où M. Desnoyers avait recueilli les ossements qui portaient l'empreinte du couteau de pierre. Encouragé par ce premier succès, il est allé explorer à Thenay, près Pont-levoy (Loir-et-Cher), des dépôts tertiaires plus anciens que ceux de Saint-Prest, et là, à une profondeur de six mètres au-dessous de la terre labourable, il a encore trouvé un grand nombre de silex taillés, dans trois couches de marne, d'argile et de marne argileuse que recouvraient des dépôts caractérisés par la présence du *pliopithecus antiquus*, du *dinotherium*, de deux espèces de mastodontes et de deux espèces de rhinocéros. Toutes ces espèces éteintes appartenaient au terrain tertiaire moyen ou miocène. Enfin, M. l'abbé Delaunay a trouvé, dans les faluns de Pouancé (Maine-et-Loire), des côtes et un humérus d'halithérium taillés à coups de hache. Quand les découvertes de cet ordre seront de-venues assez nombreuses pour être probantes, l'apparition de l'homme se trouvera reculée jusqu'à une époque bien plus an-cienne par rapport à l'époque quaternaire que celle-ci ne l'est par rapport au temps actuel.

Le fait communiqué par M. Issel, en août 1867, au *Congrès international d'anthropologie et d'archéologie préhistoriques* semble décisif au premier abord, puisque cette fois ce sont des ossements humains qui ont été trouvés enchâssés dans une marne pliocène ; malheureusement aucun naturaliste n'était présent le jour où ces ossements ont été extraits par les ouvriers. On a bien pu constater que la couche de terre qui leur adhère encore par places est constituée par une marne pliocène très-caractéristique, mais on ne peut affirmer que le terrain fût vierge de remaniement.

On ne possède donc pas encore de preuves décisives de l'exis-tence de l'homme à l'époque tertiaire ; mais on peut dire que les recherches communiquées au Congrès de 1867 ont rendu ce fait très-probable, et tout permet de croire qu'il ne s'écoulera pas beaucoup de temps avant qu'il soit démontré.

Quant à l'homme quaternaire, contemporain du mammouth, de l'ours des cavernes, du *rhinoceros tichorhinus* et de toute la faune du diluvium, il nous est plus connu maintenant que ne le sont beaucoup de peuples mentionnés dans l'histoire. On a re-trouvé les débris de son corps, les restes de ses festins, ses armes, ses instruments, les produits nombreux de son industrie, et il serait aussi insensé aujourd'hui de nier son existence que de nier celle des Assyriens ou des Babyloniens.

Au dernier siècle, lorsque la géologie essayait à peine ses premiers pas, on croyait que tous les débris fossiles étaient les restes des animaux détruits par le déluge de la tradition biblique. Mais les sceptiques faisaient remarquer que, puisque les hommes, d'après la même tradition, avaient déjà peuplé la terre avant ce cataclysme, on aurait dû trouver leurs os, dans les couches dites *antédiluviennes*, en compagnie de ceux des animaux fossiles leurs contemporains. Cet argument ne laissait pas que d'embarrasser quelque peu les orthodoxes ; aussi accueillirent-ils avec empressement l'annonce de la découverte faite par Scheuchzer, en 1726, de cet homme fossile, de ce témoin du déluge, dont on avait besoin pour appuyer le récit de la Genèse. On sait aujourd'hui que l'homme fossile de Scheuchzer, le fameux *homo diluvii testis*, n'était qu'une grande salamandre, et la facilité avec laquelle, pendant trois quarts de siècle, on a admis que c'était un homme, ne peut s'expliquer que par la fascination qu'exercent les préoccupations théologiques.

Mais les progrès de la géologie et de la paléontologie ont donné depuis lors une tout autre signification, une tout autre portée à la question de l'homme fossile. A l'ancienne hypothèse des cataclysmes violents et presque instantanés, entraînant la destruction de tous les êtres vivants et suivis de créations nouvelles, a succédé la doctrine de la modification graduelle, insensible, des continents, des climats, de la flore et de la faune. Ce n'est plus par milliers, mais par millions d'années qu'on évalue l'âge de notre planète, et le temps qu'il a fallu pour que le climat de l'Europe occidentale se transformât au point de devenir incompatible avec l'existence des grands animaux de l'époque quaternaire est tellement considérable, tellement inconciliable avec la chronologie hébraïque, que ceux-là mêmes qui, il y a cent ans, croyaient avoir besoin de l'homme fossile, sont devenus, depuis le commencement de ce siècle, les adversaires obstinés, les négateurs systématiques de toutes les découvertes qui font remonter l'existence de l'homme jusqu'aux temps qu'ils appellent *antédiluviens*. L'antiquité profonde des terrains quaternaires n'étant plus contestable, il fallait du moins que l'homme fût moderne, qu'il n'eût été que le successeur tardif des espèces éteintes, et qu'il fût arrivé le dernier sur la terre, préparée enfin pour le recevoir. Cette opinion, née en dehors de la science, s'était imposée à la science elle-même, et on se souvient de l'indifférence dédaigneuse, du mépris railleur avec lesquels on accueillit alors pendant plus de trente ans les faits qui établissaient la contemporanéité de l'homme et des animaux éteints ou émigrés. C'était en vain que, dans les cavernes à ossements, on trouvait les débris de l'homme associés à ceux du mammouth, du rhinocéros, du grand ours et du grand félis. On répondait que cette association était accidentelle, que le sol des cavernes avait pu être remanié par les courants d'eau, que l'homme avait pu en faire un lieu de sépulture, etc. C'était en vain que dans le diluvium du bassin de la Somme M. Boucher de Perthes, que la science vient de perdre tout récemment, découvrait par milliers, à côté des os des grands animaux quaternaires, des haches et des couteaux de silex taillés par la main de l'homme. On répondait que ces instruments n'avaient été taillés que par les chocs fortuits des silex entraînés dans les eaux diluviennes; ou bien que, déposés d'abord dans des terrains modernes, ils avaient été introduits ultérieurement et confondus dans les couches plus profondes à la suite d'effondrements, d'éboulements, de glissements ou de tout autre accident local. Le jour vint pourtant où toutes ces hypothèses, toutes ces objections subtiles durent céder devant un surcroît d'évidence. Les faits devinrent tellement multiples, tellement écrasants, que les contestations s'éteignirent, du moins dans le domaine de la science; mais il fallait des preuves plus simples, plus saisissantes, pour convaincre les esprits étrangers aux études scientifiques. Ces preuves se sont dégagées, avec une force irrésistible, des recherches faites depuis trois ans, dans les cavernes du Périgord, par M. Lartet père et par son regretté collaborateur Christy.

Dans ces cavernes, surtout dans celle des Eyzies, près de la Vézère, des fouilles pratiquées avec persévérance ont mis à jour une quantité prodigieuse d'ossements de rennes mêlés à des débris de mammouths et à d'innombrables objets façonnés par la main de l'homme, tels que couteaux, haches, grattoirs, marteaux, flèches ou lances en silex taillé, poinçons, aiguilles, manches de poignards ou de haches en os, en ivoire ou en bois de renne, et jusqu'à des colliers en coquillages. On avait déjà trouvé tout cela dans d'autres cavernes ; mais ce qu'on n'avait pas encore vu ailleurs, ce sont des sculptures pratiquées sur les manches des haches et des poignards, et représentant avec une exactitude étonnante les figures des animaux de l'époque quaternaire.

Plusieurs de ces pièces remarquables, encore fixées dans leur gangue ossifère, sont déposées depuis un an dans le musée de Saint-Germain, d'autres se trouvent à Paris dans la collection particulière de M. Lartet, et à Londres, dans le musée Christy, qui fait aujourd'hui partie du British Museum. La plupart ont été exposées, l'année dernière, au Champ de Mars, dans la section de l'*Histoire du travail*. On y voit des figures de renne gravées sur l'ivoire ou sur le bois de renne, et des figures sur ivoire représentant un éléphant à crinière, qui ne peut être que le mammouth. On sait, en effet, que les mammouths dont on a trouvé les corps entièrement conservés, avec leurs chairs et leurs poils, dans les glaces de la Sibérie, se distinguent de toutes les autres espèces d'éléphants, éteintes ou vivantes, par l'existence d'une crinière ; mais la connaissance de ce fait est due à la science moderne, et il est hors de contestation que les hommes qui, dans les cavernes du Périgord, sculptaient sur les défenses du mammouth la figure du mammouth, étaient les contemporains de cet animal gigantesque.

On peut dire, par conséquent, que l'existence de l'homme à l'époque quaternaire est définitivement acquise à la science. Celui qui chercherait à la nier encore pourrait être à bon droit taxé d'aveuglement. Mais il s'agissait de connaître les caractères physiques de cet homme préhistorique, qui vivait dans les cavernes et qui disputait la possession du sol aux ours, aux rhinocéros, aux éléphants. Les découvertes faites depuis deux ans par M. Edouard Dupont dans les cavernes de la Belgique, puis en France par M. Faudel dans le lœss de la vallée d'Eguisheim (Haut-Rhin), par M. Brun dans la caverne de Bruniquel (Tarn-et-Garonne), par M. Garrigou dans les cavernes des Pyrénées, par M. Bertrand dans le diluvium de Montmartre, et tout récemment enfin par M. Lartet fils dans une caverne voisine des Eyzies (Dordogne), ont préparé la solution du problème. Il est aujourd'hui certain que, dès cette époque, séparée de nous par des milliers de siècles, plusieurs races, diverses par la taille, par

la forme et le volume du crâne et de la face, occupaient déjà le
sol de l'Europe occidentale, qu'elles étaient même beaucoup plus
différentes les unes des autres que ne le sont aujourd'hui celles
qui habitent la même région. Dans les cavernes de la Belgique
vivait une population brachycéphale, au crâne petit, au front
fuyant, à la face prognathe, avec des muscles peu volumineux et
une taille qui ne dépassait pas celle des Lapons actuels. Les
ossements des Eyzies, au contraire, prouvent que les troglodytes du Périgord avaient une taille supérieure à celle de nos ca-
rabiniers, une puissance musculaire prodigieuse, un crâne très-
volumineux, très-dolichocéphale, une belle courbe frontale, un
angle facial bien ouvert, une face très-large et des orbites aussi
remarquables par leur peu de hauteur que par leur grand développement transversal. Ces différences profondes des deux seules races
quaternaires que nous connaissions bien jusqu'ici ont une signification importante et sont difficiles à concilier avec la doctrine
monogéniste. S'il était vrai que toutes les races humaines fussent
des branches sorties d'un même tronc, on devrait, en remontant
le cours des âges, les voir converger et se ressembler d'autant
plus qu'on les considérerait plus près de la souche commune.
Au lieu de cela, nous trouvons déjà dans les temps quaternaires
une divergence de caractères physiques aussi tranchée, si même
elle ne l'est davantage, que celle qui s'observe aujourd'hui dans
l'humanité.

Mais le plus grand intérêt de l'étude de ces antiques débris
ressort de la comparaison de quelques-uns de leurs caractères
avec ceux des singes anthropomorphes. Le célèbre crâne de
Néanderthal, qui donna lieu, il y a quelques années, à de si
longues discussions, présentait une saillie sourcilière énorme
qui le rendait comparable à celui d'un grand singe. Des doutes
s'étaient élevés sur l'antiquité de ce crâne, que quelques-uns
s'efforçaient de considérer comme celtique ; on avait dit en outre
que la conformation particulière de la région sourcilière n'était
nullement un caractère de race, qu'elle était purement accidentelle ou même pathologique. Le crâne d'Eguisheim, dont le gisement est nettement quaternaire et dont la forme est semblable
à celle du crâne de Néanderthal, vient à la fois de confirmer
l'authenticité de ce dernier et d'ôter toute vraisemblance à l'hy-

pothèse d'une déformation pathologique. D'un autre côté, la mâchoire humaine trouvée par M. Dupont dans la caverne de la Naulette (Belgique) présente, dans son ensemble comme dans ses détails, un type tellement différent du nôtre et tellement semblable à celui des singes, que des doutes ont pu s'élever sur l'espèce d'animal d'où elle provenait, et que plusieurs naturalistes ont cru qu'il s'agissait d'une mâchoire simienne. Enfin, les ossements des Eyzies, qui, par quelques-uns de leurs caractères, prennent place à côté des types les plus élevés de l'humanité actuelle, par d'autres caractères, au contraire, descendent au-dessous des types les plus inférieurs, en se rapprochant de celui des singes. Ainsi, l'aplatissement transversal des tibias et la forme arquée de l'extrémité supérieure des cubitus reproduisent exactement la disposition qu'on observe chez le gorille.

Ces faits répondent aux vœux des partisans de l'hypothèse transformiste ou darwinienne ; ils ne prouvent pourtant qu'une seule chose, une chose, il est vrai, sans laquelle cette hypothèse ne saurait vivre, savoir : que la disposition sériaire et le développement graduel des formes organiques, depuis longtemps constatés dans le reste de l'échelle animale, s'observent aussi dans les échelons supérieurs ; qu'en d'autres termes la chaîne des êtres, partout ailleurs plus ou moins continue, n'est pas brusquement interrompue à ce niveau. Les faits paléontologiques que l'on a recueillis depuis deux ans ont déjà diminué le vaste intervalle qui paraissait exister entre les caractères de l'homme et ceux des singes. Il est à croire que cet intervalle se rétrécira davantage encore lorsqu'on connaîtra d'autres races humaines de l'époque quaternaire, et surtout lorsqu'on découvrira, comme il est permis de le supposer dès aujourd'hui avec d'assez grandes probabilités, les débris de l'homme des temps tertiaires. Mais la continuité de la série n'implique nullement l'idée de la transformation des espèces ; le transformisme est une hypothèse hardie à l'aide de laquelle on tente d'expliquer le phénomène de la disposition sériaire des caractères morphologiques ; cette hypothèse exerce sur les esprits une attraction d'autant plus forte qu'on ne lui en a opposé aucune autre ; mais, à l'envisager froidement, on reconnaît qu'elle ne repose encore sur aucune preuve directe.

Nous n'avons pas la prétention d'avoir, dans ce rapide aperçu, tracé le tableau des progrès que l'anthropologie a faits dans ces dernières années. Les sujets qu'elle a élucidés sont tellement nombreux, que nous ne pourrions les signaler sans dépasser de beaucoup les limites de l'espace que doit occuper cette notice. Il nous a donc paru préférable, pour pouvoir donner quelque clarté à notre exposition, de nous borner à l'histoire d'une question spéciale, et nous avons choisi celle qui nous a paru présenter à la fois le plus de certitude et le plus d'importance.

L'ANTHROPOLOGIE EN 1869

(*Encyclopédie générale, Almanach* de 1870, p. 55-40. Paris, 1870, grand in-8°.)

La question qui, dans les années précédentes, primait toutes les autres, celle de l'antiquité de l'homme, n'a donné lieu cette année à aucune contestation. L'époque où la race humaine a pour la première fois paru sur la terre n'est pas encore déterminée ; on peut discuter encore le degré de certitude des faits qui tendent, avec une probabilité toujours croissante, à reculer cette époque jusqu'à la période tertiaire ; mais il ne s'élève plus aucune voix dans la science pour nier l'existence de l'homme pendant toute la durée de la période quaternaire, de cette période lointaine où le mammouth et le rhinocéros pullulaient dans les forêts de l'Europe. Les théologiens eux-mêmes se taisent ; c'est un grand signe. Ils se recueillent sans doute pour préparer la conciliation de ce fait avec leur chronologie, et il n'est pas nécessaire d'être prophète pour prédire que cette tâche difficile ne sera pas au-dessus de leur force, et qu'après s'être arrangés tant bien que mal avec l'astronomie, ils voudront bien faire leur paix avec la paléontologie. Toutefois les petits remaniements anodins dont on avait pu se contenter lorsqu'il ne s'agissait que de gagner quelques siècles pour rendre le déluge universel antérieur à la construction de la grande pyramide d'Egypte, ne peuvent plus suffire aujourd'hui. Il faudra prendre des mesures radicales, car ce n'est pas par années ni par siècles, mais par centaines, par milliers de siècles, que se supputent les périodes géologiques, de sorte qu'on pourrait bien éprouver le besoin de revenir à l'opinion, si longtemps déclarée pernicieuse et hérétique, que Lapeyrère avait osé émettre en plein dix-septième siècle, et pour laquelle ce pauvre diable, d'ailleurs fort bon chrétien, fut véhémentement persécuté.

On sait que Lapeyrère avait entrepris de concilier la Bible, qui fait descendre tous les hommes d'un seul couple, avec l'observation anthropologique, qui se refuse à faire descendre les nègres d'un couple blanc. Dans cette excellente intention, il avait supposé qu'il y aurait eu au moins deux créations d'hommes, que le récit de la Genèse ne concernait que les hommes de la dernière création, c'est-à-dire les *adamites*, et qu'avant eux des hommes d'une autre souche, les *préadamites*, peuplaient déjà notre globe. Les contemporains de Lapeyrère n'avaient pas été frappés de la valeur de ses ingénieux et nombreux arguments, tous tirés de la Bible elle-même; mais aujourd'hui, en présence des faits archéologiques, linguistiques et paléontologiques qui établissent invinciblement la haute antiquité de l'homme, l'hypothèse des préadamites ne semble plus tant à dédaigner. Déjà le pieux et savant auteur d'un livre intitulé *Genesis of Man and Earth* (Genèse de l'homme et de la terre), livre édité et approuvé par M. Stuart Poole, du British Museum, a pu, il y a peu de temps, la reproduire et la développer sans scandaliser les théologiens anglais, ordinairement si chatouilleux. Encore un peu de patience, et elle pourra faire son chemin. Quant à nous, nous lui souhaitons bonne chance, et nous ne désespérons pas de voir venir bientôt le jour où nous pourrons, sans chagriner les bonnes âmes, parler de l'homme quaternaire — et même de l'homme tertiaire dont l'existence devient chaque jour plus probable.

Nous avons signalé l'année dernière, dans l'*Almanach de l'Encyclopédie*, les faits observés par MM. Desnoyers, Bourgeois, Delaunay et Issel, et qui tendent à établir la coexistence de l'homme et de plusieurs animaux de la période tertiaire, tels que l'*elephas meridionalis*, le *dinotherium*, l'*halitherium*, et de deux espèces de mastodontes. Nous pouvons y joindre aujourd'hui un fait découvert par M. Withney, directeur du *Geological Survey* de Californie, et communiqué par le professeur Ed. Lartet à la Société d'anthropologie de Paris dans la séance du 18 mars 1869. En creusant un puits dans le lieu appelé *camp des Anges*, sur le versant occidental de la sierra Nevada, on a trouvé, à 153 pieds de profondeur, dans un lit de cendres volcaniques, les débris d'un crâne humain. M. Withney a constaté que ce gisement était recouvert de cinq couches de laves alternant avec cinq couches de gravier, c'est-à-dire que, depuis l'époque où le crâne a été enseveli sous les cendres, ce lieu a été cinq fois envahi par les eaux et cinq fois recouvert de matériaux volcaniques. D'un autre côté, l'étude de ces matériaux permet de reconnaître que leur éruption remonte à l'époque tertiaire pliocène, et M. Withney a pu conclure en disant : « Nous avons des preuves non équivoques de l'existence de l'homme sur la côte du Pacifique antérieurement à l'époque glaciaire et à la période du mastodonte et de l'éléphant, dans un temps où la vie animale et végétale était entièrement différente de ce qu'elle est présentement, et depuis lequel il s'est produit sur les roches dures et cristallisées une érosion verticale de 2 000 à 3 000 pieds anglais. »

Quelque confiance que méritent les déterminations faites par un géologue aussi distingué que M. Withney, ce fait ne peut être considéré comme décisif, parce qu'il n'a pas été contrôlé par d'autres savants, et qu'en pareil cas la science exige quelque chose de plus que le témoignage d'un seul homme. Nous devons ajouter en outre que les bouleversements qui accompagnent les grandes éruptions volcaniques peuvent rendre fort difficile l'évaluation de l'âge des dépôts de lave. Il n'en est pas moins vrai que le fait de M. Withney augmente beaucoup les probabilités très-grandes de l'existence de l'homme tertiaire. L'ancienneté du genre humain se trouverait ainsi reculée bien au delà de l'époque du mammouth, et au moins jusqu'à l'époque du mastodonte. Quant au degré d'antiquité de cette dernière époque, on en trouvera les preuves dans la nouvelle édition de l'ouvrage de sir Charles Lyell (*the Antiquity of Man*), dont la traduction, annotée par M. le docteur Hamy, paraîtra incessamment à la librairie J.-B. Baillière. L'étude des alluvions que le Mississipi dépose chaque année sur ses rives et à son embouchure, celle des forêts stratifiées dont elles ont successivement enseveli les débris, ont permis de calculer le temps minimum qu'a dû exiger la formation du delta actuel de la Louisiane. Cette base une fois établie, on a pu déterminer le minimum d'ancienneté des couches tertiaires, subjacentes ou adjacentes, qui recèlent les restes du mastodonte. C'est ainsi qu'on a évalué à plus de cent mille ans la durée du temps qui s'est écoulé depuis l'époque où cet animal s'est éteint en Amérique ; et si le crâne humain du *camp des Anges* est réellement, comme l'admet M. Withney, antérieur

à l'époque du mastodonte, l'origine de l'homme se trouve reportée bien au delà de cette période de cent mille ans, qui effraye
déjà notre faible imagination.

Une antiquité aussi prodigieuse ouvre un champ presque illi-
mité aux partisans de l'hypothèse darwinienne. Pour eux, en
effet, le temps est le grand créateur des espèces ; c'est lui qui,
au gré des conditions changeantes de la vie, amène graduellement l'évolution des types ; c'est lui qui, par la superposition
indéfinie des générations, multiplie et aggrave sans cesse les divergences produites par l'action combinée des variations individuelles, de l'hérédité et de la sélection naturelle ; c'est lui qui consolide
et perfectionne, en les appropriant à leur milieu, quelques-unes de
ces variétés spontanées, pendant que les autres, moins heureusement douées, succombent dans la lutte pour l'existence, et disparaissent, laissant dans la série organique des espaces vides, des
solutions de continuité assez larges quelquefois pour rendre les
filiations méconnaissables ; c'est lui enfin qui transforme ainsi les
variétés en espèces, puis les espèces en genres, les genres en familles et plus tard en ordres, en classes et même en embranchements et en règnes. Ce n'est pas ici le lieu de discuter la théorie
darwinienne dans son ensemble, ni de lui opposer celle des auteurs
qui considèrent l'espèce comme une institution primitive et in-
violable de la nature, comme un moule inflexible créé une fois
pour toutes, et qui se brise plutôt que de se déformer. Cette
théorie classique de l'invariabilité des espèces perd chaque jour
du terrain, et c'est à peine si l'on compte çà et là quelques savants
qui l'acceptent encore dans toute sa rigueur. Lorsqu'on compare
les espèces actuelles avec celles qui les ont précédées et dont on
retrouve les débris dans les couches géologiques, il est difficile de
ne pas constater que quelques-unes au moins ont subi, dans la
succession des âges, des modifications d'une valeur égale ou
même supérieure à celle des caractères que nous considérons
aujourd'hui comme spécifiques ; qu'en d'autres termes, certaines
espèces diffèrent plus de leurs souches paléontologiques que de
certaines espèces contemporaines. On doit reconnaître, d'un autre côté, que les influences signalées par Darwin ne sont nullement imaginaires, qu'elles sont capables d'amener à la longue
des changements organiques et morphologiques plus ou moins

graves, et qu'elles ont probablement joué un rôle important dans
le double phénomène de l'extinction des espèces paléontologiques
et de l'évolution des espèces qui se sont perpétuées jusqu'à nos
jours en se modifiant.

Mais il y a loin encore de là à la vaste synthèse darwinienne ;
car, si l'observation des faits suffit pour rendre probable la filiation de certaines espèces d'un même genre, ou celle de certains
genres d'une même famille, il est nécessaire de faire intervenir
l'imagination et de s'élancer avec elle hors du domaine des connaissances positives *actuelles* pour ériger le transformisme en
doctrine générale et pour faire dériver d'une seule forme élémentaire toutes les formes infiniment variées du monde organisé. La
science ici en est encore à la période de tâtonnements. On avait
pu croire d'abord que tout le problème se réduisait à une seule
question, celle de la fixité ou de la variabilité des types, et les
darwiniens comptaient volontiers parmi leurs adeptes tous ceux
qui n'acceptaient pas la doctrine classique de l'espèce. Mais,
entre cette doctrine classique et le transformisme unitaire, il y a
place pour des opinions intermédiaires. Ainsi le célèbre zoolo-
giste et paléontologiste Richard Owen, dans le troisième et dernier volume de son *Anatomie comparée des vertébrés*, qui a paru
à Londres au commencement de l'année, reconnaît que certains
groupes naturels d'espèces actuelles se rattachent, par voie
d'évolution, à une souche commune paléontologique ; mais il ne
va pas au delà de ce fait d'observation, et ne trouve aucune
preuve de la parenté qui aurait pu exister à l'origine entre les
diverses classes des vertébrés, ni entre les divers ordres de chaque
classe, ni même entre les diverses familles de chaque ordre. C'est
là ce que l'on pourrait appeler le premier degré du transformisme. Les darwiniens proprement dits vont beaucoup plus loin :
ils admettent, avec leur illustre maître, que les lois de la sélection naturelle ont pu faire dériver d'une seule forme primordiale
tous les êtres analogues entre eux par le type général de leur
structure, tels que sont, par exemple, tous les vertébrés, depuis
les poissons jusqu'aux mammifères ; mais ils ne pensent pas que
l'évolution organique ait pu produire des différences aussi grandes
que celles qui existent entre les vertébrés et les mollusques, entre
les mollusques et les rayonnés, etc., et dès lors ils assignent une

origine distincte à chacun des grands groupes primaires qui sont connus en zoologie sous le nom d'*embranchements*. C'est la doctrine que Mme Clémence Royer, le savant traducteur de Darwin, vient d'exposer de nouveau, avec beaucoup de talent, dans son livre sur l'*Origine de l'homme et des sociétés* (Paris, 1869, in-8°. Voir le chapitre III intitulé : *Multiplicité des souches organiques primitives*). — Cette doctrine, déjà si hardie, n'est pourtant point le dernier degré du transformisme. Au delà d'elle, il y a le transformisme unitaire, professé en Allemagne par MM. Gustave Jæger, Hæckel et Büchner. Une seule et unique forme organique, désignée par M. Jæger sous le nom de *protistes*, par M. Hæckel sous le nom de *monères*, aurait été la souche commune de toutes les espèces animales et végétales. On trouvera dans les *Conférences* de M. Büchner *sur la théorie darwinienne*, traduites par M. Auguste Jacquot (Paris, 1869, 1 vol. in-8°), un exposé complet de ces conjectures audacieuses sur l'origine du monde organisé.

Il n'était peut-être pas inutile de faire connaître les diverses conceptions qui se rattachent à l'hypothèse de la transformation des espèces, pour expliquer la nature et la marche des discussions qu'a soulevées dans le sein de la Société d'anthropologie l'application de cette hypothèse au cas particulier de l'origine de l'homme. Pour les darwiniens, comme pour les transformistes unitaires, ces discussions seraient superflues ; dès le moment que l'homme est un être organisé, un animal vertébré, il leur importe peu de savoir quel est le degré de ressemblance ou de dissemblance qui peut exister entre sa structure et celle des singes ; il rentre dans la loi générale des évolutions organiques au même titre que les autres êtres, car il est bien évident qu'il diffère moins du singe que le singe ne diffère des oiseaux, des reptiles et des poissons. Mais, si l'on se place au point de vue du transformisme restreint dans les limites des faits observés, au point de vue de ce que nous avons appelé le premier degré du transformisme, si l'on ne groupe autour d'une souche commune que des espèces très-semblables entre elles et reliées les unes aux autres, soit dans la faune actuelle, soit dans les faunes paléontologiques, par une série non interrompue de formes intermédiaires, alors, avant de discuter sur les origines de l'homme, avant de se deman-

der s'il est affilié ou non aux autres animaux, il devient nécessaire de chercher quelle est, suivant l'expression de M. Huxley,
sa place dans la nature, et de déterminer la distance anatomique
et morphologique qui le sépare des autres mammifères. C'est sur
ce point de zoologie et d'anatomie comparée qu'ont roulé cette
année les principales discussions de la Société d'anthropologie.

Au dernier siècle, l'immortel Linnæus, écartant toute idée
dogmatique et appliquant à l'homme les règles ordinaires de la
classification, avait institué en tête de la classe des mammifères
l'ordre des *primates*, où le genre *homo* précédait immédiatement le genre *simia*. C'était parfaitement conforme à la réalité
anatomique ; mais les successeurs du grand naturaliste suédois
trouvèrent le voisinage du singe trop humiliant pour le « roi de
la création », et, de la sorte, Blumenbach et Cuvier furent conduits à briser le groupe établi par Linnæus et à faire de l'ancien
ordre des primates deux ordres distincts, celui des *bimanes*, comprenant l'homme tout seul, et celui des *quadrumanes*, comprenant les singes et les makis. Malgré les objections de Bory de
Saint-Vincent, de Lesson, de Charles Bonaparte, cette classification, qui mettait les savants à l'aise, fut généralement adoptée, et
elle s'étale aujourd'hui dans tous les livres classiques. Déjà pourtant Isidore Geoffroy Saint-Hilaire, dans son *Histoire naturelle
générale*, en avait démontré l'imperfection radicale. Si l'on considère l'homme comme un animal, avait-il dit, il est impossible
d'attribuer une valeur *ordinale* aux caractères qui le distinguent
des singes supérieurs ; ces caractères équivalent seulement à ceux
qui servent à distinguer deux familles d'un même ordre ; l'ordre
des bimanes ne peut donc pas être maintenu. Isidore Geoffroy
Saint-Hilaire recula pourtant devant l'idée de rétablir l'ordre
linnéen des primates. Effrayé de sa propre audace, il coupa court
à la difficulté en cherchant hors de l'organisation visible et tangible de l'homme les caractères distinctifs de premier ordre que
ne pouvait lui fournir l'observation anatomique, et il crut les trouver dans l'analyse des phénomènes intellectuels. L'homme seul,
suivant lui, possédait une véritable intelligence ; dès lors, ce
n'était plus un ordre spécial qui suffisait pour isoler cet être pri-
vilégié, ce n'était plus même une classe ni un embranchement :
il lui fallait pour lui seul un règne, le *règne humain*, aussi dis-

tinct du règne animal que celui-ci du règne végétal. Mais est-il vrai que les animaux soient privés d'intelligence? ne trouve-t-on pas chez le singe, le chien, l'éléphant, le cheval, et jusque chez les fourmis, le germe des facultés dont l'homme est si justement fier? Tel fut le sujet d'une grande discussion qui remplit, il y a trois ans, les séances de la Société d'anthropologie. Deux orateurs seulement, MM. de Quatrefages et Pruner-Bey, se prononcèrent pour la doctrine du règne humain, et encore durent-ils, contrairement à l'opinion de M. Isidore Geoffroy Saint-Hilaire, reconnaître chez les animaux une intelligence véritable, composée de toutes les facultés élémentaires que fait découvrir chez l'homme l'analyse de l'entendement, jusques et y compris la comparaison et la réflexion; si bien que, pour eux, la caractéristique du genre humain se réduisit, comme autrefois pour Lactance, à un seul et même terme, la *religiosité*. Mais la plupart des membres de la Société ne se rendirent pas à leur argumentation.

On se refusa à considérer comme une faculté élémentaire et essentielle cette religiosité, qui est une résultante de l'action de plusieurs facultés développées par une éducation spéciale, et qui d'ailleurs fait défaut chez beaucoup d'hommes parfaitement sains de corps et d'esprit.

Dans un mémoire sur la classification des mammifères, qui a paru il y a quelques mois, le professeur Milne-Edwards s'est prononcé à son tour contre la doctrine du règne humain. (Voir H. et Alph. Milne-Edwards, *Recueil de mémoires pour servir à l'histoire des mammifères*, 5° fascicule. Paris, 1869, in-4°.)

La question du règne humain une fois écartée, il ne restait plus qu'une question d'histoire naturelle. Il s'agissait de savoir si la distinction classique de l'ordre des bimanes et de l'ordre des quadrumanes était légitime, si elle était conforme aux principes généralement admis de la classification zoologique. Ici l'autorité de Cuvier se trouvait aux prises avec celle de Linnæus; mais ces deux auteurs n'avaient connu que très-imparfaitement l'anatomie comparée des singes supérieurs ou anthropoïdes; ils avaient ignoré jusqu'à l'existence du gorille, celui des prétendus quadrumanes qui, sous le rapport de la constitution des membres, se rapproche le plus de l'homme. Il était donc nécessaire de remettre la question à l'étude, et de l'éclairer au flambeau des découvertes modernes.

Déjà le professeur Huxley, dans son livre sur *la Place de l'homme dans la nature*, avait démontré que les singes, et surtout les singes anthropoïdes, ne méritent nullement le nom de *quadrumanes ;* que leurs membres abdominaux se terminent par de véritables pieds, et que le pied du gorille, en particulier, ne diffère anatomiquement du pied de l'homme que par des caractères tout à fait secondaires. La distinction de l'ordre des bimanes et de l'ordre des quadrumanes se trouvait par là même sapée dans sa base, et M. Eugène Dally, l'habile traducteur d'Huxley, a pu dès lors proposer à la Société d'anthropologie de rétablir l'ordre des primates. Son mémoire intitulé *l'Ordre des Primates et le Transformisme*, se compose de deux parties entièrement distinctes, que la Société a résolu de discuter séparément. La première seule, relative à l'ordre des primates, a été régulièrement discutée cette année, et les excursions que plusieurs orateurs n'ont pas pu se défendre de faire incidemment sur la question du transformisme, ne donnent que plus de portée à leur conclusion, car ceux-là mêmes qui, en établissant un parallèle anatomique entre l'homme et les singes, se proposaient avant tout de faire ressortir les caractères distinctifs, ont reconnu que ces caractères distinctifs n'étaient pas de valeur ordinale, qu'en d'autres termes, l'homme et les singes les plus élevés n'étaient pas assez différents pour être classés dans deux ordres distincts. Après cette discussion approfondie, où l'anatomie comparée des animaux supérieurs, et spécialement des anthropoïdes, a été scrutée jusque dans ses moindres détails, il est difficile de conserver encore la classification de Cuvier, et l'on ne peut se refuser à fusionner les deux groupes désignés sous les noms de *bimanes* et de *quadrumanes* en un seul ordre, l'ordre des primates. Dans cet ordre, qui occupe le premier rang de la série des mammifères, l'homme occupe à son tour la première place ; il y forme une famille distincte, au-dessous de laquelle viennent successivement celle des anthropoïdes, composée des genres gorille, chimpanzé, orang et gibbon, puis celle des singes de l'ancien continent, celle des singes du nouveau continent, et enfin celle des lémuriens ou faux singes, qui termine la série des primates. Ainsi, l'homme peut continuer à considérer avec orgueil sa place dans la nature. Il est le premier des Primates, le premier des premiers. Il peut chercher autour de lui sans trouver rien qui l'égale; c'est la gloire qu'ambitionnait César, et elle peut bien nous suffire, à nous qui n'avons massacré aucun peuple et qui, par conséquent, n'avons aucune chance d'être, après notre mort, mis au rang des dieux.

ABYSSINIENS

(*Encyclopédie générale*, t. I, p. 59-67. Paris, 1867, grand in-8°.)

Les peuples dont il est question dans cet article occupent la région comprise, au sud de la Nubie, entre la rive orientale du Nil Blanc ou Bar-el-Abiad et le littoral de la mer Rouge. Cette région s'étend au sud jusque vers le 5ᵉ degré de latitude septentrionale, où elle confine au pays des Gallas. Elle se subdivise en trois contrées bien distinctes : à l'est la *zone du littoral*, à l'ouest la *zone du Nil*, au centre l'*Abyssinie* proprement dite. Les vrais Abyssiniens sont les habitants de cette dernière contrée ; mais il est impossible de les étudier sans étudier d'abord les populations qui les entourent, et qui, sur plusieurs points, sont en quelque sorte infiltrées au milieu d'eux.

La zone du Nil, située entre le Nil Blanc et l'Abyssinie propre, est entièrement occupée par des peuplades nègres. Ces peuplades, trop nombreuses et trop peu connues pour qu'on puisse songer à les énumérer, forment plusieurs groupes, dont les plus célèbres sont les Shillouks, les Fungi, les Schangallas.

Les principales nations de Shillouks occupent la rive gauche ou occidentale du Nil Blanc ou Bar-el-Abiad, mais on en trouve aussi quelques-unes sur la rive droite et surtout dans les nombreuses îles du fleuve. Les Shillouks sont tout à fait sauvages ; ils vivent de chasse et de pêche ; ils sont surtout chasseurs d'hippopotames. Ils vont entièrements nus. Leur religion n'est qu'un fétichisme grossier. Ils adorent les arbres et les pierres ; quelques-uns, cependant, adorent en outre le soleil et la lune. Ils ont l'habitude de s'arracher une dent de la mâchoire supérieure à l'époque de la puberté. On ne sait si cette coutume singulière se rattache à quelque idée religieuse.

Les Shillouks, comme la plupart des vrais nègres, ont le teint très-foncé, les cheveux laineux, les mâchoires obliques (ou prognathes), le nez écrasé à la base, épaté aux narines, les lèvres épaisses et retournées en dehors, les pommettes élevées. Leur crâne, allongé (ou dolichocéphale), présente une région frontale étroite, oblique, peu élevée. Leurs mains sont petites, leurs pieds plats avec le talon très-saillant en arrière ; leur mollet, placé très-haut, est en outre peu volumineux. Leurs genoux enfin sont quelque peu cagneux. Cette description s'applique également aux autres nègres de la région abyssinienne.

Les *Fungi* sont étroitement alliés aux Shillouks par la race et aussi, paraît-il, par le langage. Ils occupent toute la partie septentrionale de l'espace compris entre le Nil Blanc et l'Abyssinie. Quelques-unes de leurs nations effectuèrent, à la fin du quinzième siècle, un mouvement vers le nord, et vinrent se fixer jusque sur les bords du Nil Bleu, Bar-el-Azrek, où ils établirent leur capitale à Sennaar. Ce mouvement mérite d'être signalé. C'est un des rares exemples d'une conquête effectuée par de vrais nègres à tête laineuse sur des hommes d'une autre race. Les peuples qui occupaient avant eux le pays de Sennaar, entre le Nil Blanc et le Nil Bleu, étaient plus ou moins foncés, plutôt bruns que noirs ; ils avaient les cheveux lisses et des traits plus voisins de ceux du type caucasique, que de ceux du type nègre ou éthiopique. Ils différaient peu des habitants de l'Abyssinie propre et de ceux qui, plus au nord, occupent le Méroé. Ils avaient depuis longtemps déjà adopté l'islamisme, et il y avait en outre parmi eux beaucoup d'Arabes. Les Fungi septentrionaux, en se mêlant à ces peuples, perdirent peu à peu leurs caractères nationaux. Ils devinrent musulmans, et de leurs unions croisées naquirent des métis de tout sang qui, d'après leur couleur et leurs autres caractères physiques, constituèrent des espèces de castes. Au temps du voyage de Caillaux, on y comptait au moins six castes, savoir : 1° les El-Asfar ou peuple *jaune*, qui ne sont autres que des Arabes fort peu mélangés et qui parlent la langue arabe. Ils ont le teint d'un jaune brunâtre et les cheveux entièrement lisses. C'est par eux que le mahométisme paraît avoir été introduit dans ce pays ; 2° les El-Kat-Fatelobem, qui ne diffèrent pas des Abyssiniens proprement dits, et qui constituaient probablement la population prédominante avant l'invasion des Fungi ; 3° les El-Akmar ou les *rouges*, peu nombreux, caractérisés par un teint de cuivre et des cheveux qui sont crépus sans être laineux. On dit qu'ils ont les cheveux rougeâtres, mais il est probable que cette couleur est artificielle ; 4° les El-Azraq ou les *bleus*, qui ont le teint d'un brun foncé, les cheveux crépus, mais non entièrement laineux, les lèvres volumineuses, mais non retournées en dehors, le nez peu écrasé et peu épaté. Ils descendent surtout des conquérants fungi ; 5° les El-Ahcdar ou les *verts*, qui sont encore des Fungi, plus rapprochés que les précédents du type nègre ; 6° enfin les Ahbits ou Noubas, qui pourraient passer pour de vrais nègres, si la plupart d'entre eux n'avaient pas les cheveux plutôt cotonneux que laineux. Ces Noubas viennent du Kordofan, pays situé à l'occident du Nil Blanc, à peu près sous la même latitude que le Sennaar. Les Fungi, à l'époque du développement de leur puissance au quinzième siècle, subjuguèrent le Kordofan, d'où ils tirèrent pendant longtemps un grand nombre d'esclaves. Les Noubas du Sennaar sont les descendants de ces captifs, peu modifiés par les croisements.

Cette simple énumération suffit pour montrer que la population du pays de Sennaar est issue d'un mélange complexe auquel ont pris part les Abyssiniens, les Arabes, les nègres Fungi et les nègres Noubas. Ce mélange explique parfaitement les modifications qu'a subies le type primitif des conquérants fungi, et il faut que Prichard ait été singulièrement dominé par les préjugés monogénistes, pour qu'il lui soit venu à l'esprit d'attribuer ces modifications à l'influence des changements de climat. Il suffit de jeter un coup d'œil sur la carte d'Afrique pour voir que les neuf dixièmes de la zone africaine dont le Sennaar fait partie sont occupés par des races nègres. On objecte, il est vrai, que la plupart de ces races sont situées à l'occident du Nil Blanc, entre ce fleuve et l'Atlantique, tandis que la région du Sennaar, comprise entre le Nil Blanc et la mer Rouge, présente des conditions climatériques toutes différentes ; je ne le conteste pas, mais l'exemple des Schangallas prouve que ce n'est pas l'influence du climat qui a pu modifier le type primitif des Fungi du Sennaar.

Les Schangallas, en effet, sont de vrais nègres. Ils le sont par la couleur noire de leur peau, par leur chevelure laineuse, et par tous les autres caractères déjà énumérés. Ils sont répartis principalement sur la frontière occidentale et septentrionale de l'Abyssinie propre; tout au nord, ils occupent les vallées du Takkazé, qui coule vers le nord-ouest et va se jeter dans le Nil au nord du Méroé. Enfin quelques-unes de leurs tribus sont encore dispersées dans diverses parties montagneuses de la frontière orientale du grand plateau abyssinien. Les Schangallas sont restés entièrement étrangers à la civilisation de l'Abyssinie. Ils vivent dans les forêts, dans les montagnes, dans les vallées d'un accès difficile. Pendant la belle saison, ils couchent à la belle étoile ou se construisent des espèces de huttes provisoires en abaissant et fixant dans le sol les branches des arbres. Pendant la saison des pluies, ils vivent dans les cavernes. Ils n'ont d'autre industrie que la chasse, à laquelle ils emploient les chevaux, et la recherche des petits morceaux d'or roulés par les torrents. Ils y ajoutent le commerce des esclaves ; pour cela ils sont fréquemment en guerre les uns avec les autres, n'ayant d'autre but que de faire des prisonniers qu'ils vont vendre sur les marchés du Sennaar et de l'Abyssinie.

D'autres nègres laineux, qui ne portent pas le nom de Schangallas, se rencontrent au sud et au sud-ouest de l'Abyssinie, sur les frontières de la province de Gonga. Entre ces frontières et le cours du Nil Blanc, toutes les populations sont nègres; parmi elles on cite principalement les belliqueux Dobas.

Ainsi, de toutes parts, excepté peut-être au sud-est, l'Abyssinie propre est entourée de peuples nègres, dont la répartition, sur les frontières et dans les parties peu accessibles, est exactement celle que présentent, dans beaucoup d'autres pays, les débris d'une race autochthone dépossédée et refoulée depuis longtemps par d'autres races plus fortes.

Au sud et au sud-est, les peuples qui avoisinent l'Abyssinie sont les *Gallas*. L'analogie de ce nom et de celui de Schangallas est purement accidentelle, car les Gallas ne sont nullement nègres, ce qui ne veut point dire qu'ils ne se soient jamais croisés avec les nègres. Les Gallas, suivant les traditions recueillies par Bruce, sont originaires d'une région plus méridionale. Leurs tribus nomades, remontant toujours vers le nord, apparurent en 1537 sur la frontière méridionale de l'Abyssinie, et envahirent

peu à peu une grande partie du plateau. On en compte plus de
vingt tribus. Les Gallas-Edjows, qui sont les plus célèbres, ont
embrassé l'islamisme, et ont adopté les mœurs des Abyssiniens,
avec lesquels ils se sont mélangés ; mais d'autres peuples Gallas,
tels que les Azubos, sont restés païens. Les Gallas offrent des
nuances très-variées. Il y en a de tout à fait noirs ; la plupart ne
sont que bruns ; d'autres ont le teint plus clair, et par exemple
le nommé Bérilla, un Galla-Edjow dont Prichard a publié le
portrait, n'était pas plus foncé que les mulâtres de premier sang
de nos colonies. Les Gallas ont les traits réguliers et presque
caucasiques ; c'est à peine si l'épaisseur de leurs lèvres, qui d'ailleurs ne sont pas retroussées, trahit leur origine africaine. Du
reste, leur nez est droit et saillant, leurs pommettes sont un peu
élevées, mais d'une largeur modérée. Leurs cheveux enfin sont
longs et quelque peu frisés, mais nullement laineux.

A l'est du pays des Gallas, jusqu'au golfe d'Aden et au cap Gardafoui, sont répandues les nations nombreuses des Somaulis.
Ils diffèrent peu des Gallas, si ce n'est peut-être que leur chevelure est plus frisée. Ils ont les cheveux noirs, mais ils se les
teignent souvent en jaune avec une espèce de chaux. Au sud-est
des Somaulis, sur la côte d'Ajan, on retrouve de vrais nègres,
entre autres les Suhailis. Les langues des Somaulis et celles des
Gallas sont fort différentes, mais cependant affiliées.

Au nord des Somaulis, entre l'Abyssinie propre et la mer
Rouge, habitent les Dankalis ou les Danakils, et plus au nord,
en tirant sur le littoral de la Nubie, les Hazorta et les Sohos. Ils
occupent exactement la région où les Grecs plaçaient leurs *Troglodytes*. Il est possible qu'effectivement leurs ancêtres aient
habité dans les cavernes, mais il est possible aussi que les
auteurs anciens les aient confondus avec les nègres Schangallas
qui aujourd'hui encore, comme on l'a déjà vu, sont troglodytes.
Quoi qu'il en soit, les Danakils mènent la vie pastorale. La plupart sont mahométans, mais on trouve encore chez eux quelques
superstitions originaires de l'ancienne Égypte. Ils construisent
des tombes en forme de pyramides grossières. Leurs caractères
physiques diffèrent peu de ceux des Somaulis. Leurs cheveux
sont crépus et ils en forment, avec une poudre brune et de la
graisse, une coiffure fort singulière. Parmi les peuples danakils,

on range les Adaiels et le petit peuple d'Hurrur ou d'Harar. Les Hazorta et les Sohos, qui sont plus au nord et qui confinent aux Bédouins de la Nubie, semblent appartenir à la même race que les Danakils, mais ils se sont croisés avec les Arabes, et dès lors on trouve chez eux des nuances de peau comprises entre le noir et le brun clair. Tous les peuples affiliés aux Danakils sont désignés dans le pays sous le nom d'*Afar*.

Entrons maintenant dans l'Abyssinie proprement dite, c'est-à-dire dans la région des grands plateaux montagneux qui séparent la vallée du Nil Blanc du littoral de la mer Rouge. Les peuples qui l'habitent ne sont pour nous que des barbares; cependant, si on les compare aux habitants des contrées adjacentes, et en général à tous les Africains de la zone torride, on peut les considérer comme des civilisés. Ils ont une littérature. Ils ont une histoire, peu précise, il est vrai, mais qui remonte cependant jusqu'à l'antiquité. Leur ville d'Axoum, qui fut pendant un grand nombre de siècles le centre de leur empire, existait déjà au premier siècle de notre ère. Leurs autres villes sont moins anciennes, mais quelques-unes cependant, comme Tegulet, capitale du Schoa, datent déjà de cinq ou six siècles au moins. La plupart d'entre eux conservent un christianisme qui s'est maintenu sans altération bien notable depuis le quatrième siècle. Leur langue théologique, le *gheez*, est passée depuis plusieurs siècles à l'état de langue morte; il n'en reste qu'un dialecte très-altéré, parlé seulement dans la province du Tigré; mais elle s'est conservée dans les livres, dans les cérémonies religieuses, comme le latin chez nous. Cette stabilité politique, sociale, religieuse et littéraire contraste de la manière la plus frappante avec tout ce que l'on observe dans le reste de l'Afrique tropicale; il est donc permis d'en conclure que les Abyssiniens se distinguent des autres peuples africains de la même zone par leurs origines ethniques autant que par le degré de civilisation relative auquel ils sont parvenus. Mais on se tromperait fort si, d'après cela, on voulait, à l'exemple de Prichard, en faire une race particulière; tout prouve, au contraire, qu'ils sont une population hybride, issue du mélange, en proportions très-diverses, de plusieurs races très-différentes. C'est ce qu'indique d'abord le nom d'*Habech* que les Arabes ont donné à l'Abyssinie. Ce mot veut dire *mélange*. Il est repoussé comme injurieux par les Abyssiniens, qui ont naturellement la prétention d'être une race pure; mais on va voir qu'il exprime un fait parfaitement réel.

La couleur des Abyssiniens est tantôt noire, tantôt bronzée ou seulement cuivrée, tantôt plus claire encore. Leurs cheveux, toujours noirs, sont quelquefois presque lisses, ordinairement frisés ou crépus, souvent presque laineux. Leurs traits sont généralement réguliers, même beaux, quoique leurs lèvres soient plus épaisses que les nôtres et que leurs pommettes soient hautes et saillantes. Ce qui les distingue surtout du type nègre, c'est leur nez droit et long, quelquefois même aquilin, qui n'est ni écrasé à sa base, ni épaté aux narines ; mais cela même n'est pas constant. Le fait le plus remarquable, l'indice le plus certain du mélange, c'est l'irrégularité de la transmission héréditaire des caractères qui précèdent, et de leur association dans la même famille ou chez le même individu. Le négous (roi) Tecla-Georges, décrit par Pearce, était tout à fait noir, quoique son père, sa mère, ses frères, fussent très-clairs pour des Abyssiniens. Pearce a remarqué, en outre, que les cheveux presque laineux pouvaient coïncider avec le teint le plus clair, les cheveux lisses avec le teint le plus foncé, et si Prichard a eu raison de dire que cet entre-croisement de caractères ne s'observe pas, du moins à ce degré, chez les métis de premier sang, il a eu tort d'ignorer que c'est précisément ainsi que se révèlent les anciens mélanges des races. On sait, en effet, que l'*atavisme*, ou influence héréditaire des ancêtres éloignés, fait reparaître isolément, à l'état sporadique, et à des degrés très-inégaux, les caractères des races mères.

La multiplicité des origines ethniques des Abyssiniens ressort tout aussi nettement de l'étude de la linguistique. La célèbre inscription de l'obélisque d'Axoum, découverte et déchiffrée par Salt, est en langue grecque ; le roi d'Axoum, Aiezana, y est désigné sous le nom de *fils de Mars ;* ce monument est donc antérieur à l'introduction du christianisme, qui eut lieu vers l'an 335. Pour que la langue grecque, qui était, depuis les Ptolémées, la langue officielle de l'Egypte, fût devenue aussi celle de l'Abyssinie, pour qu'elle fût inscrite sur les monuments nationaux, il fallait qu'elle fût comprise au moins par l'aristocratie, et cela suppose qu'un grand nombre d'étrangers, venus de l'Egypte, s'étaient déjà fixés dans ce pays. Mais la langue du peuple, celle dans laquelle fut prêché le christianisme, et qui, jusque vers la fin du treizième siècle, fut seule usitée dans le pays d'Axoum (aujourd'hui le Tigré), était le gheez, langue purement sémitique, dont l'origine asiatique est tout à fait incontestée. Ce fait confirme pleinement l'histoire et les traditions qui attribuent à un peuple venu de l'Arabie, probablement aux Homérites ou Himyarites, la fondation du royaume d'Axoum. La traduction de la Bible en langue gheez date certainement du quatrième siècle ; elle est, par conséquent, antérieure à l'époque des conquêtes des Arabes mahométans, et à la prédication de l'islamisme ; on sait d'ailleurs que les chrétiens d'Abyssinie ont résisté énergiquement aux armes des musulmans. L'introduction d'une langue sémitique dans l'Abyssinie ne pourrait donc pas être attribuée aux Arabes proprement dits, quand même on ne saurait pas que cette langue diffère entièrement de l'arabe.

Le gheez pur resta la langue nationale du pays d'Axoum jusque vers l'an 1300, époque où une dynastie du pays de Schoa, au sud-est de l'Abyssinie, renversa la dynastie des Axoumites, et transporta la capitale des peuples abyssiniens à Tegulet, ville principale du Schoa, où était encore le siége du gouvernement, lorsque la première ambassade portugaise pénétra dans ce pays. Le triomphe de la dynastie de Schoa fit prévaloir la langue amharic. Le gheez, n'étant plus dès lors que l'idiome populaire du pays de Tigré, s'altéra rapidement, et ne tarda pas à différer beaucoup du gheez primitif, qui s'est conservé seulement comme langue ecclésiastique ; mais, malgré l'introduction d'un grand nombre de mots amharic ou arabes, et malgré la dégradation des formes grammaticales, l'idiome actuel du Tigré est encore très-nettement affilié au gheez ancien, et doit être rangé, comme lui, parmi les langues sémitiques.

Tous les dialectes, d'ailleurs extrêmement divers, qui se parlent aujourd'hui dans le reste de l'Abyssinie, paraissent appartenir au même groupe que la langue amharic, qui est la plus répandue. Cette langue a acquis un grand nombre de mots et de formes sémitiques tirés du gheez ; mais elle diffère essentiellement de toutes les langues sémitiques, et on doit la considérer comme une langue africaine. On n'a pu jusqu'ici la rattacher ni au copte moderne, ni à l'ancien égyptien. Elle paraît donc appartenir à l'Afrique tropicale. Il serait bien intéressant de savoir si elle n'est pas affiliée aux langues des Gallas, à celles des Schangallas et des autres peuples nègres de la région abyssinienne ; mais ces dernières langues sont encore trop peu connues pour se prêter à des recherches scientifiques et rigoureuses.

Quoi qu'il en soit, la linguistique confirme pleinement un fait déjà établi par l'observation anthropologique, savoir : que les peuples de l'Abyssinie proprement dite proviennent de la superposition et du mélange de plusieurs races. Quelles ont été ces races, et dans quel ordre se sont-elles superposées ? Ici l'histoire ne peut nous être que d'un faible secours, car elle ne date guère que du quatrième siècle. Quelques notices historiques plus anciennes, quelques traditions plus que contestables, remontent jusqu'au temps de Psammétique, voire jusqu'au temps de Salomon et de la fabuleuse reine de Saba ; mais nous ne pouvons y attacher que peu d'importance, et d'ailleurs c'est sans doute à des dates beaucoup plus reculées que se rapportent les premiers mouvements ethniques de l'Abyssinie. Les Egyptiens et les Sémites ne sont évidemment que des immigrants tardifs, et la masse de la population de la région abyssinienne reconnaît à coup sûr une autre origine. Lorsqu'on étudie sur une carte la répartition des Schangallas et autres nègres laineux de l'Abyssinie, on reconnaît en eux les premiers habitants du grand plateau dont ils n'occupent plus que les parties les plus ingrates et les moins accessibles. Ces « Ethiopiens orientaux », comme on les appelait déjà au temps d'Homère, complétaient la zone nigritique du continent africain. Le reste de cette zone, du Nil à l'Atlantique, est resté jusqu'ici l'apanage des races nègres. Mais le plateau abyssinien n'est pas protégé au même degré, par les conditions climatériques, contre l'invasion des autres races, et tandis que les « Ethiopiens occidentaux » restaient possesseurs de leur patrie originaire, ceux de la région orientale se trouvaient exposés aux convoitises et aux agressions de l'étranger. Or, ce que nous savons aujourd'hui des mœurs, des langues, des caractères physiques et de la position géographique des Gallas, des Somaulis, des Danakils et des autres peuples répandus au sud et à l'est de l'Abyssinie, dans la grande région qui s'étend jusqu'au cap Gardafoui et à la côte d'Ajan, nous permet de considérer comme fort probable que cette région, qu'on peut appeler *l'angle oriental de l'Afrique*, fut occupée, sinon dès l'origine, du moins à une époque extrêmement reculée, par une race d'hommes au teint foncé, mais aux cheveux plus ou moins lisses, au nez saillant, aux traits réguliers, et entièrement différents des nègres. Quelques traditions recueillies chez les Somaulis tendraient à placer dans l'Inde le berceau des peuples de cette race ; mais la linguistique ne découvre aucune analogie entre leurs langues et celles de l'Asie.

Ce fut très-probablement par cette race que les nègres autochthones de l'Abyssinie furent subjugués et dépossédés de la plus grande partie de leur pays. Quelques tribus des frontières ou des montagnes conservèrent, avec leur indépendance, la pureté de leur type, attestée par leur chevelure laineuse. Des autres, il ne reste aucun souvenir, et nous devons admettre qu'elles furent en partie exterminées ; mais elles ne le furent pas entièrement, et les débris de cette race autochthone, se croisant avec les vainqueurs, produisirent une population hybride, où l'influence prédominante du sang étranger ne put effacer complétement l'empreinte du type nègre.

C'est de ce mélange préhistorique que sont issus la plupart des habitants actuels de l'Abyssinie. Quant aux immigrations ou aux invasions dont on retrouve la trace dans l'histoire et dans les légendes, elles n'ont exercé qu'une influence anthropologique peu appréciable, car elles n'ont eu lieu que dans le pays de Tigré, dont la population ne diffère pas sensiblement, par ses caractères physiques, de celle de l'Amhara, du Schoa et de l'Abyssinie méridionale.

Les deux pays qui, depuis les temps historiques, ont pu, par voie de rayonnement, de migration ou de conquête, faire pénétrer leur influence dans l'Abyssinie sont, d'une part, l'Egypte, dont nous ne séparons pas la Nubie, et d'une autre part l'Arabie.

L'influence de l'ancienne Egypte n'a pu être que très-superficielle. Il n'est pas démontré que les conquérants des temps pharaoniques aient jamais porté leurs armes jusqu'en Abyssinie. La grande émigration de ces 240 000 soldats de Psammétique qui, au dire d'Hérodote, passèrent chez les Ethiopiens et allèrent,

sous le nom d'*Automoles* ou d'*Asmach*, s'établir bien au sud du
Méroé, ne peut être considérée comme suffisamment authentique. Hérodote ajoute d'ailleurs que les Ethiopiens au milieu
desquels se fixèrent les Automoles adoptèrent les mœurs et la
civilisation de l'Egypte, et cette narration ne peut évidemment
pas se rapporter à l'Abyssinie. Mais l'influence de l'Egypte
grecque est mieux établie. Plusieurs monuments du Tigré et de
la partie adjacente du littoral paraissent dater de la grande expédition que Ptolémée Evergète dirigea vers le haut Nil et vers
la mer Rouge ; et si on a pu émettre des doutes sur l'authenticité
de l'inscription grecque d'Adulis retrouvée au sixième siècle de
notre ère par Cosmas Indicopleustes, l'inscription grecque
d'Axoum, dont nous avons déjà parlé, atteste que l'Abyssinie
septentrionale, avant de se convertir au christianisme au quatrième siècle, commençait à accepter la langue, les arts et la religion de l'Egypte hellénisée. Un pareil fait implique nécessairement l'idée d'une immigration assez active ; mais la rapide
extinction de la langue grecque et le petit nombre de mots
qu'elle a déposés dans la langue du peuple du Tigré prouvent
que cette immigration ne fut pas suffisante pour laisser sur la
population abyssinienne une empreinte durable.

Restent donc les immigrations qui ont pu s'effectuer d'Arabie
en Abyssinie à travers le détroit de Bab-el-Mandeb. Tout concourt à en démontrer la réalité et l'importance. C'est par cette
voie seulement qu'une langue sémitique a pu être introduite en
Abyssinie, et toutes les traditions du pays attribuent à un peuple
sémitique la fondation de l'empire d'Axoum. La parfaite coïncidence du témoignage tout récent de la linguistique et de ces
antiques traditions, qui datent d'une époque où la filiation des
langues était inconnue, équivaut à une preuve historique directe.
Ajoutons que, d'après l'inscription grecque d'Axoum, le roi
des Axoumites, Aeizana, comptait les Homérites ou Arabes de la
partie méridionale de l'Yemen au nombre des peuples soumis à
ses lois. Il est naturel que les conquérants sémites qui fondèrent
l'empire d'Axoum aient conservé, pendant quelque temps encore, la souveraineté de l'Yemen, comme les Normands conservèrent, après la conquête de l'Angleterre, la possession de la
Normandie. C'est dans l'Yemen, et tout près des Homérites,

que les anciens géographes plaçaient, d'après Uranius, un peuple appelé Ἀβασηνοι, *Abasseni*, d'où quelques auteurs font dériver le nom de l'*Abyssinie*. N'oublions pas d'ailleurs que les Abyssiniens sont désignés sous le nom d'*Abassini* dans plusieurs ouvrages du seizième et du dix-septième siècle, en particulier dans celui du jésuite Godignus (*De Abassinorum rebus*, Lyon, 1615, in-8°). Cette étymologie n'est nullement incompatible avec le surnom d'*Habech* donné au même pays par les Arabes musulmans. Il n'est pas invraisemblable que, trouvant dans leur propre langue un mot injurieux (à ce qu'ils croyaient du moins), et peu différent de celui d'un pays chrétien, ils aient altéré à dessein le mot d'*Abasseni* pour exprimer par le nom d'*Habech* l'impureté de la race de leurs ennemis. Quoi qu'il en soit, les Homérites mentionnés dans l'inscription d'Axoum faisaient partie du groupe des Sabéens, et il est digne de remarque que la dynastie d'Axoum se considérait comme sabéenne. La légende ridicule qui attribue la fondation de cette dynastie à un bâtard de Salomon et de la reine de Saba, et la liste généalogique qui la consacre sont évidemment postérieures à l'introduction du christianisme ; les rois d'Axoum voulurent descendre de Salomon, comme leurs prédécesseurs païens avaient voulu descendre de Mars ; mais, s'ils furent obligés pour cela d'accepter le sceau de bâtardise, c'est probablement parce que des souvenirs encore vivants rattachaient leur race aux peuples sabéens. On peut donc considérer comme certain que l'empire d'Axoum fut fondé par les Arabes de l'Yémen, et c'est à cette conquête qu'on doit attribuer l'introduction d'une langue sémitique dans le Tigré.

L'époque où eut lieu la conquête du Tigré par les Sémites ne peut être déterminée ; on sait qu'elle est antérieure au premier siècle de notre ère, mais on ne sait que cela. Il est probable toutefois qu'elle est beaucoup plus ancienne, puisque le gheez, langue des conquérants sémitiques, était déjà devenu la langue du bas peuple au quatrième siècle ; or il faut en général un grand nombre de générations pour qu'une population adopte entièrement la langue de ses conquérants. Ceux-ci, par là même, durent être très-nombreux ; mais on peut se demander s'ils le furent assez pour modifier, par voie de croisement, le type des indigènes. Si les habitants actuels du Tigré différaient notablement, par leurs caractères anthropologiques, de ceux du reste de l'Abyssinie, où la langue ghéez n'a pas pénétré, on serait en droit d'attribuer cette modification à l'infusion du sang sémitique ; mais il ne paraît pas qu'il en soit ainsi. Les Abyssiniens du Tigré ne se distinguent ni par leurs caractères ethniques ni par le degré de mélange de ceux de l'Amhara, du Schoa ou des pays plus méridionaux de Kaffa et de Gonga.

Il est donc probable que les immigrations égyptiennes et arabes n'ont pris qu'une part peu importante à la formation de la population hybride de l'Abyssinie, et que celle-ci doit principalement son origine au mélange préhistorique des nègres autochthones avec des peuples bruns aux cheveux lisses qui habitent encore aujourd'hui l'angle oriental de l'Afrique.

Quant au petit peuple des Félashas, qui occupe, à l'est du Gondar, la région montagneuse du Samen, et qui professe le judaïsme, il soulève plutôt un problème historique qu'un problème anthropologique. Les Félashas, en effet, ne diffèrent des chrétiens qui les entourent par aucun caractère typique. Ils prétendent que leurs ancêtres étaient des Juifs de la Judée, qui émigrèrent, il y a deux mille cinq cents ans, pour échapper au joug de Nabuchodonosor, et ils se flattent d'avoir conservé depuis lors, par leur bravoure, la pureté de leur croyance et de leur race. Les chrétiens d'Abyssinie rejettent cette légende ; ils n'admettent pas qu'un peuple étranger, même juif, ait pu venir s'installer au centre de leur pays ; mais ils prétendent que toute l'Abyssinie fut convertie au judaïsme par le bâtard de Salomon, que depuis lors leurs ancêtres restèrent fidèles à Jéhovah, qu'ils ne cessèrent d'être juifs que pour devenir chrétiens, et que les Félashas sont les descendants des juifs endurcis qui, au quatrième siècle, refusèrent d'accepter l'Evangile. Cette légende n'est pas plus valable que la première. L'inscription d'Axoum prouve que les peuples du Tigré avaient adopté le paganisme grec avant de se convertir au christianisme. L'origine des Félashas reste donc problématique. Si l'on songe, toutefois, que cette population juive, entourée de chrétiens ennemis, a dû, par suite de l'horreur réciproque des deux croyances, échapper à tout mélange depuis le quatrième siècle, on est conduit à penser que la constitution des Félashas en tribu distincte a dû être un fait purement religieux.

Qu'un grand nombre de Juifs, après la prise de Jérusalem par Titus, et surtout après la conversion de l'Egypte au christianisme, se soient réfugiés en Abyssinie, qu'ils y aient fait des adeptes, à la faveur de la tolérance que les païens accordaient à toutes les croyances, cela ne peut surprendre personne. Que ces Juifs abyssiniens aient ensuite été rebelles, comme la plupart des autres Juifs, à la prédication de l'Evangile, cela est tout aussi vraisemblable ; et il est facile de comprendre que bientôt, menacés par le fanatisme chrétien, ils se soient massés dans un district montagneux qui leur offrait un refuge, et qu'ils aient constitué un peuple sans qu'il y ait eu entre eux d'autre lien que celui d'une foi commune.

AÏNOS

(*Encyclopédie générale*, t. I, p. 331-333. Paris, 1867, grand in-8°.)

Ceux qui n'admettent pas que la diversité des types humains ait été la conséquence de l'action des climats ou des autres milieux, et qui considèrent cette diversité comme originelle, ne peuvent pas invoquer d'exemple plus frappant que celui de la race aïno. Les Aïnos, en effet, diffèrent si complétement des autres peuples, et surtout de ceux qui les entourent, qu'il est difficile de ne pas leur attribuer une origine distincte.

Cette race paraît avoir occupé autrefois, sur la terre ferme et dans les îles, une grande partie de la région nord-est de l'Asie, autour de cette espèce de Méditerranée qui porte le nom de *mer d'Ochotsk*. On suppose qu'elle se répandait le long du fleuve Amour dans toute la Mantchourie, qu'elle remontait de là vers le nord, le long de la côte occidentale de la mer d'Ochotsk, et qu'elle possédait, en outre, une grande partie du Kamtschatka. De ces diverses résidences en terre ferme, elle n'a conservé que quelques territoires près de l'embouchure de l'Amour et sur la pointe du Kamtschatka. Dans les îles, les Aïnos occupaient la plus grande partie de Niphon, la grande île d'Yeso, celle de Tarakaï (appelée aussi *Tchoka* ou *Saghalien*) et le long archipel des Kouriles, qui s'étend comme un chapelet du Kamtschatka à Yeso, et qui sépare la mer d'Ochotsk du grand Océan. Mais les Tartares Mantchoux leur ont enlevé, du nord au sud, plus des deux tiers de Tarakaï ; et d'une autre part, les Japonais, après les avoir chassés de Niphon et s'être emparés d'Yeso, les ont refoulés dans le nord de cette dernière île. Les Aïnos insulaires n'occupent donc plus maintenant que l'archipel des Kouriles, la région méridionale de Tarakaï, et la région septentrionale d'Yeso, et cette race, de plus en plus resserrée entre les Japonais et les Tartares, qui sont déjà maîtres de ses territoires, semble destinée à disparaître tôt ou tard.

Les Aïnos d'Yeso sont mentionnés dans les annales de la Chine et du Japon. Etablis dans cette île depuis une époque antérieure aux plus anciennes histoires, ils étaient déjà connus avant Confucius. Ils furent désignés dans les livres sacrés des Chinois sous le nom significatif d'*hommes velus*. Le nom de *Mo-sins* que leur donnent les Japonais, a la même signification. C'est, en effet, par le développement excessif de leur système pileux que les Aïnos se distinguent le plus évidemment des autres races humaines, et ce caractère est d'autant plus remarquable, que tous les peuples environnants, Japonais, Coréens, Mantchoux, Kamtschadales, Aléoutes ont le tronc et les membres tout à fait glabres et que tous ont le visage presque nu, à l'exception de la lèvre supérieure. Les Aïnos ont quelquefois des cheveux jusque dans le dos ; une barbe épaisse et noire leur masque presque entièrement la figure ; et toute leur peau, rude et ridée, est couverte de longs poils noirs. Leurs enfants sont quelquefois velus dès l'âge de huit ans; beaucoup de femmes enfin sont, dit-on, aussi velues que les hommes.

La couleur de leur peau est d'un brun assez foncé, sans mélange de rouge ou de jaune. Desmoulins, d'après les relations russes et hollandaises, la compare à celle des écrevisses vivantes ; c'est un peu exagéré ; mais on a eu grand tort de prétendre que les Aïnos étaient de race blanche. Cette assertion se rattache à une hypothèse que nous retrouverons tout à l'heure. Il est certain que les Aïnos sont, de tous les peuples situés au nord du 35e degré de latitude septentrionale, celui dont le teint est le plus foncé. Leurs cheveux sont noirs, gros et roides ; leurs yeux sont noirs et droits comme les nôtres, au lieu d'être obliques comme ceux des Chinois et des Japonais.

Les Aïnos ont la tête volumineuse; le front plat et bas, les arcades orbitaires très-saillantes, le nez droit et saillant à sa base, mais court et terminé par un gros lobule arrondi, le visage large et rond, avec des pommettes saillantes, les lèvres assez minces et d'un rouge obscur. Leur taille est petite et fort au-dessous de nos moyennes. D'après les voyageurs russes, elle est comprise, pour les hommes, entre 5 pieds 2 pouces et 5 pieds 4 pouces, c'est-à-dire entre 1^m,57 et 1^m,62 (le pied russe n'est que de 304 millimètres). Leurs membres enfin sont trapus, osseux et fortement musclés.

On n'a rien publié jusqu'ici sur les crânes de cette race. Le Collége royal des chirurgiens de Londres a reçu récemment un crâne d'Aïno, qu'on m'a permis d'étudier quoiqu'il ne soit pas encore déposé dans le musée. C'est un crâne d'homme grand, massif, très-lourd, remarquable par l'énorme saillie de la protubérance occipitale et des crêtes temporales et occipitales, par le grand volume des bosses pariétales et des apophyses mastoïdes, par l'aplatissement des régions temporales et la petitesse de l'écaille de l'occipital. L'indice céphalique (77.7) dénote un léger degré de dolichocéphalie. Les orbites sont extrêmement larges. La face est assez longue et l'écartement des pommettes est assez considérable. Ce crâne diffère de ceux des Européens tout autant que de ceux des peuples du type mongolique ; mais ce n'est pas avec un seul spécimen que l'on peut caractériser une race.

La Pérouse, grand admirateur des Aïnos, qu'il supposait originaires d'Europe, citait à l'appui de son hypothèse jusqu'à trois mots anglais qu'il croyait avoir retrouvés dans leur langue. Une pareille illusion n'est plus possible depuis que Vater et Klaproth se sont procuré des vocabulaires assez étendus des dialectes de la langue aïno. Cette langue a reçu un certain nombre de mots japonais ou mantchoux qui s'y sont infiltrés par voisinage ; c'était inévitable ; mais le fond même est tout à fait spécial, et ne peut se rattacher, quoi qu'on en ait dit, aux idiomes du nord-est de l'Asie. Prichard lui-même reconnaît que beaucoup de mots aïnos sont longs et polysyllabiques, phénomène des plus remarquables, car toutes les langues ougro-japonaises qui entourent l'aïno sont dissyllabiques ou même monosyllabiques, et il avoue qu'en somme les dialectes aïnos présentent « une grande singularité ». Les Aïnos, déjà si différents de tous leurs voisins par leurs caractères physiques et par leur langage, ne s'en distinguent pas moins par leurs mœurs, leurs croyances, leur genre de vie. Toutes les tribus, celles de la terre ferme comme celles des îles, ont un culte spécial, celui de l'Ours. A ce dieu commun de toute leur race, chaque tribu en ajoute un ou plusieurs autres, tels

que la mer, les montagnes, le fleuve Amour, les génies de l'eau,
du feu, de l'air, des volcans. L'ours, suivant les légendes, fut
pendant longtemps le seul habitant de leurs contrées. Un jour
un esquif déposa sur le rivage méridional d'Yeso une belle
déesse, épouse infidèle d'un dieu du Sud qui l'avait chassée.
Bientôt survint un chien qui secourut l'exilée et qui la rendit
mère du premier Aïno. La nouvelle race, en s'établissant sur le
territoire de l'ours, ne prétendit pas nier les droits de ce premier et légitime propriétaire, et reconnut sa souveraineté, en lui
vouant un culte spécial, qui commence par l'adoration et finit
par le sacrifice. Tous les deux ans, on va à la recherche d'un
jeune ourson nouveau-né que l'on amène dans la tribu ; la femme
du personnage le plus honoré le reçoit dans sa maison, et l'allaite
de son propre lait ; plus tard on le met dans un cage où les dévots
viennent l'adorer ; puis, lorsqu'il a deux ans, on le tue respec-
tueusement à coups de flèches, et on le met au rang des dieux.
Ces détails sont empruntés à M. Mermet de Cachan, missionnaire,
qui a fait un long séjour chez les Aïnos (Mermet de Cachan,
les Aïnos. Paris, 1863, broch. gr. in-8°) ; mais on savait depuis
longtemps que les Aïnos font allaiter les oursons par leurs
femmes, et Desmoulins a reproduit, dans une des planches de
son livre, une gravure japonaise représentant cette scène curieuse (*Histoire naturelle des races humaines*. Paris, 1826,
in-8°, p. 286-293 et pl. VI).

Les Aïnos, quoi qu'on en ait dit, sont peu intelligents. Ils
vivent principalement de pêche et un peu de chasse; ils sont absolument étrangers à l'agriculture. Rien de plus misérable que
leurs habitations. Leurs maisons, invariablement composées
d'une seule pièce, sont construites avec des branches cassées, du
chaume et du jonc ; une seule ouverture sert à la fois de porte
et de cheminée. Il y a, en outre, une petite lucarne pour le passage des mânes de l'ours. Leur costume est le même pour les
deux sexes ; c'est une robe de toile grossière. Ils pratiquent la
polygamie, et la préoccupation des femmes est d'amener de nouvelles concubines à leurs maris.

Telle est cette race singulière, qui contraste d'une manière si
profonde, si complète, avec toutes ses voisines, et qui n'a pu
être rattachée jusqu'ici à aucune de celles qui sont connues.

C'est en vain qu'on a essayé de l'affilier aux races de l'Europe méridionale qui ont, il est vrai, le système pileux très-développé, et qui, sous ce rapport, s'écartent des Aïnos un peu moins que les autres races, mais qui cependant s'en écartent encore assez pour rendre toute parenté invraisemblable. Les monogénistes ont d'ailleurs renoncé à cette hypothèse, qu'il serait dès lors superflu de réfuter. Mais ils n'ont pu en proposer aucune autre, et aucun d'eux n'a entrepris d'expliquer comment les races glabres du nord-est de l'Asie avaient pu se transformer, sous l'influence des milieux, en une race caractérisée par le système pileux le plus exubérant que l'on connaisse. Si Prichard a insinué vaguement et timidement l'idée de cette transformation dans son petit livre, destiné aux gens du monde, il n'a eu garde de la hasarder dans son grand ouvrage, destiné aux savants. Cette idée, en effet, est insoutenable, car les Aïnos du Kamtschatka, de la Mantchourie, des Kouriles, des îles japonaises, vivant dans des milieux très-divers, sont partout semblables entre eux, et partout très-différents de leurs voisins. Aussi Desmoulins, qui a eu le mérite de comprendre le premier l'importance anthropologique de la race aïno, n'a-t-il pas hésité à la considérer comme une des races primordiales de l'humanité, comme une véritable espèce, qu'il a nommée l'*Espèce kourilienne*. Cette expression peut être critiquée d'une part, parce que les Kouriliens ne forment qu'une faible partie, et la partie la moins connue des peuples de race aïno ; d'une autre part, parce que le mot *espèce* a une acception trop contestée pour qu'il y ait avantage à l'introduire dans la classification anthropologique ; mais il est parfaitement certain que la race aïno constitue dans l'humanité un groupe tout spécial, entièrement isolé, dont les caractères étranges, déjà indiqués il y a plus de deux mille ans dans les livres chinois, n'ont pas changé depuis lors, et qui, déconcertant toutes les explications des monogénistes, témoigne victorieusement en faveur de la multiplicité primitive des types humains.

AUTOCHTHONES

(*Encyclopédie générale*, t. III. p. 350-362. Paris, 1870, grand in-8º.)

Les auteurs grecs nommaient *autochthones* les premiers habitants de l'Attique, et dans leur pensée cela voulait dire que les hommes étaient nés du sol même de ce pays. Le mot *aborigène*, employé par les auteurs latins pour désigner les premiers habitants du Latium, avait un sens analogue, puisqu'il indiquait des hommes fixés en ce lieu depuis l'origine des choses. Aujourd'hui ces deux expressions synonymes sont employées indifféremment dans un sens beaucoup moins absolu ; elles n'impliquent pas l'idée qu'un peuple soit né dans les lieux mêmes où on le trouve, ni même qu'il s'y soit établi avant tout autre peuple, mais seulement qu'il y était installé avant l'origine des plus anciennes histoires et des plus anciennes traditions ; et les monogénistes, qui font descendre toute l'humanité d'un couple unique, se servent de ces mots aussi bien que les polygénistes, qui assignent au genre humain, comme aux autres genres de la faune et de la flore, plusieurs berceaux essentiellement distincts.

A l'exception de quelques îles perdues au milieu de l'Océan, toutes les contrées habitables étaient déjà peuplées, depuis un temps immémorial, à l'époque où commença leur histoire. C'est pourquoi beaucoup de peuples de l'antiquité se croyaient nés de la terre qui les portait, et on sait que des croyances analogues règnent encore chez la plupart des peuples qui ont une théogonie propre.

Il n'est resté dans la tradition et dans l'histoire que des traces très-confuses des migrations des anciens peuples ; mais l'archéologie, la linguistique et l'ethnologie ont retrouvé les preuves de quelques-uns de ces grands mouvements ethniques. Elles ont permis de remonter au delà des âges historiques, au delà même des temps fabuleux ; elles nous ont appris que plusieurs nations antiques qui se croyaient autochthones ne l'étaient nullement, et avaient seulement perdu le souvenir de leur berceau lointain. Il est incontestable, par exemple, que la plupart des nations qui occupent aujourd'hui l'Europe, ou qui l'ont occupée depuis au moins trois ou quatre mille ans, sont issues, non pas intégralement, il s'en faut de beaucoup, mais en partie, d'une grande race asiatique, race aventureuse et conquérante, dont les essaims successifs s'irradièrent à la fois vers l'orient jusque sur les bords du Gange, vers l'occident jusqu'aux rivages de l'Atlantique, vers le nord jusque dans la péninsule scandinave. Mais ce qui n'est pas moins certain, c'est que partout où ces premiers conquérants portèrent leurs pas, ils trouvèrent la terre occupée par des hommes d'une autre race. Cela est attesté tantôt par des textes historiques, tantôt par des légendes presque aussi significatives que l'histoire elle-même. D'autres fois, la linguistique constate que la langue des conquérants a subi dans une région déterminée des modifications particulières, qu'elle admet un certain nombre de mots dont les formes et les racines appartiennent à un type linguistique tout spécial, et ces modifications, entièrement différentes de celles qui peuvent se produire dans l'évolution naturelle des langues, impliquent nécessairement l'idée que la race conquérante a dû subjuger et absorber un peuple d'une autre race. Souvent l'idiome des vaincus a disparu sans laisser aucune trace dans la langue importée par les étrangers, mais les anciens noms géographiques ont survécu, et témoignent encore, au bout d'un très-grand nombre de siècles, de l'existence d'un peuple primitif ou du moins antérieur à l'arrivée des conquérants.

Ailleurs, c'est l'archéologie qui nous apporte son témoignage. Ainsi, par exemple, la nature et la répartition des sépultures préhistoriques qui renferment du bronze permettent de suivre les migrations des peuples indo-européens, qui ont mis fin, en Europe, à l'âge de pierre ; et lorsqu'on trouve, dans un pays où ils ont fixé définitivement leur résidence, des sépultures d'un tout autre caractère provenant d'un peuple à qui l'usage des métaux était inconnu, on en conclut avec certitude que ces sépultures, antérieures à l'époque indo-européenne, recèlent les débris des populations autochthones.

Plus décisif encore est le témoignage de la craniologie, lorsque les crânes exhumés des plus anciennes sépultures, trouvés dans les cavernes ou extraits des couches profondes du sol, offrent un type différent de celui qui a prévalu depuis lors. C'est ainsi que les crânes des *longs barrows* de la Grande-Bretagne, monuments mégalithiques de l'âge de pierre, sont très-dolichocéphales, tandis que les *rounds barrows*, monuments plus petits où l'on trouve du bronze, renferment, au milieu de quelques crânes allongés, une grande majorité de crânes courts, ou brachycéphales. C'est ainsi encore que les grands crânes dolichocéphales de Cro-Magnon, près des Eyzies (époque du mammouth) et les petits crânes sous-brachycéphales des cavernes de la Belgique (époque du renne) diffèrent notablement, les uns et les autres, de ceux des populations ultérieures des mêmes régions.

Enfin l'existence des races préhistoriques peut souvent être démontrée par l'étude des populations actuelles, considérées soit sous le rapport de leur langue, soit sous le rapport de leurs caractères physiques. La langue basque, parlée aujourd'hui dans une région très-circonscrite, qui se restreint de jour en jour, mais qui eut autrefois une très-grande extension démontrée par les noms géographiques qu'elle a laissés en France, en Espagne et en Italie, la langue basque, disons-nous, diffère essentiellement par sa grammaire, comme par son lexique, non-seulement des langues indo-européennes, mais encore de toutes les autres. Elle porte en outre le cachet d'une langue primitive et les philologues les plus autorisés la considèrent comme la plus ancienne de toutes les langues connues. Il est impossible qu'une pareille langue se soit formée depuis que les conquérants asiatiques ont répandu en Europe les idiomes affiliés au sanscrit, et on en conclut rigoureusement que les ancêtres des Basques occupaient déjà le sol avant l'arrivée des populations celtiques ou pélasgiques qui ont apparu les premières dans l'histoire de l'Europe occidentale.

Les caractères physiques des peuples modernes fournissent quelquefois des données tout aussi certaines. C'est ce qui a lieu par exemple en Irlande. La langue *erse*, idiome national des Irlandais, appartient au rameau celtique des langues indo-européennes. Il ne reste aucune trace d'un idiome plus ancien, et si l'on ne consultait que la linguistique, on serait conduit à penser que l'Irlande a été pour la première fois peuplée par des immigrants de souche indo-européenne. On spécifierait même davantage, on dirait que ces immigrants appartenaient au groupe des peuples que les linguistes appellent *celtiques*, et dont les premiers essaims arrivèrent dans l'Europe occidentale vingt siècles au moins avant notre ère. Tout concourt à établir que ces premiers conquérants des pays atlantiques (non pas les premiers sans doute, mais les plus anciens que l'on connaisse) venaient des bords de la Baltique, de la région qui fut de tout temps la patrie des hommes blonds; et l'on sait d'ailleurs, à n'en pas douter, que les Belges et les Cimbres ou Kymris, dernier flot de l'invasion des peuples de langue celtique, se distinguaient surtout par leurs yeux bleus et leur chevelure blonde. On peut donc considérer comme à peu près démontré que la langue celtique a été introduite en Irlande par un peuple blond. Tous les peuples qui depuis lors ont envahi ou occupé cette île, les Danois, les Anglo-Saxons, les Normands et, d'après certaines légendes poétiques, les Belges (firbolg), étaient également blonds. Les Irlandais modernes devraient donc être blonds comme tous leurs ancêtres connus, si les immigrants de langue celtique, en arrivant dans leur île, l'avaient trouvée déserte. Il n'en est rien. Les cheveux clairs prédominent dans certaines localités où l'on sait que les Danois et les Anglo-Saxons se sont établis en grand nombre; mais dans d'autres localités qui ont subi à un moindre degré ces influences étrangères, les cheveux bruns ou noirs et les yeux de couleur foncée se montrent sur plus des sept dixièmes de la population (voir les relevés de M. John Beddoe, dans les *Bulletins de la Société d'anthropologie*, 1864, t. II, p. 566). Pour expliquer cet état de choses, on a supposé d'abord que les immigrants celtiques avaient les cheveux noirs; puis, comme cette hypothèse était en contradiction avec d'autres faits, on a supposé que le type des anciens Irlandais avait été modifié par l'influence du climat, et on a même cité cet exemple comme une preuve à l'appui de la mutabilité spontanée des caractères ethniques. Or, s'il existe quelque part un climat assez brûlant ou assez glacial pour noircir la chevelure de l'homme (on sait que ces deux influences extrêmes ont été alternativement ou simultanément invoquées par les monogénistes pour expliquer la pigmentation des races humaines), si ce climat, répétons-nous, existe quelque part, ce n'est pas, à coup sûr, le climat tempéré de l'Irlande. Il est donc nécessaire d'admettre qu'avant les invasions constatées par l'histoire et avant l'invasion celtique, beaucoup plus ancienne, démontrée par la linguistique, il y avait en Irlande un peuple aux cheveux foncés, peuple dont il ne reste aucune trace dans les souvenirs des hommes, dont la langue a été supplantée par celle des conquérants celtiques, dont le nom même a disparu, mais dont les caractères physiques, plus ou moins modifiés par des croisements réitérés, se sont transmis de génération en génération et de siècle en siècle jusqu'à nos jours. Cette conclusion, qui ressort de l'étude des populations actuelles, est d'ailleurs confirmée par les recherches des archéologues, qui ont trouvé, dans l'étude des anciennes sépultures et des habitations lacustres de l'Irlande, les preuves non équivoques d'un *âge de pierre*, antérieur à *l'âge de bronze* inauguré par les conquérants de langue celtique.

C'est ainsi que par des voies multiples, en utilisant tour à tour les faits historiques, linguistiques, archéologiques ou anthropologiques, on est parvenu à démontrer que toutes les terres continentales et un grand nombre d'îles ont été habitées à toutes les époques accessibles à l'investigation scientifique, et que, dans toutes les migrations connues, à l'exception de quelques migrations maritimes, le peuple envahisseur a trouvé le sol occupé par les races indigènes.

Ces races indigènes sont appelées *autochthones* lorsqu'il n'existe aucune preuve qu'elles aient été précédées, dans le même lieu, par une ou plusieurs autres races. Le mot *autochthone* désigne les plus anciens possesseurs du sol, ceux qui y étaient installés depuis un temps immémorial avant les époques historiques, et qui d'après cela *paraissent* l'avoir occupé depuis l'origine de l'humanité, *ab origine*.

Ce nom d'*autochthones*, ou d'*aborigènes*, ne doit cependant pas être pris dans un sens absolu, non-seulement parce que nul ne peut savoir si la race autochthone n'est pas venue d'une autre région, mais encore parce qu'on ne peut pas affirmer qu'elle n'ait été, dans le même lieu, précédée d'aucune autre race. Si l'humanité était aussi jeune qu'on le croyait généralement, il y a une vingtaine d'années, et s'il était vrai, en outre, que l'époque des plus anciennes migrations connues dans l'histoire fût postérieure de quelques siècles à peine à l'apparition des premiers hommes, on pourrait admettre, avec quelque probabilité, que les peuples dits *autochthones* sont réellement ceux qui ont, pour la première fois, foulé le sol encore vierge des pays respectifs où la science démontre qu'ils ont existé il y a quatre ou cinq mille ans ; car les déplacements des peuples devaient être extrêmement lents, dans ces temps reculés où les hommes, très-peu nombreux et voisins de l'état sauvage, si ce n'est tout à fait sauvages, sans vêtements, sans industrie, et presque sans armes, résistaient mal aux changements de climats, et se défendaient difficilement contre les attaques des grands animaux, dans ces temps où l'excès de population, cause principale des migrations, n'existait pas encore, où les moyens de transports étaient tout à fait rudimentaires, où d'épaisses forêts couvraient la terre, et où les obstacles de toute sorte naissaient à chaque pas. Mais depuis que la haute antiquité de l'homme est un fait définitivement acquis à la science, depuis qu'on sait que nos cinq mille ans d'histoire ne sont qu'une courte période de la vie de l'humanité, et que les migrations les plus lentes ont eu le temps de parcourir pas à pas, en tout sens et à plusieurs reprises, toute la surface des continents, on doit considérer comme fort probable que, dans beaucoup de lieux, et principalement dans ceux dont l'abord est facile, les races dites *autochthones* n'étaient pas primitives, et qu'elles avaient conquis le sol sur d'autres races plus anciennes.

Cette vue est parfaitement confirmée par la craniologie.

Déjà l'étude des crânes déposés dans les sépultures de l'âge de la pierre polie nous révèle la multiplicité des races qui occupaient l'Europe occidentale avant l'ère indo-européenne. Ces crânes, le plus souvent, sont en majorité dolichocéphales ; mais, dans certaines contrées, on voit prédominer, au contraire, le type brachycéphale. La diversité n'est pas moindre à l'époque de la pierre taillée ; ici encore, la dolichocéphalie est le type le plus répandu ; mais, çà et là pourtant, les brachycéphales apparaissent. On voit combien était peu fondée l'hypothèse que Retzius avait émise sur les races primitives de l'Europe. Ce célèbre anthropologiste supposait que toutes les races autochthones de l'Europe étaient brachycéphales, et que la dolichocéphalie avait été introduite par les conquérants indo-européens. Or, il est maintenant tout à fait certain qu'avant cette dernière conquête, le sol de l'Europe avait été occupé soit successivement, soit simultanément par des peuples appartenant au moins à deux races distinctes, l'une brachycéphale et l'autre dolichocéphale.

Ces deux races, je devrais plutôt dire ces deux groupes de races, ont vraisemblablement apparu à des époques différentes ; on peut faire des conjectures sur leur ancienneté relative. Il est, dès aujourd'hui, extrêmement probable que la priorité appartient au type dolichocéphale. Lorsque la preuve sera décisive, le nom d'*autochthone* pourra être appliqué spécialement à ce dernier type ; mais les discussions continuent encore, et, dans l'incertitude où nous nous trouvons, nous devons appeler *autochthones* tous les peuples, ou plutôt toutes les tribus dolichocéphales ou brachycéphales dont on trouve les restes dans les terrains ou dans les sépultures des diverses époques qui ont précédé l'invasion indo-européenne.

Il y a des peuples autochthones qui ont disparu depuis un grand nombre de siècles, dont l'histoire n'a jamais fait mention et dont les noms sont à jamais perdus. Il en est d'autres qui se sont éteints dans la période historique, et même à des époques toutes récentes ; tels sont les Caraïbes aux Antilles, les Tasmaniens de l'île Van-Diémen, et beaucoup de nations de l'Amérique septentrionale. Il en est d'autres enfin qui existent encore, soit qu'ils aient, comme les nègres d'Afrique, conservé la plus grande partie de leurs anciens domaines, soit qu'ils ne se soient maintenus que dans des régions circonscrites, en groupes restreints et séparés, comparables aux îles qui survivent à la submersion d'un continent. Ainsi, les autochthones de l'Europe ne sont plus représentés que par les Basques et les Finnois. On devrait y joindre les Lapons, si l'on ne consultait que les données historiques, car les Lapons existent dans le pays qui porte leur nom depuis une époque antérieure à tous les souvenirs. Mais diverses considérations empruntées surtout à la linguistique tendent à établir que les Lapons sont venus du nord-est de l'Asie, et quoiqu'il paraisse probable, jusqu'à plus ample informé, qu'ils ont été les premiers habitants de la Laponie, on n'est pas en droit de les appeler *autochthones*; car si ce mot n'entraîne pas nécessairement l'idée qu'une race ait été créée dans le pays qu'elle occupe, il veut dire du moins qu'il n'existe absolument aucun indice d'une provenance étrangère.

Les Basques sont les derniers représentants d'une race qui s'étendit jadis sur une grande partie de l'Europe occidentale, et qui est circonscrite aujourd'hui dans une petite région montagneuse, entre la France et l'Espagne. Les Finnois, maintenant relégués au nord de la Néva, ont autrefois occupé dans l'Europe orientale un immense territoire. Au temps de Ptolémée, ils s'étendaient encore jusqu'aux bords de la Vistule. Plusieurs auteurs pensent que les Finnois et les Basques sont les derniers débris d'une seule et même race scindée en deux par l'invasion des races celtiques, puis des races germaniques, et enfin de la race slave. Mais cette opinion, admise *à priori*, à l'époque où l'on supposait que tous les autochthones de l'Europe appartenaient à la même race, est en contradiction avec l'observation anthropologique, qui établit une distinction complète entre le type des Basques et celui des Finnois.

Ce n'est pas seulement en Europe que les invasions des conquérants aryens ou indo-européens ont produit des mouvements de peuples et des mélanges ethniques sous lesquels il est difficile de découvrir les restes des populations autochthones. Pendant que les essaims successifs de cette race puissante, dont la Bactriane fut le berceau, se répandaient sur la Perse, l'Asie Mineure, franchissaient l'Hellespont ou le Caucase, d'autres traversaient l'Indus et débordaient sur la vaste région qu'on nomme aujourd'hui l'*Indoustan*. Ils y trouvèrent une population nombreuse et barbare, qui leur opposa une longue résistance ; mais après plusieurs siècles de luttes, ils parvinrent à étendre leur domination sur toute la péninsule jusqu'au cap Comorin, et même jusque dans l'île de Ceylan. Toutefois, les peuples préaryens ne furent pas exterminés ; les uns furent réduits en esclavage et constituèrent une caste inférieure qui, tenue à l'abri du mélange des sangs par la prohibition sévère des mariages croisés, maintint toujours, au milieu des vainqueurs de race blanche, son type physique, caractérisé par l'ensemble des traits du visage, non moins que par la couleur très-foncée ou tout à fait noire de la peau; d'autres, tout en subissant plus ou moins l'influence des conquérants aryens, et en reconnaissant leur suprématie, conservèrent cependant une existence nationale et échappèrent au régime des castes; d'autres enfin, réfugiés dans les régions montagneuses du centre, restèrent indépendants et transmirent à leurs descendants, avec leurs caractères physiques inaltérés, leurs antiques croyances et leurs langues préaryennes. Cet état de choses s'est perpétué jusqu'à nos jours, et les premiers savants qui, il y a environ un demi-siècle, cherchèrent à déterminer les origines ethniques de la population de l'Inde en deçà du Gange, n'y reconnurent d'abord que deux éléments, savoir : 1° la race blanche des conquérants aryens ou indo-européens ; 2° la race noire ou préaryenne, à laquelle se rattachait à la fois la caste servile de la société brahmanique (le mot *caste* exprime l'idée de *couleur*) et tous les peuples au teint foncé, dont les langues ne sont pas affiliées au sanscrit, et sont par conséquent antérieures à la conquête. Parmi ces langues non sanscritiques, l'une des plus répandues et des plus connues était celle des Tamouls, du pays de Dravira ou Dravida ; on donna donc le nom de *langues draviniennes* au groupe entier des langues préaryennes de l'Inde; du même coup, les peuples qui les parlent reçoivent le nom de *Draviniens*, et leurs ancêtres furent considérés comme les autochthones de cette grande péninsule. Mais les progrès récents de la linguistique ont révélé l'existence de deux éléments ethniques distincts dans cette population préaryenne. D'une part, les langues des Tamouls, des Toulouvas, des Malabars, des Telingas, des Karnatas, forment un premier groupe, le vrai groupe dravidien, manifestement allié aux langues du Thibet et de l'Asie centrale ; d'autre part, celles des Ghonds, des Kolas, des Paharias (d'où est venu le nom de *parias*) et de plusieurs autres tribus barbares ou sauvages, forment un second groupe, entièrement différent, dérivé d'une langue inconnue qui s'est altérée depuis longtemps au contact des langues dravidiennes, mais qui certainement, dans l'origine, n'avait rien de commun avec les autres langues de l'Asie, et que l'on a cherché à rapprocher du groupe, encore mal dessiné, des idiomes australiens. De ce fait, aujourd'hui solidement établi, il est permis de conclure que les langues dravidiennes furent importées, longtemps avant l'invasion aryenne, par des conquérants descendus de l'Asie centrale, et que les vrais autochthones de l'Inde furent ces peuples noirs dont les descendants incivilisés occupent aujourd'hui, au sud des monts Vindhya, une grande partie du Dekkan.

On considérait, il y a une vingtaine d'années, les insulaires de la Polynésie comme autochthones. On n'avait aucune notion sur leur origine, et pour expliquer à la fois leur présence dans des archipels très-distants les uns des autres, et la remarquable similitude de leurs langues, beaucoup d'auteurs recouraient à l'hypothèse d'un grand continent abîmé dans les flots. Mais depuis que les recherches linguistiques de M. Horatios Halés et les traditions poétiques et cosmogoniques recueillies à Tahiti, à Hawaï, à la Nouvelle-Zélande, ont permis de remonter aux migrations maritimes de ces insulaires, il est devenu certain que la Polynésie a été peuplée pour la première fois à une époque récente, qui ne remonte guère au delà d'une vingtaine de siècles, et, quoique le lieu d'origine des Polynésiens soit encore indéterminé, on ne doit plus considérer ces peuples comme autochthones.

Il n'en est pas de même des Mélanésiens. La région désignée sous le nom de *Mélanésie* comprend d'une part le continent australien, d'une autre part une immense traînée demi-circulaire d'îles de toutes dimensions, qui règne autour de la moitié orientale de l'Australie, et dont les deux points extrêmes sont la Nouvelle-Irlande et l'île de Van-Diémen. Deux races, noires l'une et l'autre, mais bien distinctes, habitent respectivement ces deux parties de la Mélanésie. La race australienne, aux cheveux lisses, occupe le continent, tandis que les îles et archipels qui forment le reste de la Mélanésie sont peuplés par la race des *Nègres pélagiens* ou *océaniens*, aux cheveux laineux. Ces deux races sont autochthones. Envahies de toutes parts par les Malais, par les Polynésiens, par les Européens, elles perdent continuellement du terrain, peut-être même sont-elles appelées à disparaître, comme ont déjà disparu devant l'Anglais exterminateur les malheureux Tasmaniens de l'île de Van-Diémen.

Que les Australiens soient les autochthones de l'Australie, c'est ce qui ne peut être mis en contestation. Avant l'arrivée des Anglais, cette race occupait toute l'Australie, et rien que l'Australie. On n'a trouvé dans les autres régions du globe aucun peuple qui puisse en être rapproché. Elle est sauvage, elle l'a toujours été, et l'on cherche en vain sur le reste de la planète, le lieu d'où elle pourrait être originaire. Elle se présente donc à nous comme si elle était née sur le sol même de l'Australie, et c'est là ce qu'on exprime en disant qu'elle est autochthone.

Les nègres océaniens de la Mélanésie ont droit à la même qualification, puisqu'il n'existe aucune preuve qu'ils soient d'origine étrangère. L'exemple des Polynésiens, dont les migrations antiques ont été révélées par des recherches toutes récentes, doit, il est vrai, nous imposer quelque réserve. Mais les Mélanésiens aux cheveux laineux, appartenant à une race beaucoup plus inférieure, paraissent beaucoup moins capables que les insulaires intelligents de la Polynésie d'envoyer au loin des colonies maritimes. Des migrations et des mélanges de races étaient en train de s'effectuer dans quelques îles avant que les navigateurs européens y eussent pénétré. Les Polynésiens envahissaient de proche en proche les archipels occidentaux ; et les Malais, pénétrant dans la Mélanésie par le nord-est, s'établissaient peu à peu dans la Nouvelle-Guinée et dans les îles environnantes. Mais les Mélanésiens eux-mêmes restaient en place ; il n'existe aucune preuve qu'ils aient jamais émigré, et jusqu'à ce que cette preuve ait été fournie, on continuera à les appeler *autochthones*.

Ce n'est pas seulement dans la Mélanésie que les nègres océaniens se présentent à nous comme les peuples autochthones. Cette race, dont le domaine se rétrécit de jour en jour, occupait autrefois, vers le nord, toute la Malaisie, les îles Andaman, la péninsule de Malacca, et s'étendait au sud-est jusqu'à la Nouvelle-Zélande, où elle existe encore, mêlée à la race polynésienne qui s'y est établie depuis six à huit cents ans. La Nouvelle-Guinée ne tardera pas à lui échapper ; cernés de toute part par les colons malais qui occupent déjà tout le littoral, les Mélanésiens sont chaque jour refoulés vers le centre de l'île. Ce qui se passe aujourd'hui dans la Nouvelle-Guinée s'est incontestablement passé, avant l'époque historique, dans toute la Malaisie et dans la péninsule de Malacca. La race malaise, supérieure en intelligence et en industrie, a partout subjugué, refoulé les autochthones à la peau noire et à la tête laineuse ; dans beaucoup d'îles plates et de peu d'étendue, ceux-ci ont été entièrement détruits, mais dans les îles plus grandes et montagneuses, ainsi que dans quelques parties de la chaîne de montagnes qui forme pour ainsi dire l'épine dorsale de la péninsule, ils se sont maintenus jusqu'à ce jour, formant des tribus pour la plupart tout à fait sauvages, ou seulement des familles éparses qui semblent destinées à disparaître tôt ou tard. Le petit archipel Andaman, dans le golfe du Bengale, est seul resté en possession de ses autochthones ; mais, depuis la révolte des Cipayes, les Anglais ont établi dans cet archipel une colonie pénitentiaire, et il est aisé de prévoir qu'avant longtemps ces malheureux indigènes subiront le même sort que les Tasmaniens.

Les noirs autochthones de la péninsule de Malacca sont depuis longtemps chassés du littoral ; ils n'existent plus qu'en fort petit nombre dans la chaîne de montagne qui parcourt cette péninsule dans toute sa longueur. C'est encore dans les montagnes de l'intérieur que sont aujourd'hui refoulées les tribus mélanésiennes de Sumatra, de Bornéo, de Célèbes, des Philippines. La configuration du grand archipel de la Malaisie, la présence des éléphants sauvages, des tigres, des orangs-outangs, des rhinocéros, des crocodiles, et autres grands animaux qu'on ne trouve que dans les continents, et beaucoup d'autres considérations empruntées à la géologie, à la géographie zoologique, à la géographie botanique, permettent de considérer comme extrêmement probable que toute cette région formait jadis une grande terre, dépecée depuis un temps immémorial par l'invasion des eaux. Ce changement a eu lieu sans aucun doute bien longtemps avant l'époque où la race des Malais a supplanté la race autochthone, mais ce qu'on sait aujourd'hui de l'antiquité de l'homme permet de considérer comme possible que les Mélanésiens aux cheveux laineux, appelés aujourd'hui *nègres océaniens*, aient constitué la population primitive d'un continent dont il ne reste plus aujourd'hui que les débris ; et cette hypothèse acquiert quelque vraisemblance, lorsqu'on songe qu'à aucune époque connue, les peuples du type éthiopien ne se sont montrés capables d'organiser de grandes expéditions maritimes. Quoi qu'il en soit, les Mélanésiens qu'on trouve encore dans la péninsule de Malacca et dans le Grand Archipel indien, doivent être considérés comme les habitants primitifs, comme les autochthones de cette région du globe.

Nous ne croyons pas devoir multiplier les exemples relatifs aux peuples autochthones. Ceux que nous avons cités suffisent pour montrer l'étroite liaison qui existe entre cette question et celle des origines de l'humanité. L'histoire, qui n'embrasse qu'une courte période, nous apprend que les déplacements des peuples ont bien des fois changé la circonscription des races humaines. La linguistique, dont la portée est beaucoup plus longue, nous fait connaître d'autres migrations incomparablement plus anciennes, mais elle ne remonte pourtant que jusqu'à une certaine limite ; elle ne nous apprend rien sur les peuples nombreux dont les langues ont disparu ; elle nous laisse croire ou bien que ces peuples ont disparu en même temps que leur langue, ou bien encore qu'ils n'ont jamais existé ; dans l'un et l'autre cas, l'état de choses qu'elle nous révèle, masque un autre état de choses, sinon primitif, du moins antérieur, dont l'existence est démontrée par l'étude des peuples autochthones.

L'importance de cette dernière étude ressort évidemment de ce qui précède. Le plus grand obstacle que l'on rencontre, lorsqu'on cherche à déterminer les souches originelles, et leur première répartition à la surface du globe, vient de la superposition multiple des couches ethniques. Si l'on veut approcher de la solution du problème, il est indispensable d'enlever pour ainsi dire ces couches superposées et ne laisser en place que la couche la plus ancienne, afin de ramener autant que possible chaque race à son berceau. Aucune recherche n'offre donc à l'anthropologie plus d'importance et d'intérêt que celle des peuples autochthones.

Parmi ces peuples, qui se partageaient la terre avant les âges historiques, il en est quelques-uns qui sont encore sur pied, comme les derniers témoins d'un ordre de choses presque entièrement effacé. Ceux-là sont peu nombreux, le nombre en décroît de jour en jour, et plusieurs d'entre eux sont appelés sans doute à subir, dans un avenir peu éloigné, la destinée qui a déjà atteint la plupart des autres peuples primitifs. Ils disparaîtront de la liste des nations ; leurs noms, leurs langues, n'existeront plus que dans la science et dans l'histoire. Mais leur race ne sera pas nécessairement éteinte pour cela. Ç'a été la principale erreur des linguistes de croire qu'une race finissait toujours avec sa langue ; et cette erreur, acceptée à la légère par beaucoup d'anthropologistes, a donné lieu à des théories entièrement fausses sur la transformation des types. Croyant, d'après la linguistique, que les races autochthones cessaient d'exister le jour où tous les peuples qui en étaient issus avaient perdu leur langue, leur nationalité et le souvenir de leur origine, on a fait abstraction de ces races dans l'étude de celles qui les ont subjuguées et absorbées. On a été ainsi conduit à admettre qu'à l'exception des Basques, des Finnois, des Lapons, des Madgyars et des hôtes de passage qui ont donné leur nom à la Turquie, toute l'Europe était occupée par une seule et unique race, la race indo-européenne, qui d'autre part s'étend en Asie jusque sur les bords du Gange, à travers l'Arménie, la Perse et le Caboul. Ce premier point une fois accepté, on a comparé les uns avec les autres les peuples nombreux que la linguistique rattache à cette race, et comme ils sont très-divers par leurs caractères physiques, comme on trouve chez eux toutes les nuances de la chevelure, depuis le blond le plus clair, jusqu'au noir le plus foncé, comme les uns ont la peau tout à fait blanche, tandis que les autres sont presque aussi bruns que les mulâtres, on a attribué ces différences insignes à l'influence des climats.

C'est l'argument le plus direct qu'on ait invoqué en faveur de la transformation des types, et l'on eût agi autrement si l'on eût pris en considération les peuples autochthones, si l'on eût songé que, là où deux races se trouvent en présence sur le même sol, le mélange des sangs se produit presque toujours tôt ou tard, que les conquérants même les plus barbares ont intérêt à asservir les vaincus plutôt qu'à les exterminer, et que, s'ils sacrifient volontiers les hommes, ils gardent encore plus volontiers les femmes pour leurs plaisirs. Or, quelque nombreux que soient les conquérants, ils sont toujours très-inférieurs en nombre au peuple qu'ils ont subjugé. Il ne faut pas que l'histoire de certaines migrations modernes fasse méconnaître ce fait. Aujourd'hui, les Européens, arrivant par mer dans leurs colonies, recevant continuellement des renforts de la mère patrie, et faisant la plupart de leurs établissements au milieu de populations incivilisées, et par conséquent très-peu serrées, finissent souvent par acquérir la prépondérance numérique, et cela d'autant plus aisément que des causes multiples, liées à la grande inégalité des races, amènent presque toujours le dépérissement rapide de la race indigène. Mais les migrations par terre, presque les seules que l'antiquité ait connue, donnent des résultats tout différents. Le peuple envahisseur, une fois établi dans sa conquête, vit séparé du reste de sa race, et il se trouve dès lors en présence d'une population indigène, toujours bien supérieure en nombre. La plus volumineuse masse d'hommes qui se soit jamais déplacée en une seule fois, est celle qui suivit la fortune d'Attila ; on l'a évaluée à tort ou à raison à un million d'individus. Supposons que cette appréciation ne soit pas exagérée ; supposons encore que les Huns, vainqueurs dans les champs catalauniens, aient définivement conquis la Gaule, qu'ils s'y soient tous établis sans courir de nouvelles aventures, et qu'ils se soient partagé le sol, en réduisant les Gaulois en servage. Maintenant évaluons au minimum la population de la Gaule du cinquième siècle, et nous trouverons encore que cette population indigène aurait été huit ou dix fois plus nombreuse que celle des conquérants mongoliques. Dans de pareilles conditions et malgré toutes les distinctions sociales, un mélange de races eût été tôt ou tard inévitable. La nation qui serait issue de ce mélange aurait pu adopter la langue des vainqueurs, devenir aussi barbare qu'eux et porter leur nom, comme nous portons celui des Francs ; elle aurait eu en outre à subir, dans ses caractères physiques, des modifications en rapport avec l'intensité du croisement ; mais, au bout d'un grand nombre de générations, lorsque le mélange aurait été achevé, le type national aurait été infiniment plus rapproché de celui du peuple conquis, que de celui de ses conquérants, et dans les temps futurs un observateur, imbu des préjugés des linguistes, convaincu que ce peuple hunnique, parlant la langue des Huns, était issu en entier de la horde d'Attila, aurait attribué la modification profonde du type mongolique à l'action du climat de l'Europe occidentale, au lieu de l'attribuer à un mélange de races méconnu et oublié.

Cet exemple est hypothétique, mais n'est nullement imaginaire. Le fait que nous venons de supposer s'est produit cent fois dans l'humanité. Beaucoup de races autochthones que l'on croit étein-

tes, sont encore vivantes, avec des caractères peu différents de
ceux qu'elle possédaient autrefois. Les habitants du plateau central de la France ne sont français que de nom ; ils sont petits et
bruns, tandis que les Francs étaient grands et blonds ; ils ont subi
de nombreux mélanges et perdu ainsi l'uniformité qui est l'apanage des races pures ; mais les caractères qui dominent en eux,
après tant de siècles et tant de vicissitudes, sont ceux des ancêtres autochthones dont ils ont entièrement perdu le souvenir.
Les Guanches des îles Canaries, qu'on supposait anéantis, n'ont
perdu que leur langue, leur religion, leurs mœurs et leur nationalité. Ce sont au contraire les Espagnols qui, moins nombreux,
se sont effacés dans le mélange. M. Sabin-Berthelot a constaté
que le Canarien moderne n'est autre chose qu'un Guanche
rebaptisé (*Mémoires de la Société d'ethnologie*, t. I, p. 146-149.
Paris, 1841, in-8°). Les populations du Pérou, celles de la Colombie, de l'Amérique centrale, du Mexique, reviennent rapidement
aux types *Indiens*, depuis que ces pays ont secoué le joug de
l'Espagne et que la population européenne ne reçoit plus de la
mère patrie des renforts continuels.

Une circonstance qui favorise puissamment, dans certains cas,
le maintien de la race indigène, et le retour graduel des races
croisées au type primitif dissimulé d'abord sous le mélange, c'est
l'influence élective du climat. L'homme, quoi qu'on en ait dit,
n'est pas cosmopolite. Lorsqu'un peuple se transporte sous un
climat très-différent de celui qui l'a vu naître, il est d'abord décimé par les maladies qui épargnent les indigènes; il y périt
quelquefois tout entier, en une ou deux générations. Les établissements des Européens, dans l'Asie et l'Afrique tropicales, ne se
maintiennent que par l'arrivée continuelle de nouveaux colons et
de nouveaux soldats. La mortalité des hommes d'Europe y est
épouvantable, et leur fécondité y décroît dans une telle mesure,
que M. le docteur A. Wire a passé trente ans dans l'Hindoustan,
sans pouvoir y découvrir un seul individu issu sans croisement
du sang européen à la troisième génération. (*Bulletins de la Société d'anthropologie*, t. II, p. 559-560. Paris, 1861, in-8°.)

Sous un climat moins meurtrier, la race étrangère subit une
atteinte moins profonde et moins rapide : elle peut se maintenir
par elle-même, surtout lorsqu'elle vit du travail d'un peuple

asservi. Mais la fortune est changeante ; chaque génération voit un certain nombre de familles perdre leur patrimoine, pendant que les autres s'enrichissent. Le nombre de ceux qui peuvent vivre sans travail va toujours en diminuant, et les autres, privés de la sauvegarde factice de la richesse, restent exposés sans défense à l'action d'un climat ennemi. D'un autre côté, l'oisiveté, qui protége les riches, leur fait payer cher ses faveurs. Ils perdent leur vigueur, leur intelligence et leur fécondité. Leur race s'abâtardit, et pendant ce temps, la race indigène, remise des secousses de la conquête, répare ses pertes, jusqu'au jour où elle se relève enfin et reprend la prépondérance C'est déjà l'histoire du Mexique, où l'on vient de voir Juarez, un Zapothèque de race pure, élevé à la présidence par les descendants de ceux que subjugua Cortès, opposer une résistance inattendue et prolongée à la plus puissante armée qui ait traversé l'Atlantique. Ce sera tôt ou tard aussi l'histoire du Guatémala, de la Colombie et du Pérou. Et les ethonologistes des siècles futurs pourront trouver, dans cette partie du nouveau monde, une langue indo-européenne parlée par des peuples revenus, à peu de chose près, au type des races qui y existaient avant les *conquestadors*.

Il ne faut pas croire toutefois que les races autochthones puissent toujours échapper à la destruction. L'extermination complète d'un peuple n'est pas sans exemple ; tous les Charruas ont été tués un à un, à l'exception de cinq ou six qui sont venus mourir à Paris. Les Tasmaniens ont subi le même sort en 1835, dans une battue générale qui dura plusieurs jours. On épargna en tout cent deux individus des deux sexes qui, réfugiés sur une langue de terre, furent capturés et déportés dans la petite île de Flinders, où, quelques années après, il n'en restait plus que quarante (il n'en reste plus qu'un seul aujourd'hui). De grands peuples indigènes de l'Amérique du Nord, chassés de leurs terres natales et refoulés de plus en plus vers l'Ouest, sont réduits à quelques familles dont le sort est facile à prévoir. D'autres peuples de la même région ont entièrement péri ; et si la race australienne a quelque chance de se perpétuer, c'est seulement parce qu'il n'est pas encore démontré que toute la partie centrale du continent australien soit digne de recevoir les Anglais.

Lorsqu'on cherche à déterminer les circonstances qui se prêtent à l'anéantissement d'une race, on trouve qu'elles se réduisent à trois.

Il faut, en premier lieu, que le climat sous lequel elle vit ne s'oppose pas à la vitalité' et à la fécondité de la race envahissante. La meilleure sauvegarde des races noires de l'Afrique tropicale, c'est leur climat, ennemi des Européens.

Il faut, en second lieu, qu'il y ait entre les deux races qui se trouvent en présence une différence' énorme sous le rapport de l'intelligence et de l'état social ; il faut que l'une soit sauvage ou presque sauvage, que l'autre ait une organisation politique déjà avancée, des armes puissantes et des procédés d'agriculture et d'industrie qui lui permettent, après avoir conquis le pays, de conquérir le sol ; que la première soit peu ou point perfectible, qu'elle soit incapable d'employer ses bras à un travail régulier, et que la race conquérante, ne pouvant l'utiliser d'aucune manière, ait intérêt à la détruire. Dans de pareilles conditions, les races ne peuvent ni se fusionner, ni vivre ensemble dans le même lieu ; il faut que l'une ou l'autre disparaisse, et l'issue d'une lutte aussi inégale n'est pas douteuse. Les autochthones, après une résistance plus ou moins longue, où ils subissent toujours des pertes immenses, reculent pas à pas devant les étrangers ; ils trouvent quelquefois un refuge dans des régions d'un accès difficile, dans des lieux à demi déserts, dans des forêts épaisses ; et plus tard, lorsque la hache ou le feu les ont privés de cet asile, dans les montagnes arides que le vainqueur dédaigne de leur disputer. La conservation de ces tribus proscrites dépend donc en grande partie des conditions géographiques, et lorsque ces conditions leur font défaut, elles finissent par disparaître entièrement. Sous ce rapport, les peuples insulaires sont infiniment plus exposés que les peuples continentaux. La mer, qui leur apporte sans cesse de nouveaux étrangers, oppose une barrière à leur fuite. Ne pouvant ni quitter la terre natale, ni s'y maintenir en présence de leurs ennemis, ils sont voués à la destruction. S'il n'y a plus de Tasmaniens, et si les Australiens, attaqués pourtant les premiers, se maintiennent encore, c'est parce que l'Australie est presque aussi grande que l'Europe, tandis que l'île de Van-Diemen est plus petite que l'Irlande. Cette position insulaire est tellement défavorable, qu'elle peut même, contrairement à la règle, exposer à l'extermination un peuple à demi civilisé, doux, hospitalier, et capable de travailler, comme l'étaient, au temps de Colomb, les Indiens des grandes Antilles. Il y avait d'ailleurs, chez les premiers aventuriers espagnols qui se rendirent coupables de ces abominables crimes, un mélange d'orgueil, de cupidité et de fanatisme chrétien qui ne s'est probablement jamais rencontré au même degré dans l'histoire des colonies européennes. On sait que beaucoup de ces nobles bandits avaient fait le vœu de tuer chaque jour douze Indiens en l'honneur des douze apôtres. Cet exemple exceptionnel ne détruit pas la règle que nous avons posée, à savoir que, d'une manière générale, les peuples à peu près sauvages et impropres à toute espèce de travail utile, sont seuls exposés à une destruction radicale.

On vient de voir comment s'éteignent les peuples autochthones; mais il y a loin de l'extinction d'un peuple à l'extinction d'une race. Toute race, toute race primitive surtout, a occupé autrefois ou occupe encore une région très-étendue. Elle comprend des peuples nombreux, disséminés dans des contrées très-diverses, et les conditions géographiques ou sociales qui favorisent l'anéantissement d'un peuple peuvent varier beaucoup chez les différents peuples d'une même race. Les Caraïbes insulaires ont disparu presque partout, mais leurs frères de race vivent encore sur le continent. Les nègres pélagiens de la Tasmanie sont détruits, mais d'autres peuples de même race se maintiennent dans le reste de la Mélanésie et dans les montagnes des grandes îles de l'archipel malais, où le climat équatorial les protége du moins contre les Européens. On peut faire trois cents lieues aux Etats-Unis d'Amérique, sans rencontrer un seul autochthone; mais de nombreuses tribus de Peaux-Rouges, réfugiées à l'ouest du Missouri, occupent encore des pays trois ou quatre fois grands comme la France. A aucune époque cependant, les races puissantes et conquérantes n'ont eu, pour leur œuvre d'envahissement et d'extermination, des facilités comparables à celles que la marine et la poudre à canon ont mises, depuis trois siècles, à la disposition des migrateurs européens. Si donc il est vrai de dire que la destruction radicale d'un *peuple* conquis est un fait malheureusement fréquent dans l'histoire de l'humanité, il faut s'empresser d'ajouter, sans en tirer aucune vanité, que rien n'a été rare jusqu'ici comme l'extermination d'une *race*. Cela est si rare, qu'on en citerait difficilement, dans les temps historiques, un exemple bien avéré et il y a de fortes raisons de croire que cela n'a pas été plus commun dans les époques plus anciennes, où l'inégalité des armes et des forces sociales était infiniment moins tranchée, où les déplacements des populations étaient infiniment plus lents, et où l'on ne pouvait voir, comme aujourd'hui, tous les peuples d'une race cernés de toutes parts et traqués à la fois dans leurs résidences multiples. Il est donc probable que la plupart des races autochthones sont encore vivantes sur la terre. Mais ce qui a changé bien des fois, c'est leur répartition et l'étendue de leur domaines respectifs.

D'une manière générale, les races supérieures ont toujours été en empiétant sur les races inférieures, et ce phénomène n'a jamais pris d'aussi grandes proportions qu'aujourd'hui. Les races d'Europe ont une telle puissance d'expansion, elles disposent de moyens d'agression tellement irrésistibles, qu'elles auront sans doute le temps d'achever l'extermination de plusieurs races autochthones, avant que la philosophie et la science aient acquis assez de pouvoir pour mettre un terme à ses attentats systématiques contre le genre humain. Ce n'est plus, il est vrai, par le fer et par le plomb, que l'homme d'Europe procède à la destruction des indigènes. Ces égorgements féroces se pratiquent rarement aujourd'hui, ils sont flétris par la conscience publique. Il est entré dans le code de la civilisation actuelle, qu'il est mal d'attaquer sans nécessité les malheureux dont on envahit le territoire, qu'il suffit de les refouler, de repousser leurs agressions et de leur infliger de terribles représailles pour leur inspirer une frayeur salutaire. Ainsi, on n'hésite pas à ravager tout un pays, à brûler tous les villages et à tuer tous les êtres humains qu'on rencontre, lorsqu'il s'agit de venger la mort d'un missionnaire ou d'un officier. Ou, si l'on est assez généreux pour faire quelques prisonniers, on les fait juger au retour, par un conseil de guerre, qui s'empresse naturellement de les condamner à mort. On appelle cela faire des exemples. Ce sont en effet des exemples, qui doivent nous faire réfléchir sur les diverses manières d'interpréter le droit des gens.

Mais ces exécutions isolées, ces expéditions partielles, ne produisent dans les populations autochthones que des vides peu importants. Ce n'est pas pour si peu qu'elles pourraient dépérir et s'éteindre, et, je le répète, nos mœurs adoucies ne nous permettent plus d'attenter sans un prétexte de nécessité à la vie des indigènes. Si les protestations énergiques du Parlement anglais n'ont pas ressuscité les Tasmaniens exterminés en 1835, elles ont suffi du moins pour que depuis trente ans un pareil forfait ne se soit pas reproduit. L'extinction des peuples incivilisés au milieu desquels nous établissons nos colonies n'en est pas moins assurée ; ce ne sera qu'une affaire de temps. Nous ne les traitons plus comme des bêtes féroces ; nous n'organisons plus contre eux des battues en règle, nous ne répandons plus leur sang lorsqu'ils nous laissent tranquilles... mais nous leur prenons leurs territoires, nous empiétons peu à peu sur ceux que nous leur avions d'abord laissés ; ainsi l'exige la population croissante de nos colonies. Il ne nous fallait d'abord qu'une petite bande de terre ; plus tard on a reconnu que ce n'était pas suffisant. Tout nouveau venu a voulu devenir propriétaire, tout colon a demandé à s'agrandir, tout fils de colon a obtenu du gouvernement ce qu'on appelle *une concession ;* chaque fois les indigènes ont dû reculer pour faire place aux étrangers, et personne n'a éprouvé le moindre remords en pratiquant ces spoliations sans limite. On est habitué à respecter les propriétés individuelles, on ne déroberait pas une pomme dans le champ d'autrui ; mais on s'imagine que la propriété collective du territoire de chasse, où une tribu trouve sa subsistance, n'est pas une propriété. On ne songe pas que lorsque ce territoire est réduit de moitié, la moitié de la tribu doit périr, en attendant que le reste, de plus en plus resserré, se décide à émigrer. On ne songe pas que ces émigrants trouveront devant eux la terre habitée par d'autres tribus qui les extermineront ou qui seront exterminées par eux. Et si l'on y songe, on ne s'en préoccupe pas, parce qu'à tout prendre, on n'a porté aucune atteinte au code qui régit les sociétés d'Europe.

Le jour viendra donc, où, sans en rougir, et sans presque s'en apercevoir, les races européennes auront fait disparaître, peuple à peuple, et jusqu'au dernier homme, plusieurs races autochthones, réparties il y a moins d'un siècle encore sur d'immenses territoires. C'est, dit-on, la loi du progrès, et il ne manque pas de rhéteurs qui prétendent que cette substitution des races supérieures aux races inférieures est « le moyen employé par la Providence pour répandre la civilisation sur toute la terre». D'autres en infèrent que par là s'effaceront les différences des types, et que l'unité de l'espèce humaine deviendra enfin une vérité. Nous qui ne sommes pas dans les secrets de dieux, nous ne cherchons pas à pénétrer « les intentions de la Providence. » Ce qui se passe aujourd'hui au bénéfice des civilisés, s'est passé en d'autre temps au bénéfice des barbares, et cette prétendue loi du progrès n'est autre chose que la loi du plus fort. Quant à l'unité humaine qu'on rêve dans l'avenir, elle ne paraît pas jusqu'ici, pour parler la langue des optimistes, dans les intentions de la Providence. Tant que les conditions géologiques actuelles persisteront, tant que l'Afrique conservera sa forme massive et son climat torride, tant que les régions boréales conserveront leur température glaciale ; en un mot, tant qu'il y aura des régions mortelles aux races d'Europe, certaines races autochthones resteront en possession du sol où elles sont installées depuis une époque antérieure à tous les souvenirs.

TABLE DES MATIÈRES

INDICATION DES PLANCHES

INDICATION DES FIGURES INTERCALÉES DANS LE TEXTE

INDICATION DES PRINCIPAUX TABLEAUX